W0255523

Neurologische Untersuchung und Diagnostik im Kindesalter

Dagobert Müller

Mit 61 Abbildungen (142 Einzelbildern)

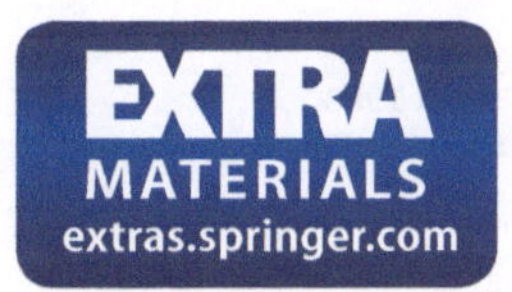

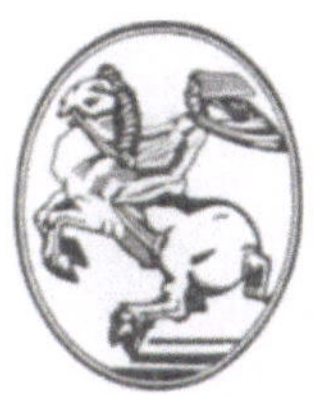

1968

Springer-Verlag Wien GmbH

Professor Dr. med. habil. DAGOBERT MÜLLER
Oberarzt, Leiter der Kinderneurologischen und Neuroradiologischen Abteilung an der Universitätsnervenklinik der Charité, Berlin

ISBN 978-3-7091-8201-7 ISBN 978-3-7091-8200-0 (eBook)
DOI 10.1007/978-3-7091-8200-0

Alle Rechte vorbehalten

Kein Teil dieses Buches darf ohne schriftliche Genehmigung des Springer-Verlages übersetzt oder in irgendeiner Form vervielfältigt werden

© 1968 Springer-Verlag Wien
Ursprünglich erschienen bei Springer-Verlag / Wien 1968
Softcover reprint of the hardcover 1st edition 1968

Library of Congress Catalog Card Number 67-28314

Titel Nr. 9220

Zum Geleit

Im deutschen Sprachgebiet wurde die wissenschaftliche Bearbeitung des Faches Kinderneurologie im Gegensatz zu anderen Ländern in den letzten Jahrzehnten etwas stiefmütterlich behandelt. Dies obwohl auf dem Gebiet der Neurophysiologie unter verschiedensten Untersuchungstechniken, die im Rahmen der neurologischen Klinik zur Anwendung kamen, in diesem Zeitabschnitt bedeutende wissenschaftliche Fortschritte gemacht wurden. Die wissenschaftliche Bearbeitung jedes Zwischenfaches erscheint deshalb besonders schwierig, da die Referenten in diesem speziellen Fachgebiet meistens zu einseitig ausgebildet sind und dementsprechend auch die Darstellung bzw. Publikationen in solch einem Zwischenfach zu sehr nur unter einem Blickwinkel erscheinen.

Dies trifft bei dem Buch „Neurologische Untersuchung und Diagnostik im Kindesalter" von Dagobert Müller nicht zu, denn Professor Müller ist sowohl Neurologe als auch Pädiater. Diese glückliche Kombination gewährleistet daher schon die Vermeidung einer einseitigen wissenschaftlichen Blickrichtung und Darstellung in seinem Buch. Besonderes Gewicht legt der Autor auf den Einbau neurophysiologischer Forschungsergebnisse und Anschauungen in die Klinik und baut von diesem Gesichtspunkt aus das Verständnis für die Funktionsstörungen beim Kleinst- und Kleinkind auf. Unter diesem Gesichtswinkel wird uns auch die Entwicklung, das Wachstum und die Reifung des Nervensystems verständlich. Nur so wird es dem Kliniker gelingen, gestörte Funktionsabläufe, Bewegungsschablonen und psychomotorische Verhaltensweisen im Kindesalter, welche durch organische Läsionen des Nervensystems bedingt sind, zu erfassen und zu diagnostizieren. Der klinische Neurologe muß sich bei der Untersuchung und Beurteilung des Kleinst- und Kleinkindes auf andere diagnostische Kriterien verlassen können als beim Erwachsenen, da vor allem ein wesentlicher Punkt in der neurologisch-klinischen Diagnostik in der Kinderneurologie nicht vorhanden ist bzw. nur gering vorhanden ist, nämlich die Anamnese. Durch den Einbau der modernsten Hilfsuntersuchungsmethoden in die Kinderneurologie, wie sie gerade Müller besonders hervorhebt, wird es gelingen, so zur Unterstützung der klinisch-neurologischen Diagnostik feinste Differentialdiagnose zu vollbringen.

Ich bin der Meinung, daß dieses Buch von Dagobert Müller, welches sowohl vom theoretischen als auch praktischen Standpunkt eine absolute positive Bereicherung im deutschsprachigen Schrifttum der Kinderneurologie bedeutet, sicher die verdiente Anerkennung in der wissenschaftlichen Welt, sowohl durch den Neurologen als auch Pädiater finden wird.

Wien, im Dezember 1967

Prof. Dr. Hans Hoff
Vorstand der Psychiatrisch-Neurologischen
Klinik der Universität Wien

Wissenschaftliche Bereiche, die zwischen den großen medizinischen Disziplinen liegen, können von beiden befruchtet werden und so eine besondere Förderung erfahren. Häufiger stellt man leider im Gegenteil fest, daß dem Sondergebiet die Zwischenstellung nicht gut bekommt, indem es von jeder der beiden Disziplinen zu sehr nur am Rande behandelt, d. h. hier wie dort vernachlässigt wird. Ich glaube, daß es der Neurologie des frühen Kindesalters so ergangen ist. Die Pädiater standen der Neurologie meist zu fern, um an das Sondergebiet eine tiefere wissenschaftliche Bindung zu gewinnen, die Neurologen aber sahen, auch wenn sie Kinderabteilungen hatten, kaum Säuglinge und Kleinkinder der ersten Lebensjahre und konnten so ebenfalls nicht tiefer interessiert werden. Wenn größere Fortschritte erzielt werden sollen, dann müssen sich die beiden Fachgebiete viel enger als bisher verbinden, d. h. am besten in einer Abteilung und unter einem Leiter. An der Kinderneurologischen Abteilung der Nervenklinik der Charité ist dies gelungen, da sie Kinder vom Säuglingsalter an aufnehmen kann und in Dagobert Müller einen Leiter hat, der Pädiater und Neurologe zugleich ist.

Auf seiner zweifachen Ausbildung und seiner zweifachen Erfahrung fußend, hat Müller sein Buch über „Neurologische Untersuchung und Diagnostik im Kindesalter" verfaßt, das in übersichtlicher Form wiedergibt, was es verspricht. Alte Erkenntnisse erscheinen in dem Rahmen, der ihnen zukommt, oft jedoch auch in einer neuartigen Beleuchtung. Viele neue Erkenntnisse, die in intensiver wissenschaftlicher Tätigkeit erarbeitet wurden, treten hinzu. Die Neurophysiologie gibt einleitend und auch immer wieder im Fortgang der Darstellung die Grundlage der Darstellung. Das ist von einem großen Vorteil, da uns neurophysiologische Fragen beim Säugling und Kleinkind in viel stärkerem Maße entgegentreten als beim Erwachsenen. Die klinische Neurologie steht aber nicht als etwas anderes neben der Neurophysiologie, sondern wächst unmittelbar aus ihr heraus, so daß eine harmonische Einheit entsteht. Säuglingsalter und erstes Lebensjahr finden eine bevorzugte Beachtung. Der Tatsache, daß das Kind in dieser Zeit eine besonders rasche Entwicklung nimmt, hat Müller dadurch Rechnung getragen, daß er das Neugeborene von Monat zu Monat seines Wachstums bis zum Abschluß des ersten Lebensjahres verfolgt. Der Entwicklungsgedanke ist auch sonst ständig gegenwärtig, das Pathologische erscheint stets im Rahmen dessen, was in der entsprechenden Zeit physiologisch zu erwarten wäre. Trotz der besonderen Einschätzung, die Müller dem Kind zuteil werden läßt, hält er sich von den Übertreibungen frei, denen manche in der Psychiatrie wie der Neurologie anheimfallen, indem sie glauben, beim Kind sei gar nichts mit dem zu vergleichen, was man beim Erwachsenen findet. Auf dem Gebiet der Agnosie, Aphasie und Apraxie konnte er Parallelen zu den Erscheinungen beim Erwachsenen nachweisen, wie man sie bisher nicht kannte.

Ich möchte wünschen, daß dieses Werk von Müller den Weg gehen wird, den es in seiner großen theoretischen und praktischen Bedeutung verdient.

Berlin, im Dezember 1967

Prof. Dr. Karl Leonhard
Direktor der Psychiatrischen und Nervenklinik
der Medizinischen Fakultät (Charité)
der Humboldt-Universität Berlin

Vorwort

Die Entwicklungsgeschichte des Individuums ist die Geschichte der wachsenden Individualität in jeglicher Beziehung.

KARL ERNST VON BAER

Das Gebiet der Kinderneurologie droht in viele experimentelle Teilbereiche zu zerfallen und seines klinischen Wertes entkleidet zu werden. Dies liegt daran, daß zahlreiche neurophysiologische Ergebnisse von Tierversuchen auch auf das Kind und den Säugling übertragen worden sind, da besonders letzterer in seinem Verhalten ein gutes Untersuchungsobjekt für Reflexe zu sein schien.

Damit ist aber keineswegs die klinische Neurologie des Kindesalters erschöpft, und ich habe mich daher bemüht, die dort vorhandenen Erkenntnisse zusammenzufassen und zu veröffentlichen. Ich bin dabei auch auf die Hirnpathologie eingegangen, da es mir wesentlich erscheint, daß ihre Erkenntnisse gerade im Kindesalter angewendet werden können und zu einer echten Vermehrung des diagnostischen Wissens beitragen. Ich bin allgemein von den Leistungsstufen, welche dem jeweiligen Alter zugeordnet sind, ausgegangen und habe daran die nicht leistungsgebundenen Funktionen geknüpft. So kommt ein annäherndes neurologisches Schema des tatsächlichen Verhaltens des Kindes zustande, wonach man sich richten kann und welches jeweils erlaubt, die verschiedenen Altersstufen in den aktuellen Krankheitsprozeß einzuordnen.

Voraussetzung für den Aufbau nach Leistungsstufen scheint mir eine gute Kenntnis der allgemeinen Untersuchungsmethoden und -möglichkeiten auf dem Gebiet der Kinderneurologie unter Benutzung der neurophysiologischen und neuroanatomischen Grundtatsachen. Dabei wäre es sicherlich verfehlt, unter Neurologie eine vorwiegend auf das Untersuchen der Reflexe orientierte Wissenschaft zu verstehen, wie es manchmal den Anschein haben kann, wenn man z. B. immer neue und feinere Varianten der Reflexe des Oralsinnes findet, publiziert und mit Eigennamen belädt.

Hier gilt für die Kinderneurologie, was der große klinische Ordner R. WARTENBERG[1] bereits für den Erwachsenen formulierte: Man „findet oft

---

[1] WARTENBERG, R.: Die Untersuchung der Reflexe. Georg Thieme Verlag, Stuttgart 1952.

verschiedene verwirrende und sich widersprechende Einteilungen der Reflexe, eine chaotische willkürliche Nomenklatur, ein mystisches Labyrinth von Ausdrücken, eine erschreckende Zahl von Reflexen und Namen, Namen und nochmals Namen, die ... nichts sagen". Andrerseits stehen beim Säugling Motorik und Reflexe so sehr im Vordergrund des Verhaltens, daß der von SCHNYDER[1] geprägte Satz „Montre moi ton réflexe, je te dirai qui tu es" für dieses Lebensalter noch mehr Bedeutung hat als für den Erwachsenen.

Mehr als in anderen Disziplinen ist es jedoch für den Kinderneurologen notwendig, geduldig und ohne Zeitnot das sich noch nicht sprachlich mitteilende Lebewesen anzusehen, aus Bewegung, Stimme, Atmung, Mimik und Reflexen jene Informationen abzulesen, welche der Erwachsene in seiner Sprache vorweg gibt und deren Hinweise der Arzt zu kontrollieren und zu erweitern unternimmt. Der Gefahr, durch die Schilderung des Befindens vom objektiven Befund getrennt zu werden, unterliegt andrerseits der Kinderneurologe viel weniger, da jedes Symptom — je jünger das Kind, desto mehr — direkter und nicht reflektierter Ausdruck ist. Es erregt daneben ungemeines Interesse, zu sehen, wie die unreflektierte Form des Verhaltens nach und nach, und vom Einfachen zum Komplizierten fortschreitend, in die anfangs durch Atmung, Kreislauf, Motorik, Mimik und Gestik, später dann auch durch das Mittel der Sprache mitgeteilte eigene Empfindung des Befundes übergeht und langsam die psychische Reaktionsweise jegliches Objektive auch am eigenen Leib entsprechend umformt. Diese individuelle Reaktionsweise ist aber schon viel früher diagnostizierbar. Was der Fachmann für Neugeborenen- und Säuglingsschrei — die Mutter — schon immer wußte und woran sie ihr Kind von anderen jederzeit unterscheiden und erkennen konnte, nämlich die Individualität des „ersten Schreies" und aller späteren, kann heute methodisch bewiesen werden: Mit ihm beginnt nicht nur allgemein ein menschliches Leben im Sinne biologischer Identität, sondern ein *individuelles* menschliches Leben, welches schon im ersten Schrei seine Besonderheit hat und äußert: „As a human-produced phenomenon, the cry of the newborn infant ist uniquely individual ... The visual-acoustic characteristics of the crying of a given neonate are ... his and his alone" (TRUBY und LIND[2], S. 45).

Schon der erste Schrei ist so nicht ein nur physiologisches Symptom, sondern bereits Ausdruck gegebener Strukturen und ihrer Funktion, wobei die Steuerung vom jeweils im zeitlichen Wachstum und in der Reifung höchstorganisierten Punkt erfolgt und Regelkreise für seine Stabilisierung sorgen. Es scheint mir fraglich, ob eine echte Entwicklung der genetisch-chromosomal vorgegebenen Strukturen erfolgt; wahrscheinlich ist, daß mit den Begriffen Reifung und Wachstum das ausgedrückt werden kann, was allgemeiner als „Entwicklung" angesehen wird. Mit Reifung und Wachstum ändern sich die jeweiligen Inhalte historisch-gesellschaftlicher Art, wobei

---

[1] SCHNYDER, L.: Journ. de neurologie 1903, Nr. 8, zit. SAHLI, H.: Lehrbuch der klinischen Untersuchungsmethoden. Bd. III, S. 205, Franz Deuticke, Leipzig und Wien 1932.

[2] TRUBY, H. M. and J. LIND: Cry sounds of the newborn infant. In: Newborn infant cry. Ed. by JOHN LIND. Acta paed. scand. Suppl. 163 (1965).

beschleunigte Funktionsaufnahme durch frühe Übung und Wiederholung möglich ist. Funktionsaufnahme bedeutet in diesem Zusammenhang dann nicht Strukturbildung und Entwicklung — wie im psychischen Bereich —, sondern Ingangsetzung und Benutzung fertig vorliegender morphologischer Ordnungen. Von diesem Standpunkt aus ist die neurologische Diagnostik im Säuglings- und Kindesalter immer eine topische Diagnostik der jeweils funktionsfähigen Strukturen und die zentrale Lokalisation eines klinischen Symptoms steht gleichberechtigt neben Ätiologie und Pathogenese. Auf diese topischen Beziehungen und ihre diagnostische Auswertung muß daher im Rahmen der Untersuchungen häufig eingegangen und hingewiesen werden.

Die vielen methodischen Fortschritte und Erkenntnisse machen nun die Gründung eigener kinderneurologischer Stationen unumgänglich und die Ausbildung von Kinderneurologen als Fachärzte notwendig. Es ist dabei nicht so wichtig, welchem Ordinariatsbereich (Neurologie und Psychiatrie oder Pädiatrie) diese Abteilungen unterstellt werden, sondern nur, daß überhaupt in dieser Weise vorgegangen wird. An der Charité Berlin hatte ich Gelegenheit, dank dem fördernden Verständnis meines verehrten Lehrers, Professor Dr. KARL LEONHARD, in einer derartigen eigenen Abteilung die pädiatrischen Vorkenntnisse neurologisch zu erweitern und zu vertiefen. Herrn Professor Dr. K. LEONHARD statte ich daher an dieser Stelle meinen Dank ab, ebenso wie allen Mitarbeitern der Abteilung, Ärzten, Schwestern und dem übrigen unterstützenden Personal: ohne ein hilfswilliges Schwesternkollektiv mit dem inneren Bedürfnis der Zuwendung zum nervenkranken Kind ist eine solche Station nicht zu leiten, und eine fruchtbare Arbeit kommt nicht zustande. Meiner Stationsschwester BARBARA KÖPKE, die ich stellvertretend für alle nenne, sage ich daher an dieser Stelle herzlichen Dank.

Dank gebührt daneben meiner immer hilfsbereiten und fleißigen Sekretärin, Frau I. SYDOW, die schreibend und ordnend wesentlichen Anteil an dem planmäßigen Zustandekommen des Buches hatte. Der Springer-Verlag in Wien hat in bewährter und bekannter Weise die Herausgabe des Buches übernommen, wobei ich in dem inzwischen verstorbenen Herrn Senator OTTO LANGE einen bereitwilligen Förderer und Berater gefunden habe. Dem Verlag danke ich daher in seiner Person besonders. Die Abbildungsunterlagen haben Frau LEWANDOWSKI und Frau BOY (Zentrale Fotoabteilung der Charité, Leitung: Diplomfotografiker M. BOY) dankenswerterweise hergestellt.

Ich habe mich bemüht, neben einem Untersuchungsschema speziell für ein bestimmtes Lebensalter einige allgemeine Regeln für die neurologische Untersuchung im Kindesalter voranzustellen. Naturgemäß war es nicht möglich, eine gesamte Neurologie zu schreiben, jedoch habe ich versucht, einige mir wesentlich scheinende Begriffe wie Entwicklung, Wachstum und Reifung sowie die Geburt und ihre neurologischen Komplikationen soweit darzustellen, daß die neurologische Untersuchung daraus sich sinnvoll ableiten und variieren läßt, ohne im starren Schema einer forschungsmäßig notwendigen, für die aktuelle Diagnostik aber phantasielosen Lochkartei endgültig festgelegt zu sein. Die den nicht aus dem neurologischen Fach kommenden Leser interessierende Literatur habe ich jeweils als Fußnote angeführt. Dies erspart das lästige Nachschlagen während des Lesens. Für die Benutzung des Namenverzeichnisses bringt dies außerdem die Erleichterung, daß bei dem zitierten Namen auch sogleich die herangezogene Literatur zu finden ist. Ich habe die deutschsprachige Literatur dort besonders berücksichtigt, wo eine wissenschaftliche Priorität gegeben ist, die häufig genug in den Arbeiten ausländischer Autoren untergegangen ist.

Wenn das Buch dazu beitragen würde, einige kinderneurologische Kenntnisse allgemeiner zu verbreiten und durch verbesserte Untersuchung dem nervenkranken Kind zu helfen, wäre sein Zweck vollauf erfüllt.

Berlin, im Dezember 1967

DAGOBERT MÜLLER

Inhaltsverzeichnis

I. Entwicklung, Wachstum, Reifung

Seit DARWIN[1] die Grundgesetze der phylogenetischen Entwicklung niederlegte und HAECKEL[2] die annähernde Wiederholung stammesgeschichtlicher Stufen auch für Frühstadien der Ontogenese nachwies, ist „die Entwicklung" zu einem allgemein anerkannten Prinzip geworden. Die Entwicklungsrichtungen zeitlich etwa gleicher Perioden, die Mutation, Selektion, Isolation und das Fortschreiten vom Einfachen zum Komplizierten sind schon populäres Wissen.

Der Mensch als letzte und höchste bekannte Stufe dieser Entwicklung ist aber in phylo- und ontogenetischer Hinsicht eine Besonderheit geblieben, um den sich die Wissenschaften erkennend weiterbemühen. Nicht nur als Species homo sapiens ist er eine individuelle Bildung, sondern in seinen Individuen weit unterschiedlicher und formenreicher als jede andere bekannte Art. Fortschreitende Formausprägung aber ist identisch mit zunehmender Individualität, und die wachsende Verschiedenheit der Individuen voneinander bedeutet zunehmende Besonderheit jedes einzelnen Individuums (EHRENBERG[3], LORENZ[4], MAYR[5]).

Der Begriff der phylo- und ontogenetischen „Entwicklung" wird aber auf den Menschen nicht nur als Ganzes angewandt, sondern auch auf seine einzelnen Organe, wobei die Phylo- und Ontogenese des Gehirns entsprechend seiner hervorragenden Stellung unter allen Organen bevorzugt betrachtet wird und entsprechend der Schwierigkeit einer Zuordnung seiner Strukturen und Funktionen vielfältige Interpretationen findet.

Der Begriff der *Entwicklung* ist in diesen Zusammenhängen enger gefaßt als häufig sonst und findet für den ärztlichen Bereich Verwendung dort, wo es ein spezielles Anliegen ist, die Entwicklungsstufen zu diagnostizieren bzw. Krankheiten als entwicklungsbedingt anzusehen. So spricht man von „Entwicklungsdiagnostik", „developmental medicine" u. a. In den Begriff

---

1 DARWIN, CH.: Über die Entstehung der Arten durch natürliche Zuchtwahl oder die Erhaltung der begünstigten Rassen im Kampfe um's Dasein. E. Schweizerbart'sche Verlagshandlung, Stuttgart 1876.

2 HAECKEL, E.: Natürliche Schöpfungsgeschichte, 13. Vortrag. Gemeinverständliche Werke Bd. 1. Alfred Kröner-Verlag, Leipzig und Carl Henschel-Verlag, Berlin 1924.

3 EHRENBERG, R.: Das Problem des Alterns. Naturwissenschaften **41**, 296—300 (1954).

4 LORENZ, K.: Über die Entstehung von Mannigfaltigkeit. Naturwissenschaften **52**, 319—329 (1965).

5 MAYR, E.: Selektion und die gerichtete Evolution. Naturwissenschaften **52**, 173—180 (1965).

der Entwicklung gehen dabei *Wachstum* und *Reifung* ein und werden meist als einzelne Komponenten der Entwicklung definiert. Die Begriffsbestimmung des Wachstums ist in diesem Zusammenhang noch am einfachsten insofern, als es sich um eine quantitativ faßbare Gestaltänderung handelt, die in Länge, Fläche, Volumen und Gewicht erfolgen kann. „Wachstum im Sinne der Morphologie ist Größenzunahme organisierter Substanz" (LIPPERT[1]), Wachstum allein besagt noch nichts über Funktionsfähigkeit oder Zeitpunkt der Funktionsaufnahme; diese werden erst im Begriff der Reifung ausgedrückt. Reifung wird aber auch für weitere gestaltliche Differenzierung bei abgeschlossenem Wachstum gebraucht, z. B. Zellreifung im Gehirn, obwohl zu einem Teil diese Vorgänge auch Wachstumsvorgänge zeigen, andererseits durch biochemische Prozesse die Funktionsmöglichkeit vorbereitet wird. Man kann zur einfacheren Übersicht die verschiedenen Definitionen in einer Tabelle vereinigen (Tab. 1).

Tabelle 1. *Definition der Entwicklung, des Wachstums und der Reifung*

Entwicklung	Wachstum	Reifung
1. Die Entfaltung der im Keim eines Lebewesens liegenden Anlagen a) *Ontogenie:* Entwicklung des Einzelwesens oder einzelner seiner Organe b) *Phylogenie:* Stammesgeschichte des Einzelwesens oder einzelner seiner Organe 2. Der Werdegang a) eines Menschen b) eines Volkes c) einer Kultur 3. Fortschritt, Vervollkommnung (= Höherentwicklung)	1. Größenzunahme organisierter Substanz (quantitative Vermehrung von Länge, Fläche, Volumen, Gewicht eines Organismus oder eines Organs) 2. Veränderung entwicklungsbedingter Körperproportionen (Änderung der relativen Größe von Organen oder Körperteilen im Hinblick auf andere oder den Gesamtorganismus, s. a. GRIMM[2]) 3. Selbstvervielfältigung der lebenden Substanz durch Einverleibung von Nahrung (LENZ[3])	1. Gestufte Funktionsübernahme a) durch bereits ausgewachsene Organe (positiv allometrische Organe, z. B. Teile des Gehirns bei der Geburt) α) im Rahmen eines biologisch imperativen Funktionsanspruches (z. B. Atmungs-, Kreislauf- und Temperaturfunktion bei und nach der Geburt) β) im Rahmen fakultativer Funktionsansprüche (z. B. okzipitale Sehrinde durch Afferenzstimulierung = Übung und Wiederholung) b) durch gleichzeitig mit der Funktion wachsende Organe (z. B. Herz und Kreislauf intrauterin) 2. Gestaltliche und stoffwechselbedingte Ausdifferenzierung von im Größenwachstum abgeschlossenen Organen (z. B. Nervenzellen)

Für die Definition der Entwicklung des Menschen speziell nun müssen seine menschlichen Besonderheiten Berücksichtigung finden. Eine lineare

[1] LIPPERT, H.: Grundregeln des relativen Wachstums beim Menschen. Naturwissenschaften **50**, 366—372 (1963).

[2] GRIMM, H.: Körpermaße und Körperformen des Menschen als Grundlage der Produktion. Forschungen und Fortschritte **40**, 289—292 (1966).

[3] LENZ, W.: Wachstum: Körpergewicht und Körperlänge, Proportionen, Habitus. In: BROCK, J.: Biologische Daten für den Kinderarzt. 1. Bd., S. 1—132, Springer-Verlag, Berlin-Göttingen-Heidelberg 1954.

Fortentwicklung der Species oder ihrer Individuen im Sinne von Vervollkommnung (Höherentwicklung) ist biologisch nicht nachweisbar im Rahmen des historisch bekannten Zeitraumes von Homo sapiens (HALLERVORDEN[1]). Progrediente Entwicklung scheint daher vorläufig nur im sozialen oder „exosomatischen" Bereich möglich: Die Weitergabe von Erfahrungen mittels Sprache innerhalb der Kulturen (Philosophie, Religion, Kunst, Wissenschaft) erfolgt im Bereich der Species homo sapiens nicht genetisch-endosomatisch, sondern sozial-exosomatisch (PORTMANN[2]). Der Gebrauch von Inkubatoren, Couveusen, Windeln, Sterilisation, künstlicher Nahrung oder Vitaminisierung des Säuglings ist nirgends chromosomal-genetisch fixiert, sondern im jeweiligen Kulturbereich mehr oder minder hochentwickelt in Schrift und Wort weitergegeben. Die Kultur als Summe derartiger sozial-exosomatischer Vererbung ist „phänotypisches Produkt" (BAVINK[3], S. 645). Ihre Voraussetzung sind einfachere biologische Grundformen, die für den Verhaltensforscher faszinierend sind (LORENZ[4, 5], SCHEIDT[6]) und auch in der Psychologie zu biologischer Analogisierung spezifisch menschlicher Funktionen und Leistungen führten (LEONHARD[7], HESS[8]). Der moderne geistige Vater dieser biologischen Analogisierung ist Friedrich NIETZSCHE[9], der in der „Genealogie der Moral" die besonderen Voraussetzungen des gesellschaftlichen Menschen biologisch zu erläutern suchte, ohne ihn natürlich auf diese Voraussetzungen reduzieren zu wollen.

Es kommt aber für die Besonderheiten des Menschen nicht so sehr darauf an, das biologisch Bekannte als auch für ihn verbindlich zu wiederholen und damit einen Standpunkt zu vertreten, als sei die menschliche Daseinsführung „die Leistung einer verarmten tierischen Erbstruktur", als sei er selbst „ein zu kurz gekommenes Mangelwesen, das die Armut seiner physischen Ausstattung durch psychische Anstrengungen kompensieren muß" (PORTMANN[10], S. 483, 486) und man brauche die grundsätzlichen biologischen Regeln der Evolution — Mutation, Selektion und Isolation — nur im Sinne des frühen Darwinismus anwenden, um zum Menschen zu gelangen. Eine solche Betrachtungsweise ist überholt zugunsten der Ansicht, daß die überwiegenden Faktoren im sozialen Bereich liegen und dort durch das Kommu-

[1] HALLERVORDEN, J.: Gibt es eine Weiterentwicklung des Gehirns? Nervenarzt **34**, 368 bis 371 (1963).

[2] PORTMANN, A.: Die Bedeutung des ersten Lebensjahres. Mschr. Kinderheilk. **112**, 483—489 (1964).

[3] BAVINK, B.: Ergebnisse und Probleme der Naturwissenschaften. 9. Aufl., S. Hirzel-Verlag, Zürich 1949.

[4] LORENZ, K.: Das sogenannte Böse. Zur Naturgeschichte der Aggression. Dr. G. Borotha-Schoeler-Verlag, Wien 1963.

[5] LORENZ, K.: Über die instinktmäßigen Grundlagen menschlicher Kultur. Vortr. 104. Versammlg. Deutscher Naturforscher und Ärzte, Wien 1966.

[6] SCHEIDT, W.: Der Mensch, Naturgeschichte seines Verhaltens. Urban u. Schwarzenberg, München-Berlin und Wien 1966.

[7] LEONHARD, K.: Biologische Psychologie. Joh. Ambrosius Barth, Leipzig 1961.

[8] HESS, W. R.: Psychologie in biologischer Sicht. Georg Thieme-Verlag, Stuttgart 1962.

[9] NIETZSCHE, F.: Zur Genealogie der Moral. Ges. Werke Bd. VII, S. 287, Alfred Kröner-Verlag, Leipzig 1910.

[10] PORTMANN, A.: Die Bedeutung des ersten Lebensjahres. Mschr. Kinderheilk. **112**, 483—489 (1964).

nikationsmittel Sprache als Tradition die Besonderheit des Menschen prägen: „Die Evolution des Menschen ist historisch. Geschichtlichkeit ist unsere eigentliche Natur" (PORTMANN[1]).

Für den Kinderneurologen besteht die Gefahr, die im ersten Lebensjahr des Menschen noch vorherrschenden biologischen Beziehungen zu überschätzen und eine weitgehend neurophysiologisch auf Systeme orientierte Betrachtungsweise zu üben, die Prinzipien der biologischen Evolution überzubewerten und damit eine qualitative Besonderheit sowohl der Neurologie wie auch der Nervenkrankheiten des Kindesalters dort anzunehmen, wo nur eine zeitlich begrenzte Phase in der speziell menschlichen Evolution vorliegt, die ebenso zum qualitativ Einheitlichen des Menschen gehört wie jede weitere Phase auch. Es verwundert so nicht, wenn noch ein Reflex und noch ein Reflex am Neugeborenen entdeckt und mit dem Heimatgefühl des Wiedersehens in den bekannten Gefilden der Phylogenie freundlich begrüßt und akzeptiert wird. Tatsächlich scheint mit hier eine Überbewertung vorzuliegen, die neben allem anthropologisch Interessanten für die ärztliche Praxis nur unter der Voraussetzung einer diagnostisch verwertbaren Regression oder Retardierung eine Bedeutung hat. In bezug auf die Evolution ist das erste Lebensjahr zudem alles andere als ein besonders geeignetes Objekt vergleichbarer Funktionen: Es scheint, als wäre es die wesentliche Bedingung des speziell menschlichen Daseins, da es, statt intrauterin mit strengem Ablauf genetisch-chromosomal fixierter Stufen zu erfolgen, extrauterin mit den nötigen Voraussetzungen für eine nicht genetisch-chromosomal festgelegte soziale Kommunikation stattfindet. Diesen Vorstellungen entspricht die morphologische Grundlage der menschlichen Daseinsweise: Während für die primären Hirnfunktionen die Rindenstruktur charakteristische Gestalt aufweist und daher von der Morphologie auf die Funktion rückgeschlossen werden kann, ist dies für Funktionen, die der Seitigkeit unterliegen (Sprache, Händigkeit, s. Dominanzproblem), nicht möglich. Diese soziogenen, spezifisch menschlichen Funktionen haben nach LEISCHNER[2] folgende negative morphologische und allgemeine Kennzeichen:

a) keine eigene zytoarchitektonische Hirnrindenstruktur;

b) keine scharf umschriebene Lokalisation in einzelnen Windungen;

c) keine eigenen, d. h. keine für sie primär und ausschließlich bestimmten Ausführungsorgane;

d) vom Kind nicht selbständig erworben, sondern immer Erziehungsprodukt der Umwelt (d. h. rituell oder konventionell sozial präformiert).

Soweit es die neurologischen Probleme betrifft, muß ich an dieser Stelle kurz auf einzelne Begriffsbestimmungen auch der Kinderpsychologie und Kinderpsychiatrie eingehen. Der Neurologe ist geneigt, bestimmte psychische Entwicklungsstadien an bestimmte Hirnreifungen zu koppeln und aus ihnen gesellschaftliche Ordnungen zu begründen: So wird das sechsjährige Kind zum Schulkind, weil die Alpha-Rhythmen der bioelektrischen Poten-

---

[1] Siehe Anm. 10, Seite 3.

[2] LEISCHNER, A.: Die Psychiatrie der dominanten Hemisphäre. Nervenarzt **34**, 303—307 (1963).

tiale zu diesem Zeitpunkt faßbarer objektiver Befund der Hirnreifung sind (LESNY[1]), der Jugendliche wird zwischen 18 und 21 Jahren mündig, weil zu diesem Zeitpunkt der letzte Matrixaufbrauch im Frontalhirnbereich vor sich geht und damit das Gehirn voll funktionsfähig ist (SPATZ[2], TURNER[3]).

Das menschliche Neugeborene ist ein Individuum mit speziell menschlichen Eigentümlichkeiten, welches sich auf seiner Leistungsebene sinnvoll adaptiert und verhält. Es ist ganz und gar nicht eine Sammlung von Funktionen, die ihren sinnfälligen Ausdruck in Reflexen finden. Das genetisch frühere animale System bestimmt auch für den Säugling die Leistungsstufe der Bezugsaufnahme zur Umwelt, und das vegetative System ist sekundärer Diener bzw. Voraussetzung für diese Leistung. Bis in die feinste vegetative Symptomatik von Atmung, Kreislauf, Temperatur und Muskeltonus reagiert er auf die im animalen System sich abspielende Kommunikation individuell.

Diese Individualität bedeutet aber nach meiner Ansicht nicht Persönlichkeit. Letztere halte ich an die volle Funktionsreife des Gehirns, d. h. an eine zeitliche Grenze von 18 bis 21 Jahren gebunden, so wie im römischen Recht „Persona" Träger von Rechten und Pflichten war bzw. LOCKE[4] definiert: „Person ist ein denkendes und vernünftiges Wesen mit Verstand und Überlegung, das sich als sich selbst und als dasselbe denkende Wesen zu verschiedenen Zeiten und an verschiedenen Orten fassen kann, indem dies nur durch das Selbstbewußtsein geschieht, was vom Denken nicht zu trennen und ihm wesentlich ist."

Die Ausdehnung des Persönlichkeitsbegriffes auf eine Zeit, da das Gehirn noch unreif ist und sein Träger ein nur teil- oder unverantwortliches Individuum, verwischt die organisch begründbaren Definitionsgrundlagen (LEONHARD[5], KISS[6, 7]). Niemand wird das Spielen eines Säuglings oder Kleinkindes am Genitale heute noch als Sexualbetätigung oder „Säuglingsonanie" (FREUD[8]) auffassen, sondern die Onanie an die gereifte Funktion koppeln. Die Ausweitung des Persönlichkeitsbegriffes auf das Säuglings- und Kindesalter bedeutet gedanklich aber nichts anderes. Bei Anerkennung dieses Verfahrens müßte man für die gesellschaftliche und gehirnliche Reife dann wiederum einen neuen Begriff schaffen. Auf die Schwierigkeiten, die der Per-

---

[1] LESNY, I.: Elektroenzephalographie im Kindesalter. VEB Verlag Volk und Gesundheit, Berlin 1962.

[2] SPATZ, H.: Über Gegensätzlichkeit und Verknüpfung bei der Entwicklung von Zwischenhirn und „basaler Rinde". Allg. Z. Psychiatr. **125**, 166—177 (1949).

[3] TURNER, O. A.: Some data concerning the growth and development of the cerebral cortex in man. II. Postnatal growth changes in cortical surface area. Arch. Neurol. Psychiatr. **64**, 378—384 (1950).

[4] LOCKE, J.: Versuch über den menschlichen Verstand. Buch II, 27, § 9. Felix Meiner-Verlag, Leipzig 1913.

[5] LEONHARD, K.: Kinderneurosen und Kinderpersönlichkeiten. VEB Verlag Volk und Gesundheit, Berlin 1965.

[6] KISS, P. G.: Der individuelle, archaische Abschnitt der Entwicklung der Persönlichkeit: Die Persönlichkeit des Säuglings. Acta paediat. hung. **6**, 249—295 (1965).

[7] KISS, P. G. und P. LIEBERMANN: Személy siségzavarok gyermekkorban. (Persönlichkeitsveränderungen im Kindesalter.) Akadémiai Kiadó, Budapest 1965 (ung.).

[8] FREUD, S.: Drei Abhandlungen zur Sexualtheorie. In: Ges. Schriften, Bd. 5, S. 7—119, Internat. Psychoanalyt. Verlag, Leipzig-Wien-Zürich 1924.

sönlichkeitsdiagnostik erwachsen, hat LÜCKERT[1] hingewiesen (s. a. Handb. der Psychologie[2]).

Ein Kind andererseits, welches übernachhaltig, anankastisch, hysterisch oder hypochondrisch sich verhält, ist gerade dadurch weniger Persönlichkeit und dem Psychopathen näher als einem hirn- und psychisch gesunden Kind. Entsprechend ist man, je jünger das Kind, um so mehr auf das Studium des Verhaltens angewiesen und muß im phänomenologischen Sinne auf die Untersuchung des Befindens zugunsten des Befundes verzichten (PLÜGGE[3]).

A. Die Entwicklung des Menschen unter dem Gesichtspunkt der Entwicklung des Nervensystems

Betrachtet man die Entwicklung des Kindes, so muß an erster Stelle das Nervensystem einbezogen werden: Es vermittelt und ermöglicht erst jene Verhaltensweisen, die mit anderen Entwicklungsstufen phylo- und ontogenetisch verglichen werden können. Andererseits erlaubt es die Kenntnis, die in der jeweiligen Entwicklungsphase während dieses Zeitraumes dominant reifenden oder (und) wachsenden Systeme zu sehen und bei ihrem Ausfall bestimmte Folgen für andere Systeme vorauszusagen. Ist z. B. das Auge funktionsuntüchtig, so treten zwangsläufig schwere Verzögerungen und Störungen im Bereich der intendierten Motorik und der sprachlichen Benennung auf (PALMER[4], NOELLER[5]).

Die Kenntnis derartiger ontogenetisch phasengebundener Steuerungen durch dominante Funktionen erlaubt andererseits, die „Dominanzablösung", wie ich sie bezeichnen möchte, festzulegen: Es ist in der Evolution ein einmaliges Ereignis, daß beim Menschen das anfangs dominante optische System, welches die gesamte höhere Motorik steuert, abgelöst wird von dem zweiten, dem akustischen System, welches dann für die spezielle Daseins- und Kommunikationsweise des Menschen bestimmend bleibt und unter Vermittlung der Sprache die Grundlagen der gesamten sozialen Welt schafft. Mit einer solchen Betrachtungsweise erlischt die der deskriptiven Anatomie entnommene Methode, einzelne Hirnteile in ihrer Reifung und Entwicklung zu beschreiben (Großhirn, Kleinhirn, Stammhirn, Hirnstamm, Rückenmark, periphere Nerven) und so ein z. T. chaotisches Nebeneinander von nur noch für den Fachmann übersehbaren Einzelfakten zu schaffen, die sich umgekehrt vom evolutiven Gesichtspunkt zwanglos ordnen und verstehen lassen: Es reifen nicht verschiedene Hirnteile nacheinander, sondern in den verschiedenen Hirnteilen der jeweiligen Dominanz entsprechend

---

[1] LÜCKERT, H.-R.: Die Problematik der Persönlichkeitsdiagnostik. Reinhardt-Verlag, München und Basel 1965.

[2] HANDBUCH der Psychologie, Bd. IV: Persönlichkeitsforschung und Persönlichkeitstheorie. Verlag f. Psychologie Dr. C. J. Hogrefe, Göttingen 1960.

[3] PLÜGGE, H.: Wohlbefinden und Mißbefinden. Tübingen 1962.

[4] PALMER, M. F.: Speech therapy in cerebral palsy. J. Pediatr. **40**, 514—524 (1952).

[5] NOELLER, J. M.: Speech in relation to the visually handicapped child. Unpublished master's dissertation, University of Wichita 1948.

zugeordnete Anteile, d. h. Neuronenverbände (s. a. PURPURA u. Mitarb.[1]). In ihrem Bereich findet dann die jeweils zeitlich begrenzte, reversible, funktionelle Dominantenbildung statt (UCHTOMSKI[2]). PORTMANN[3–15] hat für diesen Evolutionsstandpunkt vielfältige Untersuchungen angestellt und Beweise geliefert: Er faßt den Menschen als „physiologische Frühgeburt“ auf, die in spezifisch menschlicher Weise ihr erstes Lebensjahr als „extrauterines Kleinkindjahr“ verbringt. Er geht davon aus, daß man zwei Varianten der Säugetierentwicklung unterscheiden kann: eine archaische und eine spezialisierte. Bei dem archaischen Entwicklungsgang (Igel, Spitzmaus, Ratte, Maus) liegt eine Reifeform von geringer Körpergröße und hoher Jungenzahl in einem Wurf vor, wodurch das intrauterine Wachstum und die Reifung begrenzt werden, so daß sie „geradezu als Embryonen“ geboren werden und diese Frühgeburt nur mit Schutzeinrichtungen, nämlich Verschluß der Sinnesöffnungen (Auge und Ohr) und Haarwachstumsstillstand sowie Hilfsmaßnahmen seitens der Eltern (Nestbau, Wärmeschutz, Nahrungsversorgung, Muttermilch) überstehen können. Dieser archaische Evolutionsmodus bedingt den „Nesthocker“.

Im Gegensatz dazu findet sich bei der spezialisierten Form (Huftiere, Robben, Wale, Faultier, Fledermaus, Ameisenbär) ein hoher Reifegrad, und die Zahl der Jungen ist meist auf eines beschränkt, so daß Wachstum und Reifung intrauterin erfolgen können. Bei der Geburt liegt ein Junges vor, welches die Proportionen des erwachsenen Tieres aufweist, geöffnete Sinnesorgane hat und diese bereits benutzen kann. Dieser Entwicklungszustand ist offenbar ein späterer, da auch bei diesem speziell evoluierten Modus das Stadium der geschlossenen Sinnesöffnungen, jetzt nur intrauterin, durchlaufen wird. Beim Menschen liegt dieses archaische Stadium im 2. bis 5. Fetalmonat, so daß dieser Zeitpunkt dem Entwicklungsstand eines geburtsreifen „Nesthockers“ entspricht. Bei der Geburt dieser spezialisierten, höheren

---

[1] PURPURA, D. P., R. J. SHOFER, E. M. HOUSEPIAN und C. R. NOBACK: Comparative ontogenesis of structure—function relations in cerebral and cerebellar cortex. Progress in brain research **4**, 187—221 (1964).

[2] UCHTOMSKI, A. A.: Werke Bd. I/II$_2$.

[3] PORTMANN, A.: Die Ontogenese des Menschen als Problem der Evolutionsforschung. Verh. Schweiz. Naturf.Ges., Freiburg 1945;

[4] Biologische Fragmente zu einer Lehre vom Menschen. Basel 1944;

[5] Die Ontogenese und das Problem der morphologischen Wertigkeit. Rev. suisse zool. **49**, 1942;

[6] Die cerebralen Indices beim Menschen. Rev. suisse zool. **55**, 1948;

[7] Cerebralisation und Ontogenese. Med. Grundlagenfg. **4**, 1962;

[8] Die Ontogenese der Säugetiere als Evolutionsproblem. I, II. Biomorphosis **1**, 1938;

[9] Nesthocker und Nestflüchter als Entwicklungszustände von verschiedener Wertigkeit bei Vögeln und Säugern. Rev. suisse zool. **46**, 1939;

[10] Die Tragzeit der Primaten und die Dauer der Schwangerschaft beim Menschen, ein Problem der vergleichenden Biologie. Rev. suisse zool. **48**, 1941;

[11] Die Ontogenese der Vögel als Evolutionsproblem. Acta bioth. **1**, 1935;

[12] Die Bedeutung des ersten Lebensjahres. Mschr. Kinderheilk. **112**, 483—489 (1964);

[13] Die cerebralen Indices beim Okapi. Acta Trop. **7**, 1950;

[14] Über die postembryonale Entwicklung des Gehirns bei Vögeln. Rev. suisse zool. **47**, 1940;

[15] Beiträge zur Kenntnis der postembryonalen Entwicklung der Vögel. I. Vergl. Untersuchungen über die Ontogenese der Hühner und Sperlingsvögel. Rev. suisse zool. **45**, 1938.

Form resultiert der „Nestflüchter". Dieser Nestflüchtertypus erfüllt nun alle Erfordernisse, die durch sein Verhalten sich ergeben: die Körperproportionen entsprechen denen des erwachsenen Tieres, Körperhaltung und -form der Bewegungsweise des reifen Typus, und die Elemente der sozialen Verständigung (Lautgebung, Ausdrucksschablonen) sind entwickelt.

Der Mensch selbst wird nun in einem Zwischenzustand geboren: Das Neugeborene hat offene Sinnesorgane, jedoch Körperproportionen und Bewegungskoordinationen, welche dem Erwachsenen ganz unähnlich sind. Nach dem Zustand der Sinnesorgane gehört er also mehr zu den Nestflüchtern, nach Körperproportionen und Bewegungsabläufen mehr zu den Nesthockern. Die Ausgleichung der Proportionen und die Koordinierung der Bewegungsabläufe sowie die Erwerbung des ersten spezifisch menschlichen Kommunikationsmittels, der Sprache, gewinnt der Säugling im ersten Lebensjahre, so daß, bezogen auf den Terminus „Nestflüchter", der Säugling eine „physiologische" Frühgeburt ist.

Unter dem Gesichtspunkt, daß in der Dominanz des Zentralnervensystems die Grundlagen des speziell Menschlichen zu sehen sind (STARK[1]), gewinnt dessen Entwicklungsvorgang für die PORTMANNsche Beweisführung nun besondere Bedeutung:

Die Vermehrungszahl der Hirnmasse, d. h. die Zahl, welche angibt, um wievielmal das Hirngewicht bei der Geburt vermehrt werden muß, um ausgewachsen zu sein (Adultwert), beträgt:

echte Nesthocker	8 bis 9	Pongiden	3
Nestflüchter	2 bis 3	Mensch	4
Katze	4,7		

Das bedeutet, daß das Hirngewicht des neugeborenen Nestflüchters dem des neugeborenen Menschen wesentlich ähnlicher ist als das des Nesthockers. Wäre aber der Mensch ein echter Nestflüchter, so müßte er bereits Proportionen, Bewegungsweise und das arteigene Beziehungsmittel der Sprache haben. Bezogen auf die Schwangerschaftsdauer würde dies bedeuten, daß der intrauterinen Gravidität die 12 Monate des ersten Lebensjahres hinzugezogen werden müßten, so daß nach insgesamt 21 Monaten ein nestflüchtender Mensch geboren würde und damit Fortfall aller brutpflegerischen Maßnahmen des ersten Lebensjahres eintreten könnte. Das hohe Geburtsgewicht in Korrelation zum hohen Hirngewicht haben aber offenbar diesen Evolutionsweg ungeeigneter erscheinen lassen als den eingeschlagenen, so daß bei der Geburt das Volumen des Kopfes den Dimensionen des Geburtsweges noch anpaßbar ist und die zu erwartenden Wachstumsvorgänge in das erste Lebensjahr verlegt wurden. Die Ossifikation des Schädels selbst ist zur Zeit der Geburt um fast ein Jahr gegenüber jener bei anderen Säugetieren zurückgeblieben (SELLHEIM[2]), so daß die notwendigen Deformierungen („Konfigurationen") noch möglich sind. Beim Lamm z. B. ist dagegen die Leber unverhältnismäßig groß, so daß Rupturen und Schädigungen an eben

---

[1] STARK, D.: Embryologie, 2. Aufl. Georg Thieme-Verlag, Stuttgart 1965.

[2] SELLHEIM, H.: Die Rückführung der Gefahr des Geborenwerdens auf das richtige Maß. Zbl. Gynäk. **1932**, Nr. 1, 12—14.

diesem Organ beobachtet werden (DODGSON[1], S. 139). Bei annähernd gleicher Schwangerschaftsdauer bringen die Primaten (Gorilla: 250 bis 290 Tage; Schimpanse: 202 bis 261 Tage; Orang 233 Tage) weit entwickelte Junge zur Welt, die sich an den Pelz der Mutter anklammern oder auf ihrem Rücken reiten. Dabei liegt aber ihr Körper- und Hirngewicht weit unter dem des Menschen (s. Tab. 2 nach STARK[2], S. 345).

Tabelle 2. *Tragzeit, Körper- und Hirngewicht bei Anthropoiden und Menschen*

	Dauer der Schwangerschaft in Tagen	Körpergewicht bei Geburt in Gramm	Hirngewicht bei Geburt in Gramm	Körpergewicht erwachsen in kg	Hirngewicht in Gramm
Gorilla ($n = 4$)	250—290	1800—1900	ca. 130	100	430
Schimpanse ($n = 44$)	202—261	1500	ca. 130	50—75	400
Orang	233	1500	ca. 130	75	400
Mensch	267 250—285	3200	350—390	65—80	1450

Auch von diesem Gesichtspunkt ist also der Mensch ein sekundärer Nesthocker.

PEIPER[3] hat dagegen eingewandt, daß man die Frage nicht mit dem Terminus „Nesthocker" und „Nestflüchter" klären könne, da die Primatenjungen und auch das menschliche Junge Brustsäuglinge seien, die gar keine Beziehung mehr zum Nest hätten. Ohne Zweifel ist aber der menschliche Evolutionsweg ein so besonderer, daß z. Z. die Gedankengänge von PORTMANN einen fruchtbaren positiven Standpunkt erlauben, während sich aus den Analysen der sozial veränderten Verhaltensweise (Trennung von Mutter und Kind durch gesetzlichen Bettzwang) keine genügende Erklärung für die Besonderheiten der Evolution des Menschen ergibt.

Für den Kinderneurologen ist so das erste Lebensjahr der Beginn des speziell menschlichen Daseins, auch wenn es mit starken Akzenten der Biologie belastet scheint. Dabei ist für den Untersucher die Veränderlichkeit der Funktionen im Sinne der Höherentwicklung das Erstaunliche, nicht ihr Rückbezug auf die statischen Schablonen der Phylogenese bzw. analytisch-physiologische Einzelfakten.

B. Das Wachstum

1. Allgemeines

Wachstum ist Größenzunahme, zunächst ohne Bezug zur Funktion oder Proportion. Im Rahmen des Wachstums werden aus ähnlichen Teilen, mit Aufnahme der speziellen Funktion oder chromosomal gesteuert, zunehmend unähnliche. Das Wachstum kann absolut (Wachstumsgeschwindigkeit in

[1] DODGSON, M. O. H.: The growing brain. An essay in developmental neurology. John Wright a. Sons, Bristol 1962.

[2] STARK, D.: Embryologie. 2. Aufl. Georg Thieme-Verlag, Stuttgart 1965.

[3] PEIPER, A.: Der menschliche Säugling als Nesthocker und Nestflüchter. Kinderärztl. Praxis **23**, 507—509 (1955).

der Zeiteinheit $v = \mathrm{d}l/\mathrm{d}t$) oder relativ (Größenzunahme pro Größeneinheit in der Zeiteinheit $c = \mathrm{d}l/l\mathrm{d}t$) betrachtet werden. Es kann linear (festes Verhältnis der absoluten Wachstumsgeschwindigkeit des Organs y und des Gesamtkörpers x, d. h. $y = ax + b$, z. B. beim Wachstum der langen Röhrenknochen) oder multiplikativ sein (die relative Wachstumsgeschwindigkeit des Organs und des Gesamtkörpers stehen in einem konstanten Verhältnis: $y = bx$, z. B. beim Organwachstum).

Nach der PORTMANNschen Vorstellung müßte das vorauseilend im Sinne des Nestflüchters sich entwickelnde Gehirn relativ zurückbleiben im Rahmen der im ersten Lebensjahr beschleunigt wachsen müssenden Lokomotionsapparate, d. h. der Extremitäten und des Rumpfes, dort wiederum betont der kaudalen Anteile. Diese Erkenntnis ist frühzeitig klinisch in dem bekannten Schema der Wachstumsproportionen von STRATZ[1], modifiziert

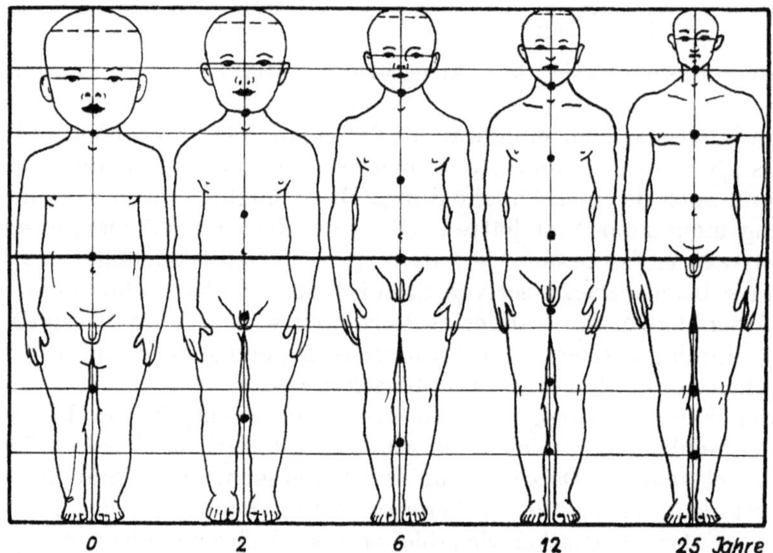

Abb. 1. Proportionsschema nach STRATZ

auch von ELLIS[2] niedergelegt worden (Abb. 1, 2). LIPPERT[3] hat den Gestaltwandel der Wirbelsäule postnatal untersucht und nachgewiesen, daß im Bereich der Halswirbelsäule negative Allometrie, im Brustbereich Isometrie und im Lendenbereich positive Allometrie vorliegt. Dem entspricht intrauterin eine pränatale Hemmung der kaudalen Anteile: die Armknospen z. B. entstehen früher als die Beinknospen. Das Breitenwachstum ist pränatal akzeleriert (positive Allometrie), postnatal retardiert (negative Allometrie). Ebenso wächst die Beinlänge positiv allometrisch und mit ihr die

---

[1] STRATZ, C. H.: Der Körper des Kindes. 12. Aufl. Ferdinand Enke-Verlag, Stuttgart 1941. Arch. Anthrop. N. F. **8**, 287—297 (1909).

[2] ELLIS, R. W. B.: Arch. Dis. Childh. **21**, 181 (1946).

[3] LIPPERT, H.: Grundregeln des relativen Wachstums beim Menschen. Naturwissenschaften **50**, 366—372 (1963).

Muskulatur, so daß auch hier ein kranio-kaudal ansteigender Wachstumsgradient vorliegt: die Gesichtsmuskeln wachsen postnatal auf etwa das 6fache, die Zungenbeinmuskeln auf das 12fache, die Rumpfmuskeln auf das 18fache, die Armmuskeln auf das 35fache und die Beinmuskeln auf das 50fache. Nach RANKE[1] verhält sich das Rückenmarksgewicht zum Hirngewicht bei Erwachsenen wie 1:44, beim Neugeborenen dagegen wie 1:128. Dem entspricht ein Wachsen des Kubikinhaltes des Canalis vertebralis vom Neugeborenen- bis zum Erwachsenenalter um das 12fache, während der

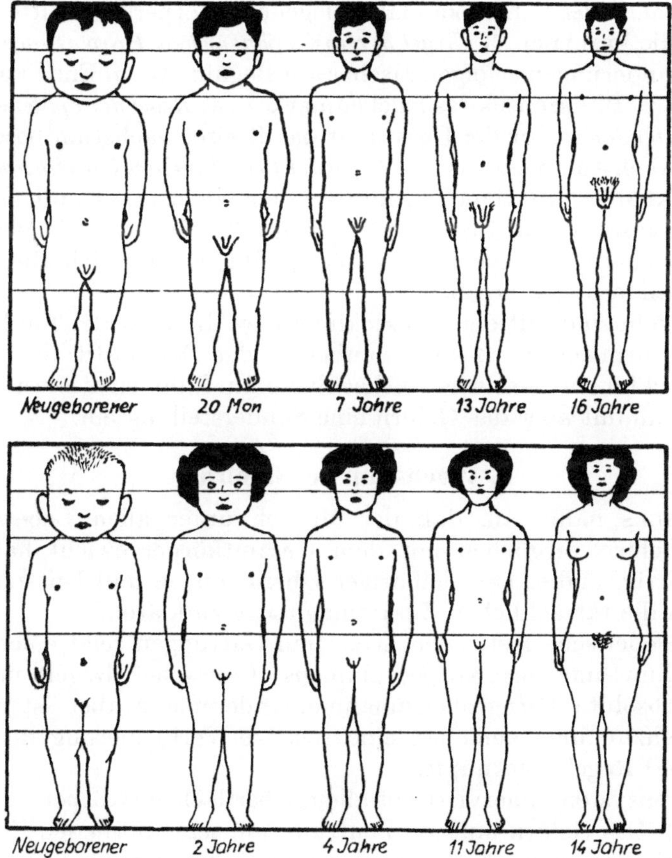

Abb. 2. Proportionsschema nach ELLIS

Inhalt des Schädels nur um knapp das 4fache (3,84) wächst (KÖPPEL[2]); d. h. auch im Verhältnis von Rückenmark und Gehirn gilt die Regel der positiven Allometrie des Gehirns. Bezogen auf die Funktion bedeutet dies: Lokomotion und Größenzunahme des Rückenmarkes gehen korreliert vor

[1] RANKE, J.: Zur Anthropologie des Rückenmarkes. Korrespondenzbl. d. deutschen Anthropol. Gesellsch. 1895, S. 100—105.

[2] KÖPPEL, A.: Vergleichende Bestimmungen des Innenvolumens der Rückgrat- und Schädelhöhle bei Menschen und Tieren. Arch. f. Anthropol. **25**, 171—184 (1898).

sich und umgekehrt, wie es phylogenetisch der Fall ist: Bei Reptilien ist das Volumen des Canalis vertebralis und des Rückenmarkes um etwa zehnmal größer als das Volumen der Schädelhöhle, entsprechend dem im Vordergrund stehenden Lokomotionsapparat (KÖPPEL[1]).

Bei diesem Wachstum kann man nach LIPPERT[2] drei allgemeine und drei phasenspezifische Regeln im Rahmen eines „Wachstumsplanes" erkennen: 1. *Regel der zunehmenden Differenzierung:* Bei metamer gegliederten Organen wachsen die einzelnen Segmente mit verschiedener Wachstumsgeschwindigkeit und werden einander immer unähnlicher. 2. *Regel des kaudo-kranialen Wachstumsgradienten:* Die kaudal gelegenen Körperabschnitte wachsen rascher als die kranialen. 3. *Regel der innerphasischen Proportionsänderung:* Proportionsänderungen erfolgen rascher am Beginn als am Ende von Wachstumsphasen (z. B. Aszensus des Rückenmarkes). 4. *Regel der spätembryonalen Abkugelungstendenz:* Vor der Geburt ist das Breitenwachstum beschleunigt, das Längenwachstum verzögert. 5. *Regel der funktionellen Überformung:* Nach der Geburt können funktionelle Einflüsse den Wachstumsgradienten steiler oder flacher gestalten. 6. *Regel des terminalen Wachstums:* Die Wachstumsfugen verknöchern zu verschiedenem Zeitpunkt, woraus sich abschließende Proportionsänderungen ergeben.

Diese Regeln sind mit der Entwicklung bzw. Reifung der Funktionen in Einklang zu bringen (s. u.) und erlauben in der Diagnostik der neurologischen Entwicklung wesentliche Rückschlüsse. Im Rahmen dieses allgemeinen Wachstums nimmt aber das Gehirn eine Sonderstellung ein.

2. Wachstum des Gehirns

ARISTOTELES nahm an, daß der Mensch unter allen Lebewesen das schwerste Gehirn verglichen mit dem Gesamtkörpergewicht habe. Diese Ansicht ist irrig, und es hat vielfältiger Überlegungen und Untersuchungen bedurft, um die tatsächlichen Zusammenhänge zu klären.

Die phylogenetische Kette der Arten und Gattungen zeigt einerseits eine sukzessive Zunahme des Körpervolumens (COPEsche[3] Regel) und damit auch eine absolute Hirngrößenzunahme, andererseits aber ist mit jeder Körpergrößenzunahme zunächst eine relative Verkleinerung der Gehirne (HALLERsche[4] Regel) verknüpft.

Das Nervensystem innerviert vor allem Oberflächen (Körper- und Organoberflächen). Das Gehirn muß als Zentrum, um seine normalen Funktionen aufrechtzuerhalten, dem Flächenwachstum proportional bleiben (DUBOIS[5]). Es ändert sich in der stammesgeschichtlichen Entwicklung bei Vergrößerung einer Wirbeltierform das Gehirn daher etwa proportional der Oberfläche mit

[1] Siehe Anm. 2, Seite 11.

[2] LIPPERT, H.: Grundregeln des relativen Wachstums beim Menschen. Naturwissenschaften **50**, 366—372 (1963).

[3] COPE zit. RENSCH, B.: Die Abhängigkeit der Struktur und der Leistungen tierischer Gehirne von ihrer Größe. Naturwissenschaften **45**, 145—154, 176—180 (1958).

[4] HALLER, v. A.: Elementa physiologiae corporis humani, Tome IV, Lausanne 1762.

[5] DUBOIS, E.: a) Über die Abhängigkeit des Hirngewichtes von der Körpergröße bei den Säugetieren. b) Über die Abhängigkeit des Hirngewichtes von der Körpergröße beim Menschen. Arch. f. Anthropol. **25**, 1—28 und 423—441 (1898).

einem interspezifischen (allometrischen) Exponenten von $\alpha = 0{,}66$ unter Verwendung der sog. Allometrieformel: Gehirngewicht $= b \cdot$ (Körpergewicht)$^{\alpha}$ (SNELL[1]). Darin ist b eine Konstante, die den Wert des Hirngewichtes für das Körpergewicht 1 angibt und die abhängig von Geschlecht,

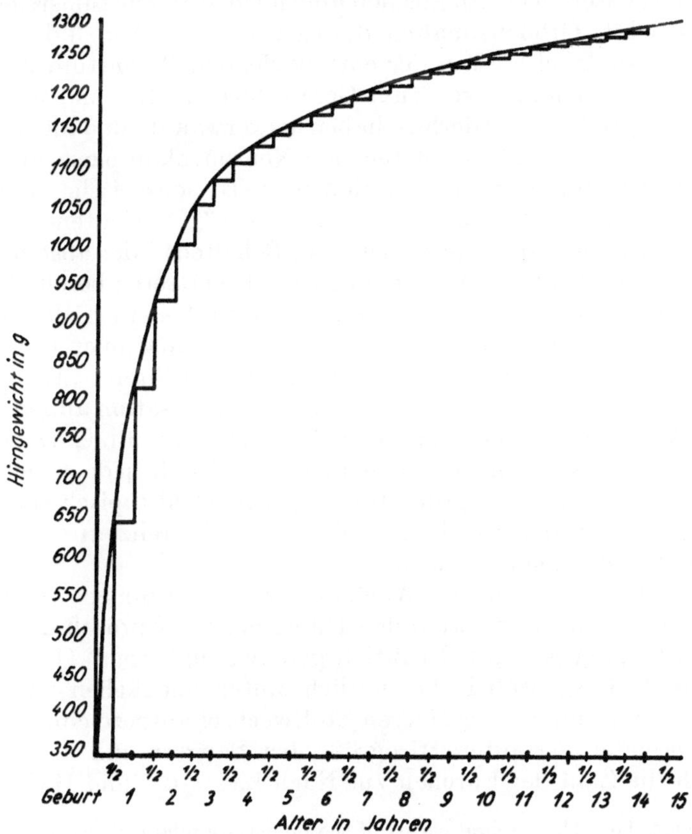

Abb. 3. Absolute Gewichtszunahme des Gehirns (nach SCAMMON und DUNN, Proc. Soc. Exp. Biol. and Med. **22**, 114, 1922)

Alter, Ernährungszustand ist, vor allem aber von speziellen Änderungen der entsprechenden Wachstumskorrelationen während der Phylogenese der verglichenen Arten („Cephalisationsfaktor", s. RENSCH[2]).

Bei Betrachtung der Ontogenese ergibt sich, daß das Gehirn der Wirbeltiere zuerst pränatal schneller als der Gesamtkörper wächst, also positiv allometrisch ($\alpha > 1$), so daß es bei der Geburt relativ groß ist und bald oder sofort zahlreiche nervöse Abläufe lenken kann. Dem entspricht, daß etwa

[1] SNELL, O.: a) Die Abhängigkeit des Hirngewichtes von dem Körpergewicht und den geistigen Fähigkeiten. Arch. Psychiatrie **23**, 436—446 (1892). b) Das Gewicht des Gehirns und des Hirnmantels der Säugetiere in Beziehung zu deren geistigen Fähigkeiten. Sitzungsber. d. Ges. f. Morphologie u. Physiologie München 1891, S. 1—5.

[2] RENSCH, B.: Die Abhängigkeit der Struktur und der Leistungen tierischer Gehirne von ihrer Größe. Naturwissenschaften **45**, 145—154, 175—180 (1958).

einen Monat vor der Geburt keine Mitosen in den Nervenzellen mehr gefunden werden als Zeichen, daß die Multiplikationsphase vorüber ist (RABINOWICZ[1]). Postnatal wächst es deshalb langsamer, d. h. negativ allometrisch ($\alpha < 1$), während die kaudalen Rumpf- und Extremitätenabschnitte positiv allometrisch wachsen, wie sich aus den allgemeinen Wachstumsregeln ergibt (s. o.). Die absolute Größenzunahme des Gehirns ist in Abb. 3 dargestellt.

Interessant ist dabei, daß in der entscheidenden Wachstumsperiode das Vorderhirn positiv allometrisch zum Gesamthirn wächst und große Arten auch ein relativ größeres Vorderhirn haben als verwandte und kleinere Arten. Derartig neue und zusätzlich entstehende Neuronenkomplexe übernehmen meist übergeordnete, weitere Funktionen, z. B. sensorische, motorische, assoziative und Gedächtnisfunktionen (SARKISOV[2]). Verhaltensforschungen bei Säugetieren zeigen, daß die Dauer des „Behaltens" der absoluten Hirngröße etwa proportional ist. Die älteren Hirnteile vertreten bereits konstante Funktionen. Es ist in diesem Zusammenhang bemerkenswert, daß die Klinik glaubt, eher in der Hirnrinde verankerte, neueste Funktionen topisch interpretieren bzw. lokalisieren zu können (KLEIST[3]), während „tiefere", d. h. phylogenetisch ältere Hirnteile für die topische Lokalisation außerordentlich schwierige Aufgaben stellen (s. a. HESS[4], v. HOLST[5], PIA[6], D. MÜLLER[7], GERSTENBRAND[8]). Nach meiner Ansicht ist die Rinde jedoch neben ihren speziellen Funktionen ein vergrößertes Projektionsfeld topisch ebenso völlig getrennter Areale der tieferen Hirnanteile, deren Differenzierung nur größere methodische Schwierigkeiten macht.

Innerhalb der embryonalen Wachstumszeit bestimmen offenbar verschiedene Wachstumsintensitäten den Differenzierungsprozeß der einzelnen Hirnabschnitte („abgestimmte Reaktionsgeschwindigkeiten", GOLDSCHMIDT[9] zit. RENSCH, S. 148), wobei die zeitlich unterschiedlichen Wachstumsgeschwindigkeiten durch intensiveren Stoffwechsel ausgezeichnet sind.

Mit wachsender absoluter Hirngröße bei Säugern mit Gyrenzephalie nimmt auch die Zahl der Furchen zu. Nach LANDAU[10] und HARDE[11] kann

---

[1] RABINOWICZ, TH.: The cerebral cortex of the premature infant of the 8th month. Progress in Brain Research **4**, 39—92 (1964).

[2] SARKISOV, S.: The evolutionary aspect of the integrative function of the cortex and subcortex of the brain. Progress in Brain Research. **4**, 30—38 (1964).

[3] KLEIST, K.: Gehirnpathologie. Joh. Ambros. Barth, Leipzig 1934.

[4] HESS, W. R.: Das Zwischenhirn. Verlag Benno Schwabe u. Co., Basel 1949.

[5] HOLST, v. E.: Die Auslösung von Stimmungen bei Wirbeltieren durch „punktförmige" elektrische Erregung des Stammhirns. Naturwissenschaften **44**, 549—551 (1957).

[6] PIA, H. W.: Die Schädigung des Hirnstammes bei den raumfordernden Prozessen des Gehirns. Act. neurochirur. Suppl. IV, Springer-Verlag, Wien 1957.

[7] MÜLLER, D.: Fehldiagnosen infolge Massenverschiebungen des Gehirns. In: K. LEONHARD u. Mitarb.: Die klinische Lokalisation der Hirntumoren in der Kritik der technischen, bioptischen und autoptischen Nachprüfung. Joh. Ambros. Barth, Leipzig 1965.

[8] GERSTENBRAND, F.: Das traumatische apallische Syndrom. Springer-Verlag, Wien 1967.

[9] GOLDSCHMIDT zit. RENSCH, B.: Die Abhängigkeit der Struktur und der Leistungen tierischer Gehirne von ihrer Größe. Naturwissenschaften **45**, 145—154, 175—180 (1958).

[10] LANDAU, E.: Fissura Sylviie. Étude formo-analytique. Bull. Soc. vaud. Sci. nat. **61**, 223—242 (1940).

[11] HARDE, K. W.: Das Problem der Furchenbildung im Vorderhirn, untersucht an indischen Sciuriden. Zool. Jb., Abtlg. f. allg. Zool. u. Physiol. **67**, 207—228 (1957).

man annehmen, daß das erblich bedingte Furchenbild zum Teil durch histomechanische Vorgänge an den Grenzen verschieden intensiv wachsender Hirnbezirke zustande kommt, während daneben neue Furchen neuen Funktionseinheiten entsprechen bzw. diese topisch abgrenzen.

Das intrauterine Wachstum der Frucht hat drei gestaltliche und zeitliche Etappen: Morphogenese, Übergangsphase und Morphokinese bzw. Embryonalzeit: Konzeption bis 6. intrauterine Woche; Neofetalzeit: 6. bis etwa 12. Woche; Fetalzeit: 16. Woche bis Geburt (BALLANTYNE[1]). In der Neofetalzeit erfolgt der Übergang auf den Plazentarkreislauf. Das Besondere im Zusammenhang des Gehirnwachstums mit den übrigen Organen besteht nun darin, daß die in der Morphogenese (Embryonalzeit) angelegten Organe vorwiegend abschließendes Wachstum zeigen bzw. in ihrer Längenentwicklung sogar gehemmt werden (unterer Rumpf und Extremitäten, LIPPERT[2]) und ihre Periode der Mißbildungsmöglichkeit vorüber ist („teratogenetische Determinationsperiode", SCHWALBE[3], s. a. ESSBACH[4]), während das Gehirn sowohl wächst wie sich entwickelt, d. h. auch reift. Danach ist die Tatsache, daß Entwicklungsanomalien am Gehirn häufiger sind als an anderen Organen, aus dieser Periode langer Kombination von sukzessivem Wachsen und Reifen verständlich (BENDA[5]).

Reflexuntersuchungen an Feten (HUMPHREY[6]) und elektroenzephalographische Beobachtungen (DREYFUSS-BRISAC[7]) haben diese sukzessive Entwicklung bestätigen können: Das Gehirn übernimmt bereits intrauterin Funktionen, so daß es nicht nur wachstumsmäßig positiv allometrisch ist, sondern auch seinen Funktionen nach sich vorauseilend entwickelt; dies kommt besonders schön in der intrauterinen „Atmung" zum Ausdruck, die in bezug auf den Erfolg noch völlig frustran ist. Diese Tatsache stützt sehr die Ansichten PORTMANNS (s. o.), wonach die Geburt vorzeitig mitten in einen Entwicklungsprozeß hinein erfolgt. SCHEIDT[8] (S. 23) hält auch die Engrammbildung in den kranialen Anteilen des Rückenmarkes für früher und stabiler als in den kaudalen.

Für den Geburtsvorgang selbst, der zu einem Zeitpunkt erfolgt, da der Kopf des Kindes und die mütterlichen Geburtswege noch aufeinander abstimmbar sind, spielt nun die *Topik des Wachstums* und der Zustand der

---

[1] BALLANTYNE, J. W.: Manual of antenatal Pathology and Hygiene. (2. Bd.) W. Wood, New York 1905.

[2] LIPPERT, H.: Grundregeln des relativen Wachstums beim Menschen. Naturwissenschaften **50**, 366—372 (1963).

[3] SCHWALBE, E.: Die Morphologie der Mißbildungen. Gustav Fischer-Verlag, Jena 1906.

[4] ESSBACH, H.: Paidopathologie. Kyematopathien, Neogonopathien, Thelomonopathien. VEB Georg Thieme-Verlag, Leipzig 1961.

[5] BENDA, CL.: Developmental disorders of mentation and cerebral palsies. Gumer and Stratten, New York 1958.

[6] HUMPHREY, TR.: Some correlations between the appearance of human fetal reflexes and the development of the nervous system. Progress in Brain Research **4**, 93—135 (1964).

[7] DREYFUSS-BRISAC, C.: Activité électrique cérébrale du foetus et de très jeunes prématurés. IVe congrès d'EEG et de neurophys. clin. Acta méd. Belg. (Bruxelles), 163—171 (1957).

[8] SCHEIDT, W.: Der Mensch. Naturgeschichte seines Verhaltens. Verlag Urban u. Schwarzenberg, München, Berlin, Wien 1966.

Reifung eine entscheidende Rolle: Die Massenverschiebungen unter der Geburt durch mechanische Schädeldeformierung und sekundäre traumatische Hirnschäden können deletär sein bei bestimmten Inkongruenzen zwischen Schädel und Gehirn einerseits bzw. mütterlichen Geburtswegen und Schädel andererseits. Auf sie wird daher in einem besonderen Kapitel eingegangen werden (Kapitel IV).

C. Die Reifung des Gehirns und seiner Funktionen

Wenn man die Geburt als einen verfrühten Akt im Rahmen der biologischen Ausreifung und Funktionsübernahme des Gehirns betrachtet, so wird man die intrauterine Reifung mehr mit phylogenetischen Stufen vergleichen können, während die postnatalen ontogenetischen bereits besondere menschliche Züge zeigen. Die biologische Ausdifferenzierung der Reaktions- und Verhaltensweisen zugunsten fester, angeborener Schablonen (Instinkt- und Triebhandlungen), die den Menschen zum differenziertesten determinierten Triebwesen machen würde, wird damit unterbrochen für eine durch die speziell menschliche Kommunikation in sehr variabler Weise gesteuerte Weiterentwicklung.

Nirgends leitet daher beim Neugeborenen und Säugling die phylogenetische Schablone kontinuierlich in die speziell menschliche Verhaltensweise über, sondern umgekehrt muß der phylogenetische Rest erst verworfen, unterdrückt oder gehemmt werden, um die menschliche Entwicklung einzuleiten. Die gehemmten Reste treten dann nur wieder unter pathologischen Bedingungen in Erscheinung: So führt von der phylogenetischen Motorik kein direkter Weg zum intendierten Greifen, sondern erst über Auge und Großhirnrinde kommt dieser spezielle Akt zustande. Das Säuglingslallen („Lallmonologe", KOEHLER[1]), d. h. freie, ständig wechselnde Kompositionen aus einzelnen Lallauten, führt nicht zu menschlicher Sprache, sondern muß verfallen und erst dann kann Sprache als Kommunikationsmittel über zuerst „unbenannte Abstraktion" entstehen. Nachgeahmt im Sinne des Erlernens wird auch die Mimik: primitive motorische Fähigkeiten der Mundverziehung haben nichts mit „Lächeln" zu tun, sondern das Lächeln ist nachgeahmtes soziales Ritual oder Konvention, nicht angeborene Schablone. Die schablonierte primitive motorische Fähigkeit bleibt ohne Aussagewert für die Kommunikation z. B. beim blinden Kind.

Diese speziell menschlichen Funktionen und Leistungen müssen ihre wesentliche Repräsentation in der Hirnrinde haben, von zeitlich begrenzter Dauer sein und je nach ihrer Wertigkeit nacheinander entstehen. Dabei hat die Rindenzellstruktur nur für die primären Hirnfunktionen etwas Charakteristisches, während bei den sekundären Hirnfunktionen, die der Dominanz unterliegen (z. B. Sprache, Händigkeit u. a.) aus der Rindenzellstruktur

---

[1] KOEHLER, O.: Tierische Vorstufen menschlicher Sprache. In: Erste Arbeitstagung über zentrale Regulation der Funktionen des Organismus. VEB Verlag Volk und Gesundheit, S. 1—15, Berlin 1955.

ein Rückschluß auf die Funktion nicht gezogen werden kann (LEISCHNER[1]). Würde man eine solche Wertigkeitsreihe nach den ihren zugrunde liegenden Sinnesgebieten aufstellen, so käme man zu der Reihenfolge:

1. *Orale Organisation* (orale Haptik, Geschmack und Geruch)
2. *Optische Organisation* (Auge, Motorik der Hände, des Rumpfes und der Beine mit Haptik)
3. *Akustische Organisation* und Motorik des Sprechapparates.

Voraussetzung für diesen postnatalen Aufbau ist dabei die elementare Arbeitsweise der Motorik in Form von Reflexbögen, d. h. auch bereits der Aufbau der sensiblen Funktion. Der Entwicklung voraus geht die elementare physikalische Orientierung im Schwerefeld der Erde (D. MÜLLER[2]). Sie ist Voraussetzung für alle Haltungs- wie Orientierungsbewegungen sowohl des Auges wie des Kopfes oder des ganzen übrigen Körpers.

Diese Orientierung nach Gravitations- und Bewegungsreizen erfolgt über den Vestibularapparat. Seine Rezeptoren, Sacculi, Utriculi und Bogengänge, erreichen schon beim sechsmonatigen Feten die gleiche Größe wie beim Erwachsenen, und der N. vestibularis myelinisiert sich bereits im vierten Schwangerschaftsmonat zusammen mit dem Tractus vestibulo-spinalis (KASSATKIN[3]). Nervenverbindungen zwischen Bogengängen und äußeren Augenmuskeln entstehen schon vor dem 7. Fetalmonat, so daß bei Frühgeburten bereits langsamer Nystagmus als Reaktion auf Drehbewegungen vorhanden ist (KLOSSOWSKI und KASSATKIN[4]). Intrauterin zeigt sich zuerst der vertikale, dann der horizontale und schließlich der rotatorische Nystagmus. Bei Lageänderungen von Mutter und Embryo erfolgen über die früh gereiften Bahnen, Vorderhörner und periphere Nerven, Kindsbewegungen ab dem 4. Monat. Ihr Fehlen weist auf Schädigung dieses Rezeptors, der Leitungsbahn oder der Vorderhörner (OPPENHEIM-Syndrom[5]) hin. In diesem Zusammenhang muß man die Auffassung, daß das erste motorische Stereotyp des menschlichen Lebens jene Bewegung sei, welche die Atmung als erste Aktion des Neugeborenen unterstütze, nämlich der sog. MORO-Reflex, ablehnen (ANDRÉ-THOMAS und DARGASSIES[6]). Diese Reaktion kommt als typische Labyrinthreaktion schon intrauterin durch Lageänderung vor und ist offenbar auch taktil durch Berühren oder Drücken der Haut des Mesogastriums auslösbar (LESNY[7]). Postnatal dreht sich der Kopf um die Vesti-

---

[1] LEISCHNER, A.: Die Psychiatrie der dominanten Hemisphäre. Nervenarzt **34**, 303—307 (1963).

[2] MÜLLER, D.: Das Problem der Funktion und der Form des Achsenorgans. In.: Neurologie der Wirbelsäule und des Rückenmarkes im Kindesalter, S. 47—113, VEB Gustav Fischer-Verlag, Jena 1964.

[3] KASSATKIN, N. I.: Grundriß der Entwicklung der höheren Nerventätigkeit des Kindes im ersten Lebensjahr. VEB Verlag Volk und Gesundheit, Berlin 1955.

[4] KLOSSOWSKI, B. N. und N. I. KASSATKIN: Die Entwicklung des vestibulären Nystagmus beim Menschen und bei Tieren. Arch. der biolog. Wissenschaften (russ.) **38**, **3** (1935).

[5] OPPENHEIM, H.: Über allgemeine und lokalisierte Atonie an der Muskulatur (Myatonie) im frühen Kindesalter. Mschr. Psychiatr. **8**, 232—233 (1900).

[6] ANDRÉ-THOMAS und S. A. DARGASSIES: Études neurologiques sur le nouveau-né et le jeune nourrisson. Masson et Cie., Paris 1959.

[7] LESNY, I.: Entwicklungsdiagnostik in der Kinderneurologie. VEB Verlag Volk und Gesundheit, Berlin 1965.

bularachse so, daß der horizontale Bogengang Bezugspunkt bleibt und optische sowie Vestibularebene senkrecht zur Erdschwerkraftrichtung stehen (DELATTRE[1]).

1. Die orale Organisation

(orale Haptik, Geschmack und Geruch)

Voraussetzung für das regelrechte, koordinierte Arbeiten der oralen Organisation und seiner Reflexe — wie aller anderen Sinnesbereiche auch — ist natürlich die Reifung der Hautrezeptoren und ihrer Funktionen, d. h.

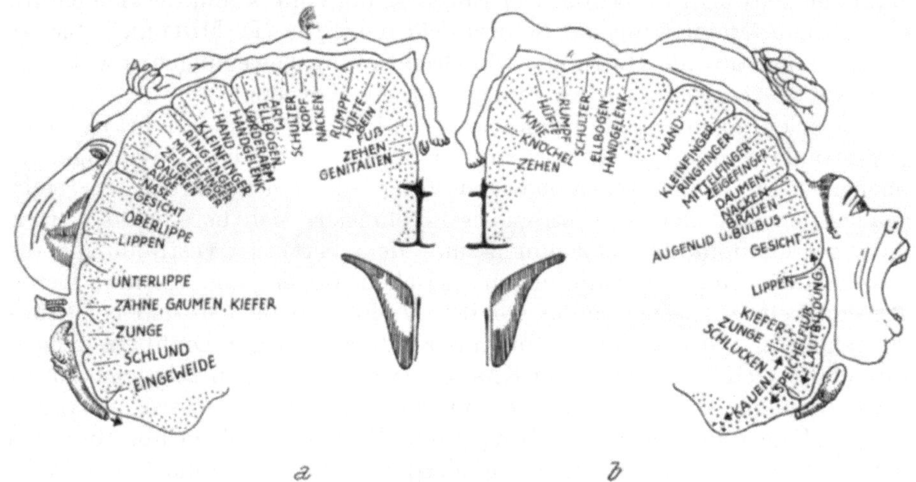

Abb. 4. *a* sensorischer und *b* motorischer Homunculus. Man erkennt an den kortikalen Repräsentationsfeldern im Bereich des Gyrus prae- und postcentralis die funktionelle Wertigkeit der einzelnen Organbereiche und Gliedmaßen unabhängig von ihrer absoluten Größe. Die Rinde zeigt so die funktionell-qualitative Übersetzung der nur quantitativen Größenmaße und damit einen anderen Realitätswert

der taktilen, der thermischen und algischen Perzeption sowie von Geruchs- und Geschmacksrezeptoren. Sie alle werden aber nach der Geburt zu einer einheitlichen, lebenserhaltenden Leistung, der Leistung der oralen Organisation, zusammengefaßt. Entsprechend seiner biologischen Bedeutung ist sowohl das sensorische wie motorische Repräsentationsfeld im Bereich des Gyrus prae- und postcentralis außerordentlich ausgedehnt (Abb. 4*a*, *b* nach PENFIELD und RASMUSSEN[2]).

Dieser großen zentralen Repräsentation entspricht aber auch die nervale pränatale Entwicklung des oralen Bereiches:

Die ersten Reflexe am Fetus überhaupt lassen sich oral über den Trigeminus auslösen. Die Sensibilität in diesem Bereich zeigt eine typische Entwicklung und ist im 2. und 3. Ast des Trigeminus ab 7,5 Wochen (Menstruationsalter) im Bereich der Lippen und perioral vorhanden, erscheint aber

[1] DELATTRE, A. et R. FENART: L'hominisation du crâne. Editions du Centre National de la Recherche scientifique. Paris 1960.

[2] PENFIELD, W. and T. RASMUSSEN: The cerebral Cortex of man. A clinical study of Localization of Function. MacMillan and Co., New York 1950.

im Bereich des 1. Astes erst ab 10 bis 10,5 Wochen. Erst ab 11,5 Wochen werden alle peripheren Gesichtsanteile sensibel reizbar bis auf die peripheren Anteile (HOOKER[1, 2]). Zur gleichen Zeit etwa können auch von der Handinnenfläche Reflexe ausgelöst werden.

Von der 10,5. Woche an reagiert auch die Anal- und Genitalregion lokal reflektorisch, jedoch *ohne* allgemeinen motorischen Bewegungseffekt.

Das bedeutet wohl, daß das Leistungsverhalten im oralen Bereich bereits höher organisiert ist, da dort schon ab 7,5 Wochen Reflexe ausgelöst werden können. Die Analregion hat eine derartige Leistungsaufgabe nicht.

Die Reflexantworten vor dieser Zeit sind *totale Reflexantworten* (totale Reflexschablonen), d. h. auf lokale Reizung erfolgt eine vollständige Reflexantwort aller jener Körperregionen, die überhaupt schon in der Lage sind zu reagieren, der Fötus reagiert wie eine einzige motorische Einheit (COGHILL[3], HOOKER[4]). Wesentlich differenzierter ist die *lokalisierte* („spezifische") *Reflexantwort:* Auf einen in einem bestimmten Körperareal gesetzten Reiz erfolgt im zugehörigen Reflexbogen eine Antwort (HUMPHREY[5], HOOKER[4], Tab. 3, 4). Die Prüfung ist dabei eine indirekte, da sie sich auf die Reflexantwort stützt. Es muß entsprechend den Reifungsvorgängen in allen anderen Bereichen angenommen werden, daß die tatsächliche, isolierte Reifung

Tabelle 3. *Entwicklung der Reflexantworten in verschiedenen Hautarealen (nach Humphrey[6])*

Menstruationsalter in Wochen (STREETER[7])	Hautareale mit Reizbarkeit
7,5	Perioralregion (2. und 3. Ast des Trigeminus)
8,5—9,5	Ausweitung der Perioralregion bis zu den Nasenflügeln und zum Kinn
10—10,5	Augenlider (1. Ast des Trigeminus), Handinnenfläche
10,5	Schulterbereich, Anal- und Genitalregion, Sulcus genitofemoralis
10,5—11	Fußsohlenbereich
11	Augenbrauen- und Vorderkopfbereich, Ober- und Vorderarm
11,5	Gesamtgesichtsbereich außer den am meisten peripheren Anteilen
11—12	Schenkel- und Beinbereich
13	übriger Thorakalbereich
14	Zungenregion, Rücken- und Schulterblattbereich
15	Abdominalbereich
17	Gesäßbereich
32	Schenkelinnenseite (wahrscheinlich früher, nur erst zu diesem Zeitpunkt Cremasterreflex auslösbar)

[1] HOOKER, D.: Evidence of prenatal function of the central nervous system in man. James Arthus Lecture on "The evolution of the human brain" for 1957. Amer. Museum of Natural History. New York 1958.

[2] HOOKER, D.: The origin of overt behavior. Ann. Arbor, University of Michigan Press. 1944.

[3] COGHILL, G. E.: Anatomy and the problem of behavior. Cambridge University Press. Cambridge (England) 1929.

[4] HOOKER, D.: The prenatal of behavior. 18th Porter Lecture. Lawrence (Kansas), University of Kansas Press, 1952.

[5] HUMPHREY, T.: The trigeminal nerve in relation to early human fetal activity. Res. Publ. Ass. nerv. ment. Dis. **33**, 127—154 (1954).

[6] HUMPHREY, T.: Some correlations between the appearance of human fetal reflexes and the development of the nervous system. Progress in Brain Research **4**, 93—135 (1964).

[7] STREETER, G. L.: Weight, sitting, height, head, size, foot length and menstrual age of the human embryo. Contr. Embryol. Carneg. Inst. **111**, 143—170 (1920).

Tabelle 4. *Die gestufte Entwicklung der Reflexantworten bei Hautreizungen im Trigeminusbereich (nach Humphrey[1])*

Menstruationsalter in Wochen	Reflexantworten
7,5—9,5	Totale Reflexantwort in stereotyper Weise auch bei Wiederholung der Hautreize
9,5—12	Die totalen Reflexantworten verschwinden und treten nur wieder bei Notsituationen (Anoxie) auf. Dafür erscheinen jetzt lokale Reflexe
12 und später	Die lokalen Reflexe treten für eine Zeit bei einmaligem Reizstereotyp auf, bei Wiederholung zeigt sich jedoch bereits eine Variabilität in der Form, daß Reflexkombinationen auftreten, wie z. B. Kopfbeugung mit Mundschließung und Schlucken, oder lokale Reflexe kombinieren sich mit allgemeineren Bewegungen, wie Kopfbeugung oder Rumpfseitwärtsbeugung
13—14 und später	Keine stereotype Reflexantwort mehr, sondern wiederholte Reizungen ergeben verschiedene lokale Reflexantworten oder Reflexkombinationen. Die Reflexantwort selbst ist nicht mehr brüsk und ruckartig, sondern fließend und ausgeglichen. Die lokalen Reflexe beherrschen und steuern jetzt die Gesamtbewegungen

der Sensibilität noch früher liegt, nur noch nicht an den efferenten Schenkel des Reflexbogens angeschlossen ist.

Im Laufe der Reflexentwicklung der oralen Organisationen zeigen sich zeitliche Aufeinanderfolgen, die der späteren Einordnung in die adaptive Leistung dienen; so geht das Mundöffnen dem Mundschluß, der Zungenbewegung und dem Schlucken voraus, d. h. die Koordination im oralen Bereich setzt ein. Sie ist im Hinblick auf die postnatal primär geforderte Leistung die früheste.

Zum Zeitpunkt der ersten Reflexantworten ist noch keine Myelinisation von Hirn- oder spinalen Nerven nachweisbar (Langworthy[2], Lucas Keene und Hewer[3]), so daß offenbar für die ersten Reflexantworten die Myelinisation nicht notwendig ist.

Im Gegensatz zur Myelinisierung der kortiko-spinalen Bahnen, die längst vor jeder Funktionsaufnahme erfolgt ist, ist im Falle der oralen Organisation die Funktion vor der Myelinisierung vorhanden.

Die ersten Reflexe bestehen in (dem Verhalten nach) „aversiven Reflexen", d. h. die Bewegung erfolgt als Abwendung vom Reiz. Erst später treten die „adversiven Reflexe", d. h. Zuwendungen zum Reiz, auf. Bei und nach der Geburt stehen beide Formen der im Trigeminusbereich auslösbaren Reflexe bereits ganz unter dem höheren integrierenden Prinzip von Hunger und Sättigung: die Berührung perioral seitlich ruft bei Hunger Zuwendung, bei Sättigung Abwendung hervor. Bevorzugte Stellen für Abwendung und solche für Zuwendung konkurrieren miteinander und können nicht immer integriert werden, sondern die Reaktion erfolgt in geteilter Form: So führt

[1] Humphrey, T.: Some correlations between the appearance of human fetal reflexes and the development of the nervous system. Progress in Brain Research **4**, 93—135 (1964).

[2] Langworthy, O. R.: Development of behavior patterns and myelinization of the nervous system in the human fetus and infant. Contr. Embryol. Carneg. Inst. **24**, 1—57 (1933).

[3] Lucas Keene, M. F. and E. E. Hewer: Some observations on myelination in the human central nervous system. J. Anat. (London) **66**, 1—13 (1931).

z. B. Berührung am Ohr bei gleichzeitigem und gleichseitigem Berühren des Mundes zur Abwendung des Kopfes bei gleichzeitiger Mundöffnung und Mundverziehung zum perioral berührenden Finger („Konfliktreaktion", ANDRÉ-THOMAS[1]).

Die Zuwendung erfolgt beim Fetus nicht nur eine halbe Woche später, sondern auch bei Reflexprüfungen seltener als die Abwendung (HUMPHREY[2], S. 126). Möglich sind diese Reaktionen nur, weil der Tractus spinalis n. trigemini bereits bis C 2/3 ausgebildet ist und die Verbindung auch zum kontralateralen Vorderhorn besteht.

Man kann beide geschilderten Reflexintegrationen (Abwendung und Zuwendung zum Reiz) nebeneinanderstellen und sieht dann die zeitliche Verzögerung der Adversion besonders deutlich. Dieses Prinzip scheint ein Ordnungsprinzip zu bleiben, da es auch in der weiteren Organisation sich erhält: das Weinen besteht vor dem Lächeln, der Immobilisations-(Orientierungs-)Reflex mit Abwendung früher als die Zuwendung.

Da beide Reflexmöglichkeiten beim Neugeborenen längst vorhanden sind, kann das übergeordnete Steuerungssystem nicht mehr in der Medullarebene liegen, sondern muß zusammen mit den einfachen psychischen Empfindungen gekoppelt im Hypothalamus und Thalamusgebiet vermutet werden. An dieses System einfacher Lebenssicherung auf der Medulla-Mittelhirn-Thalamus-Hypothalamus-Ebene schließt sich dann kranial das positiv allometrische Großhirnsystem der optischen Organisation an.

Ab 12. Woche treten bereits jene Reflexkombinationen auf, die dann später alle Funktions- und Leistungsabläufe bestimmen und die lokalen Reflexe ablösen (GOLUBEWA[3]), so daß bei der Geburt die nervale Integration für die Nahrungsaufnahme voll intakt ist. Im Gesicht bleibt nur der Lidschlußreflex als lokaler Reflex erhalten, so wie PSR und ASR als lokale Reflexe bei Feten, Kindern und Erwachsenen bleiben.

Interessant ist weiter der taktile Vergrößerungs- und Differenzierungsfaktor der Zunge, wie er noch beim Erwachsenen nachgewiesen werden kann (ANTRICK[4]) und der nach dem Verhalten des Säuglings bei ihm noch eine viel wesentlichere Rolle spielen muß: Die taktilen Elemente der Zunge haben die Eigenschaft, kleinste Gegenstände zu vergrößern und an diesen vergrößerten Dingen eine verbesserte Formdifferenzierung durchzuführen. Das Herausstoßen z. B. auch kleinster Fremdkörper oder fast unsichtbarer Klümpchen im Brei dürfte darin seine Erklärung finden. Die Raumschwellen des Drucksinnes auf der Zungenspitze sind noch beim Erwachsenen mit 0,1 cm um die Hälfte kleiner als die auf der Fingerbeerenhaut (0,2 cm,

---

[1] ANDRÉ-THOMAS, Y. CHESNI and S. ST.-ANNE DARGASSIES: The neurological examination of the infant. Little Club Clinics in Developmental Medicine **1**, London 1960.

[2] HUMPHREY, T.: Some correlations between the appearance of human fetal reflexes and the development of the nervous system. Progress in Brain Research **4**, 93—135 (1964).

[3] GOLUBEWA, E. L., K. V. SHULEJKINA and I. I. VAINSTEIN: The development of reflex and spontaneous activity of the human fetus during embryogenesis. Obstet. Gynecol. (UdSSR) **3**, 59—62 (1959).

[4] ANTRICK, W.: Die Begutachtung der Form und Größe von Gegenständen durch Sinnesempfänger in der Mundhöhle. Dissertation Berlin 1955.

WEBER[1], v. SKRAMLIK[2]). Die Vergrößerung beträgt etwa 1,5. Die Entwicklung der Endigungen des N. hypoglossus ist nach Reifungsbeginn in der 12. Woche (Menstruationsalter) beim Neugeborenen voll abgeschlossen, so daß die Integration zu der höheren Leistung des Tastens vollzogen werden kann (HEWER[3]).

Alle im Bereich des Oralsinnes ablaufenden Reflexe (Brustsuch-, Saug-, Lutsch-, Schluck-, Greifreflex u. a.) sind zusammenhängend nur verständlich aus der lebenserhaltenden Leistung des Gesamtsinnesgebietes in der Frühphase der Neugeborenenentwicklung. Die Beurteilung der Gesamtfunktion ist daher wichtiger als die oft verwirrende Aufzählung der in der Leistung zusammengefaßten Einzelreflexe. Diese werden im jeweiligen Untersuchungsgang besprochen.

2. Die optische Organisation

(Auge, Motorik der Hände, des Rumpfes und der Beine mit Haptik und parietaler Koordination)

In der weiteren Entwicklung tritt nun das Auge etwa nach einer Woche (ANDRÉ-THOMAS und DARGASSIES[4]) in die für das erste Lebensjahr beherrschende Stellung für die räumliche Erfassung der Umwelt sowie der Koordination der Motorik unter optischer Führung mittels der ihr eigentümlichen Funktionen (Bewegungssehen, Farbensehen, Hell-Dunkel-Adaptation, Dämmerungssehen) ein. Es ist erheblich positiv allometrisch gewachsen: Während das Gesamtgewicht des Erwachsenen 21mal so groß ist wie das des Neugeborenen, wiegt das Auge nur 3,25mal soviel (WEISZ[5]); alle für das Sehen notwendigenTeile sind bis auf die Macula lutea ausgebildet. Die Okzipitalrinde wächst vom 4. bis 10. intrauterinen Monat erheblich, der Gesamtkernkoeffizient steigt bis zur Geburt steil an und zeigt von da bis zum 6. Lebensjahr noch einen geringen Anstieg (HAUG[6, 7]). Das Wachstum des Okzipitalhirns hört dann um das 6. Lebensjahr auf, ebenso wie das des Temporallappens, während das Parietalhirn bis zum 12., das Frontalhirn bis zum 20. Lebensjahr noch wächst (TURNER[8]). Obwohl im Schwellenwert für Erregung von

---

1 WEBER, E. H.: Der Tastsinn und das Gemeingefühl. Wagners Handwörterbuch d. Physiologie, Bd. 3, S. 481 (1846).

2 SKRAMLIK, v. E.: Über Tastwahrnehmungen. Zschr. f. Sinnesphysiologie **56**, 256—268 (1925).

3 HEWER, E. E.: The development of nerve endings in the human fetus. J. anat. (London) **69**, 369—379 (1935).

4 ANDRÉ-THOMAS und ST. A. DARGASSIES: Études neurologiques. Paris 1952.

5 WEISZ, L. A.: Studies in infant behavior. I. Univ. Iowa Studies Child welfare **9**, 4, 11 (1934).

6 HAUG, H.: Quantitative Untersuchungen an der Sehrinde. Georg Thieme-Verlag, Stuttgart 1958.

7 HAUG, H.: Die Zelldichte und ihre Bedeutung für die Hirnrinde und ihre Areale. Dtsch. Z. Nervenheilk. **178**, 648—667 (1959).

8 TURNER, O. A.: Some data concerning the growth and development of the cerebral cortex in man. II. Postnatal growth changes in cortical surface area. Arch. Neurol. Psychiatr. **64**, 378—384 (1950).

Sinnesorganen das Auge mit $1{,}3 \cdot 10^{-10}$ erg nur in der Mitte steht zwischen dem Tastsinn (erst 0,02 bis 0,4 erg werden empfunden) und dem empfindlichsten Sinn, dem akustischen ($5 \cdot 10^{-11}$ erg), gehen doch von ihm etwa 830 000, vom Ohr nur 30 000 Nervenfasern in die zugehörigen Hirnareale. Für das Ohr errechnet sich aus dieser Zahl und der Verschmelzungsfrequenz eine Übertragungskapazität von etwa 8000 bis 10 000 bit/s, für das Auge mit einer Verschmelzungsfrequenz von 2 Hz und der angegebenen Faserzahl jedoch eine solche von etwa 1 660 000 bit/s. Das Auge hat also bereits an der Schwelle eine 166mal so große Übertragungskapazität als das Ohr. Mit wachsender Reizintensität steigt wegen der kürzer werdenden Latenzzeit und der höheren Wechselstromfrequenz in der Nervenleitung auch die Verschmelzungsfrequenz stark an (FERRY-PORTERsches Gesetz), so daß etwa 55 Hz erreicht werden. Damit wächst die Übertragungskapazität für die gesamte Netzhaut und für das Sehorgan auf ca. 45 000 000 bit/s an, so daß bei maximaler Übertragungskapazität des Hörorgans von rund 200 000 bit/s das Sehorgan um 225mal höher liegt (SCHOBER[1], weitere Einzelheiten bei POLYAK[2]).

Die Optomotorik und das Sehen verschränken sich in ihrer Entwicklung. Nach einer Woche etwa beginnt das Neugeborene zu fixieren: Das relativ feststehende Augenpaar fängt an, einen Gegenstand, meist mit einem besonderen Helligkeitswert, „festzuhalten". Nach etwa 40 Tagen setzt das erkennende Lächeln ein. Dieser frühe Zeitpunkt dürfte dadurch zustande kommen, daß mehrere Sinnesorgane von der pflegenden Person angesprochen werden (Haptik, Ohr), während bei isolierten optischen Attrappenversuchen (KAILA, SPITZ und WOLF[3], AHRENS[4]) dieser Zeitpunkt zwischen 2 und 6 Monaten liegt, wobei Annäherung in der Frontalebene notwendig ist.

Diese Versuche sind insofern nicht schlüssig, da die gnostischen Funktionen intakt sein müssen, damit diese Leistung erfolgen kann. Reaktion auf ein Ding ist daher nicht mit „Sehen" gleichzusetzen, sondern ist nur ein Beweis für die intakte oder in Gang gekommene Efferenz. Wenn das Kind also lächelt, d. h. die mimische Muskulatur innerviert, so muß vorher die Funktion des Sehens zusammen mit der des Wahrnehmens vorhanden sein, da das Kind nicht nur reflektorisch lächelt, sondern imitierend auch sein Gegenüber kopierend, d.h. mit Bewegungsvorstellung und Bewegungsentwurf (Parietalhirn).

Die frühe Aktivität der Sehrinde kann bioelektrisch verfolgt werden: Beim Neugeborenen findet sich ein kleines Reaktionspotential mit langer Latenz, dessen Amplitude in den ersten Lebenswochen rasch zu- und dessen Latenz abnimmt. Diese rasche Latenzverkürzung der bioelektrischen okzipitalen Reizantwort ist begleitet von einer schnellen Ausbreitung dieser Reiz-

---

[1] SCHOBER, H.: Informationstheorie in Optik und Fernsehen. Optik **13**, 355—357 (1956).

[2] POLYAK, ST.: The vertebrate visual system (Hrsg.: H. KLÜVER). The University of Chicago Press, Chicago 1957.

[3] KAILA, E., R. SPITZ und K. WOLF: zit. A. PORTMANN: Die Bedeutung des ersten Lebensjahres, Mschr. Kinderheilk. **112**, S. 487.

[4] AHRENS, R.: Beitrag zur Frage der Prosopagnosie. Schweiz. Arch. Neurol. **75**, 4—21 (1955).

antwort auf nicht okzipitale Kortexgebiete (WEINMANN[1]). Die endgültige Latenzzeit ist bereits Ende des 1. Lebensjahres erreicht (ELLINGSON[2], ENGEL und BUTLER[3]), nach WEINMANN[1] im 2. bis 4. Lebensjahr. Die ganze Ausreifung ist mit 6 Jahren erfolgt, zu einem Zeitpunkt, da das EEG einen voll ausgeprägten Alpharhythmus zeigt und das Kind „schulreif" ist.

Die Afferenz aus dem optischen Apparat ist anhand des Elektroretinogramms in Teilen zu verfolgen und zeigt mit schon bei der Geburt vorhandener Reaktion der peripheren Stäbchen und Zapfen eine erst nach der Geburt einsetzende und bis zum 4. Monat fortdauernde Entwicklung der Zapfen in zentralen Retinaanteilen (ZETTERSTRÖM[4, 5]).

Optomotorisch beginnt das anfangs relativ „feststehende" Auge zu blicken: aus dem „Gesichtsfeld" wird ein „Blickfeld"; schließlich wird der Kopf gewendet und das „Blickfeld" vervollständigt sich zum „Sehfeld". Als Rest der anfangs feststehenden Blickrichtung fassen wir das konstant in den ersten 10 Lebenstagen nachweisbare „Puppenkopfphänomen" auf: bei Wendung des Kopfes bleiben die Augen in ihrer primären Einstellungsrichtung stehen und wandern verzögert nach. Dabei steuern offenbar die Labyrinthe die Einstellung. Das Symptom ist nur vorhanden, wenn Otolithenapparat, Vestibulariskern, hinteres Längsbündel und Augenmuskelkerne intakt sind, aber die kortiko-mesenzephale Blickbewegungsbahn lädiert oder noch nicht ausgereift ist (BING und BRÜCKNER[6]). Während phylogenetisch die Augenbewegungen als „Sonderfall der Wendebewegungen" (HASSLER[7]) aufgefaßt werden können, ist es ontogenetisch umgekehrt: Kopf- und Rumpfwendebewegungen werden zu einem Sonderfall der Augenbewegungen, so daß sich folgende Reihe ergibt:

↑ Gesichtskreis (= psychischer „Horizont"),
Sehfeld (bewegtes Auge mit bewegtem Kopf bzw. Rumpf),
Blickfeld (bewegtes Auge),
Gesichtsfeld (feststehendes Auge).

Zusammenfassende Darstellung des optokinetischen Systems siehe bei BENDER[8]. Kopf- und Augenbewegungen können nach vollständiger Reifung des optokinetischen Apparates wechselweise zur Erreichung optimalen optischen Erkennens füreinander eintreten: bei Hemianopsie z. B. in Form

[1] WEINMANN, H., O. CREUTZFELDT und G. HEYDE: Die Entwicklung der visuellen Reizantwort bei Kindern. Arch. Psychiatr. u. Z. ges. Neurol. **207**, 323—341 (1965).

[2] ELLINGSON, R. J.: Cortical electrical responses to visual stimulation in the human infant. Electroenceph. clin. Neurophysiol. **12**, 663—677 (1960).

[3] ENGEL, R. and B. V. BUTLER: Appraisal of conceptual age of newborn infants by electroencephalographic methods. J. Pediatr. **63**, 386 (1964).

[4] ZETTERSTRÖM, B.: The clinical electroretinogram. IV.: The electroretinogram in children during the first year of life. Acta ophth. (Kopenhagen) **29**, 295—304 (1951).

[5] ZETTERSTRÖM, B.: The electroretinogram in premature children. Acta ophth. (Kopenhagen) **30**, 405—408 (1952).

[6] BING, R. und R. BRÜCKNER: Gehirn und Auge. Grundriß der Ophthalmo-Neurologie. Verlag Benno Schwabe u. Co., Basel 1954.

[7] HASSLER, R.: Die zentralen Apparate der Wendebewegungen. Arch. f. Psychiatr. u. Neurol. **194**, 456—516 (1956).

[8] BENDER, M. B. (Hrsg.): The Oculomotor System. Harper and Row, New York, Evanstone and London 1964.

vermehrter Kopfdrehung; bei MOEBIUSscher[1] Kernaplasie: Kopfrückbeugung mit Kontraktion des M. frontalis; bei fixiertem Kopf andererseits (KLIPPEL-FEIL[2]-Syndrom, primär chronische Polyarthritis der oberen Halswirbelsäule, Tuberkulose, Blockwirbel) Ausnutzung des Blickfeldes durch vermehrte Augenbewegung und Rumpfdrehung.

Eine besondere Problematik weist *die Reifung des optischen Erkennens* auf: Da der Säugling lächelt, bevor der zentrale Zapfenapparat der Retina voll funktionsfähig ist, muß das Erkennen primär Ausdruckserkennen, nicht optisch-gnostisches Erkennen von Einzelgegenständen sein.

Für den Säugling ist das Gesicht des Menschen das erste Fixationsobjekt seiner Sehwelt. Das Erkennen menschlicher Gesichter besteht bei ihm vor dem Erkennen von Gegenständen, aber auch eigener Körperteile, die ohne ausgereiftes Körperschema fremde Gegenstände darstellen (z. B. die Hand, die, zufällig im Gesichtsfeld erfaßt, überrascht angesehen wird und intendiert nicht wieder in das Gesichtsfeld gebracht werden kann). Das Gesicht der Mutter oder einer anderen stetigen Pflegeperson wird vor der Flasche erkannt (BÜHLER[3], BÜHLER und HETZER[4], KAILA[5]), und zwar als Ausdrucksträger (BODAMER[6, 7]).

Schon zwischen 6 und 8 Wochen wird der Blick eines Menschen mit Lächeln beantwortet, wobei nur das Auge das Gegenüber erfaßt, ausschließlich fixiert und darauf reagiert wird (KAILA[8]). Zu diesem Zeitpunkt wird Lächeln auf andere Reize noch nicht beobachtet. Attrappenversuche zeigen, daß 2 Glaskugeln, in Papierspalten angebracht, als einzelne Gegenstände mit wandernder, wechselnder Fixation der einen oder anderen Kugel erfaßt werden, während das menschliche Auge in mittlerer Blicklage fixiert wird. Das Erkennen des Auges muß dabei noch viel früher liegen, da das nachahmende, antwortende Lächeln des Säuglings bereits die Wahrnehmung der gesamten Physiognomie voraussetzt und z. B. beim blinden Kind Wochen später erst auf Schallreize einsetzt und undifferenziert bleibt. Ebenso führt eine Ausdrucksagnosie rückläufig auch zu einer Störung der aktiven Ausdrucksfähigkeit des betroffenen Kindes. Die Attrappenversuche von AHRENS[9], der das Reagieren auf Einzelmerkmale vor das Reagieren auf Ausdruck setzen möchte, verkennen die Stufung der optisch-gnostischen Leistung.

---

[1] MOEBIUS, P. J.: Über infantilen Kernschwund. Münch. med. Wschr. **10,** (1892).

[2] KLIPPEL, M. et A. FEIL: Un cas d'absence des vertébrés cervicales Nour. iconogr. Salpêtrière, Paris **25**, 223 (1912).

[3] BÜHLER, CH.: Die Reaktionen des Säuglings auf das menschliche Gesicht. Z. Psychol. **132**, 1—17 (1934).

[4] BÜHLER, CH. und H. HETZER: Das erste Verständnis für Ausdruck im ersten Lebensjahr. Z. Psychol. **107**, 50—61 (1928).

[5] KAILA, E.: Über die Reaktionen des Säuglings auf das menschliche Gesicht. Z. Psychol. **135**, 156 (1935).

[6] BODAMER, J.: Über eine besondere Form der optischen Agnosie (Physiognomieerkennungsstörungen bei Occipitalhirnläsionen). Dtsch. med. Wschr. **74**, 48—50 (1949).

[7] BODAMER, J.: Die Prosop-Agnosie. Arch. Psychiatr. (D) **179**, 6—53 (1947).

[8] KAILA, E.: Annal. Univers. Turku 1932.

[9] AHRENS, R.: Beitrag zur Frage der Prosopagnosie. Schweiz. Arch. Neurol. **75**, 4—21 (1955).

Daß es sich um eine echte integrative Leistung im Rahmen der optischen Organisation handelt geht schon daraus hervor, daß zum Lächeln der Gesichtsmuskelapparat benutzt wird, der für die primär notwendigen Leistungen der oralen Organisation mit den trigemino-facialen Reflexbögen schon im Fetalleben zur Verfügung steht (s. o.). Für die optisch gesteuerte Leistung „Lächeln" wird also die Gesichtsmuskulatur höher integriert, so wie für das Sprechen später die ursprünglich dem Kauen und Atmen dienende Zungen-, Brustkorb- und Zwerchfellmuskulatur.

Dieses primäre Gesichtssehen und Gesichtserkennen zeigt eine leichte Störbarkeit und im späteren Leben auch isolierten Ausfall, wobei das Objektsehen erhalten ist bzw. sein kann (Prosopagnosie, BODAMER[1, 2], s. Kap. II, 3).

Die frühe und hohe Integrationsstufe der optischen Organisation zeigt sich schließlich darin, daß auch die sog. automatischen Schreitbewegungen unter optischer Kontrolle bereits situationsangepaßt verwendet werden können: ANDRÉ-THOMAS[3] wies nach, daß bereits mit 16 bis 30 Lebenstagen Hindernisse (Hand, Stange) optisch erkannt und dann überstiegen werden. Dies bedeutet, daß nicht nur Objekt-, sondern auch Raumerkennen vorhanden sein muß — lange, bevor die Stell- und Haltereflexe auf Rumpf und Beine im Rahmen des aufrechten Ganges wirksam sind.

Erst nach Fixieren, Blickenkönnen und Gesichts- bzw. Ausdruckserkennen entwickelt sich die Benutzung der Hände. Sie setzt Dingerkennen und

Tabelle 5. *Greifbewegungen und Greifreflex der Hand (nach Humphrey[4] und Dietrich[5])*

	Reaktion bei Reizung in der Hohlhand
Fetus	
10,5 Wochen	Beginn eines inkompletten Fingerschlusses, Daumen nicht beteiligt
12—12,5 „	stets auslösbarer Fingerschluß, gelegentlich Daumen beteiligt
12,5 „	Finger werden nur teilweise gebeugt, selten Opposition des Daumens
13—14 „	kompletter, jedoch nur kurzdauernder Fingerschluß
14,5—15 „	beginnender Greifreflex
16,5—23,5 „	Greifreflex ausgebildet, mit oder ohne Daumenbeteiligung
27 „	Greifreflex mit Fähigkeit, kurzdauernd das Körpergewicht zu tragen
Neugeborenes	Greifreflex verstärkt sich beim Saugen
Säugling	
2.—4. Monat	Greifreflex erlischt (auch beim blinden Kind!). Optische Steuerung intendierter Greifbewegungen mit Daumen und Zeigefinger wird möglich (akustisch beim blinden Kind)

[1] BODAMER, J.: Die Prosop-Agnosie. Arch. Psychiatr. (D) **179**, 6—53 (1947).

[2] BODAMER, J.: Über eine besondere Form der optischen Agnosie (Physiognomieerkennungsstörungen bei Occipitalhirnläsionen). Dtsch. med. Wschr. **74**, 48—50 (1949).

[3] ANDRÉ-THOMAS et S. AUTGAERDEN: La locomotion de la vie foetale à la vie post-natale. Masson et Cie., Paris 1963.

[4] HUMPHREY, T.: Some correlations between the appearance of human fetal reflexes and the development of the nervous system. Progress in Brain Research **4**, 93—135 (1964).

[5] DIETRICH, A.: A longitudinal study of the Babinskis and plantar grasp reflex in infancy. Am. J. Dis. Childh. **94**, 265—271 (1957).

Raumerkennen voraus: Die zuerst unbeabsichtigt durch das Gesichtsfeld geführte Hand wird gesehen und erkannt, die Bewegungen werden koordiniert, und räumliches Greifen wird möglich. Das Greifen erfolgt anfangs beidseitig mit Respektierung der Körpermittellinie, d. h. die Greifbewegungen werden nicht mit der benutzten Hand über die Mittellinie fortgeführt, sondern die Hand sinkt herab und die gegenseitige wird an den in der Mittellinie befindlichen Gegenstand herangeführt (s. Abb. 15, Kap. II). Auch dieses intendierte Greifen, nach dem optischen Erkennen die wesentliche Leistung der Praxie, hat zur Voraussetzung die Entwicklung der erkennbaren Greifbewegungen und Greifreflexe, ohne daß aus diesen das menschliche Greifen jemals durch einfache biologische Weiterreifung entstünde (Tab. 5).

Sehr viel später erfolgt erst die Rumpfreifung im Sinne des Haltevermögens im Sitzen, während Stellreflexe vom Kopf auf den Rumpf schon frühzeitig möglich sind. Zuletzt folgen die Beine, so daß erst jetzt bei positiven Stemm- und Stützreaktionen der unteren Gliedmaßen und nach Erlöschen des plantaren Greifreflexes Gehen möglich wird, d. h. die letzte Erweiterung des Aktionskreises. Das Kind ist dann noch lange zerebellarataktisch („Taumelalter") im Bereich von Rumpf und unteren Gliedmaßen, während es Kopf und Arme längst zu komplizierten intendierten Bewegungen und auch zur Gleichgewichtserhaltung als Balancestangen benutzen kann. Dieser Funktionsentwicklung entspricht die allgemeine morphologische Entwicklung des menschlichen Gehirns (s. a. BLECHSCHMIDT[1], S. 43):

Die antibasalen Teile der Hirnrinde reifen später als die laterobasalen. Zu denselben Zeiten entstehen gemeinsam mit diesen Hirnteilen die untere Rumpfwand mit den unteren Extremitäten ebenfalls später als das Gesicht und die oberen Extremitäten. Demzufolge versorgen die laterobasalen Teile der motorischen Rinde das Gesicht und die oberen Extremitäten und umgekehrt die antibasalen Teile die untere Rumpfwand und die unteren Extremitäten. Auch beim Feten von acht Monaten sind die motorischen Areale für Füße und untere Extremitäten sehr viel weniger entwickelt als die für den Rumpf, während die oberen Extremitäten eine Zwischenstellung einnehmen (RABINOWICZ[2], S. 85). Dabei ist jede Region des Gesamtkortex als solche klar begrenzt und zeigt jeweils nur verschiedene Stufen der Entwicklung: Die vorderen Anteile des Frontalhirns und die hinteren Anteile des Parietalhirns sind weit weniger differenziert als der Gyrus praecentralis oder postcentralis. Diese sind z. B. bei der Geburt weit entwickelt, während der Gyrus angularis als assoziierende Region erheblich zurückbleibt. Im Okzipitallappen ist die Region der Fissura calcarina weiter gereift als die Rindenfelder.

Die Altersinvolution macht ähnliche Stufen durch: Längst ist der Gang des Greises ein „marche en petit pas" oder er sitzt schon gehunfähig im

[1] BLECHSCHMIDT, E.: Die Entwicklung des menschlichen Nervensystems. Verlag Dr. C. J. Hogrefe, Göttingen und Stuttgart 1964, S. 43.

[2] RABINOWICZ, TH.: The cerebral cortex of the premature infant of the 8th month. Progress in Brain Research **4**, 39—92 (1964).

Stuhl, wenn Arme, Hände und Augen noch funktionstüchtig im Sinne der primären ontogenetischen Koordinationsstufe sind.

Zusammen mit der Stellung der Glieder im Raum und ihrer intentionalen Bewegung unter optischer Kontrolle reifen die Koordinationsvorgänge im Bereich des extrapyramidalen Systems, des Kleinhirns und des Parietalhirns sowie die sensiblen Bahnen und Zentren in ihrem epikritischen Bereich; besonders die Haptik — das „Getast" — erlebt im Bereich der Hände und Finger eine besondere Ausgestaltung, so daß seine Empfindungen später in der Sprache im übertragenen Sinne verwendet werden: ein Gegenstand oder eine Theorie wird „erfaßt" und „begriffen".

Der gesamte Vorgang der intentionalen und später intendierten Motorik verläuft also im ontogenetischen Funktionsaufbau so, daß zunächst der Gegenstand mit dem Auge „erfaßt" und „festgehalten" wird, dann kann anfangs die Hand, später der Rumpf, schließlich der ganze Körper unter Benutzung der unteren Extremitäten an ihn herangebracht werden. Die unterstützungsfreie Lokomotion des Gesamtkörpers ist also viel später erst möglich als das Erfassen und Erkennen mittels des im ersten Lebensjahr dominanten Organs, des Auges (s. a. André-Thomas und S. Autgaerden[1]).

Daneben hat das Auge aber sowohl in der phylogenetischen Reihe wie anfangs auch beim Säugling im Rahmen der 24-Stunden-Periodik mittels des Hell-Dunkel-Sehens(Licht-Dunkel-Wechsel) als Rezeptor eine bedeutende Rolle (Aschoff[2, 3]) (s. Schlaf).

3. Die akustische Organisation und die Motorik des Sprechapparates

Der akustische Analysator (Rezeptor, Leitungsbahnen und zentrale Repräsentation) hat zwar anatomisch insgesamt eine viel geringere Größe als der optische Analysator (s. o.), dennoch tritt die akustische Organisation im Laufe des Lebens immer mehr in den Vordergrund und löst am Ende des ersten Lebensjahres die optische Dominanz ab. Von diesem Zeitpunkt an etwa spielt die *Benennung* eines optisch und motorisch erfaßten Gegenstandes die größere Rolle und entwickelt sich in der stetigen sozialen Kommunikation schnell und progredient (Flanagan[4]). Das bereits optisch und tastend ergriffene Ding erhält jetzt sekundär einen Namen, wobei sowohl der Akt der körperlichen Berührung des zu benennenden Gegenstandes wie die psychische Abstraktion in die Sprache als „Begreifen" und „Begriff" eingehen.

Für den Zweck einer solchen Organisation muß der sensorische Anteil früher reifen und Verbindungsbahnen zum bereits entwickelten optischen

---

[1] André-Thomas et S. Autgaerden: La locomotion de la vie foetale à la vie post-natale. Masson et Cie., Paris 1963.

[2] Aschoff, J.: Exogene und endogene Komponente der 24-Stunden-Periodik bei Tier und Mensch. Naturwissenschaften **42**, 569—575 (1955).

[3] Aschoff, J.: Aktivitätsmuster der Tagesperiodik. Naturwissenschaften **44**, 361—367 (1957).

[4] Flanagan, J. L.: Speech analysis, Synthesis and Perception. Bd. 3 der Reihe: Kommunikation und Kybernetik in Einzeldarstellungen. Hrsg. von H. Wolter und W. D. Kreidel, Springer-Verlag, Berlin-Heidelberg-New York 1965.

und haptischen, mehr oder minder wesentlich auch solche zum olfaktorischen und gustatorischen System erhalten. Wie das Auge auch, ist ebenso das Ohr positiv allometrisch intrauterin gewachsen: Bei der Geburt ist das Trommelfell mit etwa 9 mm fast so groß wie das des Erwachsenen (11 mm) und Paukenhöhle sowie Gehörknöchelchen vergrößern sich postnatal nur geringfügig. Die Paukenhöhle selbst füllt sich sogleich nach der Geburt mit Luft (LANGE[1]), der Ductus cochlearis ist anatomisch reif und funktionsfähig (KOLMER[2]).

Schallperzeption ist also schon bei der Geburt elementar so möglich, wie beim Auge Hell-Dunkel-Wahrnehmung. Sie hat mit dem Hören als höchste und dominante Funktion nur soviel zu tun, als sie die Voraussetzung für die kortikal gesteuerte Dominanz des Hörens und Sprechens ist, und sie ist offenbar schon intrauterin vorhanden (PEIPER[3], S. 96, 97). Diese elementare Schallperzeption äußert sich indirekt in motorischen Reaktionen (Auropalpebral-Reflex MÜLLER-BECHTEREW, allgemeiner Bewegungsstimulierung, Schreien) oder vegetativen Reflexen (Atemstillstand bzw. Atemveränderungen, Pulsfrequenzänderungen) und läßt sich an Thalamuskatzen ebenso nachweisen (SCHALTENBRAND und GIRNDT[4]). Die Erregbarkeit durch Klänge und Geräusche liegt viel höher als für die menschliche Stimme (HETZER und TUDOR-HART[5]), so daß Erkennen der individuellen Mutterstimme auch noch nicht möglich ist, sondern erst im dritten Lebensmonat einsetzt (ANDRÉ-THOMAS[6]).

Wesentlicher für die Steuerung der akustischen Organisation ist die funktionelle Reifung der kortikalen Zentren im sensorischen und motorischen Bereich (WERNICKEsches Zentrum in der linken oberen Temporalwindung beim Rechtshänder, BROCAsches Zentrum untere linke Frontalwindung) unter stetiger Afferenzstimulierung in der Kommunikation mit der Umwelt. Erst unter dieser letzten Bedingung entsteht Sprache, während sonst Kinder — soweit beurteilbar — trotz genetisch-morphologischer Reifung der Hirnstruktur und erhaltener Lautgebung stumm bleiben im sprachlichen Sinne.

Auch in diesem wesentlichen Bereich der speziell menschlichen Kommunikation zeigt sich wieder, daß Sprache nicht als direkte Fortsetzung phylo-

[1] LANGE, W.: Das Ohr des Kindes. In: Handbuch der Anatomie des Kindes. Bd. 2, S. 155—184. Hrsg. von K. PETER, G. WETZEL und FR. HEIDERICH. Verlag J. F. Bergmann, München 1929.

[2] KOLMER, W.: Mikroskopische Anatomie des nervösen Apparates des Ohres. In: Handbuch der Neurologie des Ohres, Bd. I/1, S. 101—174. Hrsg.: ALEXANDER, MARBURG und BRUNNER, Berlin und Wien 1924.

[3] PEIPER, A.: Die Eigenart der kindlichen Hirntätigkeit. 3. Aufl. VEB Georg Thieme-Verlag, Leipzig 1961.

[4] SCHALTENBRAND, G. und O. GIRNDT: Physiologische Beobachtungen an Thalamuskatzen. I. Mitteilung: Allgemeines Verhalten im akuten Versuch. Pflügers Arch. Physiol. **209**, 333—361 (1925).

[5] HETZER, H. und B. H. TUDOR-HART: Soziologische und psychologische Studien über das erste Lebensjahr. Quellen und Studien zur Jugendkunde, Heft 5, Gustav Fischer-Verlag, Jena 1927.

[6] ANDRÉ-THOMAS et S. AUTGAERDEN: Psycho-affectivité des premiers mois. Masson et Cie., Paris 1953.

genetisch determinierter Mechanismen als festgelegter Reifungsprozeß entsteht. Das Prinzip, welches bereits bei der Entwicklung des Sehens und der Motorik erwähnt wurde, ist hier noch deutlicher: Das Kind verliert beim Übergang zum ersten Worterwerb, d. h. zur ersten wirklichen Sprachstufe, fast das gesamte Lautvermögen trotz des stützenden Vorbildes früherer Lallprodukte, ihrer motorischen und akustischen Einprägung (JACOBSON[1]). Der Laut erhält als Sprachlaut so eine völlig neue Qualität.

Teilt man die Entwicklung in *Schreien, Lallen und Sprechen* ein, so ist festzuhalten, daß *das Schreien* schon beim Feten möglich ist (MCCARTHY[2]) und als „phonetisch monotoner" Ausdruck des Mißbehagens (BÜHLER[3]) auch beim Säugling lange vor dem ersten lautlichen Ausdruck des Wohlbehagens im 2. bis 3. Monat besteht. Das Mißbehagen steuert die Schreifrequenz und -intensität (TISCHLER[4]) initial, wobei dann während des Schreiens selbst eine am Reglermodell verstehbare „Aufschaukelung" in dem Sinne erfolgt, daß z. B. im Hungerzustand das Schreien tief und langsam beginnt, um dann in Hyperphonation mit schrillem, raschem Schreien überzugehen. Dabei treten dann allgemeine Körperbewegungen oder Mittelhirnsymptome in Form von Strecksynergismen an Armen, Rumpf und Beinen auf, wahrscheinlich aufgrund des beim Schreien erhöhten intrakraniellen Druckes zusammen mit Hypoxie bei Schreizyanose. (Betont sieht man derartige Mechanismen während des Schreiens von Säuglingen mit supratentoriellem Druckhydrozephalus.) Die Variationsbreite eines solchen Schreiens ist im Hungerzustand viel geringer als während einer Sättigungsperiode. Die „Schreiaktivität" nimmt dann ab 3. Monat ab, nachdem schon bis dahin das anfangs an die Aufwachphasen mit Nahrungsaufnahme gebundene Schreien mit sich verlängernder Wachzeit immer kürzer geworden ist.

Das Lallen beherrscht die „Lallperiode" von 3 bis 12 Monaten. Die ersten Lallaute in Form von Glucks-, Gurr- und Gurgellauten werden modulierend und reduplizierend zu einer Lautskala, die von größtem Lautumfang ist. Unterschiede zwischen hörenden und tauben Kindern treten erst auf, wenn die Kinder durch das Hören von erzeugten Lauten im Lallen beeinflußt werden (SALBER[5]), eine Tatsache, die KOEHLER[6] veranlaßt hat, die Lallmonologe mit dem genetisch fixierten Jugendgesang von Vögeln zu vergleichen, der auch keinen individuellen Kommunikationswert hat. Kinder lallen zudem bei allen Völkern in gleicher Weise, während die eigentliche, soziogen determinierte Sprache ganz unterschiedlich ist — ein Beweis, daß

[1] JACOBSON, R.: Lautgesetze der Kindersprache und der Aphasie im Lichte der allgemeinen Sprachwissenschaft. Uppsala Universitätsarskrift **1942**, Heft 9.

[2] MCCARTHY, D.: Language Development. In: Manual of Child Psychology (Hrsg.: CARMICHAEL), 2. Aufl. New York und London 1954.

[3] BÜHLER, CH.: Die geistige Entwicklung des Kindes. 6. Aufl. Jena 1930.

[4] TISCHLER, H.: Schreien, Lallen und erstes Sprechen in der Entwicklung des Säuglings. Z. Psychol. **160**, 209—263 (1957).

[5] SALBER, W.: Die Entwicklung der Sprache. In: Handbuch der Psychologie, 2. Aufl. 3. Bd.: Entwicklungspsychologie. Verlag f. Psychologie, Dr. C. J. Hogrefe, Göttingen 1959.

[6] KOEHLER, O.: Tierische Vorstufen menschlicher Sprache. In: Erste Arbeitstagung über zentrale Regulation der Funktionen des Organismus. VEB Verlag Volk und Gesundheit, S. 1—15, Berlin 1955.

Sprache nicht „das Wachsen einer isolierbaren Fähigkeit“ (SALBER[1]), d. h. nicht biologisch determiniert ist.

Das Sprechen setzt ein, wenn etwa ab 12 Monaten eine ständige Abnahme der Laute und Lautverbindungen erfolgt und es gleichzeitig bzw. schon Monate vorher zu einer Intentionalisierung der Lautkundgebungen gekommen ist; die „absichtsfreie Unlustreaktion“ hat sich in „zweckmäßig eingesetzte Steuermechanismen“ gewandelt (KAINZ[2]). Diese Lautentwicklung ist mit der Gesamtentwicklung koordiniert: Spezielle Lautbildungen können erst mit gekonnter Atemsteuerung, mit dem Zahnen und mit dem Kauen fester Speisen verbunden auftreten (JESPERSEN[3]). Die Lautgebärden haben jetzt eine individuelle kommunikative Bedeutung, nicht mehr eine nur arterhaltende, auf einfache unlusterzeugende Sinnesempfindungen bezogene (s. a. PEIPER[4]).

Die „Lautgebärden, Lautsermone und Aktionslaute“ (TISCHLER[5]) kennzeichnen den Übergang von der Lallperiode zu den ersten wirklichen Sprachlauten. Voraussetzung für das letztere ist das Verständnis der Vollsprache (STERN[6, 7]) bzw. neurologisch sensorisches Sprachverständnis. Interessanterweise ist nun der disponible Lautbereich während der Lallperiode viel umfangreicher als zu Beginn dieses eigentlichen Sprechens.

In engstem Zusammenhang damit steht die Spezialisierung eines Teiles der Motorik, der Sprechmotorik. Sie ist für die Artikulation an die Intaktheit der prämotorischen Areale, des Gyrus praecentralis und des Lobus parietalis, gebunden. Für die Artikulation sind vordere zwei Drittel der Zunge und Lippen mit ihrer zugehörigen nervalen Innervation entscheidend. Weit weniger als das Auge, welches für die Gesamtmotorik und die intentionalen sowie intendierten Bewegungen dominierend ist, hat das Ohr an den gesamtmotorischen Abläufen teil: es kann grobe Zuwende- und Orientierungsbewegungen des Körpers steuern, feinere und feinste Abstufungen jedoch nicht ermöglichen. Dem Ohr zugeordnet ist dagegen die spezielle Sprechmotorik, die wiederum über die akustische Organisation in feinster Weise koordiniert wird, während bei Ertaubung durch optisches Ablesen der Lippen- und Zungenbewegung nur eine grobe Nachahmung der Sprechmotorik erfolgen kann. Das Auge löst mit der Steuerung der Hand die orale Motorik ab; die zeitliche Nähe dieser Dominanzablösung zeigt sich auch darin, daß eine Zeitlang noch bei schon dominierender optischer Organisation erfaßte Gegenstände in den Mund gesteckt und mit Zunge und Lippen betastet werden, während bei Dominantwerden der akustischen Organisation dies schon nicht mehr erfolgt.

---

[1] SALBER, W.: Die Entwicklung der Sprache. In: Handbuch der Psychologie, 2. Aufl. 3. Bd.: Entwicklungspsychologie. Verlag f. Psychologie, Dr. C. J. Hogrefe, Göttingen 1959.

[2] KAINZ, F.: Psychologie der Sprache, II. (Vergl.-genet. Sprachpsychologie). Stuttgart 1943.

[3] JESPERSEN, O.: Die Sprache, ihre Natur, Entwicklung und Entstehung. Heidelberg 1925.

[4] PEIPER, A.: Die Eigenart der kindlichen Hirntätigkeit. 3. Aufl. VEB Georg Thieme-Verlag, Leipzig 1960.

[5] TISCHLER, H.: Schreien, Lallen und erstes Sprechen in der Entwicklung des Säuglings. Z. Psychol. **160**, 209—263 (1957).

[6] STERN, W.: Psychologie der Kindheit bis zum sechsten Lebensjahre, Leipzig 1927.

[7] STERN, C. und W. STERN: Die Kindersprache. 2. Aufl. Leipzig 1920.

Die biochemische und anatomische Hirnreifung zeigt sich nach diesen Vorstellungen in entsprechender Weise. Neuroradiologisch kann diese sukzessive Reifung an dem Wandern der Impressiones digitatae abgelesen werden (GERONIMI-CHERKI[1]): sie wandern von okzipital über temporal nach frontal.

Die dargestellten Abläufe bedingen, daß zwar für Erkrankungen topische oder Systemdiagnostik möglich ist, Störungen der Gesamtentwicklung aufgrund lokaler oder systembedingter Schäden aber stets zu erwarten und korrelierbar sind mit der jeweiligen Stufe der Gesamtentwicklung sowie speziell der Reife des Nervensystems. Bestimmte Erkrankungen sind aufgrund dieser Voraussetzungen begrenzbaren Zeitabschnitten zuzuordnen und erfahren eine definierbare, für das Alter charakteristische Symptomgestaltung. In dieser Weise hat LESNY[2] das Problem der „Entwicklungsdiagnostik in der Kinderneurologie" aufgefaßt.

Die Entwicklung des Menschen ist phylogenetisch so als Zweig der allgemeinen Entwicklung verständlich, ontogenetisch läuft aber diese Entwicklung nicht in der einfachen Aufeinanderfolge wiederholter stammesgeschichtlicher Stufen ab, sondern nach einem zunächst genetisch vorgegebenen Plan entgegengesetzt: Bereits intrauterin wachsen und reifen die höchsten Organe (Gehirn, Auge, Ohr) vorauseilend (positiv allometrisch), während phylogenetisch frühere Stufen (Lokomotionsapparat) gehemmt werden (negativ allometrisch).

Die entsprechenden Funktionen entwickeln sich ebenfalls nicht phylogenetisch zu determinierten Schablonen, sondern werden durch eine, den phylogenetischen Stufen nach später zu erwartende, vorauseilende Geburt in frühzeitige Kommunikation mit der spezifisch menschlichen Umwelt gebracht und umweltbedingt im Zusammenhang mit den Funktionen des Gehirns und der Psyche differenziert.

In der Reihenfolge dieser Entwicklung kann man drei große Anteile unterscheiden: die orale, die optische und die akustische Organisation, die sich zwar in verschränkenden, aber doch in deutlich voneinander abgrenzbaren Perioden ablösen (Dominanzablösung: oral = 1. bis 3. Monat; optisch = 3. bis 12. Monat; akustisch = vom 12. Monat ab). Dem jeweils dominanten Bereich ist ein Teil der epikritischen Sensibilität und der Motorik zugeordnet und entwickelt sich mit ihnen.

Diese Auffassung erlaubt es, auch die zugehörigen Hirnreifungen als solchen Zusammenhängen zugeordnete Teilgebiete zu verstehen und nicht nach topographisch-anatomischen Hirnteilen zu unterscheiden, sondern nach funktionell einander zugeordneten Neuronenverbänden.

Für den Kinderneurologen ergeben sich daraus Hinweise für die Untersuchung in verschiedenen Lebensaltern und die Abkehr von einer einseitig kausal interpretierten Symptomendiagnostik.

[1] GERONIMI-CHERKI, A.: Das Wandern der Impressiones digitatae als Ausdruck der Beziehungen zwischen Schädel- und Hirnwachstum im Kindesalter. In: Neuroradiologische Diagnostik und Symptomatik der Hirnentwicklung im Kindesalter. Hrsg.: DAGOBERT MÜLLER, VEB Verlag Volk und Gesundheit, Berlin 1963, S. 206—231.

[2] LESNY, I.: Entwicklungsdiagnostik in der Kinderneurologie. Verlag Volk und Gesundheit, Berlin 1965.

II. Allgemeine Regeln der neurologischen Untersuchung im Kindesalter

A. Allgemeine Grundsätze

Hier werden die allgemein notwendigen Kenntnisse der neurologischen Untersuchung unabhängig vom Alter besprochen. Die speziellen Methoden finden sich alterszugehörig in den jeweiligen Kapiteln.

Um sich vor Irrtümern zu schützen, die durch konstitutionelle Besonderheiten, Phasenverschiebungen in der Entwicklung einzelner neurologischer Symptome, Scheinregressionen und topische Besonderheiten entstehen können, legt sich der Kliniker methodisch einige Fragen vor. Er macht sich damit gleichzeitig frei von der kausalen Interpretation der Reflexologie, die häufig an einem vorausgesetzten Normtyp gemessen wird und die Vielfalt neurologischer Bezugsmöglichkeiten außer acht läßt.

a) Besteht eine Differenz zwischen altersentsprechend zu forderndem nervlichen sowie psychischen Entwicklungsstand und tatsächlichem Befund? (Problem der Konstitution, der Retardierung, des Prozesses und des Defektes.)

b) Besteht eine altersbedingte Betonung des neurologischen Grundsymptoms? (Zum Beispiel des Tonus, der Stell- und Haltereflexe im Säuglingsalter, der cerebellaren Funktionen im Kleinkindalter, des vegetativen sowie des Ausdrucks- und Affektverhaltens im Schul- und Pubertätsalter.)

c) Besteht eine symptomatische Regressionstendenz neurologischer Funktionen im Rahmen allgemeiner, nicht organisch-nervlicher Erkrankungen, so daß eine neurologische Scheinsymptomatik resultiert? (Zum Beispiel Infektionskrankheiten: Verlust der Gehfähigkeit bei schon laufen könnendem Kind, u. ä.)

d) Bestehen systembedingte Ausfälle im Bereich des Nervensystems? (Zum Beispiel angeborene Schmerzlosigkeit, Biemond[1]-Syndrom, Odgen und Mitarb.[2], Wadia und Dastur[3], Friedreich[4]-Syndrom, u. a.)

e) Bestehen topisch bedingte Ausfälle mit der Symptomatik des Befalls mehrerer Systeme? (Zum Beispiel bei Geburtsverletzungen im Rahmen des „Mittelhirnsyndroms"; Bewußtseinsstörung, Atemstörungen: Formatio

[1] Biemond, A.: Investigation of the brain in a case of congenital and familial analgesia. 11th International congress of Neuro-pathology. London Sept. 1955.

[2] Odgen, T. E., Fr. Robert and E. A. Carmichael: Some sensory syndromes in children: Indifference to pain and sensory neuropathy. J. Neurol. Neurosurg. Psychiat. **22**, 267—276 (1959).

[3] Wadia, N. H. and D. K. Dastur: Congenital sensory neuropathy. World Neurology **1**, 409—421 (1960).

[4] Friedreich, N.: Über die degenerative Atrophie der spinalen Hinterstränge. Virchows Arch. path. Anat. **26**, 391—419, 433—459 (1863).

reticularis; Augensymptome: Lamina quadrigemina; Reflex- und Tonusstörungen: extrapyramidales und pyramidales System.)

Diese Fragen beantworten sich zum Teil aus der *Anamnese*, der im Hinblick auf Belastung, Geburt (Geburtenzahl, Geburtsvorgang, Geburtslage), Mißbildungen, Händigkeit u. a. im neurologischen Bereich eine besondere Bedeutung zukommt.

B. Die Anamnese

Die Krankheitsvorgeschichte ist im Kindesalter für neurologisch-psychische Erkrankungen so wichtig, weil das Kind selbst, je jünger es ist, um so weniger verläßliche Angaben über Qualität und Lokalisation, geschweige über den chronologischen Ablauf der Symptomenentstehung machen kann (s. a. LAUBENTHAL[1], GRUND[2], EWERBECK[3]). Man ist daher auf die erweiterten subjektiven Angaben der Eltern angewiesen, die manchmal ebenfalls wunsch- und gefühlsbetont gefärbt oder verfälscht sind bzw. z. B. bei langsam progredienten Symptomen keine klare Auskunft über Beginn und Ausmaß geben können. Verwertbarer sind dann häufig die objektiven Angaben des Personals der Säuglingskrippen, der Vorschulkindergärten, der Lehrer und der Fürsorgerinnen. Diese sehen Veränderungen im Verhalten oder das Auftreten neurologischer Symptome im Vergleich mit den anderen Kindern der Gruppe oft früher als die Eltern selbst.

Die Erhebung der Anamnese soll daher vom Arzt neben dem aus psychokathartischen Gründen für die Eltern mehr passiven Anhören aktiv in Form gezielter Fragen vor sich gehen, um zu einer raschen Klärung zu kommen.

I. Familienanamnese:

Krankheiten und Leiden in der Aszendenz:

A. *nerval:* Mißbildungen, heredodegenerative Erkrankungen, Phakomatosen, Myopathien, Epilepsie, multiple Sklerose.

B. *psychisch:* Psychosen, Unterbringungen, Belastung mit Linkshändigkeit, Jaktationen, Migräne, Fortlaufen, Kriminelle, Psychopathien.

C. *extranerval:* Blutgruppeninkompatibilität, Knochendeformierungen (Becken, Wirbelsäule), extranervale Mißbildungen (Ektopien, Dysraphien, Organmißbildungen), Diabetes, Tuberkulose, venerische Infektionen, Toxoplasmose, Herzfehler, endokrine Krankheiten.

II. Schwangerschaftsanamnese:

A. Alter bei Erstgeburt.

B. Geburtenzahl, Geburtslagen (Steiß- und Querlagen, Wendungen, Narkosen).

---

[1] LAUBENTHAL, F.: Neurologische Untersuchungsmethoden. In: Handb. Inn. Med. V, 1, S. 955—957. Springer-Verlag, Berlin-Göttingen-Heidelberg 1953.

[2] GRUND, G.: Die Anamnese. 2. Aufl. Joh. Ambrosius Barth, Leipzig 1947.

[3] EWERBECK, H.: Die Untersuchung des gesunden und kranken Kindes. In: Pädiatrie. Hrsg. H. OPITZ und B. DE RUDDER, S. 132—134. Springer-Verlag, Berlin-Göttingen-Heidelberg 1957.

C. Aborte.

D. Erwünschtes Kind oder Zufallszeugung (Abortversuche!).

E. Blutungen.

F. Kindsbewegungen (Mißbildungen, Myatonia congenita OPPENHEIM).

G. *Krankheiten während der Schwangerschaft:*

1. *Gestosen:* Hyperemesis, Dermatosen, Psychosen, Hydrops, Nephropathie, Hepatopathie.

2. *Infektionskrankheiten:* Röteln, Varizellen, Masern, Poliomyelitis (Termine der Infektion!), venerische Infektionen, Toxoplasmose, Listeriose, Tuberkulose.

3. *Intoxikationen:* Medikamente (Schlafmittel, Ataraktika), Alkohol, Nikotin, gewerbliche Intoxikationen.

4. *Andere Erkrankungen:* Diabetes, Multiple Sklerose.

III. Geburtsanamnese:

A. Geburtstermin (Normal-, Früh- oder Spätgeburt, Reifezeichen? — s. Kap. IV, V, VI).

B. *Geburtsvorgang:* (Geburtsjournal!) Normal- oder Schwergeburt; Steiß- und Querlage, Wendungen, Extraktionen, Mißbildungen; Wehen, Dauer, Austreibung (Zange!); Medikamente; Mekoniumabgang, fetale Azidose und Hypoxie, Herztöne; Plazenta, Atonie, Blutungen.

C. *Geburtsschäden:* (Geburtsjournal!) Asphyxie (Dauer, Versorgung), Nabelschnurkomplikationen, Frakturen (Zange!), Inkompatibilitätsschäden (Austauschtransfusion?).

IV. Entwicklung des Kindes:

A. *Grundleistungen:*

1. Atmung (regelmäßig, periodisch, schnappend, tief, flach, langsam, beschleunigt; Schreien: rhythmisch, kräftig, schwach, wimmernd, gellend, mit livider Verfärbung, mit Strecksynergien der Arme und Beine sowie Opisthotonus).

2. Kreislauf: Blaß, kühl, livid, rosig, warm, feucht.

3. Temperatur: Unterkühlt, Fieber.

4. Trinken: Saugkraft, Trinkdauer, Lippenschluß, Speien, Spucken, Erbrechen, Verschlucken, Singultus, Trinkintervalle, Koordinationsstörungen mit Atmung (Loslassen der Brust oder des Saugers mit raschem Atemholen, Luftschlucken, Luftausstoß: „Bäuerchen").

5. Verdauung: Stuhl, Urin, Erbrechen, Darmgeräusche.

6. Schlaf: Verlängert, ruhig, unruhig, Saugautomatismen im Schlaf, Zusammenfahren im Schlaf, Geräusch- und Lichtempfindlichkeit, Schlafhaltung (Arme! „Fechterstellung"); periodischer Schlaf: Adaptation an Nahrungsaufnahme, rasches oder langsames Erwachen (schläfrig beim Anlegen, Einschlafen beim Trinken).

B. *Motilität:* Tonus, Haltung, Lage, Bewegungen (langsam, rasch, verzögert).

C. *Entwicklung der Motorik:* Augenbewegungen, Kopfhalten, Kopf- und Rumpfdrehungen, Aufrichten, Aufsetzen, Aufstehen, Kriechen. Stereotypisierungen (Lutschen, Jaktationen, Schlafzeremoniell, Enuresis, Essensgewohnheiten). Laufenlernen (Sturzneigung: Hypotonie, Ataxie, Sturz- und Stoßhämatome über den Schienbeinkanten). Praxieentwicklung: Greifen, Fassen, Halten, Geschicklichkeit.

D. *Vegetativum:* „schreckhaft", reflektorisches Schreckschreien, Pupillenspiel, Aussehen (haloniert, wechselnd in der Hautfarbe, blaß, bläulich, rosig); Erektionen; Fieberneigung (z. B. beim Zahnen, bei banalen Infekten, beim Schreien: „Schreifieber").

E. *Psychisch:* Mimik: Erstes Lächeln, Erkennen, Winken (Seitenwahl bzw. -bevorzugung!), Lallen, Reduplikationen, Rhythmisierungen, Stereotypisierungen; Sprechen, Spielverhalten, Schulleistungen.

V. Krankheiten:

Gehäufte Infektionen, Krämpfe bei Fieber, Krämpfe überhaupt, Kollapse, Impfreaktionen und -komplikationen, Rachitis, andere akute und konsumierende Erkrankungen.

Häufig werden die auf derartige anamnestische Schwerpunkte gerichteten Fragen nicht verstanden, so daß es das Geschick des Arztes ist, mundartliche Fragen oder populäre Bezeichnungen zu wählen bzw. sich von den Eltern oder vom Pflegepersonal gemachte Bezeichnungen darstellen zu lassen. Ist man so sorgfältig vorgegangen, beantwortet sich bereits ein Teil der eingangs gestellten Fragen.

C. Die formale Untersuchung

1. Stadium der Befragung des Kindes

Das *Stadium der Befragung des Kindes* (s. a. Anamnese) ist das erste der drei Stadien, in denen sich *die formale Untersuchung* des Kindes vollziehen sollte. Je jünger das Kind, um so weniger kann es über Qualität und Topik von Symptomen genaue Angaben machen. Schmerzlokalisationen sind z. B. vor dem 6. Lebensjahr nicht sicher möglich, Schmerzqualitäten (brennend, wund, reißend, drückend, hell, einschießend) können vor dem 9. Lebensjahr nicht verwertbar bezeichnet werden. Der Arzt geht daher so vor, daß er die aus der Nosologie bekannten Lokalisationen dem Kind am eigenen Körper zeigt und es z. B. fragt, ob es hier oder dort schmerze, in dieser oder jener Stellung eine Gliedmaße nicht bewegt werden kann.

2. Stadium der Beobachtung des Kindes

Beobachtung des ruhenden, spielenden, zuhörenden, erwartenden oder arbeitenden Kindes je nach Alter.

Das Stadium der Beobachtung soll genügend lang sein, um z. B. aus wiederholten Bewegungsabläufen bereits Stereotypien, Gewohnheiten, Lähmungen, Händigkeit, Geschicklichkeit, oder beim Säugling allgemeine Motorik, Ruhehaltung, Dominanzsymptome und Mimik ablesen zu können.

3. Stadium der neurologischen Untersuchung

a) am passiven Kind (Reflexprüfungen);

b) am aktiven Kind (Reaktionen: z. B. provoziertes Weinen, provozierte Motorik, Gehen, Stehen, Hüpfen).

Alle Reflexe und Reaktionen sollten nach dem Schema beurteilt werden:

1. Ist der Reflex oder die Reaktion überhaupt vorhanden oder nicht?

2. Wie verläuft bei Vorhandensein der Reflex oder die Reaktion? Seitendifferent? Paresen? (abgeschwächt), bewußtseinsgestört? (verlangsamt, unvollständig), Hyperästhesie? (verstärkt und rasch).

Bei jedem Symptom oder Syndrom, welches man beobachtet, soll man sich zunächst fragen: Handelt es sich um eine Funktion oder eine Leistung?

Der Unterschied zwischen beiden wird vielfach vernachlässigt, ist jedoch von großer Bedeutung: Unter Leistung im biologischen Sinne verstehen wir die Integration bestimmter Funktionen unter bestimmten Eigen- und Umweltverhältnissen zu situationsäquatem Verhalten (Finalität biologischer Funktionsintegration, Bente und Wieser[1]). Immer ist es die jeweils notwendige Leistung, welche die Funktion beansprucht. Saugen und Trinken an der Brust im Hungerzustand ist eine Leistung des Säuglings, zu der eine bestimmte Summe von Funktionen notwendig ist (Lippenschluß, Pumpfunktion der Zunge und des Mundbodens, Schluckreflex, Koordination mit dem Atemvorgang). Jede dieser Funktionen kann einzeln als „Schablone" (Kretschmer[2]) ohne Leistungswert auftreten: Ein apallisches Kind kann fortwährend Lutschautomatismen zeigen und muß doch sondiert werden. Jede der Schablonen kann wieder in Einzelreflexe zerfallen: statt des Automatismus tritt dann nur noch z. B. ein Rüsselreflex auf.

Das Pflegepersonal diagnostiziert im allgemeinen die gestörten Leistungsabläufe: „Das Kind trinkt schlecht", „es trinkt langsam und faul", „es verschluckt sich fortwährend", „es bekommt sogleich einen Schluckauf", „es wird blau beim Trinken", „es macht sich steif, wenn man es nur anfaßt", „es schreit bei jeder Berührung". Diese Hinweise sind für den Arzt von besonderer Wichtigkeit und ergeben für ihn die Frage: Liegt eine primäre Koordinationsstörung verschiedener Funktionsgruppen (z. B. Atmung und Schluckvorgang) vor oder handelt es sich um Funktionszerfall der Einzelfunktionen mit Auftreten von pathologischen Reflexen und sekundärer Störung des Koordinationsvorganges?

---

[1] Bente, D. und St. Wieser: Stufen der motorischen Reintegration. Dargestellt an einem posthypoglykämischen Koma. Arch. Psychiatr. (Berlin), **188**, 301—316 (1952).

[2] Kretschmer, E.: Der Begriff der motorischen Schablone und ihre Rolle in normalen und pathologischen Lebensvorgängen. Arch. Psychiatr. (Berlin), **190**, 1—3 (1953).

4. Die neurologische Untersuchung

Die neurologische Untersuchung kann nach 4 Gesichtspunkten geordnet werden:

a) *Prüfung verschiedener Funktionssysteme* (Funktionsdiagnostik; Psychische Grundfunktion: Bewußtsein; Motilität, Koordination, Reflexe, Sensibilität, Vegetativum, Hirnpathologie):

α) nach dem Reifegrad,

β) nach dem Ausfall im aktuellen Reifezustand.

b) *Prüfung der Funktionen verschiedener Hirn- und Nervenanteile* (topische und Syndromdiagnostik: Großhirnrinde nach einzelnen Lobi und Gyri, Striopallidum, Thalamus, Hypothalamus, Mittelhirn, Kleinhirn, Medulla, Rückenmark, periphere Nerven):

α) nach dem Reifegrad,

β) nach dem Ausfall im aktuellen Reifezustand.

c) *Prüfung der Funktionsbereiche einzelner Körperteile* (Kopf, Arme, Beine, Rumpf).

d) *Prüfung nach klinisch-nosologischen Gesichtspunkten*, die sich aus der Anamnese ergeben (praktisch-poliklinisch: z. B. primäre Fazialisprüfung bei Lähmung dieses Nervs).

a) Prüfung verschiedener Funktionssysteme

Voraussetzung für jede höhere Tätigkeit des Gehirns auf seinen verschiedenen topischen Ebenen ist die *Funktion des Bewußtseins*. Wesentlich ist dabei die Abgrenzung vom Schlaf und die Feststellung der altersbedingt verschiedenen Formen einer Bewußtseinsstörung. Es ist wenig verwertbar, Gesamtverhaltensformen, wie „apathisch", „wach" oder „mißmutig", in die analysierende Diagnostik einzuführen (PRECHTL[1]). Je jünger das Kind, um so mehr ist man auf indirekte Symptome der Bewußtseinsfunktion angewiesen. Die speziellen Besonderheiten werden bei den jeweiligen Altersstufen besprochen; für die allgemeine Untersuchung der psychischen Funktion „Bewußtsein" können folgende Differenzierungen gelten:

α) Grundformen der Bewußtseinsfunktion

1. *Bewußtseinshelligkeit* (physiologisch: „Vigilanz" verschiedener Stufen) mit dem elektrophysiologischen Symptom der unspezifischen Rindenaktivation im EEG durch die Formatio reticularis, „freies Sensorium" und den klinischen Symptomen Aufmerksamkeit, Reaktionsfähigkeit (Zuwendung, Latenz auf Reize, z. B. Schmerz), Konzentration.

2. *Bewußtseinstätigkeit* mit den Symptomen geordneter Handlungs- und Denkabläufe.

3. *Bewußtseinsinhalte* mit den Symptomen der in einer jeweiligen Situation notwendigen und für Denken und Handlung erforderlichen Gedächtnisanteile.

[1] PRECHTL, H. und D. BEINTEMA: The neurological examination of the fullterm newborn infant. Little Club Clinics in Developmental Medicine **12**, London 1964.

Ein normales Neugeborenes ist im Rahmen seiner organischen *unspezifischen Hirnfunktionsebene* bewußtseinshell und wach; es hat im Rahmen seiner *spezifischen Hirnfunktionsebene* (Motorik, Saugreflexe, Schmerzreflexe u. a.) eine regelrechte Bewußtseinstätigkeit, kenntlich an den sinnvollen *Leistungen* Schreien, Schmecken, später als Säugling Lächeln, Greifen u. a. Über seine Bewußtseinsinhalte ist nichts auszusagen, da Äußerungen über das subjektive Befinden erst bei Erinnerungsfähigkeit ab 3 bis 4 Jahren zu erwarten sind (Erinnern: Fähigkeit, Vergangenes sich bewußt wieder vorzustellen, KANT), und volle reflektierende Tätigkeit erst nach Ausreifung des Frontalhirns möglich ist (18. bis 21. Jahr, juristische „Mündigkeit").

Ein Neugeborenes ist danach alles andere als ein „vegetatives" oder „vorwiegend reflektorisches" Wesen, sondern ein auf seiner Funktionsreifungsstufe geordnet sich verhaltendes Individuum.

Die Störung dieser Grundformen der Bewußtseinsfunktion geht nicht parallel mit einer Störung der Motorik. Eine parallellaufende Störung der Gesamtmotorik findet sich jedoch bei sog. quantitativen Bewußtseinsstörungen, die sich damit als Mittelhirnsyndrom und vorwiegend als Schädigung der Formatio reticularis entpuppen.

β) Quantitative Formen der Bewußtseinsstörungen

1. *Benommenheit* mit den Symptomen vermehrten „Schlafbedürfnisses": Das Kind legt sich häufiger und spontan nieder, wird spielunlustig und desinteressiert. Muskeldehnungsreflexe erhalten. Cave: Volksmeinung „Das Kind schläft sich gesund", welche den Rekonvaleszentenschlaf nach Krankheitskrise mit initialer Bewußtseinsstörung verwechselt, z. B. im Rahmen der Meningitis tuberculosa, bei welcher der Gähnreflex als topisches Krankheitssymptom mit Schlafbedürfnis identifiziert wird.

2. *Somnolenz* („Schläfrigkeit", „Apathie") mit den Symptomen „schläfriger Teilnahmslosigkeit": Kinder erweckbar, noch geordnet, aber rasch wieder in den alten Zustand zurückfallend. Muskeldehnungsreflexe erhalten, noch nicht sicher verändert. Halte- und Stellreflexe abgeschwächt: Gang wird reflektorisch breitbeinig, Kind stürzt hin, balanciert mit den Armen, hält sich fest, läuft langsam, kann nicht mehr hüpfen. Ptosis der Augenlider.

3. *Sopor* („Todesschlaf") mit den Symptomen nur noch vorübergehender Erweckbarkeit auf starke Reize (Anschreien, Rütteln, Kneifen, Stich). Stellreflexe erloschen, Kind liegt, reagiert auf starke Reize nur mit allgemeinen Abwehrbewegungen: Lageänderungen, Gesichtsverziehen, Augenöffnen und lallender, verlangsamter Sprache. Muskeldehnungsreflexe abgeschwächt.

4. *Koma* („Bewußtlosigkeit") mit den Symptomen der Unerweckbarkeit; Haut- und Cornealreflexe erloschen, Lichtreaktion der Pupillen und Muskeldehnungsreflexe (können) fehlen. Vegetative Störungen: Atemstörungen (CHEYNE-STOKES, KUSSMAUL, s. Kapitel „Atmung"); Inkontinenz von Blase und Darm; Kreislaufstörungen.

Alle quantitativen Bewußtseinsstörungen haben als Allgemeinsymptome die verlängerte Reaktionszeit (Latenz auf Reize: z. B. Schmerzreiz: verzögertes

Schreien, verzögerter Beugereflex; psychisch: „Auffassungserschwerung", Denkerschwerung mit Schwerbesinnlichkeit und Inkohärenz) sowie Erinnerungsstörungen: Erinnerungslücken bis zur Amnesie und die Desorientiertheit (in der Reihenfolge zeitlicher, räumlicher und persönlicher Desorientierung). Sie zeigen immer einen schweren und bedrohlichen Zustand an und sind Teilsymptome des akuten Mittel- oder Bulbärhirnsyndroms (s. d.).

γ) Die qualitativen Bewußtseinsstörungen

Diese zeigen eine Dissoziation von motorischen und psychischen Abläufen, so daß sie häufig schwierig erkennbar sind. Für das Kindesalter sind wichtig:

1. *Die akute kurzdauernde Bewußtseinslücke* (= Absence). Motorische Handlungsabläufe erlöschen, der Tonus bleibt erhalten, so daß die Kinder nicht wie bei anderen plötzlichen Bewußtseinsstörungen hinstürzen. Vorkommen bei Epilepsie (Petit mal, „Pyknolepsie": Morbus FRIEDMANN[1]).

2. *Der Dämmerzustand* (Dämmerepisoden, Dämmerattacken): Einengung des Bewußtseins (erhaltene Orientierung!) bei vorhandener motorischer Handlungsfähigkeit mit nachfolgender Amnesie. Oft sinnlose und triebhafte Handlungen (Fortlaufen, sexuelle Triebhaftigkeit). Vorkommen bei Epilepsie (am Tage, in der Nacht: Somnambulismus, Noctambulismus) oder posttraumatisch; als selbständige oder symptomatische Schlaftrunkenheit: Dissoziation zwischen Erwachen (= Bewußtseinsklarheit) und motorischer Handlungsfähigkeit (ROTH[2]). Im Kindesalter häufig verkannt.

3. *Das delirante Syndrom:* Bewußtseinsstörung (Desorientiertheit, Verwirrtheit, Umweltverkennung), vorwiegend optische Halluzination mit motorischer Unruhe bei (meist) ängstlicher Erregtheit. Im Kindesalter vorwiegend im Fieber (Fieberdelir) oder bei Intoxikationen auftretend (D. MÜLLER[3, 4]) und meist verkannt.

4. *Das amentielle Syndrom* (ratlose Verwirrtheit): geringe Bewußtseinsstörung bei Inkohärenz des Denkens, illusionäre Umweltverkennung infolge Fehldeutung (Denken!) der Sinneseindrücke. Motorisch meist ruhig. Im Kindesalter bei Intoxikationen und traumatisch.

δ) Motilität, Koordination, Reflexe

Beobachtung und Feststellung aller intendierten, intentionalen und reflektorischen Bewegungsabläufe und -möglichkeiten.

1. Ist eine allgemeine oder bestimmte Bewegung möglich oder nicht? (Tonus, grobe Kraft, Paresen, Paralysen, Plegien: Mono-, Hemi-, Para-, Diplegien, schlaffe und spastische Paresen, Reflexausfälle.)

2. Erfolgen Bewegungen oder eine Bewegung koordiniert? [Koordination: Ordnung einer Bewegung in Raum und Zeit, d. h. mit regelrechter Kraft

---

[1] FRIEDMANN, M.: Zur Kenntnis der nichtepileptischen Absenzen im Kindesalter. Vortr. Naturforscherversammlung Karlsruhe 1911, Autoref. Z. ges. Neurol. Psychol. **4**, 134 (1912).

[2] ROTH, B.: Narkolepsie und Hypersomnie. VEB Verlag Volk und Gesundheit, Berlin 1962.

[3] MÜLLER, D. und E. GLADTKE: Über eine Phenothiazin-[N-(2-Dimethyl-amino-propyl)-phenothiatin-hydrochlorid-„Prothazin"]-Intoxikation mit Delir bei einem 5jährigen Mädchen. Psychiatrie (Leipzig) **14**, 54—59 (1962).

[4] MÜLLER, D.: Über Intoxikationspsychosen. Psychiatrie (Leipzig) **12**, 142—151 (1960).

(= Bewegungsintensität), mit regelrechter Metrie (= Bewegungsausmaß) und in regelrechtem zeitlichem Ablauf.] Prüfungen auf Ataxie: spinale, cerebellare und cerebrale Ataxie; Tremor, Athetose, Chorea.

3. Erfolgen Bewegungen oder eine Bewegung im regelrechten Agonisten-Antagonisten-Verhältnis oder liegen Veränderungen der Synergie vor? (Zum Beispiel totale Beuge- und Strecksynergien bei cerebraler Kinderlähmung.)

4. Erfolgen Bewegungen oder eine Bewegung reflektorisch (spinale Automatismen), intentional (striäre Mechanismen) mit vermehrten oder verminderten Bewegungsabläufen (Hyper- und Hypo- bis Akinese)?

ε) Sensibilität

Prüfung der protopathischen (Schmerz, Temperatur) und epikritischen Sensibilität (Druck, Berührung, Raumsinn: Lage- und Haltung, Vibration). Je jünger das Kind, um so mehr ist die Sensibilitätsprüfung eine Prüfung der Empfindungsfähigkeit mit der Ablesbarkeit an reflektorischen Abläufen und Reaktionen (Gestik und Mimik). Differenziertere Auskünfte, wie z. B. zur Beurteilung der Vibrationsempfindung bzw. der Lage- und Halteempfindungen sind im allgemeinen erst ab dem 8. Lebensjahr möglich; Parästhesien und Hyperästhesien können selten genauer angegeben werden, sondern drücken sich als Mißempfindungen in mißmutigem Verhalten einschließlich mißmutiger Mimik aus. Hyperästhesien anderer Sinnesgebiete äußern sich als Lichtscheu, Geräuschempfindlichkeit, Geruchsempfindlichkeit.

ζ) Vegetativum

Tonusprüfung (Ergie: Euergie, Dysergie, vegetative Hypotonie, z. B. FEERsches[1] Syndrom im Kleinkindalter), Trophik (Turgor: eu-, hypo- und dystrophisch); Sekretionsstörungen (Schwitzen, z. B. Hinterkopfschwitzen bei Rachitis), Pilomotorenreaktion (Gänsehautbildung), Vasomotorenreaktion: Dermographismus, Farbwechsel der Haut (splanchnico-periphere Umschaltung bei chronischen inneren Erkrankungen: haloniertes Aussehen); Pupillenspiel: weit, eng, wechselnd, lebhaft, tonisch.

η) Hirnpathologie (Prüfung der einzelnen Großhirnfunktionen)

Gnosie (optische, akustische, taktile Erkennensfähigkeit), Praxie (Handlungsfähigkeit), Phasie (Sprachfähigkeit) einschließlich Prüfung der Schriftsprache (Lesen und Schreiben, Prüfung auf Agraphie und Alexie) (Tab. 6).

Die Funktionsprüfungen haben nur dann Wert, wenn sie sorgfältig durchgeführt und protokolliert werden; sie müssen der Form nach dem Verständnis des Kindes angepaßt sein. Ich verwende in Abwandlung das interne Prüfungsverfahren unserer Klinik (SCHULZE[2]), welches je nach Alter und Intelligenzgrad des Kindes modifiziert werden kann.

[1] FEER, F.: Eine eigenartige Neurose des vegetativen Nervensystems beim Kleinkind. Erg. inn. Med. **24**, 100—122 (1923).

[2] SCHULZE, H. F. und H. RICHTER: Die Untersuchung der hirnpathologischen Ausfälle. Manuskriptdruck der Klinik, Berlin 1962.

	1. Spontansprechen	2. Reihensprechen	3. Nachsprechen	4. Benennen	5. Sprachverständnis
A. Innervat. mot. Aph.	aufgehoben bzw. erhebl. erschwert	wie unter 1.	wie unter 1.	durch Sprechunvermögen betroffen	erhalten
B. Ideokin. mot. Aph.	paraphas. Entgleisungen	meist weniger betroffen als 1.	mehr Paraph. als 1.	durch Sprechunvermögen betroffen. Mehr als Paraph. 1.	erhalten
C. Subkortik. mot. Aph.	aufgehoben bzw. erhebl. erschwert	aufgehoben bzw. erhebl. erschwert	aufgehoben bzw. erhebl. erschwert	durch Sprechunvermögen betroffen; LICHTHEIM-Probe pos.	erhalten
D. Transkortik. mot. Aph.	erhebl. erschwert, Wortfindungsstörungen	viel weniger betroffen als 1.	erhalten	weniger betroffen als 1.	erhalten
E. Leitungsaphasie	Paraph. weniger als 3.	Paraph. weniger als 3.	erhebl. gestört (Paraph.)	wie unter 1. und 2.	beeinträchtigt
F. Kortik. sens. Aph.	Paraph., Paragrammatismus, häufig Rededrang	Paraph. weniger als 1.	erhebl. gestört	Paraph. u. Wortfindungsstörg.	erhebl. gestört bis aufgehoben
G. Subkortik. sens. Aph.	erhalten	erhalten	aufgehoben	erhalten	aufgehoben
H. Transkortik. sens. Aph.	Wortfindungsstörg., wenig Paraphas.	kaum gestört	erhalten	Wortfindungsstörg.	erhebl. gestört
I. Amnest. Aph.	Wortfindungsstörg.	erhalten	erhalten	schwere Wortfindungsstörg.	erhalten
K. Totale Aph.	aufgehoben	aufgehoben	aufgehoben	aufgehoben	aufgehoben
L. Kortik. Alexie	erhalten	erhalten	erhalten	erhalten	erhalten
M. Subkortik. Alexie	erhalten	erhalten	erhalten	erhalten	erhalten
N. Reine Agraphie	erhalten	erhalten	erhalten	erhalten	erhalten
O. Innervat. Apraxie	Wenn Sprechbewegungen betroffen, auch Artikulationsstörungen				erhalten
P. Ideokin. Apraxie	Enge Beziehungen zur ideokinetischen, mot. Aph. (s. unter B.)				erhalten
Q. Ideator. Apraxie	erhalten	erhalten	erhalten	erhalten	erhalten
R. Konstruktive Apraxie	erhalten	erhalten	erhalten	erhalten	erhalten
S. Optische Agnosie	erhalten	erhalten	erhalten	erhalten	erhalten
T. Akust. Agnosie	erhalten	erhalten	mitbetroffen durch 5.	erhalten	auch aufgehoben
U. Taktile Agnosie	erhalten	erhalten	erhalten	erhalten	erhalten

6. Lautlesen	7. Leseverständnis	8. Spontanschreiben	9. Diktatschreiben	10. Abschreiben
wie unter 1.	erhalten	nicht direkt betroffen, oft zusätzl. gestört	wie unter 8.	wie unter 8.
wie unter 2.	erhalten	meist erheblich mitbetroffen	stärker betroffen als 8.	wenig gestört
wie unter 1.	erhalten	erhalten	erhalten	erhalten
erhalten	erhalten	wie unter 1.	erhalten	erhalten
wie unter 3.	beeinträchtigt	kaum betroffen	mehr betroffen als 8.	kaum betroffen, Kopieren erhalten
gestört	meist erheblich mitbetroffen	Paragraphie	aufgehoben	nur Kopieren möglich
erhalten	erhalten	erhalten	aufgehoben	erhalten
oft beeinträchtigt	erheblich gestört	Wortfindungsstörg., wenig Paragraphien	wenig Paragraphien	weitgehend erhalten
erhalten	erhalten	Wortfindungsstörg.	erhalten	erhalten
aufgehoben	aufgehoben	gestört	aufgehoben	Kopieren möglich
aufgehoben	aufgehoben	meist betroffen	häufig betroffen	Kopieren kann erhalten sein
aufgehoben	aufgehoben	erhalten	erhalten	aufgehoben
erhalten	erhalten	aufgehoben bzw. erhebl. erschwert	aufgehoben bzw. erhebl. erschwert	teils aufgehoben, teils erhalten
wie unter 1.—4.	erhalten	kann mitbetroffen sein	kann mitbetroffen sein	kann mitbetroffen sein
wie unter 1.—4.	erhalten	oft mitbetroffen	oft mitbetroffen	oft mitbetroffen
erhalten	erhalten	meist betroffen	meist betroffen	meist betroffen
erhalten	erhalten	meist betroffen	meist betroffen	meist betroffen
gestört	gestört	kann mitbetroffen sein	kann mitbetroffen sein	Kopieren erhalten
kann mitbetroffen sein	kann mitbetroffen sein	erhalten	aufgehoben durch 15.	erhalten
erhalten	erhalten	indirekt geringfügig mitbetroffen	indirekt geringfügig mitbetroffen	indirekt geringfügig mitbetroffen

	11. Feinere Geschicklichkeit	12. Einfache Handlungen	13. Zusammenges. Handlungen	14. Konstr. Leistungen	15. Erkennen
A.	meist betroffen	nicht direkt betroffen	nicht direkt betroffen	nicht direkt betroffen	nicht betroffen
B.	nicht betroffen	meist betroffen	nicht direkt betroffen	nicht betroffen	nicht direkt betroffen
C.	erhalten	erhalten	erhalten	erhalten	erhalten
D.	erhalten	erhalten	erhalten	erhalten	erhalten
E.	erhalten	erhalten	erhalten	erhalten	erhalten
F.	erhalten	erhalten	erhalten	erhalten	erhalten
G.	erhalten	erhalten	erhalten	erhalten	erhalten
H.	erhalten	erhalten	erhalten	erhalten	erhalten
I.	erhalten	erhalten	erhalten	erhalten	erhalten
K.	erhalten	erhalten	erhalten	erhalten	erhalten
L.	erhalten	erhalten	erhalten	erhalten	Buchstaben werden nicht erkannt
M.	erhalten	erhalten	erhalten	erhalten	Buchstaben werden nicht erkannt
N.	oft weitere Störungen der Praxie		oft weitere Störungen der Praxie		erhalten
O.	erheblich gestört	indirekt betroffen durch 11.	indirekt betroffen durch 11.	erhalten	erhalten
P.	erhalten	schwere Entgleisungen	indirekt betroffen durch 12.	erhalten	erhalten
Q.	erhalten	erhalten	gestört	meist betroffen	erhalten
R.	erhalten	erhalten	erhalten	gestört	erhalten
S.	erhalten	erhalten	erhalten	meist betroffen	optisch aufgehoben
T.	erhalten	erhalten	erhalten	erhalten	akustisch aufgehoben
U.	indirekt geringfügig mitbetroffen	erhalten	erhalten	erhalten	taktil aufgehoben

1. *Prüfung der Spontansprache.* Sprechfähigkeit intakt, aufgehoben oder gestört? Zum Sprechversuch verleiten und drängen! (Märchen nach- und miterzählen lassen.) Bei Sprechunfähigkeit auf Mitbewegungen der Gesichtsmuskulatur achten! Sprechtempo und -rhythmus, Satzbau und -melodie beachten. Sonstige Abweichungen (Artikulationsstörungen, Paraphasien und Perseverationen) wörtlich mitschreiben, evtl. Tonbandaufnahme.

Als *Formen der motorischen Aphasie* (Frontal- und Parietalhirn) ergeben sich:

α) *Innervatorische motorische Aphasie.* In ausgeprägter Form: Sprechunvermögen trotz offensichtlicher Bemühungen. Muß gegen hysterischen oder psychogenen Mutismus und gegen Störungen im neuromuskulären Apparat abgegrenzt werden. Besonders Restwörter müssen beachtet werden. Bei geringen Graden einer Störung Wortarmut mit Entstellungen bzw. Unreinheit der Lautbildung. Im Satzbau fällt der Telegrammstil (Agrammatismus) auf. Als Rest des Agrammatismus findet sich oft eine Störung des Sprechtempos und der Satzmelodie.

β) *Ideokinetische motorische Aphasie* ist gekennzeichnet durch paraphasische Entgleisungen, die das Kind erkennt und zu korrigieren sucht („Versprechen"). Häufig verbunden mit ideokinetischer Apraxie besonders im Bereich der Gesichtsmuskulatur. Laute und oft Silben werden meist einwandfrei gesprochen, lange und zusammengesetzte Wörter gelingen schlechter als kurze. Oft wird schon im falsch angefangenen Wort abgebrochen. Bei geringer Störung werden die Wörter abgehackt gesprochen. Die Störung ist beim Nachsprechen und Benennen stärker als beim Spontansprechen und Lesen.

γ) *Subkortikale motorische Aphasie* („Zwiesprachaphasien", auch sensorische, s. d.). Sprechen unmöglich. Im Gegensatz zu den kortikalen Formen kann die Buchstabenzahl auch längerer Wörter angegeben werden. Sprachverständnis intakt (Zwiesprache im ausführenden Teil gestört).

δ) *Transkortikale motorische Aphasie* („Sinnaphasien"). Spontansprache erschwert. Ständige Pausen (Spontanstummheit nach KLEIST[1]). Weniger Wortfindungsstörungen beim Benennen von Gegenständen. Nachsprechen nicht gestört.

ε) *Leitungsaphasie = Nachsprechaphasie.* (Schwer von der ideokinetischen motorischen Aphasie zu trennen.) Nachsprechen fällt schwer und geht mit Paraphasien einher. Paraphasien kommen auch beim spontanen Sprechen vor, jedoch weniger. Lange und zusammengesetzte Wörter fallen schwerer als einfache und kurze.

2. *Prüfung des Sprachverständnisses.* Einfache Aufträge erteilen: Zeige die Zunge. Greife an den Kopf. Zeige die rechte (linke) Augenbraue. Zeige den linken (rechten) Daumen. Zeige den rechten (linken) Ellenbogen. Zeige den Ringfinger. Zeige das linke (rechte) Knie (u. ä.).

Gehe zur Tür. Hole die Seife vom Waschbecken. Nimm den Tintenlöscher vom Schreibtisch (u. ä.). Nimm drei Streichhölzer aus der Schachtel. Zeige mir den blauen Wollfaden (ein rotes Kleidungsstück o. ä.). Alle Aufforderungen anführen und fehlerhafte Ausführungen beschreiben.

[1] KLEIST, K.: Gehirnpathologie. Verlag Joh. Ambrosius Barth, Leipzig 1934.

Bei diesen Prüfungen wird naturgemäß bereits ein Teil der Agnosieprüfung, der Rechts-Links-Unterscheidung vorweggenommen. Man hüte sich, die verbalen Aufforderungen gestisch oder mimisch zu unterstützen! Am besten arbeitet man daher mit Arzt und Helfer, so daß das Kind jeweils nur auf eine Person orientiert ist. Wenn das nicht möglich ist, spricht man die Aufforderungen z. B. mit seitwärts gewendetem Kopf.

3. *Reihensprechen.* Zählen lassen, Wochentage, Monatsnamen, Alphabet, Gedichte o. ä. aufsagen lassen.

4. *Benennen von Gegenständen.* Man wählt

α) Objekte mit Bezeichnungen zunehmender Länge;

β) Körperteile;

γ) Objekte auf Abbildungen;

δ) Farben.

Prüfen, ob die Benennung durch Handhabung des Gegenstandes gefunden wird (s. a. Okzipitallappen, dieses Kapitel). Kann die Anzahl der Silben oder Buchstaben angegeben werden? Wird die richtige Bezeichnung unter mehreren angebotenen erkannt? Bei den einzelnen Objekten angeben, ob Benennung prompt, verzögert oder gar nicht erfolgt. Unsichere, ungenaue oder falsche Benennungen sowie Abweichungen der Aussprache sind genau festzuhalten.

5. *Nachsprechen.* Buchstaben, Zahlen, einfache Wörter zunehmender Länge, z. B. Blatt, Blattpflanze, Blattpflanzensammlung; abstrakte Begriffe, Fremdwörter und ganze Sätze nachsprechen lassen. (Hierbei wird gleichzeitig Wortmerkfähigkeit geprüft.)

6. *Lesen.* Einzelne Buchstaben, Wörter und zusammenhängenden Text laut und stumm lesen lassen, nach lautem und stummem Lesen Inhaltsangabe verlangen.

7. *Schreiben.* Den eigenen Namen, Ort, usw., einzelne Buchstaben, Wörter, Sätze schreiben lassen. Spontanes Schreiben, Schreiben nach Diktat und Abschreiben prüfen. Wichtig ist, ob beim Abschreiben der eigene Schreibduktus benutzt oder mechanisch kopiert wird.

Zu 6 und 7: Ergänzend kann die Schriftwortbildung durch Legen von Wörtern aus Buchstabentäfelchen (Patentbuchstabentest) geprüft werden.

8. *Rechnen.* Zahlen lesen und nach Diktat schreiben lassen. Für genannte Zahlen Streichhölzer geben lassen, Gegenstände zählen lassen. Mündlich und schriftlich addieren, subtrahieren, multiplizieren und dividieren lassen.

9. *Musikalität.* Verständnis für Melodie und Rhythmus prüfen (Singen, Rhythmus klopfen, Instrumentalmusik).

Ausführung prüfen (Singen, Rhythmus klopfen lassen).

10. *Praxie.*

α) Prüfung der feineren Geschicklichkeit, z. B. der Hände oder der Gesichtsbewegungen; Faden einfädeln, Streichhölzer aus der Schachtel nehmen, Kleidungsstücke auf- und zuknöpfen.

β) Einfache Handlungen rechts und links ausführen lassen: Winken, Drohen, Kußhand, Ball werfen, Kaffeemühle drehen u. a., symbolische Bewegungsdarstellungen, die bei Nichtverstehen auch vorgemacht werden können.

γ) Mimische Bewegungen ausführen lassen: Stirn runzeln, Augen (auch einzeln) schließen, Nase hochziehen, Wangen (auch einzeln) aufblasen, Mund spitzen, Zunge zeigen, schnalzen usw. Auch diese Bewegungen können vorgemacht werden.

δ) Zusammengesetzte Handlungen ausführen lassen: Kerze anzünden lassen, an- und auskleiden, Tisch decken usw.

ε) Konstruktive Leistungen prüfen: Legen und nachlegen (Stäbchen oder Streichhölzer), zeichnen und nachzeichnen geometrischer und unregelmäßiger Figuren. Einfache Zeichnungen ausführen lassen (Haus, Baum, Mann, Auto). Modellieren mit Knetstoffen.

11. *Erkennen und Wiedererkennen.*

α) *Optisches Erkennen:*

$\alpha\alpha$) Gegenstände vorlegen und benennen lassen.

$\beta\beta$) Farbige Objekte vorlegen, benennen und sortieren lassen (Wollfäden, Spielkarten, Bausteine).

Wortfindungsstörungen sind auszuschließen; nicht nur Gegenstände benennen, sondern auch damit hantieren lassen, aus verschiedenen Objekten bestimmte heraussuchen lassen. Bilder zeigen, die Sinnwidrigkeiten oder Auslassungen aufweisen. Nach typischen Farben und umgekehrt nach Gegenständen bestimmter Farben fragen (blauer Himmel, rotes Blut, grüne Blätter usw.).

β) *Akustisches Erkennen:* Eindeutige Geräusche bei geschlossenen Augen bezeichnen lassen (Schlüsselbundklimpern, Klingeln, Schreibmaschineschreiben, Autohupe usw.).

γ) *Taktiles Erkennen:* Einfache Gegenstände mit geschlossenen Augen abtasten und bezeichnen lassen. Auf die Haut geschriebene Zahlen benennen lassen. Rechts- und linksseitig prüfen, da einseitige Störungen häufig sind.

δ) *Räumliche Orientierung prüfen:* Das Krankenzimmer, die häusliche Wohnung, bekannten Stadtteil erklären lassen. Geometrische Figuren zeichnen und nachzeichnen lassen. Die Mitte einer Strecke, eines Kreises finden. In die Umrißzeichnung eines Hauses Fenster und Türen einzeichnen lassen. Zwei Punkte durch eine Gerade verbinden lassen.

ε) *Körperorientierung prüfen.*

ζ) *Rechts und Linksorientierung prüfen.*

b) Prüfung der Funktion verschiedener Hirn- und Nervenanteile

α) Topische Diagnostik der Großhirnsyndrome (Abb. 5*a*, *b*, 6*a*, *b* und 7*a*, *b*)

Die topische Organisation der Großhirnrinde im Sinne der Hirnpathologie (KLEIST[1]) wird von manchen Autoren angezweifelt (PIERRE MARIE[2], BAY[3],

[1] KLEIST, K.: Gehirnpathologie. Verlag Joh. Ambrosius Barth, Leipzig 1934.

[2] MARIE, PIERRE: Révision de la question de l'aphasie: La troisième circonvolution frontale gauche ne joue aucun rôle spécial dans la fonction du langage. La Semaine Médicale **26**, 241—247 (1906).

[3] BAY, E.: Agnosie und Funktionswandel. Springer-Verlag, Berlin-Göttingen-Heidelberg 1950.

BENTON[1], POECK[2] u. a.) und besonders für das Kindesalter nicht für verwertbar gehalten. Die theoretischen Forschungen haben im Rahmen von Faktorenanalysen mittels statistischer Verfahren gedankliche Täuschungen scheinbarer Zusammenhänge aufgedeckt und so einige Probleme neu gestellt. Für die Klinik gilt daher das paradoxe Sprichwort: „Es stimmt nicht, aber man kann sich danach richten.“ Nach meiner Auffassung können im Kindesalter die gleichen Ausfälle wie bei Erwachsenen nachgewiesen werden, falls die Funktion bereits vorhanden war (D. MÜLLER[3, 4]). Bei noch unausgereiftem Gehirn tritt die Funktion nicht als Ausfall in Erscheinung, sondern als physiologisches Fehlen. Schwierigkeiten ergeben sich für die Diagnostik im Kindesalter, wenn das physiologische Reifungs- bzw. Lernstadium zusammenfällt mit einer Schädigung. Es ist in solchen Fällen entweder nur der totale Ausfall oder anhand vorhandener Schulzeugnisse und -hefte die Störung nachweisbar: So gibt es z. B. ein physiologisches Stadium, welches den Symptomen nach einer konstruktiven Apraxie oder Agraphie entspricht, jedoch nicht als Ausfall im pathologischen Sinne, sondern als Noch-nicht-Können im physiologischen Bereich (s. Apraxie). Diese Tatsache in ihrer immer wiederkehrenden Gesetzmäßigkeit spricht m. E. mehr für die Hirnpathologie als alle Diskussionen über pathologische Fälle. Ich bin grundsätzlich der Auffassung, daß die Lokalisationslehre WERNICKEs für Funktionen zutrifft, nur nicht mit psychischen Leistungen verwechselt werden sollte. Neuere Untersuchungen (LEONHARD[5, 6], LURIA[7, 8]) und die elektrophysiologischen Arbeiten zur zentralen Repräsentation zeigen eindeutige topische Gesetzmäßigkeiten der Funktionsrepräsentation in Zentren (z. B. für den Gleichgewichtssinn, GÖTZE[9]).

Die topischen Großhirnerkrankungen können umschrieben (lokalisiert), verstreut (disseminiert) oder allgemein (diffus) und durch Allgemeinsymptome (Hirndruck, Bewußtseinstrübung) überlagert sein. Nach den einzelnen Hirnlappen und -windungen unterscheidet man:

---

[1] BENTON, A. L.: The fiction of the „GERSTMAN Syndrome“. J. Neurol. Neurosurg. Psychiatry **24**, 176—181 (1961).

[2] POECK, K. und B. ORGASS: Gibt es das GERSTMANN-Syndrom? Nervenarzt **37**, 342—349 (1966).

[3] MÜLLER, D. und H. F. SCHULZE: Hirnpathologische Ausfälle im Kindesalter, Sammlg. zwangl. Abhandlg. Psychiatrie und Neurologie, Hrsg. H. SCHWARZ, VEB Gustav Fischer-Verlag, Jena 1967. (Im Druck.)

[4] MÜLLER, D., H. FISCHER, W. DEGNER, F. GIETZELT und E. W. DÖRFFEL: Strahlengenetische Betrachtungen in Verbindung mit einer kombinierten Schädel-Hirn-Mißbildung (Trigonozephalus mit Frontalhirndysplasie) beim Kind. Rad. biol. ther. **3**, 407—420 (1962).

[5] LEONHARD, K.: Die klinische Lokalisation der Hirntumoren in der Kritik der technischen, bioptischen und autoptischen Nachprüfung. Joh. Ambrosius Barth, Leipzig 1965.

[6] LEONHARD, K.: Hatte WERNICKE mit seiner Lokalisationslehre unrecht? J. Neurol. Sciences **3**, 434—438 (1966).

[7] LURIA, A. R.: Factors and forms of aphasia. In: CIBA-Foundation Symposium on disorders of Language 143—161 (1964).

[8] LURIA, A. R.: Neuropsychology in the local diagnosis of brain damage. Cortex **1**, 3—18 (1964).

[9] GÖTZE, W., M. MÜNTER und U. KNUDSEN: EEG-telemetry during exercise and rotation tests. Electroenceph. clin. Neurophysiol. **20**, 277 (1966).

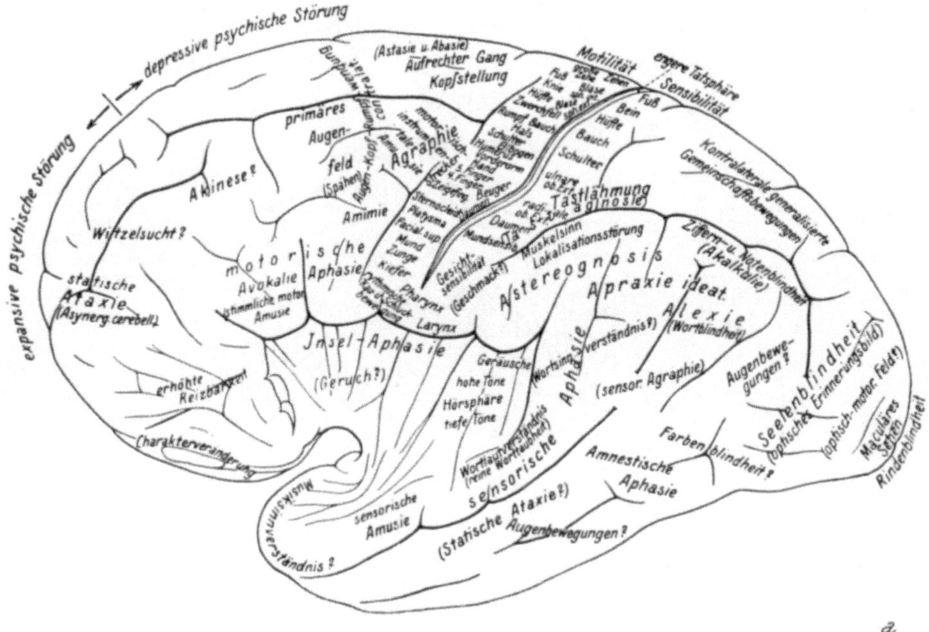

a

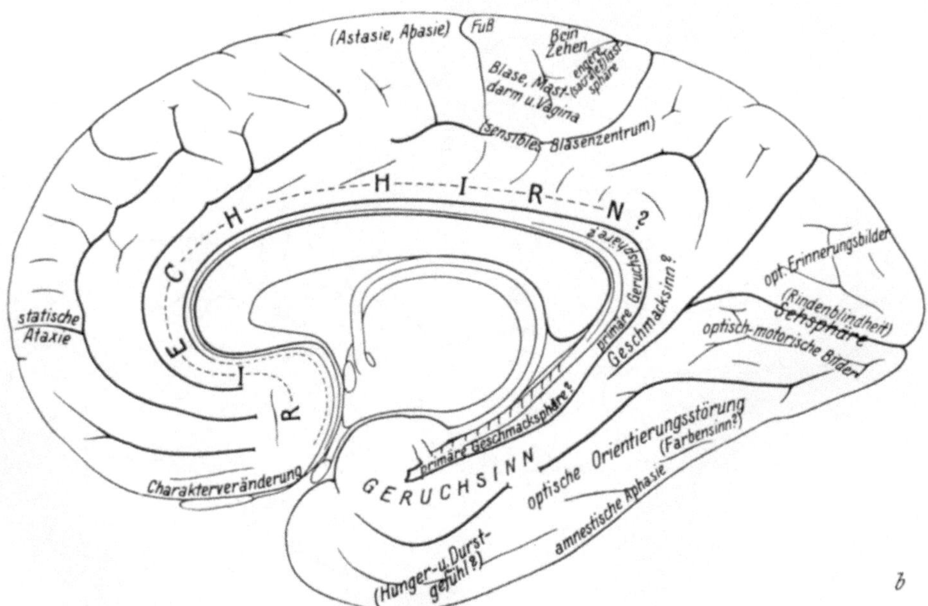

b

Abb. 5. Hirnpathologische Topik verschiedener Funktionen in den einzelnen Hirnregionen; *a* lateraler, *b* medialer Kortex

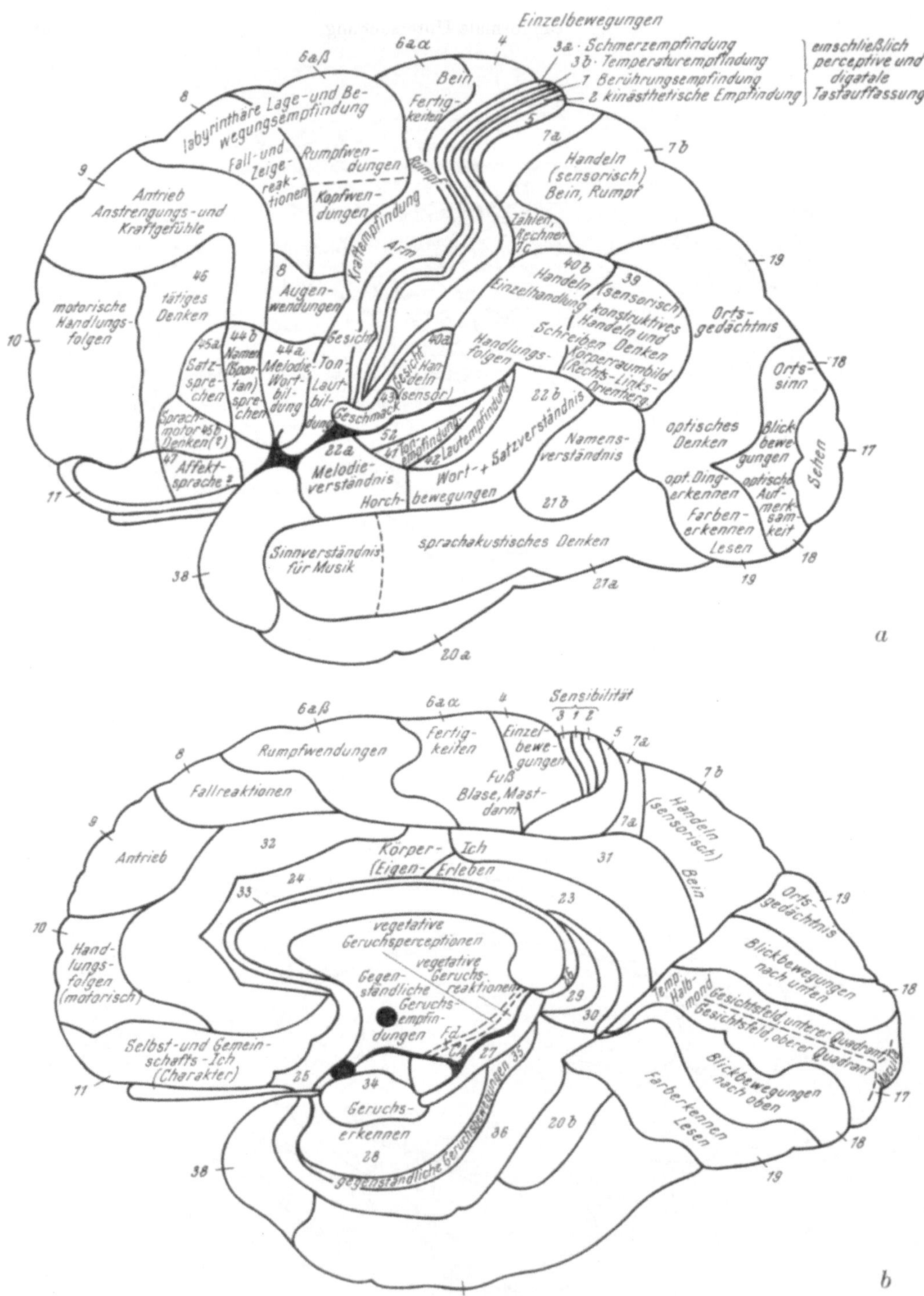

Abb. 6. Hirnpathologische Topik verschiedener Funktionen nach KLEIST; *a* lateraler, *b* medialer Kortex

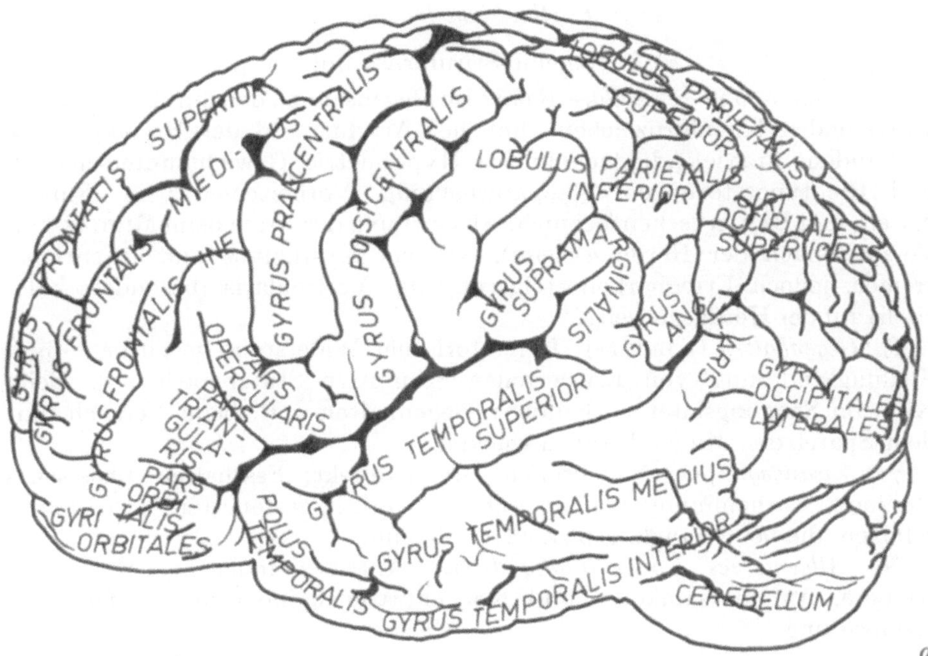

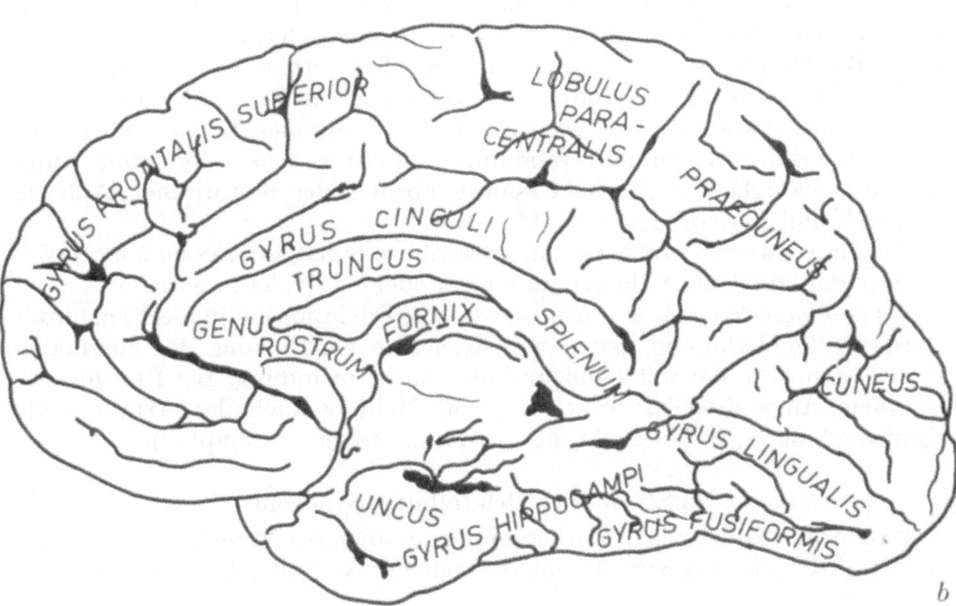

Abb. 7. Topographie der einzelnen Gyri zum Vergleich mit den in Abb. 5 und 6 dargestellten möglichen hirnpathologischen Ausfällen; *a* lateraler, *b* medialer Kortex

1. Stirnhirnsyndrome

α) Allgemeine Stirnhirnsymptome

αα) *Fronto-ponto-cerebelläre Bahn:* Im Gegensatz zu den auf der Herdseite auftretenden Kleinhirnzeichen ähnlicher Art hier auf der Herd*gegen*seite vorhandene Ataxie, Adiadochokinese, Hypermetrie, Gewichtsunterschätzen und Richtungsstörungen (Gangabweichung, Vorbeizeigen beim Finger-Nasen- und BARANYschen Versuch, Abweichung der Arme beim MINGAZZINI-Versuch nach der Herd*gegen*seite). Seltener Nystagmus und Intentionstremor, jedoch Erregbarkeitssteigerung des Vestibularis (besonders kalorisch) auf der Herdgegenseite.

ββ) *Gegenhalten* (KLEIST[1]): Reflektorischer Widerstand gegen Lage- und Stellungsänderung von Körperteilen (primitive Stützreaktionen). Beim Kind im Säuglingsalter vorhanden: Gegenhalten z. B. beim Versuch, mit dem Spatel den Kiefer herabzudrücken.

γγ) *Zwangsgreifen* (Nachgreifen, Magneteffekt, Festhalten, phasisches Greifen): Enthemmung von optisch oder taktil gesteuerten Hirnstammreflexen, die beim Säugling physiologisch sind.

δδ) *Allgemeines Konvexitätssyndrom:* Antriebsminderung, Hypo- bis Akinese, Aufmerksamkeits- und Konzentrationsminderung, Auffassungserschwerung.

β) Umschriebene Konvexitätssyndrome

αα) motorische Aphasie, hinterer Anteil der linken, bei Linkshändern der rechten unteren Stirnwindung: „Zentrum" von BROCA[2]:

Trotz intakter Sprechmotorik kann das Kind nicht spontan sprechen, nicht nachsprechen und laut lesen, oft nicht nach Diktat schreiben (Agraphie). Bei Sprechresten Telegrammstil mit Restwörtern und Zuhilfenahme sowie Differenzierung der Modulation. Infolge des Aufbaues der geschriebenen auf der gesprochenen Sprache oft auch stummes Lesen (Schriftverständnis) erschwert. Sprachverständnis (WERNICKEsches „Zentrum") und Abschreibefähigkeit erhalten. Gesamte Formen der motorischen Aphasie (Frontal- und Parietalhirn) s. S. 45.

ββ) Bei vorwiegend rechtsseitigen Stirnhirnherden kann es zu *motorischer Amusie* (Unfähigkeit, Melodien zu singen oder zu spielen) kommen.

γγ) *Konjugierte Blick- und Kopfwendung* („Déviation conjuguée") nach der Herdseite bei Lähmung, nach der Gegenseite bei Reizung des kortikalen Blickzentrums in der mittleren und oberen Stirnwindung. Bei Reizung des frontalen Adversivfeldes Streckung und Hebung auch des Armes sowie Kopfwendung (z. B. bei Epilepsie: „frontale Adversivkrämpfe").

γ) Stirnbasis- (Orbitalhirn-) Syndrom

Euphorie, Witzelsucht, Enthemmung, gesteigerte Erregbarkeit, impulsive Reaktionsbereitschaft, Triebhaftigkeit mit Verlust ethischer Hemmun-

---

[1] KLEIST, K.: Gehirnpathologie. Verlag Joh. Ambrosius Barth, Leipzig 1934.

[2] BROCA, P.: Sur le siège de la faculté du langage articulé avec deux observations d'aphémie. Bull. Soc. Anat. 6, (1861).

gen (soziale Entgleisungen, Kriminalität). An- oder Hyposmie (ein- oder beidseitig); als Nachbarschaftssymptom Optikusatrophie (bei Tumoren: entweder fehlende Stauungspapille oder Foster KENNEDY[1]-Syndrom).

KLEIST[2] hat die Orbitalhirnstörungen in folgendes Schema gebracht (Tab. 7). Sie gelten, je älter das Kind wird und besonders zum Jugendalter hin.

Tabelle 7. *Orbitalhirnstörungen*

„Selbst-Ich-Störungen"	„Gemeinschafts-Ich-Störungen"
1. Mangel an Reife 2. Jungen- und Flegelhaftigkeit 3. Witzel-, Spott- und Faxensucht 4. Verlust an Selbstachtung 5. Verlust an Anstandsgefühl 6. Wirkung wie a) ungezogen b) schamlos c) dreist d) albern 7. Benehmen dieser Puerilen kann ans Kindliche (Infantilismus) streifen: Das Selbst solcher Gestörten erscheint in Gesinnungen und Handlungen auf eine Ebene unterhalb ihrer Altersstufe und Entwicklungshöhe herabgedrückt.	1. Sittliche Gesinnungsmängel: a) Untreue (besonders in Liebesbeziehungen) b) Lügenhaftigkeit c) Betrügen d) Stehlen 2. Mangel an Anpassungs- und Unterordnungsfähigkeit 3. Aufsässigkeit, Hetzerei und Bösartigkeit (DD. zur dienzephalen Euphorie, dabei Gutartigkeit und Verträglichkeit) 4. Erhöhte Triebhaftigkeit (meist in Form zorniger Erregbarkeit)

2. *Schläfenlappensyndrome*

α) Ausfälle sowohl seitens des rechten wie des linken Schläfenlappens

αα) *Rindentaubheit:* doppel- oder einseitig bei Ausfall der Rindenfelder für Hören (Hörsphäre).

ββ) *Sensorische Reizsymptome* (Halluzinationen) in Form von tiefen oder hohen Tönen, Geräuschen oder Melodien (selten). Häufiger (besonders bei psychomotorischen Anfällen, „Temporallappenepilepsie") Geruchs- und Geschmackshalluzinationen bei Herden basal und medial. *Uncinatus-Anfälle* („dreamy states", „Déjà-vu"-Erlebnis): traumhafte, kurze Bewußtseinstrübung mit Geruchs- und Geschmackshalluzinationen bei gleichzeitigem Schnüffeln, Schmatzen, Riechbewegungen, Nesteln. Häufiger als akustische Halluzinationen sind optische (Symptom der in der Tiefe des Temporallappens ziehenden Sehstrahlung): elementare Lichterscheinungen (Photismen), verzerrte Gegenstände, Bewegung stillstehender Gegenstände. Bei Unterbrechung der Sehstrahlung kontralaterale, homonyme, anfangs obere Quadranten-, dann *Hemianopsie.* Daneben große, auch halbseitige *Krampfanfälle* (geburtsbedingte Hippocampusschädigung: EARLE, BALDWIN und PENFIELD[3]).

[1] KENNEDY, FOSTER: Retrobulbar neuritis as an exact diagnostic sign of certain tumors and abscesses in the frontal lobes. Amer. J. Med. Sc. **142**, 355 (1911).

[2] KLEIST, K.: Gehirnpathologie. Verlag Joh. Ambrosius Barth, Leipzig 1934.

[3] EARLE, K. M., M. BALDWIN and W. PENFIELD: Incisural sclerosis and temporal lobe seizures produced by hippocampal herniation at birth. Arch. neurol. **69**, 27—42 (1953).

γγ) *Psychische Veränderungen:* Explosibilität, Jähzorn, Wutanfälle („epileptoide Psychopathie" oder psychische Symptome echter Epilepsie); entgegengesetzt auch Verlangsamung, Schwerfälligkeit, Merkschwäche, KORSAKOW-Syndrom (= amnestischer Symptomenkomplex: Merkunfähigkeit mit Desorientiertheit und Konfabulationen).

Psychische Symptome als topische Symptome nur verwendbar mit gleichzeitigen neurologischen Zeichen.

β) Ausfälle (herdbedingt) nur vom linken (bei Rechtshändern) oder vom rechten (Linkshänder) Temporallappen

Sensorische Aphasie (Worttaubheit, WERNICKEsche[1] Aphasie: Verlust des Sprachverständnisses bei erhaltenem Hör- und Sprechvermögen. Herd in der linken oder rechten oberen Schläfenlappenwindung). Das Kind kann daher nicht nachsprechen, nicht nach Diktat schreiben. Dabei Rededrang (Logorrhoe infolge Enthemmung) mit Paraphasien („Danebensprechen": Verwechslungen und Wortentstellungen), in schweren Fällen „Jargon-Aphasie" („Kauderwelsch"). Entsprechende Störung von Lautlesen (Paralexie) und Schreiben (Paragraphie). Stummes Lesen oft mitgestört (zerstörte Wortklangerinnerungen durch Schriftbild nicht erweckbar: sprachbedingte Alexie). Daneben Perseverationen.

Als *Formen der sensorischen Aphasie* ergeben sich:

αα) *Worttaubheit* (kortikale sensorische Aphasie). Aufträge werden gar nicht, teilweise oder verzögert verstanden (Abgrenzung gegen Hördefekte und Apraxie). Es treten Paraphasien und Satzfehlbildungen, Paragrammatismus auf. Satzrhythmus und -melodie sind oft erhalten. Häufig besteht Rededrang. Das Kind bemerkt sein Unvermögen nicht. Es korrigiert die Paraphasien nicht.

ββ) *Subkortikale sensorische Aphasie.* Wortverständnis fehlt. Nachsprechen nicht möglich. Sprechen sonst dagegen nicht gestört. Keine Paraphasien. (Zwiesprache im aufnehmenden Teil gestört.)

γγ) *Transkortikale sensorische Aphasie.* Sinn gehörter Wörter wird nicht erfaßt. Nachsprechen ungestört. Spontansprache: weniger Paraphasien als bei der kortikalen sensorischen Aphasie. Wortfindungsstörungen.

δδ) *Sensorische Amusie* (s. Stirnhirn: dort motorische Amusie). Ton- oder Musiktaubheit als Unfähigkeit, Töne und Melodien aufzufassen bei erhaltenem Hörvermögen.

εε) *Akustische Agnosie* („Seelentaubheit": Verständnisverlust für Sprache, Musik und *Geräusche*). Bei Prüfung (z. B. Schlüsselbundrasseln, Uhrticken) Augen schließen lassen.

γ) Symptome des Übergangsgebietes zu den Nachbarlappen

αα) *Amnestische Aphasie* (Wortfindungsstörung) bei Läsionen am Übergang zum Parietallappen (DD.: milde Form transkortikaler sensorischer Aphasie).

[1] WERNICKE, C.: Der aphasische Symptomencomplex. Eine psychologische Studie auf anatomischer Basis. Breslau 1874.

ββ) *Alexie, optisch-sensorisch bedingt* (Wortblindheit): Verlust des Schriftverständnisses bei normalem Sehvermögen: Läsionen am Übergang zum Parietal- und Okzipitallappen.

ααα) *Kortikale Alexie.* Hier ist eine eingehende ophthalmologische Untersuchung notwendig, insbesondere Visus- und Gesichtsfeldprüfung. Alexie kommt auch als Folge der sensorischen Aphasie vor. Schreiben ist bei der kortikalen Alexie mitbetroffen.

βββ) *Subkortikale Alexie.* Isolierter Ausfall des Lesevermögens, dadurch natürlich auch des Vermögens, mechanisch abzuschreiben. Spontanschreiben dagegen erhalten.

γγ) *Ataxie,* cerebrale (s. a. frontale und cerebellare): Läsionen der Lamina quadrigemina. Beim BARANYschen Zeigeversuch Vorbeizeigen der herdgegenseitigen Hand zur Herdseite, beim ROMBERG-Versuch Fallneigung zur Herdgegenseite.

δδ) *Hemiparese, spastisch kontralateral:* Pyramidenbahnsymptom durch Druck auf die Hirnschenkel.

εε) *Hemihypästhesie, kontralateral:* Schädigung der sensiblen Bahnen.

ζζ) *Hemi-Rigor und -Tremor, kontralateral:* Pallidumschädigung.

ηη) *Hirnnervensymptome* (häufig bei Tumoren) auf der Herdseite:

Oculomotoriusparese (Ptosis, Mydriasis, verzögerte Reaktion auf Licht).

Abducensparese: Strabismus convergens mit kompensatorischer Kopfhaltung.

Trigeminussymptom: Neuralgiforme Symptome meist im 1. Ast und Parästhesien („Kribbeln", Nasenjucken") homolateral.

Protrusio bulbi (bei Tumoren) auf der Herdseite.

Beweisend für Schläfenlappenlokalisation ist nur die sensorische Aphasie und Amusie; die anderen Symptome können auch bei Stirn- und Kleinhirnläsionen auftreten.

3. *Scheitellappensyndrome*

α) *Lobulus parietalis superior* (neben dem Gyrus postcentralis Endigungsstätte sensibler Bahnen). Bei Läsionen Ausfall auf der kontralateralen Seite:

Astereognosie (taktile Agnosie, „Tastlähmung"), Verlust des Orts- und Raumsinnes der Haut bei erhaltener Berührungs- und Schmerzempfindung.

Parietale Ataxie infolge Störung der Lage- und Bewegungsempfindung („Tiefensensibilität").

β) *Lobulus parietalis inferior* (Gyrus supramarginalis und Gyrus angularis links bei Rechtshändern und umgekehrt):

αα) *Amnestische Aphasie* (Wortfindungsstörung, Namensamnesie, verbale Amnesie): Wortverständnis und -nachsprechen erhalten, jedoch Unfähigkeit, Worte zum Gebrauch (z. B. Benennung) zu finden. Sonderform: Farbenamnesie (Wortfindungsstörung für Farbbezeichnungen).

ββ) *Apraxie* (Handlungsunfähigkeit: Verlust der Fähigkeit zu zweckmäßig intendierten Bewegungsabläufen ohne Störung der Koordination): Einzelbewegungen können ausgeführt, jedoch nicht sinnvoll kombiniert werden (Prüfung: Kleidung knöpfen, Bewegung des Winkens, Grüßens, Drohens,

Türaufklinkens ausführen lassen). Zwei Formen möglich: Störung des Bewegungsentwurfes = *ideatorische Apraxie* oder Störung der Übertragung des Bewegungsentwurfes auf die motorischen Gliederzentren (Bewegungsablauf) = *ideokinetische Apraxie* (häufigste Apraxieform, Läsion des Gyrus supramarginalis). Amnestische Störung mit erschwerter Findung der Bewegungsform im Gegensatz zur gliedkinetischen, innervatorischen Apraxie (s. d.). Bei Betroffensein der Bahnen zum motorischen Sprachzentrum auch *ideokinetische Aphasie* möglich (die Kinder „versprechen" sich, bemerken dies aber und versuchen sich zu korrigieren, entgleisen aber immer wieder, s. S. 45).

Innervatorische (gliedkinetische) Apraxie s. Gyrus praecentralis.

Konstruktive Apraxie: Kinästhetisch richtig geformte Bewegungen können aufgrund falscher optischer Vorstellungen nicht sinnvoll räumlich eingesetzt werden (z. B. beim Nachlegen von Figuren, Buchstaben u. ä.). Höheres Zentrum als für ideokinetische Apraxie.

Entsprechend gibt es eine *konstruktive Agraphie*, die differentialdiagnostisch gegen die *optische Ataxie* (BALINT[1]) abzugrenzen ist (Tab. 8 nach LEHMANN-FACIUS[2]).

Tabelle 8. *Differentialdiagnostische Merkmale konstruktiver Apraxie (Agraphie) und optischer Ataxie*

Konstruktive Apraxie (Agraphie)	Optische Ataxie
Mehr regelmäßige Verfehlungen; eigenartig, planvoll-falsch.	Regellose räumliche Verirrungen.
Sofortiges falsches Ansetzen des Bleistiftes.	Erschwertes zögerndes Suchen nach der richtigen Ansatzstelle.
Falscher Ansatz von Teilen, doch meist innerhalb der gezeichneten Figur.	Meist zusammenhangloser Ansatz von Teilen außerhalb der gezeichneten Figur.
Erinnert oft an Kinderzeichnungen.	Wie Zeichnen „mit verbundenen Augen".
Störungen der Buchstabenform, Buchstabenverwechslungen, Buchstabenverunstaltungen, mitunter spiegelbildlich.	In- und auseinanderschreiben, Strichfehler, Zeilenfehler, ungleiche Größe der Buchstaben.
Patentbuchstabentest:	
Unfähigkeit, Worte aus Buchstabentäfelchen zusammenzusetzen.	Worte werden zwar richtig, aber mit Raumfehlern zusammengesetzt (falsche Drehungen einzelner Buchstaben, Zwischenräume im Wort, Linienfehler).

Das „Raumbewußtsein" (PAUL[3]), d. h. die Fähigkeit zur bewußten Raumorientierung, entwickelt sich ab 4. Lebensjahr: Bis zum 7. Lebensjahr haben Kinder die Dimensionen vorne-hinten, oben-unten und links-rechts bewußt im Hinblick auf das eigene Körperschema zu gebrauchen erlernt, bis zum 10. Lebensjahr können sie speziell die Rechts-Links-Unterscheidung auch

[1] BALINT, zit. LEHMANN-FACIUS[2].

[2] LEHMANN-FACIUS, H.: Differentialdiagnose konstruktiv agraphischer und apraktischer Syndrome bei Tumoren des hinteren Scheitellappens. Dtsch. Z. Nervenheilk. **165**, 142—164 (1951).

[3] PAUL, J.: Pathologie des Raumbewußtseins bei Kindern. Mschr. Kinderheilk. **113**, 211—214 (1965).

in einer Richtung objektiv anwenden, die der des eigenen Körpers frontal entgegengesetzt verläuft (Rechts-Links-Unterscheidung am Gegenüber).

Das anatomische Substrat ist die Übergangsregion vom Okzipital- zum Parietallappen, die ihre Markreifung um das 5. Lebensjahr, d. h. zu Beginn

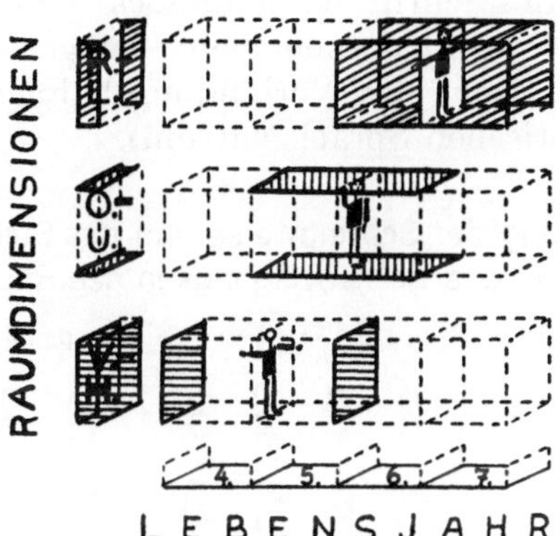

Abb. 8. Altersbereiche, in denen Kinder die Dimensionen vorne-hinten (4. bis 5. Jahr), oben-unten (4. bis 5. Jahr) und links-rechts (5. bis 6. Jahr) bewußt auf das eigene Körperschema zu beziehen und in gleicher Richtung auf die Umgebung übertragen lernen (nach Paul)

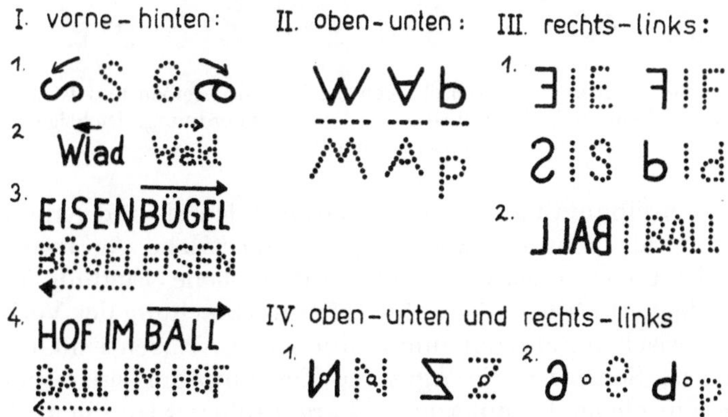

Abb. 9. Schema der Richtungsverwechslungen bei Buchstaben-, Wort- und Satzgebilden mit den entsprechenden Fehlern in Schreibweise und Stellenzuordnung. Richtige Schreibweise punktiert (nach Paul)

des Erkennens von Raumrichtungen, erhält. Die Schreib- und Malleistungen der Kinder vom 4. bis 7. Lebensjahr sind physiologisch mit den gleichen Fehlern behaftet, wie sie im späteren Alter bei parietookzipitalen Ausfällen im Sinne konstruktiver Agraphie oder optischer Ataxie auftreten können (Abb. 8, 9, 10).

Prüfung: Nachlegen geometrischer Figuren und Hölzchen; spiegelbildliche Vertauschung nach Wegnahme der Vorlage; falsche Winkelgrade; dreidimensionale Gebilde mit Knetmasse und Bauklötzen anfertigen lassen; Spontanzeichnen und Zeichnen nach Vorlage.

γγ) GERSTMANN[1]-*Syndrom* bei Herden im *Gyrus angularis*: Optisch bedingte *Alexie* (Verlust des Schriftverständnisses: Leseunfähigkeit für Wort, Buchstaben, Noten) trotz erhaltenem Sehvermögen (Herde im Mark des Gyrus angularis mit Läsion der Verbindungsbahnen vom benachbarten Sehzentrum zum sensorischen Sprachzentrum).

Verkehrte Richtung der Schreibweise und des Stellenwertes von Zahlen sowie des Rechenvorgangs in den Raumdimensionen
I. vorne – hinten
II. oben – unten
III. rechts – links:
IV. oben – unten und rechts – links:
23=32
1=100

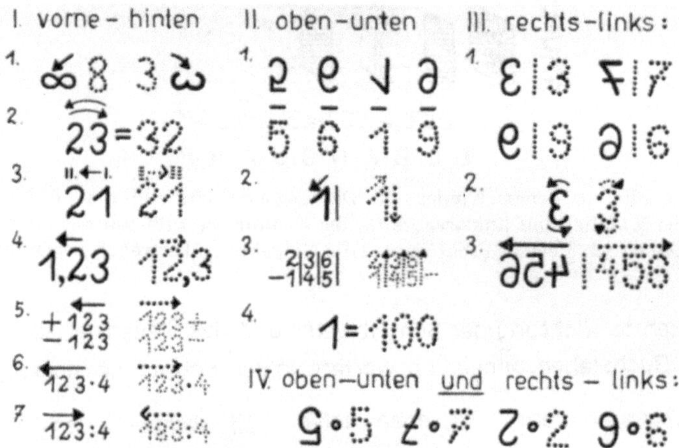

Abb. 10. Schema der Richtungsverwechselungen bei Zahlenschreiben und Rechenvorgängen mit entsprechenden Fehlern in Schreibweise und Stellenzuordnung. Richtige Schreibweise punktiert (nach PAUL)

Agraphie (Schreibunfähigkeit trotz erhaltener Hand- und Armbeweglichkeit für andere als Schreibbewegungen, „amnestische Agraphie". Buchstabenverwechslungen, erschwerte oder aufgehobene Findung der Buchstabenform): Isolierte (reine) Agraphie bei Unterbrechung der Verbindungsbahnen vom optischen Zentrum zum motorischen Armzentrum im Mark des Gyrus angularis. Sonst ist die Agraphie Teilsymptom einer motorischen Aphasie („geschriebene Paraphasien", Paragraphie: Störungen der Buchstabenform) oder Apraxie (apraktische Agraphie: Störung des Hantierens mit dem Schreibwerkzeug).

Akalkulie (Rechenstörung bei sonst erhaltener Intelligenz). Kann auch Teilsymptom einer Aphasie oder Agnosie sein und ist dann topisch anders aufzufassen.

Orientierungsstörungen entweder im Umgebungsraum oder am Körperschema selbst: Rechts-Links-Verwechslung (erst ab 6. Lebensjahr prüfbar)

[1] GERSTMANN, J.: Zur lokaldiagnostischen Verwertbarkeit des Syndroms: Fingeragnosie, Rechts-Links-Störung, Agraphie, Akalkulie. Jb. Psychiatr. Neurol. **48**, 135—143 (1932).

und Fingeragnosie („Autotopagnosie", Unfähigkeit, eigene Finger auch bei geöffneten Augen richtig zu erkennen und zu benennen. *Prüfung:* Benannte Finger zeigen; gezeigte Finger benennen; betastete und bewegte Finger an den eigenen Händen und am Gegenüber benennen). Hinzu kommen *Perseverationen.* Herde in der linken Parietookzipitalregion, vor allem im Gyrus supramarginalis, haben infolge der Dominanz beim Rechtshänder doppelseitige Apraxie zur Folge. Herde rechts dagegen nur linksseitige Apraxie. Differentialdiagnostisch muß an optische Agnosie (s. u. Nichterkennen der Gegenstände mit dem Symptom scheinbarer Apraxie), *Stirnhirnapraxie* (s. o.) und (selten) *Balkenapraxie* gedacht werden; bei letzterer tritt infolge Unterbrechung der vom linkshirnigen (dominanten) Handzentrum zum rechtshirnigen ziehenden Verbindungsfasern *links*seitige Apraxie auf, da das (bei Rechtshändern) subdominante rechtsseitige Zentrum keine Steuerimpulse mehr erhält.

δδ) Hemianopsie, besonders im kontralateralen unteren Quadranten, bei tiefsitzenden Läsionen im unteren Parietallappen, welche die Sehstrahlung lädieren.

εε) Krampfanfälle kontralateral mit konjugierter Kopf- und Augenwendung zur Herdgegenseite mit Parästhesien oder Schmerzen in der kontralateralen Körperhälfte.

Parietale Aphasien s. S. 45

4. Hinterhauptslappensyndrome

α) Läsionen der Area striata (Hinterhauptspol und Sulcus calcarinus):

αα) Gesichtsfeldausfälle kontralateral: Quadranten- oder Hemianopsie (bei linksseitigen Herden beider rechten, bei rechtsseitigen Herden beider linken Gesichtsfeldhälften = Halbseitenblindheit), Skotome; bei leichteren Störungen Heraufsetzung der Reizschwelle: Gegenstände werden erst bei Aufmerksamkeitserregung, z. B. bei Bewegung, wahrgenommen.

ββ) Rindenblindheit (doppelseitige Hemianopsie): Bei Läsionen in beiden Okzipitallappen Ausfall beider rechten und beider linken Gesichtsfeldhälften meist unter Erhaltung des zentralen (Macula-) Sehens (ausgedehnte zentrale Repräsentation der Macula, so daß vollständige Zerstörung selten ist).

γγ) Photome (Photismen, Photopsien): Elementare amorphe Gesichtshalluzinationen als Reizerscheinungen in Form farbiger, greller Farbkreise, Funken, Sterne, Blitze (z. B. als Aura bei Epilepsie zusammen mit konjugierter Augen- und Kopfwendung zur Herdgegenseite).

β) Läsionen der Area parastriata (medial am Cuneus und lateral an der Außenfläche der Hinterhauptslappen):

αα) Optische Agnosie (Seelenblindheit): Unfähigkeit, Gesehenes trotz Sehvermögens zu erkennen, d. h. Fehlen der Erinnerungsbilder der Gesichtswahrnehmungen (bei linksseitigen Herden häufiger als bei rechtshirnigen, s. dieses Kap., Dominanzproblem). Einzelheiten (Farbe, Form, Größe) können erkannt werden, jedoch nicht der Gesamtzusammenhang (*Prüfung:* Bildbeschreibungen, z. B. der BINET-Bilder, Ordnen von Serienbildern, Filmvorführung mit Zusammenhangsbeschreibung; Objekterkennen: Benennung und Gebrauch von Gegenständen). Mittels Tastens, Riechens, Schmeckens,

Hörens jedoch sofort Erkennen und Benennung (! Differentialdiagnose zur Wortfindungsstörung: Dabei können die Gegenstände trotz Erkennens mit allen Sinnesleistungen nicht benannt werden). Als Unterformen ergeben sich:

Die Prosopagnosie: Fehlendes Gesichtserkennen trotz Wahrnehmung aller Einzelheiten (BODAMER[1]). (Prüfung: Wiedererkennen von Vater, Mutter, Geschwistern; Wiedererkennen auf Photographien, in Filmen; Unterscheidung von Tier- und Menschengesichtern.)

Die Simultanagnosie: Unvermögen, einen Gesamtvorgang trotz Erfassens aller Einzelheiten zu erkennen.

Die Alexie (wie bei Herden im Lobulus parietalis inferior, dort aber Alexie meist mit Agraphie verbunden). Die okzipitale („reine") Alexie geht meist mit Farbenagnosie einher (Unvermögen, Farben zu erkennen; Prüfung: gezeigte Farben benennen; benannte Farben zeigen; zu benannten Gegenständen Farben nennen und Farben zeigen; zu gezeigten Farben Gegenstände nennen; Farben sortieren).

Geometrisch-optische Agnosie (Raumagnosie): Unfähigkeit zur Orientierung im Raum (Zurechtfindungsstörung): Metamorphopsien (Verzerrtsehen von Gegenständen), cerebrale Doppelbilder infolge Unfähigkeit zur zentralen Fusion der physikalisch-optisch erhaltenen Bilder.

Bei Seelenblindheit soll es auch im Traum zum Ausfall der Gesichtskomponente kommen, während diese bei Rindenblindheit erhalten bleibt (GRÜNSTEIN[2]).

KLEIST[3] hat nur eine optisch-dingliche Agnosie und eine optisch-räumliche Agnosie unterschieden, während PÖTZL[4, 5] vier Unterformen annimmt:

Optische Agnosie für konkrete Gegenstände und deren Bilder (LISSAUERsche[6] Seelenblindheit s. o.).

Optische Agnosie für Vorgänge und deren bildliche Darstellung (WOLPERTsche[7] Simultanagnosie s. o.).

Reine Wortblindheit, die stets mit Farbenagnosie kombiniert ist (s. o.).

Geometrisch-optische Agnosie, die sowohl mit Störungen der Orientierung im Raum als auch mit optisch-motorischen Störungen verbunden ist (s. o.).

5. *Vordere und hintere Zentralwindung* (Gyrus prae- und postcentralis)

Beide Gyri stellen den Altteil des Neokortex dar und sind morphologisch frühzeitig ausgeprägt. Ihre topische Organisation ist streng nach Körper-

---

[1] BODAMER, J.: Die Prosop-Agnosie. Arch. Psychiatr. (D) **179**, 6—53 (1947).

[2] GRÜNSTEIN, A., M.: Die Erforschung der Träume als eine Methode der topischen Diagnostik von Großhirnerkrankungen. Z. ges. Neurol. Psychiatr. **93**, 416—420 (1924).

[3] KLEIST, K.: Gehirnpathologie. Verlag Joh. Ambrosius Barth, Leipzig 1934.

[4] PÖTZL, O.: Abbau und Aufbau der optischen Wahrnehmungswelt. Wien med. Wschr. **83**, 129, 160, 189, 217 (1933).

[5] PÖTZL, O.: Zur Agnosie des Physiognomiegedächtnisses. Wien. Z. Nervenheilk. **6**, 335 bis 354 (1953).

[6] LISSAUER, H.: Ein Fall von Seelenblindheit nebst einem Beitrag zur Theorie derselben. Arch. Psychiatr. **21**, 222—270 (1890).

[7] WOLPERT, J.: Die Simultanagnosie — Störung der Gesamtauffassung. Z. Neurol. **93**, 397—415 (1924).

gebieten aufgebaut (somatotopisch, Abb. 5, 6), und ihre Zellwerte für den jeweiligen Organbezirk repräsentieren den realen Funktionswert des zugehörigen Körperabschnittes (Abb. 4, Kap. I). Die Pyramidenbahn ist die einzige Bahn, die *motorisch* vorauseilend reift, während sonst die sensiblen Bahnen voraufgehen (Flechsig[1]), da der Funktion nach alle sensiblen Funktionen früher möglich sind als die motorischen.

Gyrus praecentralis	Gyrus postcentralis
1. *Spastische Monoplegien oder Monoparesen* kontralateral. Manchmal nur einzelne Muskelgruppen betroffen. Bei parasagittaler Läsion meist Betroffensein beider Beine, bei Befall des benachbarten Blasenzentrums auch Blasenstörungen (DD.: Querschnittslähmungen im Rückenmarksbereich: Parese initial schlaff).	1. *Sensible Parese* kontralateral bestimmter Glieder oder Gliedmaßenabschnitte; häufig handschuh- oder strumpfförmig, an der Hand Ulnarseite bevorzugt. Bei ausgedehnter Läsion kontralaterale Hemianästhesie mit unscharfer Mittellinienbegrenzung und unter Aussparung der Genitalregion. Am stärksten betroffen Lage- und Bewegungsempfindung („Tiefensensibilität“).
2. *Gliedkinetische (innervatorische)* Apraxie: Kontralaterale, meist die Hand (DD.: ideatorische und ideokinetische Apraxie, hier nicht Glied-, sondern Gesamtausfall infolge amnestischer Störung mit erschwerter Findung der Bewegungsform) betreffende Apraxie nicht nur für zusammengesetzte, sondern auch für Einzelhandlungen (Winken, Drohen, Pfeifen, Schnalzen, Klopfen). Unbeholfene Grobmotorik, aufgehobene Feinmotorik (Schreiben, Nähen, Fädeln, Sticken).	2. *Astereognosie* kontralateral bei Ausfall der Handregion (Abb. 5*a*). Symptome wie bei Scheitellappen (s. d.).
3. *Fokale motorische Anfälle (Rinden-* oder motorische Jackson-Anfälle), meist distal, kontralateral in einzelnen Gliedmaßen oder Muskelgruppen beginnend, ohne Bewußtseinsverlust. Manchmal Irradiation auf die ganze Körperhälfte oder auch Übergang in generalisierten Anfall mit Bewußtseinsverlust.	3. *Fokale sensible Anfälle* kontralateral (sensible Jackson-Anfälle) in einzelnen Gliedern mit Tendenz zur Irradiation auch auf benachbarte Körperteile.

β) Topische Diagnostik der Kleinhirnfunktionen

Die somatotopische Gliederung umfaßt das Archicerebellum (flocculonoduläres System), das Palaeocerebellum (Wurm) und das Neocerebellum (Kleinhirnhemisphären). Das gesamte Kleinhirn dient der Bewegungskoordination und der Muskeltonusverteilung und empfängt infolgedessen große propriozeptive Afferenzen aus den Muskeln der Körperperipherie, aber auch aus der Großhirnrinde sowie aus dem Vestibularapparat (Orientierung im Schwerefeld der Erde), die entsprechend efferent umgeschaltet werden.

Die wesentlichsten Symptome sind *Hypotonie und Ataxie*. Beide treten im frühen Kindesalter (2. bis 4. Lebensjahr, „Taumelalter“) besonders in

[1] Flechsig, P.: Anatomie des menschlichen Gehirns und Rückenmarks auf myelogenetischer Grundlage. Georg Thieme-Verlag, Leipzig 1920, 1. Band.

Erscheinung, entweder als Reifungssymptome oder als Sekundärsymptome bei anderen Krankheiten. Die Steuerung der Körperachsenstellung erfolgt dabei (intakte Afferenz aus dem Vestibularapparat und dem flocculonodulären System vorausgesetzt) im Wurmbereich (Palaeocerebellum), die Steuerung der Extremitäten-, Rumpf- und Kopfbewegungen im Kleinhirnhemisphärenbereich (Neocerebellum). Streng einseitige Symptome sprechen für Kleinhirnhemisphärenstörung, Mittelliniensymptome für Wurm.

1. *Hypotonieprüfung:*

α) *Passive Beweglichkeit* (Überstreckungen und Überbeugungen):

Kopf:

Kopfbeugung vor-, rück- und seitwärts.

Kopfrotation nach rechts und links.

Obere Extremitäten:

Handschütteln auf- und abwärts, seitlich und rotierend.

Unterarmschütteln (Festhalten der Hand).

Oberarmschütteln (Festhalten von Hand oder Unterarm).

Passives Fallenlassen der seitlich vom Körper waagerecht erhobenen Arme: keine Bremsung auf der betroffenen Seite, sondern Anklatschen.

Pendeln der Arme im Stehen durch Rotation um die vertikale Körperachse.

Pendelnder Trizepsreflex: bei seitlich abgewinkeltem Arm normalerweise 2- bis 3mal.

Passive Rotation im Schultergelenk.

Hochstauchen des gestreckten Armes: Schulterhöhe stößt bei Hypotonie an die Wange.

Untere Extremitäten:

Fußschütteln auf- und abwärts, seitlich und rotierend.

Unterschenkelschütteln (Festhalten des Fußes). Kniewackelsymptom (wie bei Bänderriß) infolge Muskelhypotonie.

Oberschenkelschütteln (Festhalten von Fuß oder Unterschenkel).

Oberschenkelrotation: Übermäßig im Hüftgelenk bei Hypotonie.

Pendelnder Quadrizepsreflex: normal 2- bis 3mal.

β) *Aktive Beweglichkeit:*

Vorhalteversuch: Auf der hypotonen Seite sinkt der Arm bzw. das Bein ab.

STEWART-HOLMES-*Reflexe* und *Hypermetrie* werden durch Hypotonie verstärkt, sind aber primär ataktische Symptome.

2. *Ataxieprüfung:*

α) *Asynergieprüfung* (statische und dynamische Gleichgewichtsstörung = Stand- und Gangstörung):

Im Liegen: Beim *Aufrichten aus dem Liegen* hebt sich das Bein der betroffenen Seite oder beide Beine, so daß Aufrichten unmöglich (Wurmzeichen). Das Symptom kann verstärkt werden durch anfängliches Festhalten der Knie und plötzliches Loslassen (ab 3. Lebensjahr prüfbar).

Beim *Knie-Hacken-Versuch* Hebung zuerst des gestreckten Beines aus der Hüfte, dann erst Kniebeugung.

Beim *Finger-Nasen-Versuch* Anlegen des Armes an den Thorax, dann erst Beugung.

Im Stehen: Bei *Rückwärtsbeugung des Rumpfes* tritt normalerweise Lordose und Kniebeugung auf. Pathologisch ist die ein- oder doppelseitige Kniestreckung (BABINSKIsche[1] Asynergie).

Bei *Rückwärtsbeugung des Kopfes* tritt normalerweise Stirnrunzeln sowie Hochziehen der Augenbrauen auf; pathologisch ist ein- oder doppelseitiges Fehlen.

Stehversuche: Nach Schwierigkeitsgrad normales Stehen, Stehen mit geöffneten Augen bei Fußschluß, Stehen mit geschlossenen Augen und Fußschluß (ROMBERG-Versuch). Fallneigung nach vorne oder hinten spricht für palaeocerebelläre (Wurm), Fallneigung zur Seite für Hemisphären-Störung.

Gehversuche: normaler Gang, Gang mit geschlossenen Augen, Kriechen auf allen vieren.

Haltungsanomalien: Kopfneigung zur Herdseite (besonders häufig bei Kindern mit Tumoren), beim Gehen Zurückbleiben des Oberkörpers bei vorauseilenden Beinen, so daß das Kind hinstürzt.

β) Unterformen der Asynergie:

Hypermetrie: Beim Finger-Nasen-Versuch Vorbeizeigen zur Herdseite, ebenso beim BARANYschen Zeigeversuch. Beim Bleistiftgreifen oder Fassen eines Spielzeuges mit offenen und dann geschlossenen Augen Vorbeigreifen zur Herdseite.

Im *Schriftbild:* Megalographie.

Hypometrie und Dysmetrien: STEWART-HOLMES-Reflexe, „rebound phenomen" (gestörte isometrische Kontraktionen in Form fehlender Bremsung durch die Antagonisten): Streckt man gegen aktiven Widerstand den Arm und läßt ihn plötzlich los, so schlägt der Arm gegen die Brust, spreizt man gegen Widerstand die Oberschenkel auseinander und läßt plötzlich los, so schlagen die Oberschenkel zusammen.

Pronationsversuch: Rasches aktives Pronieren der vorgestreckten supinierten Hände führt zu überschießender Pronation auf der Herdseite.

Wechselseitiges Aufstellen der Knie auf einen Stuhlsitz: Bei Hypermetrie wird das Knie auf der Herdseite überschießend weit vorgestellt.

Adiadochokinese (Asynergie und Dysmetrie):

Rasche Pro- und Supination der Hände: unsicher, ausfahrend und verzögert auf der Herdseite (gering stets auf der subdominanten Seite!).

Zungenschlagen rasch nach rechts und links.

Rascher Faustschluß und Streckung der Finger.

Rasche Beugung und Streckung des Unterarmes.

Rasches wechselweises Anschlagen der Ferse an das Gesäß (ab 10. Lebensjahr verwendbar).

Sprechen: Skandierende Sprache, abgehackt-modulationsarm und langsam (Bradylalie), spricht für Schädigung in *beiden* Kleinhirnhemisphären.

3. *Gewichtsverschätzung* (LOTMAR[2]): im Kindesalter kaum verwendbar.

---

[1] BABINSKI, J.: De l'asynergie cérébelleuse. Rev. neurolog. **7**, 806—816 (1900).

[2] LOTMAR, F.: Ein Beitrag zur Pathologie des Kleinhirns. Mschr. Psychiatr. Neurol. **24**, 217—238 (1908).

4. *Nystagmus, Schwindel* (flocculo-noduläres System): Nystagmus beim Blick zur Herdseite; Schwindel in verschiedenen Formen: Dreh-, Schwank- und Liftschwindel.

5. *Intentionstremor:* Willkürliche Bewegungen gehen kurz vor dem Ziel in einen Tremor über.

6. *Fehlende Mitbewegungen* (Armpendeln beim Gehen) auf der Herdseite.

7. *Haltungsverharren* („Kleinhirnkatalepsie"): abnorm langes Verharren in einmal eingenommenen Stellungen.

8. *Choreiforme Hyperkinesen* („Bindearmchorea", BONHOEFFER[1]) bei Herden in den Bindearmen des Kleinhirns.

9. *Symptome der Schädigungen beim Schreiben und Zeichnen* (alle Bewegungen möglichst groß ausführen lassen!):

α) Zickzacklinie horizontal ziehen.

β) Zickzacklinie vertikal ziehen.

γ) Zwei Punkte horizontal verbinden.

δ) Zwei Punkte vertikal verbinden.

ε) Schreiben von Einzelbuchstaben und Sätzen: Schrift wird immer größer, verliert die Zeilen und zeigt ataktische Entgleisungen.

γ) Topische Diagnostik des Stammhirns

1. *Extrapyramidales (strio-pallidäres) System:* Motorischer Stammganglienanteil für nicht über das Pyramidensystem vermittelte motorische Leistungen; subkortikale motorische Kerne: Corpus striatum (genetisch älter, Nucleus caudatus mit Putamen), das Pallidum (genetisch jünger, Pars pallida des Nucleus lentiformis), Corpus Luysii, Substantia nigra, Nucleus ruber, Nucleus dentatus. Schädigungen vor allem durch geburtstraumatische Blutungen (V. terminalis posterior). Die Störungen können je nach Sitz kontralateral einseitige oder doppelseitige Symptome verursachen.

α) *Störungen des striären Systems* (hyperkinetisch-hypotones Syndrom): choreatische, choreiforme, athetotische, ballistische (Corpus LUYSII!) unwillkürliche Bewegungssteigerungen bei allgemeiner Hypotonie.

Prüfung des Tonus sowie der spontanen (Ruhelage!) und intendierten Motorik (inkoordinierte Hyperkinese, Bewegungen willkürlich nicht unterdrückbar, gesteigert bei willkürlichen Bewegungen und Gefühlserregungen, Sistieren im Schlaf). Pendelnde Sehnenreflexe (DD.: Kleinhirn, s. d.), wechselnder Reflexstatus (fehlende bis sehr lebhafte Reflexe im Wechsel, je nach augenblicklichem Innervationszustand der Muskulatur). Beteiligung auch der Gesichtsmuskulatur („Grimassieren", im Kindesalter häufig Imitationsneurose ganzer Gruppen bei echter Einzelerkrankung).

Symptome der inkoordinierten Hyperkinese:

αα) *Feersches Zeichen:* Die Kinder können nicht regelrechten Händedruck ausüben, sondern man spürt die inkoordinierten Bewegungsabläufe in den zufassenden Fingern besonders deutlich.

ββ) *Keidansches Zeichen:* Pumpt man die Blutdruckmanschette eines Blutdruckgerätes auf eine mittlere Höhe, gibt dem Kind den Gummiball in die

[1] BONHOEFFER, K.: Ein Beitrag zur Lokalisation der choreatischen Bewegungen. Mschr. Psychiatr. **1**, 6—41 (1897).

Hand und fordert es auf, die Quecksilbersäule ruhig auf der eingestellten Höhe zu halten, so ist es dazu nicht in der Lage, sondern es kommt zu groben Schwankungen infolge des inkoordinierten Pressens des Gummiballes.

γγ) *Schrift:* Megalographie mit ausfahrenden Längen, Haken und Schleifen, Zeilen werden eingehalten (s. DD.: Parietalhirnstörungen).

β) *Störungen des pallidären Systems* (hypokinetisch-hypertones Syndrom, „amyostatischer Symptomenkomplex", Parkinsonismus): Bewegungsarmut in Form mangelnder Spontan-, Reaktiv- und Mitbewegungen bei Tonuserhöhung der Muskulatur (Rigor, Starre). Im Kindesalter meist kein oder geringer Tremor (z. B. bei der Bostroemschen juvenilen Form des Parkinsonismus).

Prüfung des Tonus (Rigor, Zahnradphänomen, Starre) sowie der spontanen und intendierten Motorik: Infolge der Bewegungsarmut Hypomimie (Maskengesicht), bei zerebraler Kinderlähmung starre, undifferenzierte Mimik ohne feinere Abstufungen. Gangstörungen: Weder rascher Start noch rasches Anhalten oder rasche Wendungen möglich, kleinschrittiger Gang mit Beschleunigungstendenz (Pro-, Retro- und Lateropulsion; DD. Frontalhirn: Bei leichtem Stoß vor die Brust erfolgt bei Frontalhirnschädigung Retropulsion).

Sprechen modulationsarm (monoton), *Schrift:* Mikrographie mit Einhaltung der Zeilen, fallender Tendenz und Kleinerwerden zum Zeilenende.

2. *Topische Diagnostik des Zwischenhirns* (sensibler und vegetativer Anteil des Stammhirns, Thalamus und Hypothalamus):

α) *Thalamussymptome:* Sie sind im Kindesalter nicht so häufig zu finden, häufiger jedoch, als man annimmt; man muß nur nach ihnen suchen, um sie dann bei Tumoren, Angiomen und Enzephalitiden zu entdecken. Die Symptome finden sich entsprechend den anatomischen Kreuzungen auf der Herdgegenseite.

αα) *Hemihypästhesie* in Form besonderen Betroffenseins der Lage- und Bewegungsempfindung, weniger der Oberflächensensibilität. Als Folge tritt Hemiataxie (DD.: Parietalhirnsymptom, s. d.) auf. Bei dieser Störung der epikritischen Sensibilität besteht eine

ββ) *Hemihyperpathie* mit heftigsten Schmerzen einer Körperhälfte (Hemialgie), permanent, intermittierend spontan anfallsartig oder auf Berührungsreize (Überschreitung der hemihypästhetisch erhöhten Reizschwelle notwendig). Schmerzqualität meist als wund und brennend angegeben.

γγ) *Ausdrucksstörung* infolge Störung der unwillkürlichen Ausdrucksbewegungen: *halbseitig herabgesetzte Mimik*, halbseitige *mimische Fazialisschwäche* (Kindern kitzeln oder zum Lachen bringen!), bei intendierten Bewegungen (Zähne zeigen lassen) regelrechte Innervation der Gesichtshälfte. *Zwangslachen und Zwangsweinen* (thalamo-pallidärer Reflexbogen).

Als *Nachbarschaftssymptome* treten auf:

δδ) Hemiparese, meist flüchtig bei Mitschädigung der Capsula interna (Ödem!).

εε) *Hemichorea und Hemiathetose* bei Mitschädigung des Striatums.

ζζ) *Homonyme Hemianopsie* kontralateral bei Beteiligung des zu den primären Sehzentren gehörenden Pulvinar thalami.

β) *Hypothalamussymptome:* Da der Hypothalamus die höchste Schaltstelle vegetativer Funktionen ist, ist er im Rahmen der regeltechnischen Ordnungen sowohl bei allen peripheren (hormonellen) Störungen mitbeteiligt, wie auch bei Läsionen seiner einzelnen Kerne primäre Ursache klinischer Syndrome (z. B. beim Kraniopharyngeom). Für die Psyche ist der Hypothalamus Ort der primären Stimmungsproduktion (Angst, Glück: kein Objektbezug) mit meist zugehöriger Antriebsveränderung. Damit wird der Hypothalamus zur zentralen Schaltstelle psychosomatischer Störungen.

αα) *Stimmungsveränderungen:* Schädigungen der Vorderwand des 3. Ventrikels führen zu *dienzephaler Euphorie* (maniformes Syndrom mit gehobener Stimmung und Antriebssteigerung). Im Gegensatz zum Frontalhirnsyndrom hier bei den betroffenen Kindern keine Bösartigkeit.

Schädigungen der Hinterwand des 3. Ventrikels haben eine gedrückte Stimmung oder ein „lethargisches" Syndrom mit schlafähnlichen Zuständen zur Folge (Nucleus posterior hypothalami und Corpora mamillaria).

Generell kann gesagt werden, daß im hinteren Hypothalamusgebiet die übergeordneten sympathischen und im vorderen Hypothalamusgebiet die parasympathischen Zentren lokalisiert sind.

ββ) *Wärmeregulation: Wärmeerzeugung,* Wärmeerhaltung über Kreislauf und Schwitzen: Nuclei posteriores.

Wärmeabgabe (Atmung, Schwitzen, Vasodilatation): Nuclei ventrales. Der Reaktionsweg geht über die Temperatur des zirkulierenden Blutes (Kern und Schale des Körpers, ASCHOFF[1]) und über die reflektorische Aktivierung durch die Thermorezeptoren der Haut (s. a. JANSSEN[2]).

γγ) *Stoffwechsel- und endokrine Störungen:* Tuber cinereum, Nucleus supraopticus: adiposo-genitales Syndrom (FRÖHLICH[3]), ERDHEIM-Tumor (Kraniopharyngeom), Diabetes insipidus (Nucleus supraopticus, gewöhnlich mit Hyperthermie einhergehend), Hyperglykämie (Tuberregion), gastrische Störungen (Schleimhauthämorrhagien, gastrische Atonie): Tuberregion.

δδ) *Schlafstörungen* s. o. (Nucleus posterior).

εε) *Autonome Epilepsie* (PENFIELD[4], „sympathische Epilepsie", dienzephale autonome Epilepsie): Hyperthermieanfälle, Schweißausbrüche, Tränenfluß, Bradykardie.

ζζ) *Pupillen- und Lidspaltenerweiterung* sowie als Nachbarschaftssymptome Optikusstörungen (Chiasmasyndrome).

3. *Topische Diagnostik des Mittelhirns* (Mesencephalon: Hirnschenkel, Haube, Lamina quadrigemina):

α) *Hirnschenkel: Hirnschenkelhauben-*(BENEDIKT[5]-)*Syndrom:* extrapyra-

---

[1] ASCHOFF, J. und R. WEVER: Kern und Schale im Wärmehaushalt des Menschen. Naturwissenschaften **45**, 477—485 (1958).

[2] JANSSEN, G.: Störungen der Thermoregulation und endogene Hypothermie. Mschr. Kinderheilk. **104**, 478—480 (1956).

[3] FRÖHLICH, A.: Ein Fall von Tumor der Hypophysis cerebri ohne Akromegalie. Wien. Klin. Rundschau **15**, 883—886, 906—908 (1901).

[4] PENFIELD, W. G.: Diencephalic Autonomic Epilepsy. Arch. Neurol. Psychiat. **22**, 358—374 (1929).

[5] BENEDIKT, M.: Tremblement avec paralysie croisée du moteur oculaire commun. Bull. méd. Paris, **3**, 547 (1889).

midale Hyperkinese (Hemiathetose, -tremor, -chorea) kontralateral, Okulomotoriuslähmung homolateral (Nucleus ruber und Okulomotoriuswurzeln). *Hirnschenkelfuß-*(WEBER[1]-)*Syndrom:* kontralaterale Gliedmaßen-, Gesichts- und Zungenlähmung und homolaterale Okulomotoriuslähmung (Pyramidenbahn und Okulomotoriuskern).

β) Lamina quadrigemina: Vertikalnystagmus, vertikale Blicklähmung nach oben und unten, Konvergenzschwäche, doppelseitige Augenmuskellähmungen (Okulomotorius, Trochlearis, hinteres Längsbündel, Commissura posterior). Schwerhörigkeit (Hörbahn = laterale Schleife), Ataxie (mediale Schleife = sensible Bahn), Aquäduktverschluß als Nachbarschaftssymptom mit supratentoriellem symmetrischen Druckhydrocephalus (Stauungspapille!).

γ) Akute Mittelhirnsymptome s. Kap. IV, C, 1, a, auch als Symptome der Formatio reticularis.

4. *Topische Diagnostik des Hinterhirns* (Metencephalon: Brücke, Kleinhirn):

α) Die topischen Syndrome der Brücke ergeben sich aus der auf engem Raum zusammenliegenden, noch ungekreuzten Pyramidenbahn, der sensiblen Bahn (mediale Schleife) und des Trigeminus-, Abducens- und Fazialiskernes.

αα) Hemiplegia alternans inferior: MILLARD-GUBLER[2]-*Syndrom:* Homolaterale Fazialis- und kontralaterale Gliedmaßenlähmung; FOVILLE[3]-*Syndrom:* homolaterale Fazialis- und Abduzens-, kontralaterale Gliedmaßenlähmung. Manchmal (bei Betroffensein des pontinen Blickzentrums) konjugierte Blicklähmung zur Herd- oder auch zur Gegenseite.

ββ) Hemianaesthesia cruciata: Homolaterale Gesichts- und kontralaterale Rumpf- und Extremitätenhemihypästhesie bzw. Hemianästhesie (Schädigung von Trigeminuskern und medialer Schleife).

β) Die topischen Syndrome des Kleinhirns s. dieses Kapitel.

5. *Topische Diagnostik des Nachhirns* (Myelencephalon, Medulla oblongata):

α) Das akute Bulbärhirnsyndrom s. Kap. IV, C, 1, a und b.

β) Das Syndrom der Leitungsbahnen: Tetra-, Tri- und Hemiplegien sowie Hemiplegia cruciata (Arm der einen und Bein der anderen Seite gelähmt). Daneben halb- oder beidseitige Sensibilitätsstörungen.

γ) Die Syndrome der Leitungsbahnen und der Kerne: Hemiplegia alternans infima (JACKSON[4]-Syndrom): Homolaterale Hypoglossus- und kontralaterale spastische Extremitätenlähmung. Symptome der Bulbärparalyse.

---

[1] WEBER, H. D.: A contribution to the pathology of the crura cerebri. Med. chir. Trans. **46**, 121—139 (1883).

[2] GUBLER, A. M.: De l'hémiplégie alterne envisagée comme signe de lésion de la protubérance annulaire et comme preuve de la décussation des nerfs faciaux. Gaz. hebd. méd. (Paris) **3**, 794, 789, 811 (1856).

[3] FOVILLE, A. L. F.: Note sur une paralysie peut connue de certains muscles de l'œil et la liaison avec quelques points de l'anatomie et la physiologie de la protubérance annulaire. Bull. Soc. anat. (Paris) **3**, 393—414 (1858).

[4] JACKSON, J. H.: On a case of paralysis of the tongue from hemorrhage in the medulla oblongata. Lancet (London) **2**, 770—773 (1872).

δ) Das Syndrom des 4. Ventrikels: Nackenschmerzen mit Zwangshaltung des Kopfes; bei Verschluß der Liquorpassage zuerst Ventilhydrocephalus (intermittierende, akkumulierende Kopfschmerzen mit plötzlichem Verschwinden bei Abfluß des Druckhydrocephalus), dann okklusiver Druckhydrocephalus mit Stauungspapille und heftigsten Kopfschmerzen, Erbrechen, Schwindel und tonischen Streckkrämpfen.

δ) Topische Diagnostik des Rückenmarks

1. *Vorderhornsyndrome:*

α) Schlaffe Lähmung: Reflexabschwächung bis Reflexverlust, Hypotonie, Atrophie, elektrophysiologisch Entartungsreaktion (s. Kap. III, IV).

β) Fehlen von Sensibilitäts-, Blasen- und Mastdarmstörungen.

Vorkommen: Myatonia congenita OPPENHEIM[1], progressive spinale Muskelatrophie (Typ WERDNIG[2]-HOFFMANN[3]), Poliomyelitis.

2. *Seitenstrangsyndrome:*

α) *Spastische Lähmungen* (Reflexsteigerung, pathologische Reflexe, Kloni, Hypertonie; es fehlen Muskelatrophie und Entartungsreaktion).

β) Fehlen von Sensibilitäts-, Blasen- und Mastdarmstörungen.

Vorkommen: spastische Spinalparalyse (ERB[4]-CHARCOT[5]-STRÜMPELL[6]-Syndrom). Die für das Erwachsenenalter geläufige Kombination von Vorderhorn- und Seitenstrangsyndrom (= amyotrophe Lateralsklerose) kommt im Kindesalter nicht vor.

3. *Hinterstrangsyndrome:*

α) Schwerste Störung der Lage- und Bewegungsempfindung (als Folge Ataxie).

β) Hochgradige Hypotonie der Muskulatur.

γ) Reflexabschwächung oder erloschene Muskeldehnungsreflexe bei lebhaften Hautreflexen.

δ) Blasen-, Mastdarmstörungen.

Vorkommen: Im Kindesalter praktisch nur bei Lues connata als juvenile Tabes dorsalis auftretend. Symptome wie Tabes dorsalis.

4. *Kombination Vorderhorn- und peripheres Syndrom:*

α) Muskelatrophie distal beginnend.

β) Reflexlosigkeit, Entartungsreaktion.

γ) Hypästhesie mit Hyperalgie.

---

[1] OPPENHEIM, H.: Über allgemeine und lokalisierte Atonie an der Muskulatur (Myatonie) im frühen Kindesalter. Mschr. Psychiatr. **8**, 232—233 (1900).

[2] WERDNIG, G.: Zwei frühinfantile hereditäre Fälle von progressiver Muskelatrophie unter dem Bilde der Dystrophie, aber auf neurotischer Grundlage. Arch. Psychiatr. **22**, 437—480 (1891).

[3] HOFFMANN, J.: Weitere Beiträge zur Lehre von der progressiven neurotischen Muskeldystrophie. Dtsch. Z. Nervenheilk. **1**, 95—120 (1891).

[4] ERB, W. H.: „Spinaler Symptomenkomplex". Berlin. Z. Psychiatr. **32**, (1875).

[5] CHARCOT, J. M.: Du tabes dorsal spasmodique. Proc. méd. (Paris) **4**, 737—738, 773, 793 (1876).

[6] STRÜMPELL, v. A.: Über eine bestimmte Form der primären kombinierten Systemerkrankungen des Rückenmarkes. Arch. Psychiatr. **17**, 217 (1868).

Vorkommen: Nur als dominant erbliche neurale (neurospinale) Muskelatrophie (SCHULZE[1], CHARCOT-MARIE[2]), bei Kindern um das 5. Lebensjahr beginnend, bekannt.

5. *Kombination von Hinterstrang-, Pyramidenbahn-, Kleinhirnseitenstrang- und Kleinhirnsyndrom*:

α) *seitens der Hinterstränge*: Fehlen der Lage- und Bewegungsempfindung mit spinaler Ataxie; Fehlen der Muskeldehnungsreflexe;

β) *seitens der Seitenstränge* (Pyramidenbahnen): Spasmen und pathologische Reflexe;

γ) *seitens der Kleinhirnseitenstränge und des Kleinhirns:* cerebelläre Ataxie, Nystagmus, cerebelläre Sprachstörung (verlangsamt, skandierend).

Vorkommen: Als spinale Ataxie (FRIEDREICH[3]-Syndrom) in der späteren Kindheit beginnend (DD.: Spina bifida mit Rückenmarksmißbildung!). Symptomatisch ähnliche Kombination bei funikulärer Spinalerkrankung (DANA[4]-Syndrom).

6. *Herdsyndrome des Rückenmarkes:*

α) Halbseitenläsionssyndrom = BROWN-SEQUARDsches[5] Syndrom: Homolaterale spastische Parese mit Herabsetzung der Tiefensensibilität bei kontralateraler Herabsetzung der Schmerz- und Temperaturempfindung.

β) *Querschnittssyndrom:*

αα) motorische Lähmungen, die im betroffenen Segment schlaff (Vorderwurzelschädigung), distal davon spastisch (Pyramidenbahnschädigung) sind. Initial ,,Diaschise“ mit totaler schlaffer Parese, wenn Schädigung akut einsetzt.

ββ) sensible Lähmungen, in der Höhe der Schädigung segmental begrenzt und oft von hyperästhetischer Zone überlagert.

γγ) vegetative Störungen: Blasen-, Mastdarmstörungen, Priapismus, Ödem, Zyanose, Schweißsekretionsstörungen, Dekubitus.

Je nach Sitz ergeben sich folgende wesentliche Unterschiede:

Halsmark: schlaffe Parese der oberen, spastische der unteren Extremitäten, Aufhebung der Bauchhautreflexe. HORNER-Syndrom bei unterer Halsmarkschädigung (Centrum ciliospinale).

Brustmark: obere Extremitäten o. B., spastische Parese der unteren Extremitäten.

Lumbal- und oberes Sakralmark: schlaffe Lähmung der unteren Extremitäten.

---

1 SCHULZE, F.: Über eine eigentümliche progressive atrophische Paralyse bei mehreren Kindern derselben Familie. Berliner klin. Wschr. 1884.

2 CHARCOT, J. M. et P. MARIE: Sur une forme particulaire d'atrophie musculaire progressive, souvent familiale, débutant par les pieds et les jambes et atteignant plus tard les mains. Rev. méd. (Paris) **6**, 97—138 (1886).

3 FRIEDREICH, N.: Über degenerative Atrophie der spinalen Hinterstränge. Virchows Arch. path. Anat. **26**, 391—419 (1863).

4 DANA, CH. L.: The degenerative diseases of the spinal cord, with a description of a new type. J. Nerv. ment. Dis. **18**, 205—216 (1891).

5 BROWN-SÉQUARD, CH. E.: De la transmission croisée des impressions sensitives par la mœlle épinière. Compt. rend. Soc. biol. (Paris) **2**, 33—34 (1851).

Conus medullaris (3. bis 5. Sakral- und Coccygealsegment): Blasen-Mastdarm-Lähmung, Reithosenanästhesie, fehlender Analreflex. Keine motorischen Paresen, da hier weder Pyramidenbahn noch Vorderhornzellen vorhanden.

Cauda equina (untere 3 Lenden-, sämtliche Sakral- und Coccygealwurzeln): Läsionen der oberen Cauda haben Symptome wie Lenden- und obere Sakralmarkschädigung, Läsionen der unteren Cauda Symptome wie bei Conusschädigung zur Folge.

γ) *Tumorsyndrome:*

αα) *extramedulläres Syndrom:* Initial segmental begrenzte Reizerscheinungen seitens der Hinterwurzeln, segmentale Atrophien und schlaffe Paresen seitens der Vorderwurzeln, erst später Querschnittssyndrom mit spastischen Paresen und Blasenstörungen, letztere wegen der größeren Empfindlichkeit der motorischen Bahnen und der Blaseninnervationsbahn wiederum früher als Symptome seitens der sensiblen Bahn.

Zusätzlich: Kompressionssyndrom des Liquors, QUECKENSTEDT-Symptom, neuroradiologisch totaler oder partieller Stopp (s. Kap. III).

ββ) *intramedulläres Syndrom:* Initial Ausfälle seitens des Rückenmarkes in Form dissoziierter Empfindungsstörung und spastischer Paresen, erst später und langsamer Querschnittssyndrom mit unscharfer Grenze der Sensibilitätsstörung, geringerem Kompressionssyndrom des Liquors und charakteristischem neuroradiologischen Bild.

ε) Topische Diagnostik der peripheren Nerven

1. *Vorderwurzelsyndrom:*

α) Schlaffe Lähmung von segmentaler Ausbreitung mit Reflexabschwächung bis -verlust.

β) Sonderform bei Schädigung des Segmentes C 7 / Th 1: Dabei Läsion der vom Centrum ciliospinale ausgehenden Sympathikusfasern mit HORNER-Syndrom.

γ) Ausfälle bei der elektrischen Prüfung und im Elektromyogramm (s. Kap. III, F und III, G).

2. *Hinterwurzelsyndrom:*

α) Segmentale sensible Ausfalls- oder Reizerscheinungen.

β) Reflexabschwächung bis -verlust.

γ) Hypotonie der Muskulatur, seltener Ataxie.

Vorkommen im Kindesalter: Vorder- und Hinterwurzelsyndrom (Liquorsyndrom GUILLAIN-BARRÉ[1] s. Kap. III, H) kombiniert bei Polyradiculitis; isolierte Syndrome bei traumatischen und entzündlichen Wirbel- und Bandscheibenveränderungen sowie (seltener) bei Tumoren.

3. *Plexussyndrom:*

α) Gleichzeitige motorische und sensible Störungen im Versorgungsgebiet des Plexus.

---

[1] GUILLAIN, G., J. A. BARRÉ et A. STROHL: Sur un syndrome de radiculonévrite avec hyperalbuminose du liquide céphalorachidien sans réaction cellulaire. Bull. Soc. méd. hôp. (Paris) **13**, 1462 (1916).

β) Bei der elektrischen Reizdiagnostik und im Elektromyogramm entsprechende Ausfälle.

Vorkommen im Kindesalter: Meist Plexus brachialis in Form geburtstraumatischer (s. Kap. IV, E, 2) oder sonstiger traumatischer Läsionen.

4. *Syndrom der peripheren Nerven:*

α) Parese, Hypotonie, Reflexabschwächung bis -verlust von peripherer Ausbreitung.

β) Sensible Paresen oder Reizerscheinungen im peripheren Versorgungsgebiet.

γ) Im Elektromyogramm und bei der elektrischen Reizdiagnostik entsprechende Ausfälle (s. Kap. III, F und III, G).

ζ) Untersuchungsgang bei Myopathien

(progressive Muskeldystrophie ERB[1], Myotonia congenita THOMSEN[2], Myasthenie ERB[3]-GOLDFLAM[4]):

1. *Untersuchung von Tonus, Trophik, grober Kraft, Reflexen, Beweglichkeit.*

2. *Prüfung der Leistungsmöglichkeit des Kindes* im Bereich verschiedener Muskelgruppen (Zeitmessung notwendig!):

α) Arm-Vorhalteversuch (MINGAZZINI): m. deltoideus.

β) Elevation der Arme über die Waagrechte: m. serratus anterior.

γ) Bein-Halteversuch: In Rückenlage Anheben der Beine und Halten (m. iliopsoas, m. quadriceps femoris).

δ) Stehen auf dem rechten und linken Bein.

ε) Kniebeugen (Anzahl, Verlangsamungstendenz).

ζ) Niederhocken (Dauer!).

η) Aufstehen aus der Hocke.

ϑ) Aufrichten aus dem Liegen (m. rectus abdominis, m. iliopsoas).

ι) Gehen (Schrittlänge, Dauer).

ϰ) Umwenden im Liegen nach rechts und links herum und Registrierung der Ermüdungserscheinungen.

(Diese Prüfungen können bei und nach der Therapie auch als Maßstab für die Rehabilitation verwendet werden.)

3. *Elektrische Reizdiagnostik und Elektromyographie* (s. Kap. III, F und III, G).

4. *Radiologisch:* Weichteilaufnahmen der Muskulatur (s. a. Kap. III, K).

5. *Muskelbiopsie.*

---

[1] ERB, W. H. und F. R. SCHULTZE: Ein Fall von progressiver Muskeldystrophie. Arch. Psychiatr. **9**, 369—388 (1879).

[2] THOMSEN, A. J. T.: Tonische Krämpfe in willkürlich beweglichen Muskeln in Folge von ererbter physischer Disposition (Ataxia muscularis?). Arch. Psychiatr. **6**, 702—718 (1876).

[3] ERB, W. H.: Zur Casuistik der bulbären Lähmungen. Arch. Psychiatr. **9**, 336—350 (1878).

[4] GOLDFLAM, S.: Über einen scheinbar heilbaren bulbär-paralytischen Symptomenkomplex mit Beteiligung der Extremitäten. Dtsch. Z. Nervenheilk. **4**, 312—352 (1893).

η) Neurootologische Untersuchungen

Hörstörungen werden im allgemeinen später entdeckt als Sehstörungen, da die Entwicklung des Hörens dem des Sehens erst folgt, andererseits spontane Lautäußerungen als phylogenetische Schablonen, wie z. B. Lallmonologe ohne Kommunikationswert, auch bei nicht hörenden Kindern möglich sind.

Die Prüfungen können entsprechend dem Alter des Kindes qualitativ (orientierend) oder quantitativ erfolgen. Die qualitativen Nachweise stützen sich auf indirekte Symptome des Hörens, d. h. Reflexbögen, und müssen daher hier kurz beschrieben werden.

1. *Qualitative Hörprüfungen:* Sie dienen dazu, orientierend Hörfähigkeit von Taubheit zu unterscheiden und besagen daneben nichts über die zentralen Funktionen bzw. späteren Leistungen des Sprechapparates bzw. der Sprache. In Frage kommen folgende Methoden:

α) Grobe Untersuchung *mit allgemeinen Lärmreizen* (Gong, Klingel, Händeklatschen, Anruf).

β) Gezielte Untersuchung des *Auro-palpebral-Reflexes.* Dieser ist bereits in der ersten halben Stunde postnatal auslösbar. Er besteht in einem mehr oder minder raschen Lidschlag bei einer bestimmten Beschallung des Ohres und kann, da der n. facialis im efferenten Teil des Reflexbogens den m. orbicularis oculi versorgt, auch als Prüfung bei Lähmungen des n. facialis verwendet werden. Voraussetzung ist weiterhin Bewußtseinsklarheit des Kindes. Man beschallt (nach ROSENAU[1]) mit 120 Dezibel und einer Frequenz von 1000 Hz. Der Reflex ist positiv:

αα) bei intaktem Reflexbogen über die Formatio reticularis, also auch bei zentralen Hörstörungen (DD.!),

ββ) bei Schädigungen des CORTIschen Organs (postmeningitisch, Lärmschaden): Die Störung betrifft die Reiztransformation (Umwandlung der mechanischen Schallenergie in nervale Erregung), so daß das Kind hohe Schallintensitäten infolge Lautheitsausgleich wie ein Gesunder hört, obwohl es praktisch taub ist.

Tritt auf die Beschallung eine Streckreaktion mit Streckspastik auf, so liegt ein akustikomotorischer Reflex (OPPENHEIM, s. Kap. IV, G, 2, a) als Symptom einer Mittelhirnschädigung vor.

γ) *Schlafbeschallung* (ROSENAU[1]) eignet sich für Kinder bis Ende des 3. Lebensjahres. Von dem in einem schallarmen Raum schlafenden Kind wird mittels eines Gürtelpneumatographen auf einen Trommelkymographen die Atmung geschrieben, die sich bei einem Schallreiz von 50 bis 60 Dezibel aus einem 50 cm vom Kopf des Kindes entfernten Lautsprecher signifikant unabhängig von der Schlaftiefe ändert (s. a. Kap. II, C).

δ) *Prüfung der Weckschwelle durch Schallreize* (KOHLSCHÜTTER[2]): Da das Gehör viel flacher „schläft“ als Schmerz oder Drucksinn (JÄHNICHEN[3]), ist

[1] ROSENAU, H.: Möglichkeiten und Grenzen der Hörprüfung im frühen Kindesalter. Pädiatrie und Grenzgebiete **1**, 27—38 (1962).

[2] KOHLSCHÜTTER: Messungen der Festigkeit des Schlafes. Dissertation, Leipzig 1862.

[3] JÄHNICHEN, S.: Über Schlaftiefenmessungen. Übersicht und Versuche im Kindesalter. Dissertation, Würzburg 1955.

es auch im Schlaf leichter erregbar. Auf starke Schallreize kommt es je nach Schlaftiefe zur Änderung des Atemmodus, zum Auftreten allgemeiner motorischer Bewegungen und schließlich zum Erwachen.

ε) Prüfung des Ausdrucksverhaltens: Taube *Kleinkinder* neigen schon frühzeitig zum Grimassieren (optisch übersteuerte Sprechbewegungskopien) und Gestikulieren.

ζ) Prüfung der Vestibulariserregbarkeit: Die Nähe des n. acusticus und des n. vestibularis bedingt kombinierte Schädigung. Verlust der thermischen Erregbarkeit bei gleichzeitig fehlender Reaktion auf akustische Reize ist ein sicheres Zeichen für Ertaubung. Prüfung mit Wasser von 30 bis 40° C bei einer Spüldauer von 40 Sekunden.

Die Prüfungen des Auro-palpebral-Reflexes sowie der thermischen Erregbarkeit lassen sich in jedem Lebensalter durchführen.

2. *Quantitative Prüfungen:* Auch für Kinder gelten die Grundregeln der tonaudiometrischen Untersuchung mittels Schwellenaudiometrie (s. d. Lehrbücher). Diese ist im Vorschulalter nicht anwendbar, daher für diese Lebenszeit nur die

α) Spielaudiometrie: Das Schalltestsignal wird mit Lichtreiz bedingt gekoppelt zur Auslösung eines Spielvorganges durch das Kind (z. B. Guckkastenbild, Projektion u. ä.). Bei Anbietung schließlich nur des Schallreizes auch regelrechte Reaktion, wenn das Kind hört.

ϑ) Neuroophthalmologische Untersuchungen

Das Auge ist wie das Ohr und das haptische Organ der Haut ein „optisches Tastorgan" (Bing und Brückner[1]), welches als Alarm-, Such- und Untersuchungsgerät konstruiert ist und für welches die Fixation als Grundprinzip der Koordination der Sensorik mit der Motorik des Augapfels Grundbedingung ist. Diesem Prinzip werden die notwendigen Augenbewegungen (Sonderfall der Wendebewegungen, Hassler[2]) untergeordnet und ihre Ausführung auf minimale Zeitintervalle zusammengedrängt (s. a. Bender[3]).

1. *Der Fixation der Sehachse* dienen:

α) die tiefen tonischen Halsreflexe: Propriozeptive Afferenzen vorwiegend der tiefen Halsmuskulatur, welche über die Augenmuskelkerne kompensatorische tonische Horizontal- oder Vertikalablenkungen der Bulbi entgegen der Ablenkung des Kopfes aus der Symmetrieebene des Körpers zur Folge haben.

β) die Labyrinthreflexe:

αα) Durch die Otolithen infolge Änderung der Schwerkraftreize über das hintere Längsbündel verursachte Augenmuskeltonusänderungen mit Rol-

---

[1] Bing, R. und R. Brückner: Gehirn und Auge. Grundriß der Ophthalmo-Neurologie. 3. Aufl. Benno Schwabe u. Co., Basel 1954.

[2] Hassler, R.: Die zentralen Apparate der Wendebewegungen. Arch. f. Psychiatr. u. Neurol. **194**, 456—516 (1956).

[3] Bender, M. B.: The oculomotor system. Harper and Row Publ., New York, Evanston. and London 1964.

lungen der Bulbi entgegen der Kopfbewegung („Puppenkopfphänomen", Otolithenreflex nach COGAN[1], Prüfung s. Kap. V).

ββ) Schwingungsdämpfung der Augenbewegungen bei Kopf-Zickzackbewegungen während des Gehens; sie erfolgt über die Endolymphbewegung in den *Bogengängen*, welche durch Vermittlung der Vestibularkerne und das hintere Längsbündel den Augenmuskeltonus beeinflußt (Fixationssicherung des Blickes).

γ) *die optischen Reflexe:* Sie entstehen durch die Notwendigkeit, Übereinstimmung zwischen Fixierpunkt und Reizquelle herzustellen und beizubehalten: *Folge- und Führungsbewegungen der Augen*, die ihrer physiologischen Bedeutung nach nicht Bewegungen, sondern Varianten der Fixation sind. Besonders deutlich sind diese optischen Reflexe beim sehenlernenden Säugling nachweisbar: Er haftet mit dem Fixierpunkt an der Reizquelle, welche das Auge führt. Sie dienen in diesem Lebensalter dem Nachweis von Augenmuskelparesen bzw. konjugierten Blicklähmungen mittels Auf-, Ab- und Seitwärtsfolgebewegungen.

δ) *die willkürliche Fixation:* Sie ist die höchste Form der Fixationsmöglichkeit und wird unterstützt durch die Fähigkeit, willkürlich Suchbewegungen durchzuführen. Das gefundene Objekt wird mit dem Fixierpunkt mittels kleinster ruckartiger Bulbusbewegungen abgetastet: *Späh- oder Kommandobewegungen:* Beim Kind ab 2. Lebensjahr steigend nachweisbar, wahrscheinlich aber viel früher vorhanden, da zur Ausführung einer derartigen Kommandobewegung der Bulbi volles Sprachverständnis vorhanden sein muß. Das Kind intendiert aber seine Blicke lange vorher über seine eigenen Vorstellungen.

2. *Die Pupillenreflexe dienen der Dosierung der Reizaufnahme:*

α) *der Verengungsreflex:* Bereits beim Neugeborenen voll ausgeprägt (s. Kap. V), auf plötzliche Belichtung mit einer Latenzzeit von 0,28 sec ablaufend und in 0,5 sec das Maximum erreichend. *Erregung* der parasympathischen Pupillenzentren (EDINGER-WESTPHALsche Kerne).

β) *der Erweiterungsreflex:* Bereits beim Neugeborenen nachweisbar, mit einer Latenzzeit von 0,4 sec einsetzend und in 0,5 bis 1 sec zur starken (nicht immer maximalen) Erweiterung führend. *Hemmung* der parasympathischen Pupillenzentren (EDINGER-WESTPHALsche Kerne).

γ) *die Erregungsmydriasis* („sensitiv-sensorieller Pupillenreflex"): Auf Schreck, Angst, Erregung, Schmerz („Cilio-spinal-Reflex": Bei Kneifen der Nackenhaut über Segment C 7 erfolgt Dilatation der Pupille, der Reflex fehlt bei Mittelhirnschädigung, s. Kap. IV j.) kommt es zu einer sympathischen Erweiterung der Pupille (m. dilatator pupillae).

δ) *Nah- und Ferneinstellungsmitbewegungen* der Pupille: Bereits im Neugeborenenalter auftretend, jedoch noch schwierig von den Reflexen α, β, γ abzutrennen. Bei Fixieren jedoch bereits sicher vorhanden und in etwa 1,5 sec ablaufend. Prüfung am jungen Kind am günstigsten durch zwei Versuchspersonen: In einem möglichst langen Raum hält abwechselnd die eine Person einen größeren Spielgegenstand am Raumende in das Blickfeld des

[1] COGAN, D. G.: Neurology of the ocular muscles. Thomas Publ., Springfield (Ill.).

Kindes, die andere einen kleineren Spielgegenstand etwa 35 cm vor das Gesicht des Kindes. Man sieht dann leicht die Nah- und Ferneinstellungsbewegungen der Pupille in Form der Verengung und Erweiterung.

Doppelseitige Akkomodationslähmungen charakteristisch für Diphtherie.

3. *Die topische Diagnostik der Augenmuskellähmungen:*

α) *Kernlähmungen* (nukleäre Paresen): Bei Kernläsionen des n. oculomotorius meist verschiedene Muskeln *beider* Augen ausgefallen, jedoch Pupillenmotorik und Naheinstellung meist erhalten; als letztes tritt bei Kernlähmungen die Ptosis auf. Umgekehrt bei peripheren Läsionen: Befall nur eines Auges, initiale Ptosis, dann Pupillenlähmung. Bei Lähmungen des n. trochlearis nicht feststellbar, ob nukleär oder peripher, da er nur einen Muskel versorgt, Kombination mit partieller Okulomotoriuslähmung spricht für nukleäre Läsion.

Da der Kern des n. abducens räumlich mit dem pontinen Blickwendezentrum zur gleichen Seite zusammenfällt, liegt bei Kernläsionen neben Parese des m. rectus externus auch Lähmung des m. rectus internus der Gegenseite vor und daher konjugierte Blicklähmung zur kranken bzw. Déviation conjuguée zur gesunden Seite. Dabei meist gleichzeitig periphere (!) Fazialislähmung (Foville[1]-Syndrom).

β) *infranukleäre Lähmungen:* siehe Mittel-, Nach- und Hinterhirnsyndrome (dieses Kap. γ3,4,5). Monosymptomatische Abduzenslähmung bedeutet stets infranukleäre Lähmung, da nukleäre immer Nachbarschaftssymptome verursacht. Die Kombination einseitiger Abduzens-, Trigeminus- und manchmal Fazialislähmung mit lymphozytärer Meningitis bei Pyramidenspitzenosteomyelitis (Otitis im Kindesalter!) ist als Gradenigo[2]-Syndrom geläufig.

4. *Prüfung des Schutzapparates der Augen:*

α) *Glabellareflex* (s. Kap. V).

β) *Cornealreflex* (s. Kap. V).

γ) *Anblasreflex:* Auf sanftes Anblasen der Augenlider erfolgt symmetrischer Lidschluß, bei übererregbaren Säuglingen Blepharospasmus.

Geprüft wird hierbei die Intaktheit der Afferenz (n. trigeminus) und der Efferenz (n. facialis). Lähmungen eines dieser Nerven können Reflexabschwächung bzw. -ausfall bewirken.

δ) *Prüfung des Tränenflusses: Trockenes Auge* bei Läsionen oberhalb des Abganges des n. petrosus superficialis maior (Hirnstammnähe), *Tränenträufeln* bei Läsionen unterhalb, „Krokodilstränensyndrom“: übermäßiger Tränenfluß beim Essen bei Läsion des n. facialis oberhalb des Ganglion geniculi.

5. *Prüfung des Augenhintergrundes:* Versuchsweise stets ohne Erweiterung, wenn nicht möglich, mit Erweiterung unter Benutzung eines Ophthal-

---

[1] Foville, A. L. F.: Note sur une paralysie peu connue de certain muscles de l'œil et la liaison avec quelques points de l'anatomie et la physiologie de la protubérance annulaire. Bull. Soc. anat. (Paris) **3**, 393—414 (1858).

[2] Gradenigo, G.: Über Paralyse des n. abducens otitischen Ursprungs. Arch. Ohr-, Nasen-Kehlkopfkrht. **74**, 249 (1907).

moskops. Beurteilung der Papille, der Gefäße und der Retina in ihren peripheren und zentralen Anteilen.

6. *Orientierende Prüfung des Gesichtsfeldes:* Man setzt sich das Kind gegenüber und fordert es auf, dem Untersucher in die Augen zu schauen. Dann nähert man von seitlich her seine beiden ausgestreckten Hände. Das Kind sieht diese gleichzeitig mit dem Untersucher: Es kann das Sichtbarwerden im Gesichtsfeld dann selbst angeben oder man erkennt das Sehen an der raschen Blickwendung des Kindes zur Hand oder zu dem darin gehaltenen Spielzeug.

Alle eingehenden Untersuchungen des optischen Apparates sind Angelegenheit der Ophthalmologie oder der speziellen Neuro-Ophthalmologie, bedürfen aber in jedem Falle der klinischen Interpretation. Die klinisch vollständigste Sammlung bieten WILBRAND und SAENGER[1].

ι) Neurologische Diagnostik der Atmung

Die Atmung, neben Kreislauf- und Temperaturregulation die dritte, phylogenetisch jüngste Erwerbung und als eine der „Basisregulationen" wichtigste Voraussetzung der höheren Lebensabläufe, ist in ihrer Gesamtheit weit mehr als nur ein physiologischer Tatbestand. In ihrer normalen oder gestörten Form ist sie sowohl mit den einzelnen phylogonetischen Stufen verknüpft als auch Diener der jeweiligen aktuellen psychischen Situation des Kindes, oder im psychosomatischen Bereich von Affektivität und Vegetativum subtiler Ausdruck ausgeglichenen oder veränderten körperlich-psychischen Zusammenspiels (SCHMITT[2], CHRISTIAN[3], D. MÜLLER[4], KUJATH[5]).

Die Untersuchung der Atmung wäre also ganz unvollständig, wollte sie sich ausschließlich auf physiologische Daten beschränken und die künstlich analytisch aus dem Syndromzusammenhang gelöste Atmungsfunktion isoliert betrachten. Diese stehen scheinbar beim Neu- und Frühgeborenen sowie beim Säugling im Vordergrund, um dann aber immer mehr an Bedeutung zu verlieren zugunsten der höheren und differenzierteren Atemformen, während Amplitude und Frequenz weiterhin ihre Gültigkeit als periphere Steuerungsfaktoren für durch Organkrankheiten beeinflußte Atmung behalten. Gerade der Säugling aber reagiert auf verschiedene Reize mit der Atmung so prompt und abgestimmt, daß auch hier die physiologischen Verhältnisse ganz im Dienste höherer Funktionen stehen.

Die komplizierten Einzelverhältnisse lassen sich am besten verstehen, wenn man *von der Regeltechnik ausgehend* die möglichen Veränderungen und

---

[1] WILBRAND, H. und A. SAENGER: Die Neurologie des Auges. Ein Handbuch für Nerven- und Augenärzte. Bd. I bis X. J. F. Bergmann-Verlag, Wiesbaden 1900.

[2] SCHMITT, J. L.: Atemheilkunst, Hanns Georg Müller Verlag KG., 2. Aufl., München und Berlin 1956.

[3] CHRISTIAN, P.: Befund und Befinden beim nervösen Atmungssyndrom, speziell bei Atemhypochondern. Zbl. ges. Neurol. Psychiatr. **152**, 162—163 (1959).

[4] MÜLLER, D.: Nervöses Atmungssyndrom (DA COSTA), depressive Verstimmung und tetanoide Dystonie. Psychiatrie (Leipzig) **13**, 106—112 (1961).

[5] KUJATH, G.: Zur Pathogenese des paroxysmalen Hyperventilationssyndroms. Mschr. Kinderhk. **111**, 27—30 (1963).

Beeinflussungen in einem sog. *Blockschema* darstellt (Abb. 11). Das Schema erlaubt aber nicht nur ein einfacheres Verständnis, sondern gibt vor allem auch Hinweise, an welchen Orten und an welchen Punkten die speziellen diagnostischen Maßnahmen anzusetzen sind bzw. welche Anteile des Schemas man zu bestimmten Lebenszeiten ausschließen kann.

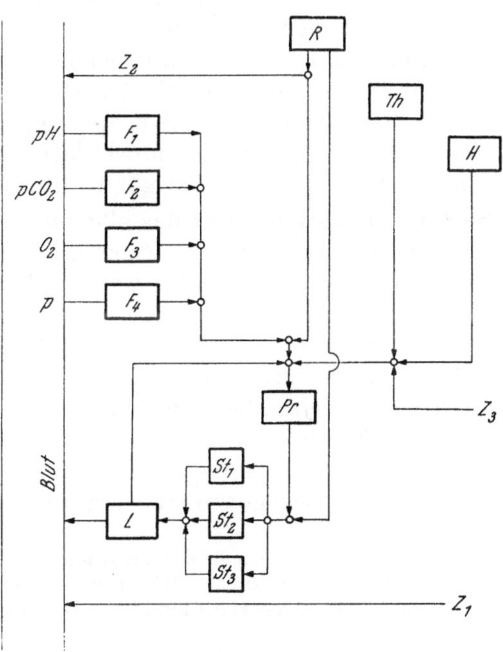

Abb. 11. *Blockschaltbild der Atmung* (nach RANKE). Im Blockschema sind die regeltechnischen Verbindungen des Programmgebers der Atmung (*Pr*) dargestellt. Es fehlen die psychischen Verbindungen, die aber, da sie über den Kortex wirksam werden müssen, der Einfachheit halber vernachlässigt werden können. Es bedeuten im Schema: *R* Rinde, *Th* Thalamus, *H* Hypothalamus, F_1, F_2, F_3, F_4 Fühler für p_H, CO_2-, O_2-Sättigung und Blutdruck, *St* Stellglieder (Zwerchfell, Interkostalmuskulatur, Hilfsmuskeln), *L* Lunge (zugleich Regelstrecke des kleinen Regelkreises *Pr*—*St*—*L*) das Blut ist die Regelstrecke des großen Regelkreises, Z_1 Störgröße Stoffwechsel, Z_2 Störgröße Muskelinnervation bei Willkürarbeit, Z_3 Störgrößen aus anderen Teilen der Medulla oblongata (Saugen, Schlucken, Husten, Niesen, Gähnen)

Unter einem solchen allgemeineren Gesichtspunkt scheinen zunächst die anatomisch-topischen Voraussetzungen der Neurologie an Wert zu verlieren. HESS[1] (S. 45) hat in diesem Zusammenhang betont, daß z. B. die dienzephalen Störfelder („dynamogene Zone") keinen Foci mit Einzelsymptomen wie etwa kortikalen motorischen Reizpunkten entsprechen, sondern „kollektive Vertretungen einer Symptomengruppe" sind. FROWEIN[2] fand bei Hirntraumen, daß überhaupt eine lokalisatorische Bevorzugung bestimmter Atemformen nicht bestehe, sondern diese entweder bei diffusen Hirnschädigungen oder diffusen Hirnfunktionsstörungen auftreten (S. 57). Geht man jedoch von der Tatsache aus, daß *für die Klinik* die *topische Diagnostik*, z. B. im Hinblick auf Lokalisation von Tumoren, Blutungen, Entzündungen oder Massenverschiebungen, neben der Ursachendiagnostik wesentlich ist, so ist es notwendig, auch die anatomischen Verhältnisse und ihre physiologischen Beziehungen näher zu kennen. Die Forderung v. WEIZSÄCKERS nach einer „Physiologie ohne Anatomie" hat so in dem Protest gegen das Dominieren des Morphologischen ihre Berechtigung, muß aber für die tägliche Praxis

[1] HESS, W. R.: Das Zwischenhirn. Verlag Benno Schwabe u. Co., Basel 1949.

[2] FROWEIN, R. A.: Zentrale Atemstörungen bei Schädel-Hirnverletzungen und bei Hirntumoren. Springer-Verlag, Berlin-Göttingen-Heidelberg 1963.

von der Höhe der wissenschaftlichen Pointierung auf ein verwertbares Maß zurückgeführt werden.

Man hat versucht, das eigentliche ,,Atemzentrum" (,,Programmgeber", RANKE[1]) aus der Phylogenese als gestuften Aufbau mit Funktionsschichten, die sich im Abbau oder Zerfall wieder repräsentieren sollen, verständlich zu machen (PEIPER[2], LUMSDEN[3], TANG[4], WYSS[5]). Dabei wird aber übersehen, daß das Atemzentrum zu den sog. positiv allometrischen Organen bzw. Organteilen gehört, d. h. vorauseilend funktionsfähig ist, und intrauterin längst die phylogenetischen Stufen zeitlich hinter sich gelassen hat, bereits rhythmisch-automatisch ohne propriozeptive Stimulierung aus der Afferenz der Thorakal- und Zwerchfellmuskulatur arbeitet und durch die Geburt nur geschädigt bzw. in dieser Tätigkeit unterbrochen wird (s. Kap. IV).

Seiner Arbeitsweise liegt das allgemeine Prinzip der rhythmisch-automatischen Entladungsform des Zentralnervensystems, unabhängig von peripheren Einflüssen, zugrunde (GIBBS[6], JUNG[7]), wobei die Variierung nach den Regeln der Koordination verschiedener zentraler Rhythmen erfolgt (v. HOLST[8], BRODIE und BORISON[9], v. BAUMGARTEN u. Mitarb.[10]). Geht man von dieser Auffassung aus, so sind auf der einen Seite für den rhythmisch-automatisch arbeitenden ,,Programmgeber" Blut, Lunge und äußere Störgrößen, auf der anderen Seite aber ebenso Hirnrinde, Thalamus, Hypothalamus mit ihren aus der äußeren Umwelt (Sinnesorgane) oder inneren Umwelt (Vorstellungen) bezogenen Wirkungsgrößen (intendierte und emotionale

---

[1] RANKE, O. F.: Physiologie des Zentralnervensystems vom Standpunkt der Regelungslehre. Urban und Schwarzenberg, München und Berlin 1960. S. 75 f.

[2] PEIPER, A.: Die Eigenart der kindlichen Hirntätigkeit. 3. Aufl. VEB Verlag Georg Thieme, Leipzig 1961.

[3] LUMSDEN, TH.: Observations on the respiratory centers in the cat. J. Physiol. (London) **57**, 153—160 (1923). Observations on the respiratory centers, J. Physiol. (London) **57**, 354 to 367 (1923). The regulation of respiration. J. Physiol. (London) **58**, 81—91, 111—126 (1923). Proc. soc. Med. (London) 17, II, Nr. 8, 15 (1924).

[4] TANG, P. C.: Localization of the pneumotaxic center in the cat. Amer. J. Physiol. **172**, 645—652 (1953).

[5] WYSS, O. A.: Respiratory center and reflex control of breathing. I. The mode of functioning of the respiratory center II. The part played by the lungs in the reflex control of breathing. Helv. physiol. pharmacol. Acta **12**, Suppl. 10, 5—25, 26—35 (1954).

[6] GIBBS, F. A. and E. L. GIBBS: Atlas of electroencephalography. 2. Aufl. Cambridge, Mass.: Addison-Wesley Press, Inc. 1950.

[7] JUNG, R.: Allgemeine Neurophysiologie, Handb. d. inn. Med., 4. Aufl. 5. Bd. Springer-Verlag, Berlin-Göttingen-Heidelberg 1953.

[8] HOLST, v. E.: Die relative Koordination als Phänomen und als Methode zentralnervöser Funktionsanalyse, Erg. Physiol. **42**, 228—306 (1939). — Versuche zur Theorie der relativen Koordination. Pflügers Arch. **237**, 93—121 (1936). — Über den ,,Magnet-Effekt" als koordinierendes Prinzip im Rückenmark. Pflügers Arch. **237**, 655—682 (1936). — Entwurf eines Systems der lokomotorischen Periodenbildung bei Fischen. Z. vergl. Physiol. **26**, 481—528 (1939). — Über relative Koordination bei Säugern und beim Menschen. Pflügers Arch. **240**, 44—49 (1938).

[9] BRODIE, D. A. und H. L. BORISON: Evidence for a medullary inspiratory pacemaker. Functional concept of central regulation of respiration. Amer. J. Physiol. **188**, 347—354 (1957).

[10] BAUMGARTEN, v. R., K. BALTHASAR und H. P. KOEPCHEN: Über ein Substrat atmungsrhythmischer Erregungsbildung im Rautenhirn der Katze. Pflügers Arch. ges. Physiol. **270**, 504—528 (1959/60).

Modulation, BERGER[1]) periphere Faktoren, die unabhängig von ihrer Rangordnung („höher“ und „tiefer“) verarbeitet und variiert werden müssen.

Man kann daher unterscheiden:

1. *Quantitative Atemveränderungen:*

a) Änderung der Amplitude = primäre Änderung des Atemvolumens (Pneumonie, Änderung der Blutfaktoren, Stoffwechsel- oder Störung des Programmgebers selbst) mit sekundärer psychosomatischer oder psychischer Beteiligung (Angst, Mißempfindungen, Freude, Wohlbefinden).
b) Änderung der Atemfrequenz.

2. *Qualitative Atemveränderungen:*
Änderung des Atemtyps = primäre Änderung der Atmungsweise durch psychische, psychosomatische oder hirnpathologische Einflüsse (willkürliche und emotionale Modulation, Tumoren, Blutung, Entzündung) mit sekundärer Änderung oder Gleichbleiben des quantitativen Atemvolumens.

Für den Kliniker ergeben sich daraus drei weitere Fragen:

1. An welchem Punkt des Regelschemas ist die Störung zu suchen? (Blut, Lunge, Stoffwechsel, ZNS.)
2. Von welchem speziellen Punkt des zentralen Apparates wird die Störung gesteuert? (Medulla, Pons, Diencephalon, Rinde, Psyche.)
3. Welche topischen Beziehungen lassen sich zur Ursache der Störung finden? (Blutung: Mittelhirn, Pons; Tumor: Pons, 4. Ventrikel; Entzündung: Mittelhirn; Einklemmung: Mittelhirn.)

Zur Beantwortung dieser Fragen, von denen hier nur die der zentralen Steuerung interessiert, ist es notwendig, die topische Anordnung der Atemzentren und die ihnen physiologisch nachweisbare Funktion sowie die klinisch abgrenzbaren Atemtypen zu kennen. Letztere können dann auf das anatomische Substrat in heute schon recht verläßlicher Weise bezogen werden.

Es scheint nun müßig zu diskutieren, ob die Auffassung LANGENDORFFS[2], daß das Atemzentrum nur ein physiologischer Begriff, aber keine anatomische Einheit sei, richtig ist. Die Versuche von W. R. HESS[3] und die klinischen Beobachtungen von McNEALEY und PLUM[4] sowie FROWEIN[5], D. MÜLLER[6] u. a. zeigen, daß von bestimmten anatomisch definierbaren Punkten die Atmung gestört und verändert werden kann. Daß diese Punkte

[1] BERGER, H.: Physiologische Begleiterscheinungen psychischer Vorgänge. In: BUMKE-FÖRSTER, Handb. d. Neurol. Bd. 2/II, S. 492. Springer-Verlag, Berlin 1937.

[2] LANGENDORFF, O.: Arch. Physiol. **1880**, 518, zit. in NAGELS Handb. d. Physiol. Bd. 4, 337 (1909).

[3] HESS, W. R.: Das Zwischenhirn. Syndrome, Lokalisationen, Funktionen. Benno Schwabe u. Co., Basel 1949.

[4] McNEALEY, D. E. und FR. PLUM: Brainstem dysfunction with supratentorial mass lesions. Arch. of Neurol. 7, 10—32 (1962).

[5] FROWEIN, R. A.: Zentrale Atemstörungen bei Schädel-Hirnverletzungen und bei Hirntumoren. Springer-Verlag, Berlin-Göttingen-Heidelberg 1963.

[6] MÜLLER, D. In.: K. LEONHARD u. Mitarb.: Die klinische Lokalisation der Hirntumoren in der Kritik der technischen, bioptischen und autoptischen Nachprüfung. Joh. Ambrosius Barth, Leipzig 1965.

nicht an einem Orte in Form eines Organs vereinigt sind, ist so wenig ein Einwand gegen die anatomische Struktur des Atemzentrums, als wenn man das Blut oder das Reizleitungssystem des Herzens nicht als einheitlich anatomisch definierbar betrachten würde.

In welcher Weise ist nun das „Atmungszentrum", d. h. der eigentliche „Programmgeber" der Atmung, aufgebaut?

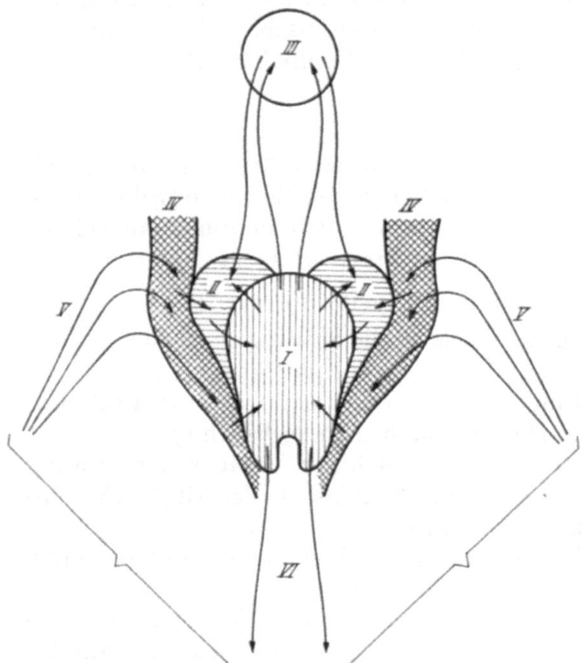

Abb. 12. *Schematische Topographie und Arbeitsweise des „Atemzentrums"* (=Programmgeber der Regelung). *I* Inspirationszentrum, ventral in der Substantia reticularis gelegen; tiefere Reizschwelle als das Exspirationszentrum *II* im dorsolateralen Anteil der Formatio retcularis. *III* suprabulbäres pneumotaktisches Koordinationszentrum nach LUMSDEN, vor dem Pons gelegen; *IV* bulbäres, vagales Reflexzentrum (Tractus solitarius mit Kern); *V* afferente Vagusfasern; *VI* inspiratorische motorische Neuronen, die zusammen mit dem Vagus die vagale Selbststeuerung der Atmung bewirken (nach WYSS aus SCHMITT, S. 197)

Man unterscheidet im Bereich der Formatio reticularis am Boden des 4. Ventrikels (Rautengrube) einen ventralen unteren Anteil, der im wesentlichen *Einatmungszentrum* ist und eine niedrigere Reizschwelle als das *Ausatmungszentrum* besitzt. Letzteres wird dorsolateral oben lokalisiert, und zwischen beiden bestehen hemmende Mechanismen (PITTS, MAGOUN und RANSON[1], 1939; PITTS[2], 1940). Das Inspirationszentrum ist das Hauptatemzentrum und sendet seine efferenten Impulse einmal zu den motorischen Neuronen der Einatmungsmuskulatur, zum anderen zum sog. *suprabulbären pneumotaktischen Koordinationszentrum* (LUMSDEN). Dieses entspricht anatomisch offenbar den medialen und lateralen Anteilen der Formatio reticularis im Bereich des oralen Hirnstammes bzw. der Brücke (PLUM und SWANSON[3]). Bei Ausfall der Zentren in der Formatio reticularis können noch niedere Rückenmarkszentren (medulläre Ebene unterhalb der Striae acusti-

[1] PITTS, R. F., H. W. MAGOUN und S. W. RANSON: Localization of the medullary respiratory centers in the cat. Amer. J. Physiol. **126**, 673—688 (1939).

[2] PITTS, R. F.: The respiratory center and its descending pathways. J. comp. Neurol. **72**, 605—625 (1940).

[3] PLUM, F. und A. G. SWANSON: Central neurogenic hyperventilation in man. A. M. A. Arch. Neurol. Psychiatr. **81**, 535—549 (1959).

cae nahe der Spitze des Calamus scriptorius, „gasping centre“) primitive Atemsteuerung wie bei Fischen übernehmen, wobei klinisch die Schnappatmung der Frühgeborenen (s. PEIPER, S. 345) oder die agonale Atmung des Erwachsenen resultiert (REIN[1], SCHNEIDER und OPITZ[2]) (Abb. 12, 13).

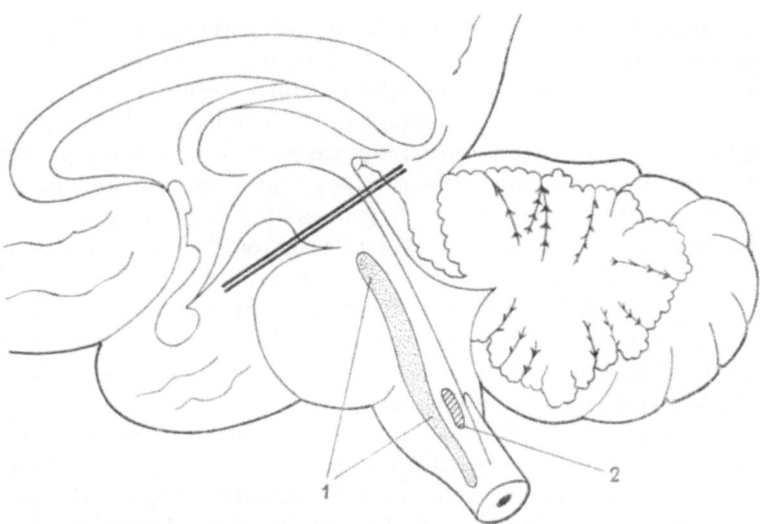

Abb. 13. *Topographie der Atemzentren* (*1* Formatio reticularis) und der Kreislaufzentren (*2* Vaguskern) in der Medulla oblongata am Boden des 4. Ventrikels. Präpontin ist doppelstrichig die Mittelhirnebene und damit die Läsionsstelle unter der Geburt bezeichnet (aus REIN, Physiologie des Menschen, Springer-Verlag, Berlin-Göttingen-Heidelberg 1948)

Neben diesen medullären (Hauptatem-)Zentren stehen die „übergeordneten“ diencephalen Atemzentren, die, nach Funktionszielen und nicht nach Organrepräsentation organisiert (HESS[3]), vorwiegend im Hypothalamus in der unteren Seitenwand des 3. Ventrikels zu lokalisieren sind. Von dort gehen weitere Verbindungen zum Thalamus (Nucleus ventralis anterior, DELL und TALAIRACH[4]) und zur Hirnrinde, wobei die Atmung modulierende efferente Impulse wahrscheinlich nicht über die Pyramidenbahn, sondern extrapyramidal geleitet werden (YOUNG[5]).

Welche klinisch bekannten Atemformen lassen sich nun diesen anatomisch-topisch und funktionell gesicherten Bereichen zuordnen? Man kann vier Formen unterscheiden:

[1] REIN, H. U.: Die physiologischen Verknüpfungen von Atmung und Kreislauf. Nauheimer Fortbl.-Lehrgang (1935).

[2] SCHNEIDER, M. und E. OPITZ: Über die Sauerstoffversorgung des Gehirns und den Mechanismus der Mangelwirkung. Erg. Physiol. **46**, 126—260 (1950).

[3] HESS, W. R.: Das Zwischenhirn. Syndrome, Lokalisationen, Funktionen. Benno Schwabe u. Co., Basel 1949.

[4] DELL, M. B. und J. TALAIRACH: Inhibition respiratoire par stimulation sous-corticale chez l'homme. Rev. neurol. **90**, 275—282 (1954).

[5] YOUNG, A. C.: Neural control of respiration. In: RUCH and FULTON: Medical Physiology and Biophysics. 18. Aufl. 813—828, Saunders u. Co., Philadelphia und London 1960.

1. Grundatmungsformen.
2. Ausdrucksatmung.
3. Intendierte Atmung.
4. Adaptierte Atmung.

1. *Grundatmungsformen:*

α) *Apneustische Atmung* (inspiratorischer Atemstillstand): Vertiefte inspiratorische Atmung; bei maximaler Reizung des Inspirationszentrums Stillstand in höchster Einatmungsstellung von Zwerchfell, Brustkorb und Hilfsmuskeln (Agonie). Meist Mischung mit periodischer Atmung (s. d.) in Form langer maximaler Inspiration und unregelmäßiger normaler Atemzüge.

β) *Exspiratorischer Atemstillstand:* Maximale Exspiration (z. B. beim respiratorischen Affektkrampf, in der tonischen Phase des großen epileptischen Anfalles) mit Zyanose und Bewußtlosigkeit bei subkortikaler Übersteuerung des Exspirationszentrums. Im Augenblick des Bewußtseinsverlustes erlischt der pathologische subkortikale Steuerimpuls und das mit niedrigerer Reizschwelle arbeitende Inspirationszentrum beginnt zu funktionieren. Exspiratorische Atemstillstände sind daher trotz ihres klinisch bedrohlichen Aussehens nicht gefährlich.

γ) *Die Schnappatmung:* Klinisch aus einzelnen schnappenden Atemzügen zusammengesetzte, durch Atemstillstände ungleicher Länge getrennte Atemform (PEIPER, S. 345). Die experimentelle Schnappatmung ist dagegen regelmäßig, erst bei Superponierung mit der „ataktischen Atmung" (in Amplitude und Frequenz unregelmäßige, nichtmaximale schnellere Atmung) kommt es zu unregelmäßigen Intervallen (HOFF und BRECKENRIDGE[1]). Bei der klinisch zu beobachtenden Form scheint es sich um eine durch wechselnde CO_2-Konzentration in Frequenz und Tiefe gesteuerte Mischung von echter Schnapp- und ataktischer Atmung zu handeln.

δ) *Periodische Atmung:* Die periodische Atmung tritt klinisch in der Form der BIOTschen[2] und der CHEYNE[3]-STOKESschen[4] Atmung auf. Die BIOTsche Form besteht in regelmäßigen Perioden gleich tiefer Atemzüge, die klinisch von Pausen scheinbar völligen Atemstillstandes unterbrochen werden, während die CHEYNE-STOKESsche Atmung in an- und abschwellenden Atemzügen unterschiedlicher Amplitude und Frequenz und wechselnder Perioden sich zeigt. ECKSTEIN und ROMINGER[5] konnten nachweisen, daß bei den Intervallen scheinbar völliger Atemruhe kymographisch sich dennoch flache Atmungsschwankungen zeigen. Dabei ist die CHEYNE-STOKESsche Atmung

[1] HOFF, H. E. und C. G. BRECKENRIDGE: Medullary origin of respiratory periodicity in the dog. Amer. J. Physiol. **158**, 157 (1949).

[2] BIOT, M. C.: Étude clinique et expérimentale sur la respiration de CHEYNE-STOKES. Paris. G. B. Beillière et fils 1878.

[3] CHEYNE, J.: A case of apoplexy, in which the fleshy part of the heart was converted into fat. Dublin Hospital Rep. Commun. Med. Surg., **2**, 216—223 (1818).

[4] STOKES, W.: Die Krankheiten des Herzens und der Aorta. Denkschrift von LINDENWURM, zit. FROWEIN: Zentrale Atemstörungen bei Schädel-Hirnverletzungen und bei Hirntumoren. Springer-Verlag, Berlin-Göttingen-Heidelberg 1963.

[5] ECKSTEIN, A. und E. ROMINGER: Beiträge zur Physiologie und Pathologie der Atmung im Kindesalter. IV. Mitteilung: Über die Atmungsstörung bei der tuberkulösen Meningitis. Arch. Kinderheilkunde **70**, 258—273 (1922).

meist nur ein Teil des „Cheyne-Stokesschen Symptomenkomplexes" (s. Wassermann[1]), wozu Periodisierung der Bewegungsabläufe, der Herztätigkeit, des Bewußtseins, der Reflexerregbarkeit und des Pupillenspiels gehören. Klinisch können sich beide Formen mischen und mannigfaltige Symptome der Periodisierung zeigen.

Peiper (S. 338) nimmt für die periodische Atmung ein „Periodenzentrum" an, welches phylogenetisch eine tiefere Stufe darstellt als das rhythmisch arbeitende Atemzentrum (Babak[2], Dedek[3]), und verweist auf die manchen Tierarten dauernde Eigentümlichkeit dieser Atemform (Wassersäugetiere: Wale, Seehunde, Eisbären). Hoff und Breckenridge[4] meinen, daß bei anatomischen Läsionen, durch Anoxie, Kreislaufstörungen, Schlaf oder Pharmaka die Atmungssteuerung sich ändern und bei der Cheyne-Stokesschen Atmung sich gleichsam gleitend tiefere Integrationsabläufe einstellten. Generell kann man feststellen, daß bei allen Fällen periodischer Atmung der Einfluß des Kortex auf den Subkortex verringert ist oder fehlt (Hofbauer[5]), oder, topisch genauer, periodische Atmung bei doppelseitiger Unterbrechung absteigender motorischer Bahnen auftritt (Plum[6], Brown und Plum[7]).

Klinisch wird man vielfältige Ursachen annehmen können, wobei aber offenbar die häufigsten Formen durch zentral das Atemzentrum treffende Störungen verursacht werden. Als funktionelles Unreifezeichen (Frühgeburt) wie als Symptom lokaler Schädigung (Ödem, Blutung) unter der Geburt bzw. später im Rahmen von Erkrankungen (Meningitis tuberculosa, Intoxikationen) ist die periodische Atmung ein klinisch-neurologisch wesentliches Symptom. Nach Hofbauer[8] ist die Biotsche Atmung „geradezu charakteristisch" für das Übergreifen einer Entzündung (Meningitis) auf den Bereich des 4. Ventrikels.

ε) *Regelmäßige Atmung:* Es ist dies die Atmungsform des Schlafes (Eckstein und Rominger[9]): In Amplitude und Frequenz gleichförmige, durch die Vagusafferenz stabilisierte Atemzüge prägen das Bild einer durch äußere (Sinnesorgane) oder innere Reize (Träume) nicht beeinflußten Atmungs-

---

[1] Wassermann, S.: Der Cheyne-Stokes-Symptomenkomplex. Seine Symptomatologie, klinische Stellung und seine Therapie im Rahmen der Herz-Gefäßerkrankungen. Wiener Arch. inn. Med. **4**, 415 (1922), Wiener Arch. inn. Med. **5**, 283—320 (1923).

[2] Babak, E.: Wintersteins Handbuch der vergleichenden Physiologie, Bd. 2, S. 2. Jena 1921.

[3] Dedek: Folia neurobiol. (Leipzig) **7**, 539 (1913).

[4] Hoff, H. E. und C. G. Breckenridge: Medullary origin of respiratory periodicity in the dog. Amer. J. Physiol. **158**, 157 (1949).

[5] Hofbauer, L.: Pathologische Physiologie der Atmung. In: Bethes Handbuch der normalen und pathologischen Physiologie, Bd. 2, 337—440 (1925).

[6] Plum, F.: Neural mechanism of abnormal respiration in humans. Arch. Neurol. (Chicago) **3**, 18—21 (1960).

[7] Brown, H. W. und F. Plum: The neurologic basis of Cheyne-Stokes respiration. Amer. J. Med. **30**, 849—860 (1961).

[8] Hofbauer, L.: Atmungspathologie. Springer-Verlag, Berlin 1921.

[9] Eckstein, A. und E. Rominger: Beiträge zur Physiologie und Pathologie der Atmung im Kindesalter. I. Über Schlafmittel im Säuglingsalter und ihre Wirkung auf die Atmung. Arch. Kinderheilk. **70**, 1—22 (1922).

weise. In- und Exspiration werden durch Lungendehnung und Entspannung über den Vagus gesteuert (HERING und BREUER[1]). Die Frequenz ist geringer als im Wachzustand. In pathologischer Form tritt sie als sog. „Maschinenatmung" (MARKWALD[2]) auf, wenn Großhirn und Mittelhirn durch einen Schnitt im Bereich der Vierhügelgegend zwischen Colliculus superior und inferior getrennt werden. Die Vagusstabilisierung wird dabei durch autonom beschleunigte zentrale Impulsgebung zurückgedrängt. Dem anatomischen Schnitt entsprechen dabei offenbar bei Hirntraumen in diesem Bereich auftretende Verletzungen oder Blutungen (GERSTENBRAND[3]), so daß auch dabei diese Atemform beobachtet wird (FROWEIN[4]). PLUM und SWANSON[5] nehmen das Hemmungszentrum des medullären In- und Exspirationszentrums im oralen Hirnstamm- und medialen Ponsbereich an, während die regelmäßige Hyperventilation durch die lateralen Ponsanteile der Formatio reticularis zustande kommen soll. Ihre Patienten hatten bei Hypokapnie und arterieller Alkalose keine Anoxämie, so daß periphere Einflüsse auszuschalten sind (S. 545/546). Andererseits ist auch die tiefe Narkose (Stadium III nach GUEDEL-WATERS) durch eine ganz regelmäßige Atmung gekennzeichnet. PEIPER[6] hält diese Atmung für die „höchste Atemform" (S. 337). Dies kann sich natürlich nur auf die Funktionsreife des physiologischen oder anatomischen Atemzentrums beziehen, da die unregelmäßige (desynchronisierte), d. h. adaptierte Atmung (s. d.) ungleich höher steht. Es liegen hier die gleichen Verhältnisse vor, wie etwa beim EEG: Synchronisation der bioelektrischen Abläufe zeigt ein automatisches Entladungs- oder Steuerungsstadium an, während die Desynchronisation erst die eigentliche aktive Tätigkeit des Gehirns abbildet. Gelegentliche Unregelmäßigkeiten während der regelmäßigen Atmung im Schlaf werden von ECKSTEIN und ROMINGER[7] sowie PEIPER[6] als zentralbedingte Tonusschwankungen des Zwerchfells und nicht als Änderung der zentralen (Mittelhirn-)Atmungssteuerung angesehen.

Die regelmäßige Atmung kann daher einmal als Symptom der Funktionsreife des Atemzentrums aufgefaßt werden („reife" Neu- und Frühgeborene), d. h. die Funktionsebene ist bis zum Mittelhirn einschließlich intakt, oder aber als Schädigungssymptom, wenn sie bei kortikaler und subkortikaler Läsion mit Abbau bis zur Mittelhirnebene eintritt bzw. die Atemabläufe noch tiefer zerfallen.

---

[1] HERING, E. und J. BREUER: Die Selbststeuerung der Atmung durch den nervus vagus. S.-B. Akad. Wien, math.-nat. Kl. **57**, 672—677 (1868).

[2] MARKWALD, M.: Die Bedeutung des Mittelhirns für die Atmung. Z. Biol. **8**, 259—289 (1890).

[3] GERSTENBRAND, F.: Das traumatische apallische Syndrom. Springer-Verlag, Wien 1967.

[4] FROWEIN, R. A.: Zentrale Atemstörungen bei Schädel-Hirnverletzungen und bei Hirntumoren. Springer-Verlag, Berlin-Göttingen-Heidelberg 1963.

[5] PLUM, F. und A. G. SWANSON: Central neurogenic hyperventilation in man. A. M. A. Arch. of Neurol. Psychiatr. **81**, 535—549 (1959).

[6] PEIPER, A.: Die Eigenart der kindlichen Hirntätigkeit. 3. Aufl., VEB Verlag Georg Thieme, Leipzig 1961.

[7] ECKSTEIN, A. und E. ROMINGER: Beiträge zur Physiologie und Pathologie der Atmung im Kindesalter. I. Über Schlafmittel im Säuglingsalter und ihre Wirkung auf die Atmung. Arch. Kinderheilk. **70**, 1—22 (1922).

Es muß in diesem Zusammenhang eingewandt werden, daß die von ECKSTEIN und ROMINGER gewonnenen Kurven durch Schlafmittel erzeugt sind und daher mehr beweisen, daß bei diesen Intoxikationen Mittelhirnatmung wie im Narkosestadium III auftritt, als daß dies die Atmung des normalen Schlafes sei. Die Atemzahlen im wachen Zustand wechseln beim Säugling ganz erheblich und zeigen die rasche Umschaltmöglichkeit der Frequenz und Amplitude auf der zentralen Ebene an. Diese Umschaltung muß bei der „physiologischen Ateminsuffizienz“ des Säuglings offenbar besonders gesichert sein (VOGT[1], VORMITTAG[2]).

ζ) *Die wogende Atmung* (HOFBAUER[3], 1921; FROWEIN[4], 1963) sollte man vom topisch-neurologischen Standpunkt nicht als einheitliche Atemform werten, da sie offenbar infolge verschiedener Ursachen als Mischung zwischen periodischer und regelmäßiger Atmung auftritt. Klinisch-pathologisch ist auch nach ECKSTEIN und ROMINGER[5] die wogende Atmung „nicht als eine besondere Form einer Atemstörung sui generis aufzufassen, sondern vielmehr nur als das Vorstadium der sogenannten CHEYNE-STOKESschen Atmung“ (s. S. 269).

η) *Sonderformen koordinierter Atmung:*

$\alpha\alpha$) *Seufzeratmung:*

$\alpha\alpha\alpha$) *Inspiratorisches Seufzen:* Meist im Rahmen der regelmäßigen Atmung auftretende Inspiration mit raschem Ein- und Ausatmen beim Erwachsenen und Jugendlichen; je jünger das Kind, um so tiefer ist die Inspiration, um so langsamer das Exspirium. Im *Inspirium* hörbare Lautgebung durch partiellen Glottisschluß („Seufzen“). HOFF und BRECKENRIDGE[6] meinen, daß dies Symptom des „medullären Atemtypes“ sei (Schnappatmung nach dem „Alles-oder-Nichts-Gesetz“). Es kommt beim Seufzen zu einer paradoxen Glottisinnervation: Statt daß für die Inspiration maximale Passagefreiheit gegeben wird, erfolgt Blockierung des Einatmungsluftstromes. Beide Zentren, nämlich Inspirationszentrum und „subzerebrales Stimmbildungszentrum“, liegen in der Medulla oblongata, das Phonationszentrum *vor* den Vaguskerngebieten und etwa 12 mm kaudal der Corpora quadrigemina. Bei Zerstörung dieses Gebietes bleibt die Atmung erhalten, jede Phonation jedoch wird unmöglich (ONODI[7]), während die Stimmbänder bei der Einatmung noch auseinanderweichen (ONODI[8]).

---

[1] VOGT, H.: Die Atemzahl des gesunden Kindes. Mschr. Kinderheilk. **42**, 460—468 (1928).

[2] VORMITTAG, ST.: Untersuchungen über die Atmung des Kindes. 1. Mitteilung: Atemzahl und Atemform des gesunden Kindes. Mschr. Kinderheilk. **58**, 259—265 (1933).

[3] HOFBAUER, L.: Pathologische Physiologie der Atmung. In: BETHES Handbuch der normalen und pathologischen Physiologie, Bd. II, 337—440 (1924).

[4] FROWEIN, R. A.: Zentrale Atemstörungen bei Schädel-Hirnverletzungen und bei Hirntumoren. Springer-Verlag, Berlin-Göttingen-Heidelberg 1963.

[5] ECKSTEIN, A. und E. ROMINGER: Beiträge zur Physiologie und Pathologie der Atmung im Kindesalter. IV. Mitteilung: Über die Atmungsstörungen bei der tuberkulösen Meningitis. Arch. Kinderheilk. **70**, 258—273 (1922).

[6] HOFF, H. E. und C. G. BRECKENRIDGE: Medullary origin of respiratory periodicity in the dog. Amer. J. Physiol. **158**, 157 (1949).

[7] ONODI, A.: Zur Lehre von der zentralen Innervation der Kehle. Orvosi Hetilap. 1902, Nr. 11, Ref. Neurol. Centralbl. **21**, 455 (1902).

[8] ONODI, A.: Die Phonation im Gehirn. Berliner klin. Wschr. **31**, 1089—1093 (1894).

Dies scheint also die tiefste Funktionsebene für das Seufzen zu sein. Dem entspricht, daß Frühgeburten zwar häufig Schnappatmung zeigen, jedoch selten seufzen, während reife Neugeborene deutlich seufzen (PEIPER[1]). Bei der Ausdrucksatmung (s. d.) liegt jedoch das Steuerungszentrum diencephal. Das Seufzen tritt hier im Rahmen komplexer Funktionen von Affekt und vegetativen Symptomen bei Beklemmung (Depression, Schreck, Angst, Furcht) auf.

Das für Phonation, also auch Seufzen, notwendige Rindenzentrum liegt im Gyrus praefrontalis (KRAUSE[2]).

Man kann also das Seufzen im kaudo-kranial aufsteigenden Reifungsprozeß der Funktionen von ganz verschiedenen topischen Bezirken erwarten: Bei der Meningitis tuberculosa liegt die Läsion z. B. im Bereich des Mittelhirns und die Seufzeratmung ist ein Frühsymptom (MAYR[3], HENOCH[4], ECKSTEIN und ROMINGER[5], D. MÜLLER[6]). Bei kardialer Dekompensation kann ein inspiratorisches Beklemmungsseufzen („rein nervös": MOND und WASSERMANN[7, 8]) als Ausdruckssymptom, als Anoxämiesymptom oder als Kompensationsvorgang für Ateminsuffizienz auftreten.

In die Reihe der inspiratorischen Seufzeratmung gehört m. E. auch das rhythmisch-inspiratorische Schluchzen des Kindes im abklingenden Weinen oder Brüllen. Es ist dies gleichsam eine stakkatoartige Unterbrechung eines langen Seufzers durch myoklonische Serieninnervation des Zwerchfelles, wodurch das charakteristische „Schluckern" zustande kommt. Es handelt sich dabei um tiefe Entladungen, wahrscheinlich über das System des Nucleus dentatus, wobei der Affekt selbst schon nicht mehr steuernd wirkt, sondern im Gegenteil bereits umgeschlagen sein kann: Die Kindern lächeln schon unter Tränen und werden von echten myoklonischen Innervationen noch geschüttelt, sie „schluckern" eben.

Daß beim Seufzen neben dem partiellen Glottisschluß auch ein Spasmus der tieferen Atemwegsmuskulatur mit vorliegt und so Übergänge zum pfeifend-seufzenden Inspirium des asthmatischen Kindes vorliegen, ist möglich, es überwiegt beim reinen Seufzen aber offenbar der Glottisschluß.

---

[1] PEIPER, A.: Die Eigenart der kindlichen Hirntätigkeit. 3. Aufl. VEB Verlag Georg Thieme, Leipzig 1961.

[2] KRAUSE, H.: Einiges über die centrale und periphere Innervation des Kehlkopfes. Dtsch. med. Wschr. **16**, 777 (1890).

[3] MAYR, FR.: Jb. Kinderheilk. (Wien) **5**, 119 (1862).

[4] HENOCH, E.: Vorlesungen über Kinderkrankheiten. Berlin 1881.

[5] ECKSTEIN, A. und E. ROMINGER: Beiträge zur Physiologie und Pathologie der Atmung im Kindesalter. IV. Mitteilung: Über die Atmungsstörungen bei der tuberkulösen Meningitis. Arch. Kinderheilk. **70**, 258—273 (1922).

[6] MÜLLER, D.: Über das Bild der Enthirnungsstarre bei der Meningitis tuberculosa, seine anatomischen Grundlagen und seine Diagnose durch das Enzephalogramm. Beitr. z. Klin. d. Tuberkulose **109**, 516—527 (1953).

[7] MOND, H. und S. WASSERMANN: Die Seufzeratmung. Wien. Arch. inn. Med. **14**, 335—344 (1927).

[8] WASSERMANN, S.: Zur Kenntnis der kardialen Seufzeratmung. Das neurogene, anginöse Seufzen. Z. Klin. Med. **111**, 539—550 (1929).

βββ) Exspiratorisches Seufzen, Schrei, Stöhnen und Gelächter: Wie das inspiratorische Seufzen meist im Rahmen regelmäßiger Atmung im *Exspirium* auftretendes Seufzen nach lautlos vertieftem Inspirium. Am bekanntesten ist diese Atemform im Rahmen der Ausdrucksatmung (s. d.): Es tritt dort im Gegensatz zum inspiratorischen Schreck-, Beklemmungs- und Angstseufzen als exspiratorisches Erleichterungsseufzen auf („mir fällt ein Stein vom Herzen"). Bei verlängertem Exspirium kommt es zum Stöhnen als Symptom negativen Affektes, bei Glottisschluß und maximal rascher Exspiration zum Schrei. Dabei überdauert bei manchen Kindern die Glottisinnervation die Exspiration, so daß im darauffolgenden Inspirium initial ein kurzer, hoher Seufzer oder Schreien hörbar wird. Bei positivem Affekt mit myoklonischer Zwerchfellinnervation und Glottisschluß erfolgt „ungehemmtes" Gelächter, welches dann meist entsprechend dem topisch tiefen Auslösungsort mit Hypotonie bis Tonusverlust, Tränenfluß und Urinträufeln verbunden ist. Diese autonome Entladung ist das Gegenstück zum inspiratorischen Schluchzen. Dem „ersten Schrei", der nach der ersten Inspiration erfolgt (SCHMIDT[1]), haben TRUBY und LIND[2] sowie BOSMA, TRUBY und LIND[3] ausführliche Studien gewidmet. Es zeigt sich, daß bei unvergleichlicher Individualität schon des ersten Schreies eine ungemein feine motorische Abstimmung zwischen Atmung und Phonation bestehen muß, die als diagnostisches Reifezeichen des Hirnstammes verwertet werden kann.

ββ) Singultus: Neurologisch handelt es sich dabei um Myoklonien des Zwerchfelles, die in unregelmäßigen Intervallen serienweise für eine Dauer von 1 bis 10 Minuten erfolgen und das bekannte „Schluckauf"-Geräusch erzeugen. Genetisch ist es nicht verwunderlich, daß bei der Aufeinanderfolge von Kreislauf- und Atementwicklung und der Wanderung der Zwerchfellanlage aus dem Segment C 4/5 nach kaudal der Singultus sowohl Beziehung zur Atmung wie zum Kreislauf haben kann bzw. bei Läsionen in der topischen Nähe von Atmungs- und Kreislaufzentren auftritt. Es scheint mir daher fraglich, ob man von „Singultusatmung" sprechen kann (PEIPER[4], S. 365; DIETEL[5]) und sie als Unterform zur Schnappatmung rechnen darf. Neurologisch ist es richtiger, den Singultus als eine sowohl peripher wie zentral auslösbare Zwerchfellreaktion zu bezeichnen, die zu vielerlei Zentren, wahrscheinlich bevorzugt zum Atemzentrum, Beziehung hat. *Topisch* liegt die tiefste Ebene der Auslösung wahrscheinlich in der Höhe des Calamus scriptorius, während die Auslösung aber auch viel höher erfolgen kann

---

[1] SCHMIDT, L.: Der „erste" Atemzug. Mschr. Kinderheilk. **98**, 213—217 (1950).

[2] TRUBY, H. M. und J. LIND: Cry sounds of the newborn infant. In: Newborn infant cry. Act. paed. scand. Suppl. **163**, 7—59 (1965).

[3] BOSMA, J. F., H. M. TRUBY und J. LIND: Cry motions of the newborn infant. In: Newborn infant cry. Act. paed. scand. Suppl. **163**, 62—92 (1965).

[4] PEIPER, A.: Die Eigenart der kindlichen Hirntätigkeit. 3. Aufl. VEB Verlag Georg Thieme, Leipzig 1961.

[5] DIETEL, K. und V. DIETEL: Über den Singultus bei intrauterinen Atembewegungen. Kinderärztl. Praxis **27**, 453—457 (1959).

(diencephal: PENFIELD[1], v. ECONOMO[2]; oraler Hirnstamm: PLUM und SWANSON[3]; andere Hirnprozesse: SPÜHLER[4]; auch psychogen).

Das bevorzugte Auftreten bei Frühgeburten im Zusammenhang mit Schnappatmung als unvollständiger Block weist auf die zentrale Nähe beider Zentren hin, während z. B. das Erscheinen nach Nahrungsaufnahme des gesunden Säuglings ebenso reflektorisch durch periphere Zwerchfellreizung bedingt sein kann wie auch das Auftreten bei Peritonitis.

γγ) Schluckatmung, Mundbodenatmung, Nasenflügel„atmung", Gähnen:

ααα) Die Schluckatmung ist eine phylogenetisch interessante Unterform, welche die enge Verwandtschaft zwischen Darm und Lungen beweist, da letztere aus den vorderen Darmabschnitten und dort wieder aus den hinteren Kiementaschen entstehen. Über die Stufen der Amphibien und Reptilien verschwand dann mit Tiefertreten des Zwerchfelles und Einsatz der Interkostalmuskulatur die Schluckatmung, um nur noch in abortiver Form als Mundbodenatmung wieder aufzutreten. Frühgeburten können Schluckatmung als noch tiefere Stufe als Schnappatmung zeigen (PEIPER[5], S. 370).

βββ) Die Mundbodenatmung wird bei pathologischen Prozessen am Menschen klinisch sichtbar, während die nervale Innervation des Mundbodens vorwiegend bei ruminierenden Säugern erhalten bleibt und interessanterweise beim schlafenden Menschen elektromyographisch in der Phase des sog. paradoxen Schlafes nachweisbar ist. Sowohl bei peripheren Prozessen (Diphtherie, Pneumonie) als auch bei zentralen, vorwiegend das Mittelhirn und tiefere Anteile des Hirnstammes betreffenden Störungen (Encephalitis) tritt Mundbodenatmung manchmal zusammen mit anderen automatischen Schablonen auf (D. MÜLLER[6]).

γγγ) Die Nasenflügel„atmung" ist ebenfalls das Freiwerden einer phylogenetisch tiefen Atmungsstufe, die mit Verschluß und Öffnen der Nasenlöcher bei der Mundbodenatmung der Amphibien erklärt wird (SECKEL[7]) und als „präinspiratorische Nasenflügelatmung" sowohl bei peripheren Prozessen wie auch bei zentralen Schädigungen auftritt.

δδδ) Das Gähnen: Hierbei handelt es sich um einen kombinierten Ablauf von tiefer, tonisch und langsam ablaufender Inspiration mit sekundenlangem Verharren in maximaler Inspirationsstellung und gleichzeitiger tonischer Innervation der Streckmuskeln und anschließendem „Leerschlucken", mit Augenschluß und -tränen sowie Tachykardie und Vasokonstriktion. Es tritt

[1] PENFIELD, W. G.: Diencephalic autonomic epilepsy. Arch. Neurol. Psychiatr. (Chicago) **22**, 358—374 (1929).

[2] ECONOMO, v. C.: Die Encephalitis lethargica, ihre Nachkrankheiten und ihre Behandlung. Verlag Urban und Schwarzenberg, Berlin und Wien 1929.

[3] PLUM, F. und A. G. SWANSON: Central neurogenic hyperventilation in man. A. M. A. Arch. Neurol. Psychiatr. **81**, 535—549 (1959).

[4] SPÜHLER, O.: Die Erkrankungen des Zwerchfells. 2. Der Singultus. In: Handbuch Inn. Med., 4. Aufl., Bd. IV/4, S. 653—656. Springer-Verlag, Berlin-Göttingen-Heidelberg 1956.

[5] PEIPER, A.: Die Eigenart der kindlichen Hirntätigkeit. 3. Aufl. VEB Verlag Georg Thieme, Leipzig 1961.

[6] MÜLLER, D.: Atypische v. BOGAERTsche Enzephalitis bei einem vierjährigen Knaben (Film), Filmarchiv Charité 1964.

[7] SECKEL, H.: Über Nasenflügelatmen. Jb. Kinderheilk. **133**, 163—188 (1931).

bei Tieren (Säugern sowohl wie Vögeln: tonisches Schnabelsperren wie Flügel- und Beinstreckung) wie auch bei Frühgeburten und Säuglingen auf und wird ausgelöst im Hirnstamm (Mittelhirn). Diese Lokalisation muß man annehmen, da die Streckreflexe nur auf dieser Ebene tonisch zustande kommen. Entsprechend konnte das Hirnstammwesen von CATEL und KRAUSPE[1] gähnen und sich strecken, so daß eine höhere Repräsentation nicht angenommen werden braucht. Auch bei Erwachsenen tritt dieser koordinierte Ablauf, der eigentlich eine phylogenetisch fixierte Mittelhirnschablone ist, bei dem nur das Gähnen als Atmungsvorgang besonders hervortritt, als sog. Rekeln auf (SELBACH[2]). Je nachdem, ob man mehr die Atmung oder den motorischen Streckakt in den Vordergrund stellt, kann man das Gähnen der Atmung (PEIPER[3]) oder Ruderbewegungen (MUMFORD[4]) zurechnen. Unabhängig von diesen Auffassungsfragen ist es bei bestimmten Krankheitsbildern (Ausblutung, Unterkühlung u. a.) klinisch ein Signum mali ominis, welches erlaubt, die Stufe des Hirnfunktionszerfalls auf den Bereich des Mittelhirns festzulegen.

δδ) Intrauterine Atembewegungen: Die intrauterinen Atembewegungen sowohl von Tieren (Katzen und Hunde, WINSLOW[5]) als auch von Menschen (AHLFELD[6], DIETEL[7], BEYER und DIETEL[8], u. a.) beweisen, daß nicht die primäre Lungenbewegung das Entscheidende ist, sondern daß das rhythmisch-koordinative Atemzentrum bereits Impulse an den noch überhaupt nicht funktionsfähigen peripheren Apparat gibt, so daß — wie Schluckbewegungen — „exercitii causa" atemähnliche Bewegungen entstehen. Die Bewegungszahl beträgt etwa 50, was der individuellen Atemzahl am ersten Tag post partum entspricht. Die Unterbrechung der bereits rhythmisch gesendeten Impulse durch den Geburtsvorgang und der Übergang in Schnappatmung oder periodische Atmung beweisen, daß im Bereich des Mittelhirns das pneumotaktische Zentrum lädiert oder gestört sein muß. Die Reversibilität spricht für Ödem oder lokale Zirkulationsstörung, das Zugrundegehen für lokale schwere Schäden (Blutung, Tentoriumriß,

---

[1] CATEL, W. und C. A. KRAUSPE: Über die nervöse Leitung und den anatomischen Bau einer menschlichen Hirnmißbildung (Meroanencephalie mit Mereoakranie). Jb. Kinderheilk. **129**, 1—54 (1930).

[2] SELBACH, C. und H. SELBACH: Das Rekel-Syndrom als Wirkungsfolge eines biologischen Regelsystems. Mschr. Psychiatr. **125**, 671—682 (1953).

[3] PEIPER, A.: Die Eigenart der kindlichen Hirntätigkeit. 3. Aufl. S. 410. VEB Verlag Georg Thieme, Leipzig 1961.

[4] MUMFORD, A.: Survival movements of human infancy. Brain **20**, 290—307 (1897).

[5] WINSLOW, zit. P. SCHEEL: Über Beschaffenheit und Nutzen des Fruchtwassers in der Luftröhre der menschlichen Früchte (lat.). Hafniae 1799.

[6] AHLFELD, F.: Die intrauterine Tätigkeit der Thorax- und Zwerchfellmuskulatur. Intrauterine Atmung. Mschr. Geburtsh. Gynäk. **21**, 143—163 (1890). — Über bisher noch nicht beschriebene intrauterine Bewegungen des Kindes. Verh. Dtsch. Ges. Gynäk. **2**, 203—210 (1888).

[7] DIETEL, K.: Die Atmungszahlen des Kindes vor und nach der Geburt. Mschr. Kinderheilk. **103**, 449—451 (1955). DIETEL, K. und V. DIETEL: Über den Singultus bei intrauterinen Atembewegungen. Kinderärztl. Praxis **27**, 453—457 (1959).

[8] BEYER, M. und K. DIETEL: Über intrauterine Tätigkeit des Atemzentrums beim Menschen. Mschr. Kinderheilk. **112**, 457—459 (1964).

SCHWARTZ[1]). Periphere Faktoren (CO_2-Sättigung, O_2-Mangel, Acidose) sind dagegen nicht die Ursache der ersten Atemzüge (EASTMAN[2], u. a.).

Unter dieser Vorstellung gewinnt auch die sog. Aspirationspneumonie der Pathologen eine andere Bedeutung. Das nachzuweisende Fruchtwasser bedeutet nur, daß die normalen, kräftigen Atemexkursionen nach der Geburt nicht mehr erfolgten, weil der „Programmgeber" versagte. Die „Aspiration" ist also nicht Ursache, sondern Folge der Schädigung.

2. *Die Ausdrucksatmung:* Diencephal gesteuerte Atemformen, die im Rahmen des Ausdrucksverhaltens entsprechend der Mimik und Gestik als Änderung der Atmungsweise auftreten. Die Steuerung erfolgt über negativen oder positiven Affekt, wobei sowohl Inspirium wie Exspirium positiv oder negativ benutzt werden und von mehr oder minder starken motorischen Äußerungen höherer oder tieferer Art begleitet werden. Der zugrundeliegende Affekt bedient sich dabei der neurophysiologischen Grundatemformen: z. B. bei Langeweile Gähnen; bei Schreck, Angst, Beklemmung: inspiratorisches Seufzen oder „psychogene Angsthyperpnoe" (SECKEL[3], S. 179); bei Erleichterung, Wohlbefinden: exspiratorisches Seufzen; bei Verlegenheit: Exspiration und Schlucken mit anschließender tiefer Inspiration; bei Wut: exspiratorischer Atemstillstand mit „Wegbleiben" (respiratorischer Affektkrampf); bei Freude: exspiratorisches Gelächter; bei Jähzorn: paroxysmale Hyperventilation (Mittelhirn).

Entsprechend dieser klinischen Erfahrungen hat KUJATH[4] versucht, eine „Hierarchie des Ausdrucks und ihre morphologische Repräsentation" aufzustellen:

Ausdrucksform	Morphologisches Substrat
A. Geordnete Rede mit logischen Argumenten	Kortex
B. Pyramidale Zweckhandlungen, die der intellektuell gesteuerten, geplanten und ideenmäßig geformten Selbstbehauptung dienen	Pyramidenbahn
C. Impuls- und Affekthandlungen	Zwischenhirn
D. Extrapyramidale Bewegungsabläufe mit Gleichgewichtsreflexen und Hyperkinesen	extrapyramidales System
E. Regulationszentren für Stoffwechsel, Kreislauf, Wach- und Schlafsteuerung, Bewußtseinswachheit, *Atmung*	oberer und mittlerer Hirnstamm
F. Bewußtseinsverlust, Wegbleiben, Pulsverlangsamung, Bronchialverengung, *Atemstillstand*	unterer Hirnstamm

Je nach der Primärpersönlichkeit des Kindes und seiner damit vorgegebenen Ausdrucksweise wird eine der Grundatemformen bevorzugt und im Rahmen des Ausdrucksverhaltens stabilisiert, so daß jedem Ausdruckstyp

[1] SCHWARTZ, PH.: Birth injuries of the newborn. S. Karger, Basel und New York 1961. Deutsche Ausgabe VEB Gustav Fischer-Verlag, Jena 1964.

[2] EASTMAN, N. J.: Bull. John Hopkins Hosp. **50**, 39 (1932); Intern. Clin. Philadelphia **2**, 274 (1936); Amer. J. Obstetr. **31**, 563 (1936).

[3] SECKEL, H.: Über Nasenflügelatmen. Jb. Kinderheilk. **133**, 163—188 (1931).

[4] KUJATH, G.: Zur Pathogenese des paroxysmalen Hyperventilationssyndroms. Mschr. Kinderheilk. **111**, 27—30 (1963).

auch ein besonderer Atemtyp mit einer besonderen Reaktionsweise in bezug auf die Atmung zugeordnet ist. Bei einem gesunden, reifen Neugeborenen dauern die reinen physiologischen Grundatemformen nur die kurze Zeit der Geburt: Bereits der „erste Schrei“ zeigt die Atmung im Dienste individuell gebundenen Ausdrucks, der von Stufe zu Stufe differenziert wird, so daß jede sorgsame Mutter an Lautgebung ihres Kindes Stimmung und Befinden abhört, ohne noch an die zugrunde liegenden Atemformen zu denken. Dem Neugeborenen stehen ausschließlich die Grundfunktionen Atmung, Kreislauf, Gastrointestinalmotorik und Temperatur als aktuelle Ausdrucksmittel zur Verfügung. Atmung und Kreislauf als „neutrale Funktionen“ werden damit zum feinsten Indikator des Befindens in dieser Lebensperiode und zur gerichteten Leistung des Ausdrucks verwandt. Die psychische höhere, positive oder negative Empfindung integriert so die primitive indifferente Funktion zu einer differenzierten Leistung (s. a. Kap. II, C, Hörprüfung durch „Schlafbeschallung“).

3. *Die intendierte Atmung:* Durch willentliche Entscheidungen veränderte Atemform, bei der die Steuerung über die kortikalen Atemfelder und die zentrale Vagusrepräsentation im Gyrus rectus (BAILEY und BREMER[1]) erfolgt. Die Atmung modulierende kortikale Impulse werden wahrscheinlich nicht pyramidal, sondern extrapyramidal geleitet (YOUNG[2]).

Beispiel für die intendierte Atmung ist die Sprechatmung, wobei Tiefe des In- und Exspiriums nach der Länge des Satzes, den sinngemäßen Interpunktionen (gesprochen oder gelesen) ökonomisch eingeteilt werden. Dabei werden gleichzeitig Lautstärke und Modulation in die Korrelierung einbezogen. Beim Stottern z. B. wird die gesamte Koordination gestört und die intendierten Steuerungsvorgänge der Atmung brechen zusammen. Bei der motorischen Aphasie andererseits sieht man intendierte Atembewegungen des Inspiriums, welche dem vorgestellten, zu sprechenden Satz zugeordnet sind, ohne daß ein Wort hervorgebracht werden kann. Können einzelne Wörter gebildet werden, so wird das geplante Atemvolumen auf der niedrigeren Stufe des Ausdrucks (emotionale Modulation) verbraucht.

4. *Die adaptierte Atmung:*

Es ist dies die höchste Atemform, welche sich dem jeweiligen subjektiven Zustand und der objektiven Situation anpaßt. Dabei bezieht sich objektive Situation sowohl auf körperliche wie psychische Leistung. Die Atmung ist solange als adaptiert zu bezeichnen, als das für die jeweilige Situation erforderliche Minutenvolumen gewährleistet ist bzw. — im psychischen Bereich — das Minutenvolumen der vorgestellten, befürchteten, gewünschten, erwarteten oder suggerierten Leistung entspricht. Die adaptierte Atmung setzt sich zusammen aus

α) dem konstitutionellen Atemtyp (entsprechend der psychischen Primärpersönlichkeit);

---

[1] BAILEY, P. und F. BREMER: A sensory cortical representation of the vagus nerve. J. Neurophysiol. 1, 405—412 (1938).

[2] YOUNG, A. C.: Neural control of respiration. In: RUCH and FULTON: Medical Physiology and Biophysics. 18. Aufl. 813—828. Saunders u. Co., Philadelphia und London 1960.

Tabelle 9. *Klinische Atemformen, ihre Neurophysiologie, Topographie und ihr Vorkommen*

Atemform / Kurventyp	klinische Definition	Neurophysiologie	Anatomisches Substrat und Topik	Vorkommen
Apneustische Atmung 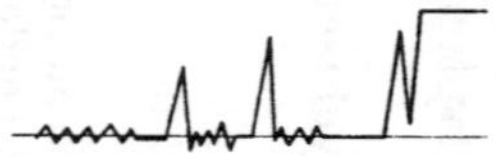	Vertiefte inspiratorische Atmung, maximal inspiratorischer Atemstillstand	Atmungsform nach Abtrennung des Hirnstamms unterhalb des Colliculus inferior und Ausschaltung beider Vagusnerven	Formatio reticularis, ventraler Anteil	Agonie; auch zusammen mit periodischer Atmung
Exspirationsatmung 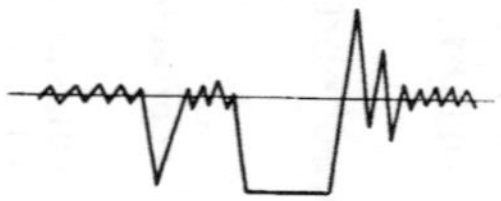	Betonte Exspirationsatmung, maximal exspiratorischer Atemstillstand	Übersteuerung des Exspirationszentrums durch subkortikale Impulse. Nach Sistieren dieses Impulses (z. B. Bewußtseinsverlust) beginnt das mit niedrigerer Reizschwelle arbeitende Inspirationszentrum zu funktionieren	Formatio reticularis, dorsolateral	Respiratorischer Affektkrampf, tonische Phase des großen epileptischen Anfalles
Schnappatmung 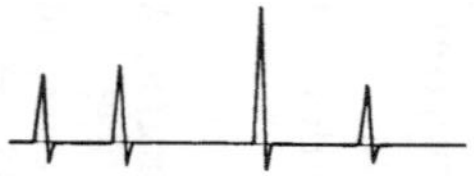	Schnappende, maximale Inspirationsbewegungen, durch Atemstillstände ungleicher Länge getrennt	Atmungsform bei Unreife der höheren Atemsteuerungszentren bzw. Läsion dieser Zentren	Wahrscheinlich Inspirationszentrum mit Vagussteuerung	Frühgeburt (Unreife), Normalgeburt: Läsion (Blutung, Ödem)
Periodische Atmung 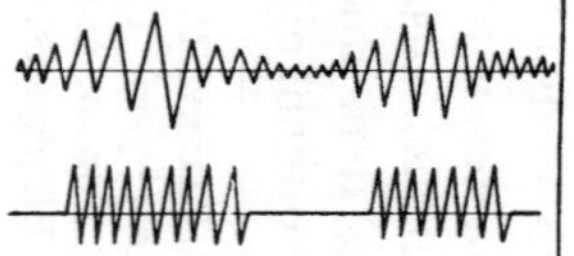	CHEYNE-STOKES: Periodisch an- und abschwellende Atemzüge. BIOT: Perioden gleich tiefer Atemzüge, die von klinisch völliger Atemruhe unterbrochen werden	Phylogenetisch tiefere Atemform der Wassersäuger; beim Menschen bei Blockierung der cortico-subcorticalen Bahnen	Unterbrechung der absteigenden motorischen Bahnen	Frühgeburt (Unreife), Normalgeburt: Läsion (Blutung, Ödem), Meningitis basalis, Intoxikationen

Tabelle 9. Fortsetzung

Atemform / Kurventyp	Klinische Definition	Neurophysiologie	Anatomisches Substrat und Topik	Vorkommen
Regelmäßige Atmung 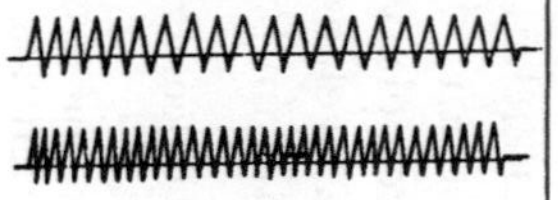	Gleichmäßig langsame (Schlaf) oder gleichmäßig beschleunigte (Mittelhirnläsion) Atmung	Atmungsform bei ausgewogener Impulsgebung seitens des pneumotaktischen Zentrums und stabiler Vagussteuerung. Bei Beschleunigung Enthemmung der lateralen Ponsanteile der Formatio reticularis	Pneumotaktisches Zentrum im Mittelhirn; Hemmungszentrum im medialen Ponsbereich	Schlaf; pathologisch: bei Mittelhirnläsionen. Psychogen: bei Jähzorn, Wut, Angst („Angsthyperpnoe")
Seufzeratmung (in- und exspiratorisch) 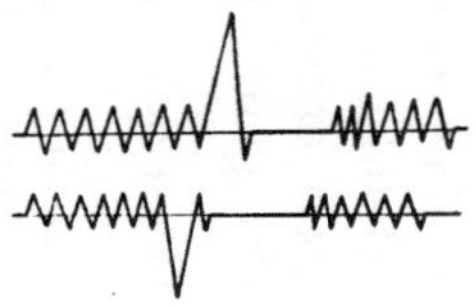	Vertieftes In- oder Exspirium im Rahmen regelmäßiger Atmung mit nachfolgender Pause	Paradoxe Glottisinnervation bei vertiefter In- oder Exspiration	In- oder Exspirationszentrum in paradoxer Koordinierung mit dem medullären Phonationszentrum zwischen Vaguskerngebiet und Colliculus inferior	Bei Neugeborenen (reif), bei Entzündungsprozessen (Meningitis tuberculosa), als Ausdruckssymptom (Furcht, Angst, Schreck: inspiratorisch — Freude, Wohlbefinden: exspiratorisch)
Mundbodenatmung 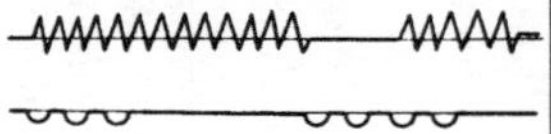	Bei regelmäßiger oder periodischer Atmung auftretende Mundbodenbewegungen, meist bei bewußtseinsgestörten Kindern	Partialenthemmung der Schluckatmungsschablone von Amphibien und Koordinierung mit der regelmäßigen Atmung	Pneumotaktisches Zentrum im Mittelhirn mit Koordinierung von Teilen des motorischen Schluckaktes	Bei peripheren Prozessen (Diphtherie, Pneumonie) und Hirnstammencephalitiden

β) der aktuellen Atmungsweise (aufgrund physikalisch-chemischer, hirnorganischer oder psychischer Bedingungen).

Der Zusammenbruch der adaptierten Atmung, z. B. im Asthmaanfall des Kindes, bei ausgedehnter Pneumonie, bei Fremdkörperaspiration u. a. m., führt in jedem Fall zur Empfindung vitaler Bedrohung mit den Ausdruckssymptomen der Angst, während umgekehrt die Angst zwar zu keinem Zusammenbruch der adaptierten Atmung führt, aber entweder zur Volumenvermehrung durch vertieftes Inspirium oder gepreßter, flacher Atmung bei Steigerung der Frequenz (psychogene Angsthyperpnoe).

Die möglichen Atemformen, ihre zentrale Topik sowie ihr Auftreten im Rahmen von Krankheiten und Syndromen sind in Tabelle 9 zusammengestellt. Zum Auftreten der verschiedenen Atemformen in den einzelnen Lebensperioden des Kindes siehe die jeweiligen Abschnitte.

ϰ) Das Dominanzproblem
(Seitigkeit, Händigkeit, Beinigkeit, Äugigkeit, Venigkeit):

Das Problem der Dominanz setzt sich aus folgenden vier Teilfaktoren zusammen:

1. hereditäre, familiäre Seitigkeit;

2. angeborene Seitigkeit (Hirnschädigung mit scheinbarer hereditärer Seitigkeit);

3. erworbene (soziogene) Seitigkeit;

4. transitorische Dominantenbildung (zeitweiliges Dominieren bestimmter Funktionsgruppen).

Von diesem Problem ist die phylogenetische Asymmetrie des menschlichen Körpers zu trennen, obwohl sie immer wieder zur organischen Begründung der Seitigkeit herangezogen worden ist. So glauben Vertreter der „*Schwerpunkttheorie*" (zit. SCHAEFER[1]), daß, da der Schwerpunkt des Menschen infolge der rechts angeordneten drei Lungenlappen und der rechts größeren Leber paramedian läge, auch Rechtshändigkeit sich daraus ergäbe. Es müßten dann — was nicht beweisbar ist — alle Personen mit Situs inversus Linkshänder sein. Die Verfechter der „*Gehirntheorie*" meinen, daß die Ursache des Präponderierens der linken Hemisphäre in der asymmetrischen Blutversorgung zu suchen sei: die linke A. carotis communis entspringt direkt aus dem Aortenbogen, während die entsprechenden Gefäße der rechten Seite über die A. anonyma einen Umweg haben, der zu dauernder Blutdruckdifferenz führen soll (AHLSBERG[2]). SCHAEFER[1] nimmt dagegen nur ein Überwiegen in einer bestimmten fetalen Phase an; dann nämlich, wenn die linksseitigen Gefäßbögen über die rechtsseitigen ein vorübergehendes Übergewicht erhalten, entstehe eine Präponderanz, welche „einmal zur Ausbildung gelangt, das ganze Leben hindurch anhält und keiner neuen

[1] SCHAEFER, M.: Die Linkshänder in den Berliner Gemeindeschulen. Berl. Klin. Wschr. **48**, 295—300 (1911).

[2] AHLSBERG, M.: Rechts- und Linkshändigkeit sowie deren mutmaßliche Ursachen. Sammlung gemeinverständl. Vorträge. Virchow und Hotzendorf, Heft 205, Hamburg 1894.

Impulse bedarf" (S. 298). W. SCHEIDT[1] faßt diese hirnorganischen Theorien der Seitigkeit noch einmal (1947) zusammen: „Im fetalen Leben wird die arteigentümlich menschliche Asymmetrie, die im Regelfall eine Rechtsseitigkeit und Rechtshändigkeit, im selteneren Fall eine retardierte, unvollständige Seitigkeit unter dem Bild der Beid- und Linkshändigkeit ist, nach den bisherigen hirnanatomischen und hirnpathologischen Erfahrungen aber stets mit Linkshirnigkeit einhergeht, noch nicht voll ausgebildet ... Gleichwohl ist die Entwicklung der spezifisch menschlichen Statur und der Linkshirnigkeit schon im fetalen Leben vorbereitet. Das äußere Zeichen für die angebahnte Asymmetrie ist die Seitenungleichheit im Kopfgebiet."

Die *soziogenen Theorien* leiten dagegen die Dominanz der linken Hemisphäre bzw. der rechten Hand aus den gesellschaftlichen Bedingungen des Menschen ab: SARASIN[2] fand anhand der Steinzeitgeräte, daß in gleicher Menge „dextro-" und „laevochire" Werkzeuge vorhanden gewesen seien, wahrscheinlich also Links- und Rechtshänder in annähernd gleicher Verteilung. In der Metallzeit folgt dann schlagartig ein Überwiegen der Rechtswerkzeuge (z. B. ausschließlich für Rechtshänder gebaute Bronzesicheln). Er hält daher die Rechtshändigkeit für zufällig bzw. durch den Sonnenkult verursacht: Dieser schreibt das Gebet mit dem Gesicht zur Sonne vor, so daß rechts nach Süden, links nach Norden ist und bei manchen Stämmen für Süden und rechts sowie Norden und links identische Namen vorliegen.

Die „*Kampftheorie*" (BYE-SMITH, WEBER nach STIER[3, 4]) erklärt, daß die als ursprünglich ambitexter angenommenen Menschen instinktiv oder aus Kenntnis der Verletzlichkeit des Herzens die linke Seite vom Feind abkehrten und mit dem Schild schützten, so daß die geschicktere Waffenführung rechts notwendig war und zur Rechtshändigkeit geführt haben soll.

Die soziogenen Theorien setzen voraus, daß Beidhändigkeit gegeben war und das Bedürfnis eine Prävalenz erzwang. Grund ist das Bedürfnis nach vollkommeneren, brauchbareren Zweckbewegungen, die bei vorhandenen paarigen Gliedern auf eines übertragen werden. Bei Schwachsinnigen z. B. tritt daher Ambidextrität auf (GRÜNTHAL[5], S. 944). Die Wahl der *rechten* Hand war jedoch wahrscheinlich zufällig und ist dann beibehalten worden; entsprechend gibt es soziogene Linkshändigkeit mancher Populationen, z. B. in der Stadt Gorontolo (Celebes), deren Einwohner fast alle Linkshänder sind.

Eine weitere Frage ist, ob überhaupt von der durchgehenden Dominanz einer Seite bzw. einer Hirnhälfte gesprochen werden kann: So sind viele Menschen Rechtshänder und Linksbeiner bzw. umgekehrt. Rechter Arm und linkes Bein sind beim erwachsenen Rechtshänder länger (MARTIN[6],

---

[1] SCHEIDT, W.: Das vegetative System. Heft 6/7, S. 60 ff. Richard Hermes-Verlag, Hamburg 1947.

[2] SARASIN, P.: Verhandlungen der naturforschenden Gesellschaft zu Basel. **29**, 122 (1918).

[3] STIER, E.: Linkshändigkeit in der deutschen Armee. Gustav Fischer-Verlag, Jena 1911.

[4] STIER, E.: Studien über Linkshändigkeit. Mschr. Psychiatr. Neurol. **25**, 408—428 (1909).

[5] GRÜNTHAL, E.: Die Bedeutung des Überwiegens einer Großhirnhälfte beim Menschen. Dtsch. med. Wschr. **74**, 943—946 (1949).

[6] MARTIN, R.: Lehrbuch der Anthropologie in systematischer Darstellung. S. 335—341, Gustav Fischer-Verlag, Jena 1914.

LUDWIG[1, 2]) und man hat die gekreuzte „Asymmetrie" auf die kombinierte Bewegung von rechtem bzw. linkem Arm mit linkem bzw. rechtem Bein beim Gehen zurückgeführt. Nach STEINBACH[3] sind über die Hälfte der Rechtshänder Linksbeiner und etwa ein Drittel der Linkshänder Rechtsbeiner; annähernd gleiche Zahlen hatten schon GAUPP[4] und STIER[5] angegeben.

Ähnliche Abweichungen liegen bei der Äugigkeit und bei der Schreib-Lese-Schwäche vor. Man kann daher vermuten, daß entweder verschiedenen dominanten Funktionen verschiedene Hirnhälften zugeordnet sind (ORTON[6]) bzw. wie MCFIE[7], daß bei Menschen mit seitenverschiedener Dominanzausbildung für bestimmte Funktionen, z. B. bei der Schreib-Lese-Schwäche, die neurophysiologische Organisation im Sinne des Dominierens einer Hemisphäre nicht normal ausgebildet ist bzw. eine Schädigung vorliegt.

Versucht man die Frage historisch zu lösen, so ergibt sich, daß als erster DAX[8] 1836 Sprachstörungen verknüpft mit nur einer Hemisphäre angenommen hat und meinte, daß die Sprache linkshemisphärig einseitig gekoppelt sei. GRÜNTHAL[9] weist darauf hin, daß Aphasie, Lese-, Schreib-, Rechen-, Praxie- und Rechts-Links-Störungen sowie Fingeragnosie und Autotopagnosie dominant einseitig lokalisiert seien, während z. B. für die Funktionen des Stirnhirns keine Seite prävalent ist und auch beim Occipitalhirn erst bei doppelseitigen Herden völlige Ausfälle auftreten.

Alle Überlegungen führen schließlich dazu, keine „Lokalisation" im Sinne morphologisch abgrenzbarer Zell- und Rindenareale anzunehmen, sondern eine „funktionelle Asymmetrie des Gehirns" (HÉCAEN[10]) festzustellen: Das Gehirn ist bilateral-symmetrisch gebaut, sichere architektonische Differenzen im Sinne einer Dominanz sind bisher nicht gefunden worden (LEISCHNER[11], SCHULZE[12]), so daß soziogene funktionelle Dominanzbildung das häufigste ist, Scheindominanz nach Schädigungen das seltenere Ereignis

---

[1] LUDWIG, W.: Bestimmung und Vererbung der Asymmetrien (Rechts-Links-Problem). Zool. Anz. Suppl. **9**, 21—73 (1936).

[2] LUDWIG, W. und R. WETTE: Über Klassifizierung der Asymmetrien und Prüfung des Rechts-Links-Verhältnisses, insbesondere beim Menschen. Z. menschl. Vererb. und Konstit. Lehre, **34**, 400—416 (1958).

[3] STEINBACH, M.: Händigkeit und Beinigkeit. Nervenarzt **35**, 229—303 (1964).

[4] GAUPP, E.: Rechtshändigkeit des Menschen. Gustav Fischer-Verlag, Jena 1909.

[5] STIER, E.: Untersuchungen über Linkshändigkeit und die funktionellen Differenzen der Hirnhälften. Gustav Fischer-Verlag, Jena 1911.

[6] ORTON zit. MCFIE[7].

[7] MCFIE, J.: Cerebral dominance in cases of reading disability. H. Neurol. N. S. **15**, 194—199 (1952).

[8] DAX, sen. M.: Lésions de la moitié gauche de l'encéphale coincident avec l'oubli des signes de la pensée. Lu au congr. méridional tenu à Montpellier en 1836.

[9] GRÜNTHAL, E.: Die Bedeutung des Überwiegens einer Großhirnhälfte beim Menschen. Dtsch. med. Wschr. **74**, 943—946 (1949).

[10] HÉCAEN, H.: Dominance hémisphérique et préférence manuelle. L'évolution psychiatrique 1959, 1.

[11] LEISCHNER, A.: Die Psychiatrie der dominanten Hemisphäre. Nervenarzt **34**, 303—307 (1963).

[12] SCHULZE, H. F.: Klinische und hirnarchitektonische Gesichtspunkte zur Frage der Hemisphärendominanz. Zbl. Neurochir. **22**, 234—245 (1962).

bildet. Damit wäre wiederum ein Baustein zur spezifisch menschlichen Entwicklung des Kindes extrauterin gegeben (s. PORTMANN, Kap. Einführung).

Die Frage nach hereditärer Dominanz kann zur Zeit nicht befriedigend beantwortet werden, da kein Gen bekannt ist, welches als Dominanzträger in Frage käme. Die aus dem Tierreich bekannten Seitigkeiten — Rechtsseitigkeit bei Orang und Gibbon, Linksseitigkeit bei Schimpanse und Gorilla, BARDELEBEN[1, 2] — siehe dagegen ROTHMANN und TEUBER[3], die Seitenbevorzugung bei Anthropoiden nicht nachweisen konnten — Seitigkeit bei Papageien, Ratten, Läufigkeit bei Fliegenarten u. a. (s. LUDWIG[4]), sind artspezifisch-hereditär, nicht individualspezifisch erworben wie beim Menschen.

Die Dinge ändern sich sofort, wenn eine Hirnschädigung eine Dominanz der gesunden Seite notwendig macht oder erzwingt. Beispielhaft ist die Mitteilung von SCHIFFER und KORN[5]: Bei einer Sippe mit angeborener Schädeldysplasie mit wechselnder Seitigkeit dieser Dysplasie fand sich Dominanz immer auf der gesunden Seite und ebenfalls wechselnd. Legt man eine derartige genetische oder perinatale Schädigung zugrunde, so wird verständlich, warum z. B. Linkshändigkeit mit Epilepsie, Schwachsinn, Stottern (REDLICH[6], ROSENFELD[7], STEINER[8], HEILIG[9] u. a.), Migräne, Verbrechen(LOMBROSO[10],STIER[11],SCHÜTZENHUBER[12])zusammengebracht werden. Die eingehendere klinische Untersuchung (EEG, PEG) deckt dann häufig den zugrunde liegenden organischen Schaden auf (s. a. LIEPMANN[13]). RIE-

---

[1] BARDELEBEN, V. K.: Über bilaterale Asymmetrie beim Menschen und bei höheren Tieren. Anat. Anz. (Erg.-H.) **36**, 2—72 (1909).

[2] BARDELEBEN, V. K.: Über Rechts- und Linkshändigkeit beim Menschen. Anat. Anz. (Erg.-H.) **37**, 10—13 (1910).

[3] ROTHMANN, M. und W. TEUBER: Aus der Anthropoidenstation auf Teneriffa. Abh. preuß. Akad. d. Wissenschaften, physik.-mathemat. Klasse, Berlin 1915.

[4] LUDWIG, W.: Das Rechts-Links-Problem im Tierreich und beim Menschen. Springer-Verlag, Berlin 1932.

[5] SCHIFFER, K. H. und W. KORN: Wechsel von Händigkeit und Schädelasymmetrie in einer dysplasiebelasteten Familie. Nervenarzt **31**, 375—378 (1960).

[6] REDLICH, E.: Epilepsie und andere Anfallskrankheiten. Wien. med. Wschr. **69**, 632 (1919).

[7] ROSENFELD, H.: Die neurologischen Störungen bei Geisteskrankheiten. In: Hb. d. Geisteskrankh. Hrsg. O. BUMKE, Bd. III, S. 62—129, Springer-Verlag, Berlin 1928.

[8] STEINER, G.: Über die Beziehungen der Epilepsie zur Linkshändigkeit. Mschr. Psychiatr. Neurol. **30**, 119—134 (1911).

[9] HEILIG, G. und G. STEINER: Zur Kenntnis der Entstehungsbedingungen der genuinen Epilepsie. Z. ges. Neurol. Psychiatr. **9**, 633—667 (1912).

[10] LOMBROSO zit. STIER.

[11] STIER, E.: Untersuchungen über die Linkshändigkeit und die funktionellen Differenzen der Hirnhälften. Gustav Fischer-Verlag, Jena 1911.

[12] SCHÜTZENHUBER, A. und M. KRÄMER: Über den Einfluß der Rechts- und Linkshändigkeit auf die Entwicklung des führenden Auges und des Strabismus concomitans unilateralis. Z. Augenheilk. **57**, 322—334 (1925).

[13] LIEPMANN, H.: Über die wissenschaftlichen Grundlagen der sogenannten „Linkskultur". Dtsch. med. Wschr. **37**, 1249—1252 (1911).

MANN[1, 2, 3] hat in diesem Zusammenhang auf eine geburtsbedingte Linkshändigkeit hingewiesen, die ihm statistisch gesichert erscheint: Er findet eine Kontusions- oder Blutungsverletzung des BROCAschen Zentrums in der linken Hemisphäre bei vorderem Asynklitismus in erster Hinterhauptslage und bei hinterem Asynklitismus in zweiter Hinterhauptslage. Nach ihm stimmen diese Lagen mit der Häufigkeit der Linkshänder im Kindesalter überein, so daß sich auch damit ein Teil der „hereditären" Linkshänder als angeboren traumatisch erweisen würde. BETHE[4] und entsprechend auch PEIPER[5] lassen offen, ob sich nicht auch unter den „dominanten" Rechtshändern, die in der späteren soziogenen Rechtshändigkeit untergehen, ebenso viele Minderwertigkeiten finden. WEGENER[6] lehnt statistisch für den Linkshänder trotz vieler Einzelbeobachtungen überhaupt eine Koppelung mit anderen somatischen oder psychischen Symptomen ab.

Für den Kinderneurologen ergibt sich daraus die Aufgabe, sorgfältig bereits vom Säuglingsalter an nach Seitigkeit zu forschen. Als Faustregel kann gelten: Je früher durchgehende Seitigkeit auftritt oder bemerkbar ist, um so mehr ist der Verdacht auf einseitige Hemisphärenschädigung gegeben und sind weitere Untersuchungen (PEG, EEG) indiziert.

Die neurologische Vorbedingung für die Bevorzugung einer Hand besteht in der Benutzung des m. opponens sowie im Aufgeben der primären Adduktionshaltung des Daumens mit Einschlagung in die Hohlhand. Diese Änderung, daß nämlich bei Faustschluß zuerst die vier Finger eingeschlagen werden und dann der Daumen außen aufgelegt wird, ist zuerst nur eine zeitliche Änderung der Bewegungsabläufe und erst sekundär erfolgt auch eine Mittelstellung des Daumens zwischen Adduktion und Opposition. Unsere Erfahrungen gehen dahin, daß bei dominanten Links- und Rechtshändern dieser Reflex seitenbetont in zeitlicher Differenz auftritt, bevor natürlich Umfangsdifferenzmessungen der Muskeln des Armes (WATSON[7]) bzw. ergometrische Greifreflexmessungen (SHERMAN[8]) irgendeine Bedeutung haben können. Auch im späteren Alter beginnt bei intendierten Bewegungen das Muskelpotential in der führenden Hand, während es auf der subdominanten Seite im Schultergürtel und Oberarm einsetzt. Dauernde Adduktionshaltung des in die Hohlhand eingeschlagenen Daumens weist

---

[1] RIEMANN, H. Z.: Konfiguration des kindlichen Kopfes und Linkshändigkeit. Z. Geburtsh. **131**, 104—122 (1949).

[2] RIEMANN, H. Z.: Problemlösung „Linkshändigkeit". Dtsch. med. Ges. Wes. **12**, 961—962 (1957).

[3] RIEMANN, H. Z.: Zur Bestimmung der Linkshändigkeit bei Lebenden und Toten. Z. ärztl. Fortbild. **53**, 706—715 (1959).

[4] BETHE, A.: Zur Statistik der Links- und Rechtshändigkeit und der Vorherrschaft einer Hemisphäre. Dtsch. med. Wschr. **51**, 681—683 (1925).

[5] PEIPER, A.: Die Eigenart der kindlichen Hirntätigkeit. 3. Aufl. VEB Georg Thieme-Verlag, Leipzig 1961.

[6] WEGENER, H.: Zur Psychologie der Linkshändigkeit. Ihr Wesen und ihre Bedeutung für die Entstehung von Fehlhaltungen. Prax. Kinderpsychol. **1**, 257—265 (1952).

[7] WATSON zit. PEIPER, A.: Die Eigenart der kindlichen Hirntätigkeit. 2. Aufl., S. 225. VEB Georg Thieme-Verlag, Leipzig 1956.

[8] SHERMAN, M., I. SHERMAN and CH. D. FLORY: Infant Behavior. Comp. Psychol. Monogr. **12**, Nr. 4 (1936).

auf tiefe Stammhirnschädigung; dabei ist es gleichgültig, ob für die Arme eine Beuge- oder Strecksynergie vorliegt (Abb. 46*d*). Beim normalen Säugling dagegen folgt dem Ausschlagen des Daumens nach und nach die Streckung des Armes. Eine Dissoziation kann auch so entstehen, daß der gestreckte Arm an den zu ergreifenden Gegenstand herangeführt, die Hand aber nicht in Form eines Greifwerkzeuges geöffnet, sondern geschlossen gehalten wird, z. B. bei einer Choreoathetose.

In den meisten Fällen liegt bei gesunden Neugeborenen Beidseitigkeit vor, die im Laufe des Sehenlernens, der Augenbewegungen und der optisch gesteuerten Greifbewegungen um den 7. bis 8. Monat zur Seitenbevorzugung führt (VOELKEL[1], LIPPERT[2], BALDWIN[3]). Linkshändigkeit findet man beim Kleinkind häufiger als beim Erwachsenen (GESELL[4]), wobei bis zum Schulalter Seitenfestlegung erfolgt (BETHE[5]). GESELL und AMES[6] haben eine Stufung vorgenommen:

16. bis 20. Woche:	Berührung eines Gegenstandes einseitig und mit der linken Hand;
24. Woche:	Berührung beidseitig;
28. Woche:	Berührung einseitig bevorzugt rechts;
32. Woche:	Berührung doppelseitig;
bis 1 Jahr:	Berührung wechselnd rechts oder links;
bis 80 Wochen:	Berührung in raschem Wechsel von rechter oder linker Hand oder beidseitig;
bis 2 Jahre:	Berührung mit rechter Hand bevorzugt;
2½ bis 4 Jahre:	Berührung mit bedeutender Beidseitigkeit;
ab 4 Jahren:	Rechtshändigkeit.

Man ersieht aus dieser Aufstellung den soziogenen und durch Funktionsreifung des Nervensystems pendelnden Entwicklungsvorgang bis zur festgelegten Seitigkeit sehr deutlich.

Die sich von kranial nach kaudal unter Führung des visuellen Systems entwickelnde Seitenbevorzugung hat sekundär soziogene, nicht genetische Asymmetrien zur Folge: Bereits GODIN[7] machte 1900 darauf aufmerksam, daß die linke Spina iliaca ventralis im Durchschnitt 1 cm höher steht als rechts. Vier Fünftel aller Skoliosen sind im Brustbereich rechtskonvex, im Lendenbereich linkskonvex. Rechter Arm und linkes Bein sind beim Erwachsenen länger, während beim Kind das linke Bein kürzer ist und erst durch einen puberalen Wachstumsschub die linksbeinige Überlänge erhält. Durch das in

[1] VOELKEL, E.: Untersuchungen über die Rechtshändigkeit beim Säugling. Zschr. Kinderhlk. **8**, 351—358 (1913).

[2] LIPPERT, H.: Morphologische Untersuchungen über die Entwicklung der Beinigkeit beim Menschen. Z. menschl. Vererb.- u. Konstitutionslehre **35**, 518—532 (1960).

[3] BALDWIN, I. M.: Die Entwicklung des Geistes. Berlin 1898.

[4] GESELL, A.: The embryology of behavior. Harper u. Co., New York und London 1945.

[5] BETHE, A.: Zur Statistik der Links- und Rechtshändigkeit und der Vorherrschaft einer Hemisphäre. Dtsch. med. Wschr. **51**, 681—683 (1925).

[6] GESELL, A. und L. B. AMES: Das Kind von Fünf bis Zehn. Hrsg. v. d. Hochschule f. Internat. pädagog. Forsch. Frankfurt/M., Christian-Verlag, Bad Nauheim 1954.

[7] GODIN, P.: Sur les asymmétries normales des organes binaires chez l'homme. C. R. Acad. Sci. **130**, 530—531 (1900).

der Kindheit kürzere Bein kommt es zu einer linkskonvexen Skoliose, die auch nach dem puberalen Wachstumsschub des linken Beines bleibt (ROMICH[1], LIPPERT[2]). Die Verteilung der späteren Spondylosis deformans erfolgt nach der Händigkeit und damit der soziogenen, sekundären Wirbelsäulendeformierung (SCHMORL und JUNGHANNS[3]), wie auch die Seitigkeit beim älteren Menschen nicht ab-, sondern zunimmt.

Aktuelle Bedeutung gewinnt die Frage der Händigkeit bei akuten Sprachstörungen im Kindesalter: Das gesunde Kind mit ausgeprägter Händigkeit hat hirnpathologisch auch seine Sprachfunktion in der der Händigkeit entsprechenden Hemisphäre (AJURIAGUERRA[4], SCHULZE[5]). Für die Prognose von Operationen, Blutungen und Traumen ist daher die Feststellung der Händigkeit wesentlich. Das Stottererproblem als Ergebnis chronischer Seitenwidersprüchlichkeit beschäftigt Ärzte und Pädagogen seit langem (v. BRACKEN[6]), und das Problem der Linkshänder hat die Psychologen und Pädagogen (SCHKÖLZIGER[7]) bis zu sozialen Anklagen geführt („Freiheit für die Linkshänder", KNOLL[8]).

Von der hereditären, der angeborenen und der soziogenen Dominanz ist die transitorische funktionelle Dominanz abzutrennen. Sie beruht auf der Erscheinung, daß unter bestimmten neurophysiologischen und neurohumoralen (hormonellen) Steuerungsbedingungen dominante Funktionszentren entstehen, welche die Erregungsprozesse anderer Funktionen in sich akkumulieren und verstärken. Dabei erfolgt bei Reizen außerhalb des dominanten Zentrums nicht eine diesem Reiz entsprechende Reaktion, sondern eine Verstärkung der dominanten Symptomatik: Der Umklammerungsreflex des Frosches z. B. wird durch Reize in anderen Reflexgebieten nur verstärkt (ALBERTONI[9], UFLAND[10, 11]). Bei gefüllter Ampulle des Rectums beim Hunde ruft Reizung an der Vorderpfote nicht ein Beinheben hervor, sondern eine Defäkation (UCHTOMSKI[12]).

---

[1] ROMICH, R.: Über Asymmetrie des menschlichen Körpers und ihre Bedeutung in der Orthopädie. Z. orthop. Chir. **49**, 1—23 (1927).

[2] LIPPERT, H.: Morphologische Untersuchungen über die Entwicklung der Beinigkeit beim Menschen. Z. menschl. Vererb.- u. Konstitutionslehre **35**, 518—532 (1960).

[3] SCHMORL, G. und H. JUNGHANNS: Die gesunde und kranke Wirbelsäule im Röntgenbild. VEB Verlag Georg Thieme, Leipzig 1951.

[4] AJURIAGUERRA, DE J.: Sprachstörungen beim Kind und Hemisphärendominanz. Wien. Z. Nervenheilk. **22**, 1—27 (1965).

[5] SCHULZE, H. F.: Klinische und hirnarchitektonische Gesichtspunkte zur Frage der Hemisphärendominanz. Zbl. Neurochir. **22**, 234—245 (1962).

[6] BRACKEN, v. H.: Über die Bedeutung der Linkshändigkeit für die Sonderpädagogik. Z. Heilpädagogik. Heft **6**, 305—315 (1960).

[7] SCHKÖLZIGER, E.: Das Problem der Linkshänder. Psychol. Schriftenreihe „Der Psychologe", GBS-Verlag, Schwarzenberg 1952.

[8] KNOLL, W.: Vererbte und erworbene Seitigkeit. Dtsch. med. Wschr. **79**, 513—516 (1954).

[9] ALBERTONI, P.: zit. ISCHLONDSKY, N. E.: Neuropsyche und Gehirn. Berlin und Wien 1930.

[10] UFLAND, I. M.: Die natürliche Dominante beim Froschmännchen während des Umklammerungsreflexes. Pflügers Archiv f. Physiol. **208**, 49—57 (1925).

[11] UFLAND, I. M.: Die Reflexerregbarkeit des Frosches während des Umklammerungsreflexes. Pflügers Archiv f. Physiol. **221**, 605—622 (1929).

[12] UCHTOMSKI, A.: Werke I/II, 2.

Bei Säuglingen hat PEIPER[1] die transitorische Dominanz nachgewiesen, indem er ihnen während des Trinkens die Flasche entzog. Auf Reizung der Fußsohle mit einer Nadel oder Läuten einer Tischglocke traten dann wieder Saugbewegungen auf. Bekannt ist auch das häufige Urinieren der entkleideten Säuglinge in den Fürsorgestellen oder während der klinischen Untersuchung: Die Blase ist gefüllt und bildet ein dominantes Erregungszentrum. Zusätzlicher Kälte- oder Berührungsreiz an der Haut führt dann zum Urinieren. Wiegt oder schaukelt man ein Kind, so wird der Vestibularapparat dominant, das schreiende Kind wird ruhig.

Bei dieser Form der Dominanz handelt es sich um eine instabile zeitweilige Funktion, die aber für das Verständnis der stabilen Dominanzbildung von Bedeutung sein kann und erlaubt, bestimmte Abläufe zu erklären.

λ) Prüfungen der Dominanz

Im folgenden sind brauchbare Methoden qualitativer und quantitativer Art für verschiedene Lebensalter zusammengestellt (s. a. NUTZHORN[2]). Die Auswahl muß nach dem jeweiligen Alter getroffen werden, wobei der Intelligenzgrad des Kindes berücksichtigt werden soll.

1. Dominanz-Index

Aus den qualitativen und quantitativen Einzeluntersuchungen läßt sich jeweils für Händigkeit, Beinigkeit und Äugigkeit ein Dominanz-Index berechnen; dabei wird der Prozentsatz rechts überwiegender von links überwiegenden Tests subtrahiert und wie folgt vorgegangen:

Von 19 Tests seien z. B. 13 rechtshändig und 6 linkshändig ausgefallen:

$19 : 100 = 13 : x$ $\qquad$ $19 : 100 = 6 : x$

$x = \frac{1300}{19} = 68\%$ $\qquad$ $x = \frac{600}{19} = 31\%$

Dominanz-Index: $+ 68 - 31 = 37$.

Statt der einfachen Unterscheidung in Links- oder Rechtsdominanz scheint es zweckmäßiger, nach dem Dominanz-Index eine quantitative Reihe aufzustellen, die z. B. für die Händigkeit folgende Stufen umfaßt:

α) ausgeprägte Linkshänder,
β) mittelschwere Linkshänder,
γ) leichte Linkshänder,
δ) Ambidexter,
ε) leichte Rechtshänder,
ζ) mittelschwere Rechtshänder,
η) ausgeprägte Rechtshänder.

Ebenso kann für andere Funktionen mit Seitenbevorzugung verfahren werden.

---

[1] PEIPER, A.: Die Eigenart der kindlichen Hirntätigkeit. 2. Aufl., S. 470—474. VEB Georg Thieme-Verlag, Leipzig 1956.

[2] NUTZHORN, H.: Untersuchungen zum Rechts-Links-Problem. Nat. Diss. Techn. Hochschule Braunschweig 1953.

Trägt man die statistisch gewonnenen Zahlen kurvenmäßig auf, so entsteht eine Binomialkurve mit einem Maximum im Bereich der mittelschweren, nicht der ausgeprägten Rechtshänder. Auch daraus scheint die soziogene Rechtsseitigkeit aufgrund der rechtshändigen Kulturen sich zu ergeben, während Ambidextrie nicht so häufig ist.

2. *Anamnese*

α) Linkshänder in der Aszendenz, Migräne, Epilepsie.

β) Primäre Bevorzugung eines Gliedes.

γ) Sekundäre, erziehungsbedingte Benutzung eines Gliedes bei primärer Bevorzugung des konträren Körperteiles.

δ) Wechselnde Bevorzugung jeweils konträrer Glieder bei verschiedenen Verrichtungen.

3. *Qualitative Methoden*

Symptome:

α) Im Säuglings- und Kleinkindalter

αα) *Händigkeit:*

ααα) Frühzeitiger Daumenhaltungswechsel: Auf der dominanten Seite wird der normalerweise in die Hohlhand eingeschlagene und von den übrigen vier Fingern umfaßte Daumen (Abb. 14*a*) vom ruhenden (schlafenden) Säugling früher aus der Hohlhand genommen, abduziert, gestreckt oder außen auf die vier Finger gelegt als auf der subdominanten Seite. Das Symptom tritt noch vor Greifbewegungen auf und weist auf Heredität der Dominanz einer Seite oder perinatale Schädigung einer Seite (Prüfung auf Hemisyndrome notwendig). (Abb. 14*b*, *c*.)

βββ) Konstante, sehr frühzeitige Seitenbevorzugung einer Hand bei Verhaltensstereotypien: Links- und Rechtslutscher, Links- oder Rechtsbetonung einer Hand bei ersten Greifbewegungen, Links- oder Rechtsbetonung bei erstem Greifen über die Mittellinie. Bei Rechts- oder Linkslutschern macht die subdominante Hand häufig lutschsynchrone Mitbewegungen: Haar- oder Ohrzupfen, Haardrehen oder -rollen, Ohrreiben oder -zupfen, Streichbewegungen.

γγγ) Bei Anbieten affektiv gleichwertiger, kleiner, d. h. für das Kind greifbarer Spielgegenstände in der Mittellinie wird bevorzugt mit der dominanten Hand gefaßt. Vorher kann Beidhändigkeit und Wahrung der ideellen Mittellinie nachgewiesen werden (Abb. 15*a* bis *f*, 16 *a* bis *f*).

δδδ) Bei rasch aufeinanderfolgendem Anbieten von affektiv gleichwertigen, greifbaren Spielgegenständen aus der Mittellinie wird mit der dominanten Hand gegriffen und der oder die Gegenstände vor dem Ergreifen des nächsten in die subdominante Hand übergeben (Abb. 17*a*, *b*). Die Benutzung affektiv gleichwertiger Gegenstände ist notwendig, da sonst das Kind bei einem aus der Reihe fallenden, affektiv sehr besetzten Gegenstand alle anderen plötzlich fallen läßt und beidhändig zugreift.

εεε) Bei langsamer Bewegung des zu ergreifenden Gegenstandes aus der Mittellinie nach rechts oder links wird mit der dominanten Hand über die Mittellinie gegriffen und der Körper schließlich mitgewendet.

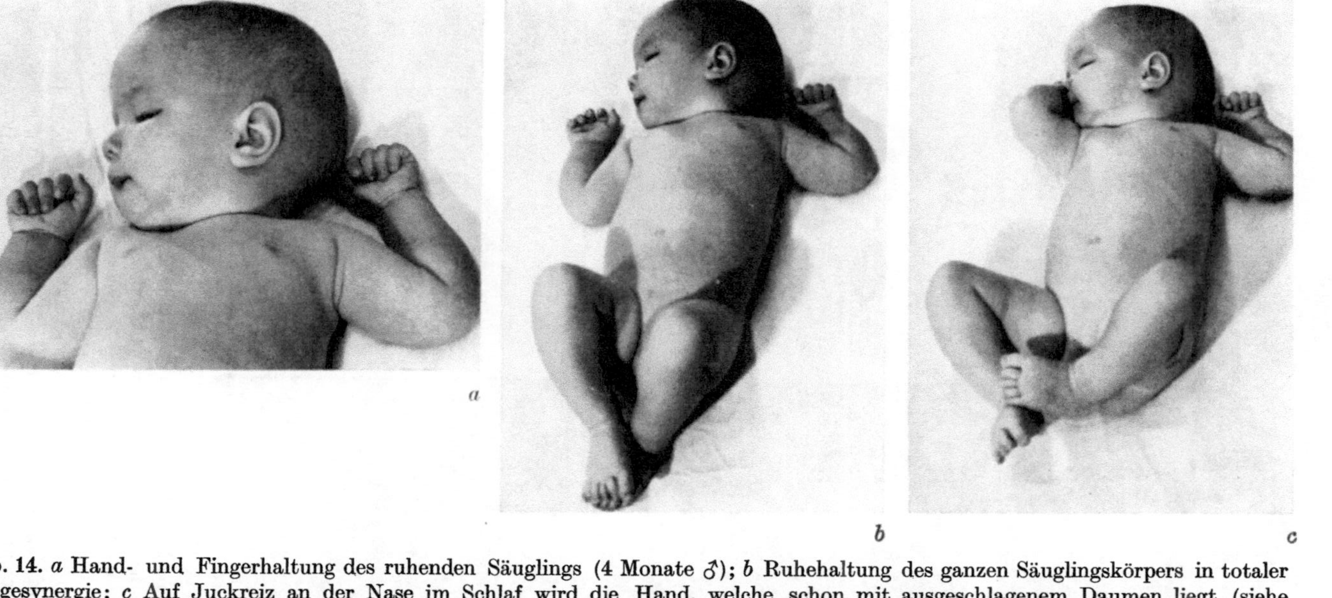

Abb. 14. *a* Hand- und Fingerhaltung des ruhenden Säuglings (4 Monate ♂); *b* Ruhehaltung des ganzen Säuglingskörpers in totaler Beugesynergie; *c* Auf Juckreiz an der Nase im Schlaf wird die Hand, welche schon mit ausgeschlagenem Daumen liegt (siehe linke Hand), als Ganzes an die Nase herangebracht. Es erfolgt noch keinerlei Greifbewegung. Als Symptom eines von der Nasenregion ausgelösten totalen Reflexes kommt es zu einer Verstärkung der Beugesynergie des linken Armes und beider Beine (tonischer Hautreflex auf die Glieder)

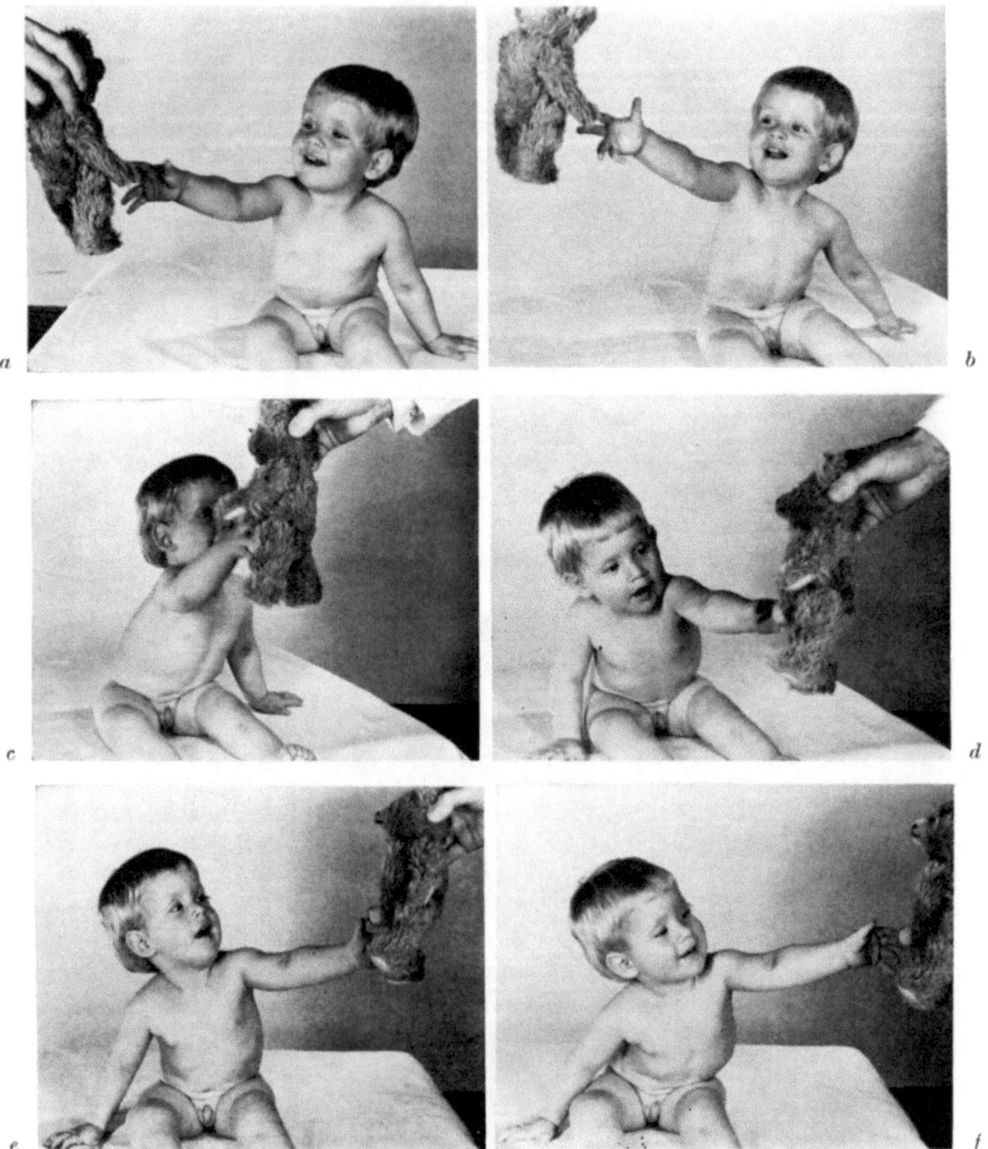

Abb. 15. *Wahrung der ideellen Mittellinie bei Beidhändigkeit* (16 Monate altes männliches Kind). *a* Der von rechts herangeführte Teddy wird optisch fixiert, die rechte Hand herangeführt. Bei langsamem Weiterführen auf einen Kreisbogen mit einem Radius etwas über Armlänge wandern Auge und Hand mit. Man beachte die unreife Greifbewegung der Hand mit gespreizten Fingern *1*, *2* und *3* bei gebeugten Fingern *4* und *5* (*b*). *c* Bis zur Mittellinie werden Kopf und Rumpf den Augen und der Hand nachgeführt (optischer Stellreflex auf den Rumpf) (*d*). Bei Überschreiten der ideellen Mittellinie erfolgt ein (ganz unökonomischer) Hand- und Körperstellungswechsel: die rechte Hand sinkt herab, der Körper wird nach rechts zurückgedreht, die linke Hand bis zur Mittellinie geführt und die Greifbewegung versucht. *e* Augen, Kopf, Arm und Rumpf folgen dem Objekt nach links und *f* die Bewegung endet so, wie sie von rechts begonnen hat

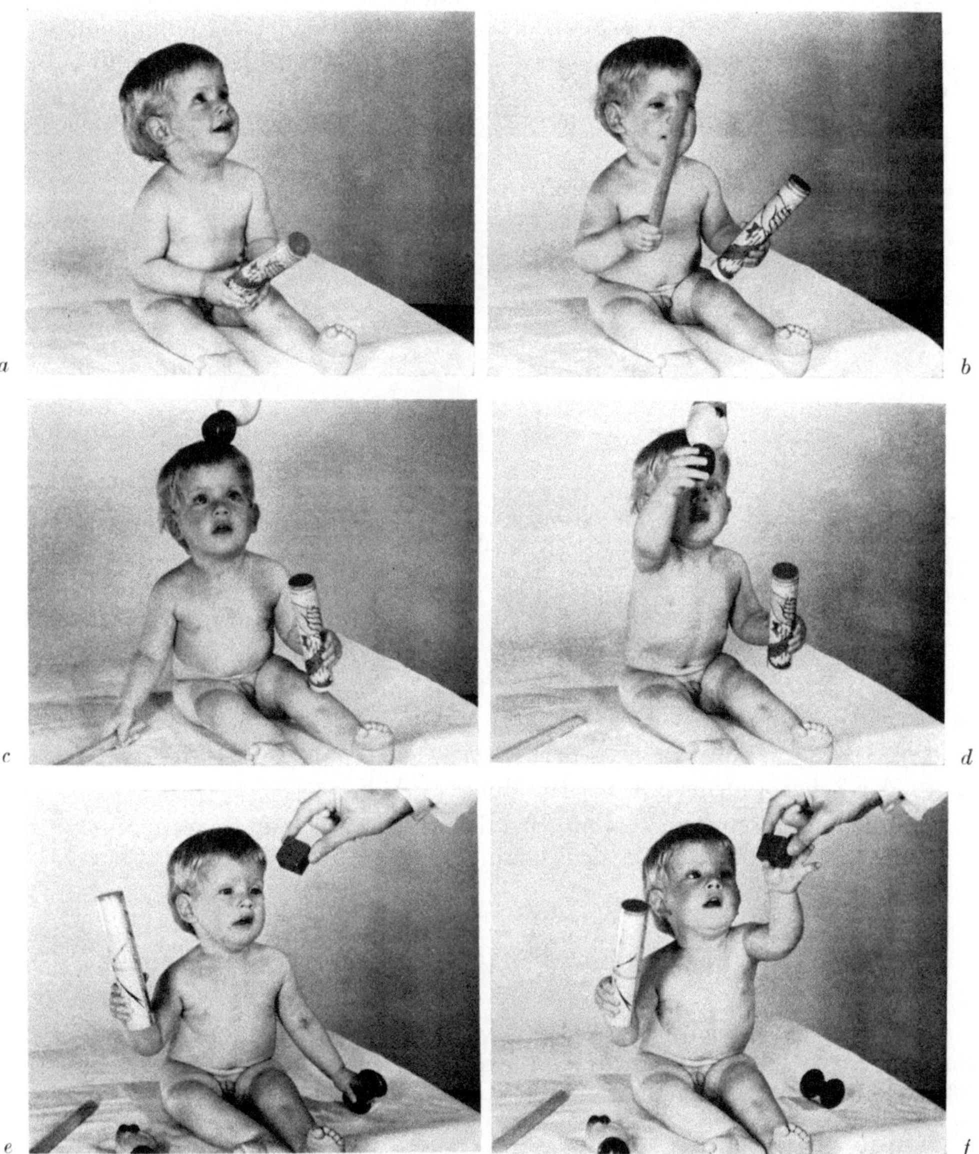

Abb. 16. *Nachweis der Beidhändigkeit durch Anbieten verschiedener Objekte von rechts und links.* *a* Das Kind hält ein Mikadospiel beidhändig in der ideellen Mittellinie. *b* Bei Anbieten eines Stabes in der Mittellinie wird das Spiel nach links übergeben und der Stab rechts erfaßt. *c* Bei Anbieten einer Puppe von rechts her wird das Objekt fixiert, der rechte Arm sinkt herab, der Stab wird aber noch gehalten. *d* Der Stab wird losgelassen und die Puppe mit der rechten Hand erfaßt. *e* Bei Anbieten eines Würfels von links wird die Rolle abgelegt und *f* mit der linken Hand ergriffen

$\zeta\zeta\zeta$) Bei Vorbeiführen eines zu ergreifenden Gegenstandes wird bei Beidhändigkeit die ideelle Körpermittelebene gewahrt: In der Mittellinie sinkt die bis dahin führende Hand herab und die konträre wird gehoben und zur Mittellinie geführt.

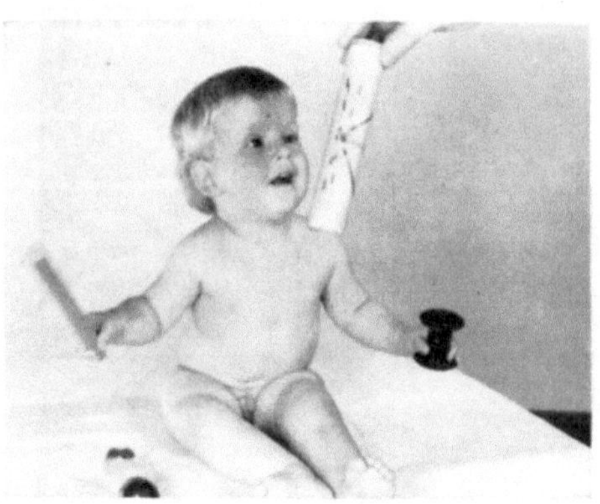
a

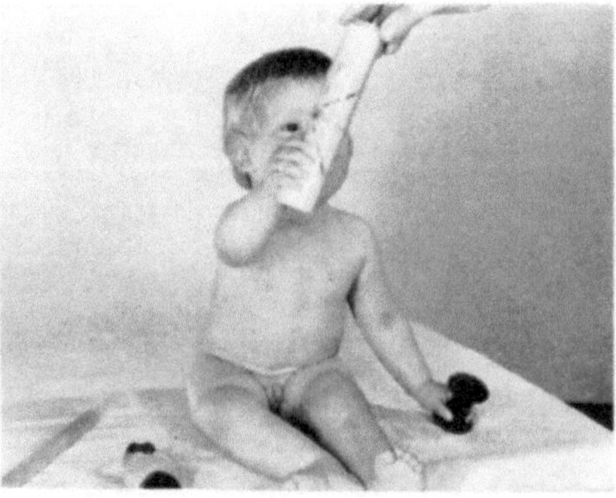
b

Abb. 17. *Konfliktreaktion.* *a* Bei Blockierung beider Hände durch Spielgegenstände und Anbieten eines affektiv höher gewerteten Gegenstandes in der Mittellinie fahren beide Arme hoch und auseinander wie zu einer Umarmung, dann (*b*) sinken der rechte und linke Arm herab, der Stab rechts wird losgelassen und der in der Mittellinie angebotene Gegenstand ergriffen

$\beta\beta$) *Beinigkeit:*

$\alpha\alpha\alpha$) Das dominante Bein zeigt vor dem subdominanten Übergang zur Streckhaltung aus der Beugesynergie.

$\beta\beta\beta$) Das dominante Bein verliert früher als das subdominante den Greifreflex der Zehen (normal: 8. bis 10. Monat). (Abb. 43.)

$\gamma\gamma\gamma$) Bei ersten Stehversuchen wird das dominante Bein angestemmt.

$\delta\delta\delta$) Beim Krabbeln führt das dominante Bein.

β) Im Vorschul- und Schulalter

$\alpha\alpha$) *Allgemeine Seitigkeit:*

Statische Teste:

$\alpha\alpha\alpha$) Bei Rechtshändern linkskonvexe LWS-, rechtskonvexe BWS-, linkskonvexe HWS- und rechtskonvexe Schädelskoliose, da beim rechtshändigen Kind das linke Bein kürzer ist als das rechte (Romich[1]) und umgekehrt.

$\beta\beta\beta$) Auf der subdominanten Seite besteht leichte allgemeine Hyperästhesie (besonders Fußsohle!).

$\gamma\gamma\gamma$) Auf der subdominanten Seite sind die Reflexe gering lebhafter als auf der dominanten (besonders Fluchtreflex).

$\delta\delta\delta$) Auf der subdominanten Seite sind, wenn vorhanden, die Pseudopyramidenzeichen (Trömner- und Rossolimo-Reflex) lebhafter als auf der dominanten.

[1] Romich, S.: Über Asymmetrie des menschlichen Körpers und ihre Bedeutung in der Orthopädie. Z. orthop. Chir. **49**, 1—23 (1927).

εεε) *Gesichtsasymmetrie:* Bei Rechtshändern rechte Gesichtshälfte kräftiger, linke Gesichtshälfte weicher und runder (HALLERVORDEN[1, 2], DE CRINIS[3]).

Koordinationsteste:

ζζζ) Auf der dominanten Seite können die Augenlider leichter und besser geschlossen werden als auf der subdominanten.

ηηη) Auf der subdominanten Seite sind die Kleinhirnsymptome stärker ausgeprägt, besonders Dysdiadochokinese und Asynergie (s. Kleinhirnsymptomatik, Kap. II).

ϑϑϑ) *Mimik:* Auf der dominanten Seite können feinere mimische Bewegungen, z. B. Nasenflügelheben, besser ausgeführt werden als auf der subdominanten. Bei Aufforderung, ein Auge zu schließen oder einen Nasenflügel- bzw. Mundwinkel zu heben, wird die dominante Seite bevorzugt.

ιιι) *Äugigkeit:* Monokuläre Zielübungen, im Schulalter monokuläres Mikroskopieren; sog. „Daumensprung": Man läßt mit beiden Augen über den Daumen einen Gegenstand fixieren und abwechselnd das rechte und linke Auge schließen. Bei Fixierung mit dem dominanten Auge bleibt der Daumen fest in der Ziellinie stehen, während er bei Fixierung mit dem subdominanten Auge einen „Sprung" macht.

ββ) *Händigkeit:*

Koordinationsteste:

ααα) Händeklatschen: Dominante Hand oben und leistet koordinierte Hauptarbeit.

βββ) Hände falten: Dominanter Daumen liegt oben (unzuverlässig).

γγγ) Arme verschränken: Dominanter Arm liegt oben (unzuverlässig).

δδδ) Gegenstände aufheben: Dominante Seite wird zugewendet, dann wird mit der dominanten Hand gegriffen und der Gegenstand in die subdominante Hand übergeben.

εεε) Nadel einfädeln: Subdominante Hand hält Nadel, dominante Hand führt den Faden.

ζζζ) Knöpfen: Dominante Hand führt.

ηηη) Schuhe putzen: Dominante Hand putzt.

ϑϑϑ) Zähne putzen: Dominante Hand putzt.

ιιι) Kämmen, Waschen: Dominante Hand führt Wasch- und Putzgerät.

κκκ) Nase schneuzen: Dominante Hand führt Taschentuch (unzuverlässig).

λλλ) Schneiden mit Messer und Schere: Dominante Hand führt das Gerät.

μμμ) Gebrauch von Messer und Löffel: Dominante Hand greift und führt.

ννν) Radieren: Dominante Hand führt.

ξξξ) Unterstreichen mit Feder und Bleistift: Dominante Hand führt Feder oder Bleistift.

οοο) Buchstabenlesen am Lesekasten: Dominante Hand greift.

---

[1] HALLERVORDEN, E.: Eine neue Methode experimenteller Physiognomik. Psychiatr.-neurol. Wschr. **4**, 309—311 (1902/1903).

[2] HALLERVORDEN, J.: Rechts- und Linkshändigkeit und Gesichtsausdruck. Zbl. Neurol. **53**, 560 (1929).

[3] DE CRINIS, M.: Der menschliche Gesichtsausdruck. Georg Thieme-Verlag, Leipzig 1942.

$\pi\pi\pi$) Ballwerfen: Dominanter Arm wirft.

$\varrho\varrho\varrho$) Karten mischen und spielen: Ausspielen mit der dominanten Hand, Halten mit der subdominanten.

$\sigma\sigma\sigma$) Würfeln beim Spiel: Dominante Hand wirft.

$\tau\tau\tau$) Schreiben: Dominante Hand greift und schreibt.

$\upsilon\upsilon\upsilon$) Sandgraben: Die dominante Hand führt die Schaufel am Griff.

$\varphi\varphi\varphi$) Kreis- und Viereck-Zeichnen: Die eine Hand soll einen Kreis, die andere ein Viereck zeichnen. Die subdominante Hand paßt sich dabei der Figur der dominanten an.

$\chi\chi\chi$) Schleifen binden: Die dominante Hand führt die Bewegung aus.

$\gamma\gamma$) *Beinigkeit:*

$\alpha\alpha\alpha$) Anlaufseite beim Hochsprung: Dominante Seite wählt Anlauf (STIER[1]).

$\beta\beta\beta$) Abschuß beim Fußball: Dominantes Bein schießt (STIER[1]). (Spielstellung im Feld: „Links-“ oder „Rechtsaußen“.)

$\gamma\gamma\gamma$) Schlittern: Dominantes Bein und dominante Seite vorn.

$\delta\delta\delta$) Hüpfen: Dominantes Bein führt.

$\varepsilon\varepsilon\varepsilon$) Stand: Subdominantes Bein Standbein.

$\zeta\zeta\zeta$) Schuhsohlen und -absatz: Stärkere Abnutzung am dominanten Bein (BRESLER[2]).

$\eta\eta\eta$) Fahrrad- oder Dreiradbesteigung: Von der dominanten Seite her (STIER)[3].

$\vartheta\vartheta\vartheta$) Rechts-Links-Drall (Wendigkeit): Bei verbundenen Augen und ohne akustische oder taktile Orientierungsfähigkeit läuft das Kind entsprechend seiner Beinigkeit links- oder rechtswendig im Kreis. Entsprechend der Beinigkeit werden bei Aufforderung, einen Kreis zu laufen, Links- bzw. Rechtskurven bevorzugt.

4. Quantitative Methoden

α) Allgemeine Seitigkeit

$\alpha\alpha$) EEG: Das EEG zeigt im ersten Lebensjahr noch keine Prävalenz einer Hemisphäre, später findet sich Linksdominanz dreimal häufiger als Rechtsdominanz (SCHÜTZ u. Mitarb.[4, 5]).

$\beta\beta$) Muskelquerschnitt bzw. Muskelumfang: Messung der Ober- und Unterarme bzw. Ober- und Unterschenkel (LIPPERT[6]).

$\gamma\gamma$) Thoraxmessungen: Vergleichende Messung beider Thoraxhälften: Dominante Seite von größerem Umfang.

---

[1] STIER, E.: Untersuchungen über Linkshändigkeit und die funktionellen Differenzen der Hirnhälften. Gustav Fischer-Verlag, Jena 1911.

[2] BRESLER, J.: Das Schuhsohlensymptom. Psychiatr.-neurol. Wschr. **21**, 284 (1919/1920).

[3] STIER, E.: Untersuchungen über Linkshändigkeit und die funktionellen Differenzen der Hirnhälften. Gustav Fischer-Verlag, Jena 1911.

[4] SCHÜTZ, E. und H. W. MÜLLER: Das kindliche Elektroencephalogramm. Klin. Wschr. **29**, 20—23 (1951).

[5] SCHÜTZ, E., H. W. MÜLLER und H. SCHÖNENBERG: Über die Entwicklung zentralnervöser Rhythmen im Elektroencephalogramm des Kindes. Zschr. ges. exp. Med. **117**, 157—170 (1951).

[6] LIPPERT, H.: Morphologische Untersuchungen über die Entwicklung der Beinigkeit beim Menschen. Z. menschl. Vererb.- u. Konstitutionslehre **35**, 518—532 (1960).

β) Händigkeit

αα) Messung der Fingerumfänge mit Ringen verschiedener Größe an den jeweils gleichen Fingern der rechten und linken Hand.

ββ) Verdeutlichung und Vertiefung der (angeborenen) Hohlhandfurchen (Abb. 18).

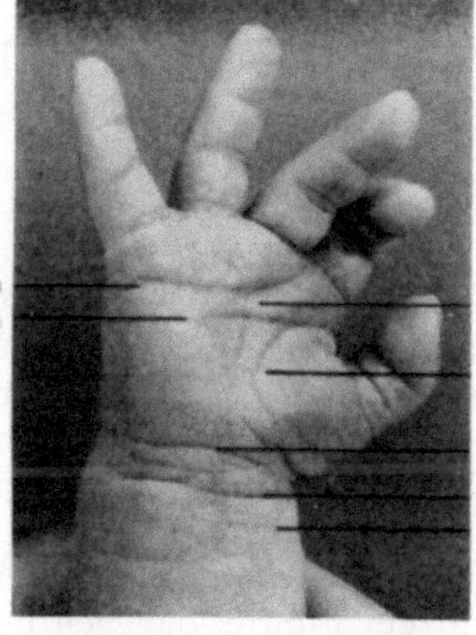

Abb. 18. Angeborene Hohlhandfurchen. Sie werden im Rahmen der Dominanzausbildung auf der dominanten Seite vertieft und verdeutlicht.

γγ) Im Schulalter: Stärkere Behaarung der zweiten Fingerglieder der prävalierenden Seite (Braun[1]).

δδ) Venigkeit (Minor[2]): Das Venennetz (Rete venosum dorsale manus) ist auf der prävalierenden Seite stärker ausgeprägt als auf der subdominanten. Darstellung: Hände 10 Minuten möglichst in warmes Wasser hängen, dann Auszählung bzw. Photographie, am günstigsten Infrarotaufnahmen zur Dokumentation. Auch Stauung mit Blutdruckmanschetten oberhalb des Handgelenkes möglich. Nachziehung mit Fettstift und Photographie, (Strangmann-Kochler[3], Ludwig[4]).

εε) Optokinetischer Nystagmus: Die Frequenz ist auf der dominanten Seite geringer als auf der subdominanten.

ζζ) Flicker-Fusionsfrequenz: Die Fusion erfolgt auf der dominanten Seite bei höheren Werten als auf der subdominanten. Es besteht keine Korrelation zwischen Händigkeit (motorischer Dominanz) und der optischen Dominanz (Čemáček[5]).

---

[1] Braun, R.: Untersuchungen zur Frage der Rechts- und Linkshändigkeit und zum Gestalterkennen aus der Bewegung bei Kindern. Arch. Psychiatr. **86**, 255—271 (1929).

[2] Minor, L.: Über die Dorsalvenen der Hände in ihren Beziehungen zur Rechts- und Linkshändigkeit. Dtsch. Z. Nervenheilk. **126**, 1—18 (1932).

[3] Strangmann-Kochler zit. Ludwig[4].

[4] Ludwig, W. und R. Wette: Über Klassifizierung der Asymmetrien und Prüfung des Rechts-Links-Verhältnisses, insbesondere beim Menschen. Z. menschl. Vererb.- u. Konstitutionslehre **34**, 400—416 (1958).

[5] Čemáček, J.: Die Beziehung der Frequenz der Verschmelzung des flimmernden Lichtes zur Dominanz der Hemisphären. Psychiatr. Neurol. **134**, 396—402 (1957).

$\eta\eta$) Audiometer-Test: Lateralisation erfolgt zur Seite der dominanten Hemisphäre.

$\vartheta\vartheta$) Hauttemperatur: Auf der dominanten Seite ist die Hauttemperatur gegenüber der subdominanten erhöht.

γ) Beinigkeit

$\alpha\alpha$) Muskelquerschnitts- und Umfangsmessungen (LIPPERT[1]).

$\beta\beta$) Linkes Bein beim Schulkind kürzer bei Rechtshändern und umgekehrt bei Linkshändern.

μ) Neurologische Diagnostik des Schlafens und Wachens

Der Wechsel zwischen Schlaf und Wachen, zwischen Ruhe und Regesein, läßt beim Menschen wie bei den Tieren eine Periodik erkennen, die in ihren Maxima und Minima den Licht- und Dunkelstunden des Tages regelhaft zugeordnet ist (ASCHOFF[2, 3]). Im Erwachsenenalter ändert sich diese einfache Beziehung insofern, als die tagesrhythmischen Schwankungen von Antrieb, Stimmung und Wachheit nur noch in 52% sicher nachweisbar sind, während sie in 39% verlorengehen (HAMPP[4]). Ein Drittel aller Fälle sind „Abendtypen" mit abendlichem Stimmungs- und Antriebshoch und morgendlicher Erwachensflaute, ein Fünftel dagegen nur sind „Morgentypen" mit umgekehrtem Stimmungs- und Antriebshoch.

Für *die neurologische Untersuchung und Definition* ist wesentlich, daß ein Unterschied zwischen Wachsein und Bewußtseinshelligkeit gemacht wird: Bewußtsein ist zwar an Wachsein gebunden und Bewußtlosigkeit tritt bei Schlaf ein, Bewußtlosigkeit ist aber kein Schlaf — eine Narkose z. B. ist eine toxische Bewußtseinsstörung —; diese einfache Tatsache sollte besonders im Kindesalter davor schützen, toxische Bewußtseinsstörung erzeugende Mittel (Barbiturate) als „Schlafmittel" zu bezeichnen und zu verwenden. Wachheit und Bewußtseinshelligkeit („Vigilanz", „freies Sensorium") sind zwei ganz verschiedene Dinge, wie sich z. B. bei dem sog. Coma vigile zeigt: Die Kinder sind bewußtseinshell und wach und zeigen daneben einen eindeutigen Schlaf-Wach-Rhythmus, welcher der Periodik des Neugeborenen entspricht (s. u.). Eine Herabsetzung der Vigilanz leitet auch im EEG erst zur Schlafphase mit Auftreten von Spindeln über, andererseits zeigt der „paradoxe Schlaf" eine Dissoziation in der Form, daß Schlafspindeln fehlen, Vigilanzherabsetzung besteht und klinisch Träumen nachweisbar ist (s. a. ROTH[5]).

Das organische Substrat der Schlaf-Wach-Steuerung scheint in den Nuclei posteriores und ventrales des Hypothalamusgebietes (Hinter- und

[1] LIPPERT, H.: Morphologische Entwicklung der Beinigkeit beim Menschen. Z. menschl. Vererb.- u. Konstitutionslehre **35**, 518—532 (1960).

[2] ASCHOFF, J.: Exogene und endogene Komponente der 24-Stunden-Periodik bei Tier und Mensch. Naturwissenschaften **42**, 569—575 (1955).

[3] ASCHOFF, J.: Aktivitätsmuster der Tagesperiodik. Naturwissenschaften **44**, 361—367 (1957).

[4] HAMPP, H.: Die tagesrhythmischen Schwankungen der Stimmung und des Antriebes beim gesunden Menschen. Arch. Psychiatr. Z. f. d. ges. Neurol. **201**, 355—377 (1961).

[5] ROTH, B.: Narkolepsie und Hypersomnie. VEB Verlag Volk und Gesundheit, Berlin 1962.

Vorderwand des 3. Ventrikels) zu suchen zu sein (RANSON[1]). Die Regelung ist über folgende Wege klinisch nachweisbar:

1. *Autonom-rhythmische Eigensteuerung des Schlafes* im Sinne der primären Tätigkeit aller Nervenzentren (s. a. Atmung) (gleichmäßige Verteilung der Schlaf- und Wachphasen bis etwa zur 3. Lebenswoche über Tag und Nacht, HELLBRÜGGE und LANGE[2], auch beim Anenzephalen, GAMPER[3], und im Tierversuch, KLEITMANN[4]).

2. *Afferenzgesteuerte Änderung der Schlaf-Wach-Phasen mit Periodenbildung:*

α) *Über das (animale) Sinnes-System:* Ausbildung einer vorwiegend optisch gesteuerten Verschiebung der Schlaf- und Wachphasen: tagsüber vermehrtes Wachen, nachts vermehrtes Schlafen (Tag-Nacht-Periodik) ab 4. Lebenswoche und bis zum 1. Lebensjahr sich ständig festigend, bis zum Schulalter vorherrschend. Deafferenzierung durch Ausschaltung aller Sinnesgebiete (Auge, Ohr, Haptik) führt zum Einschlafen.

β) *Über das vegetative System:* Steuerung primär über Hunger-Sättigungs-Zustand (mit metabolischen Veränderungen: Zucker- und Calciumhaushalt u. a.) und Ausbildung einfacher bedingter Reflexe auf Zeit durch Koppelung des Hungergefühls an zeitliche Intervalle (beim Säugling im Rahmen der Tageswachphasen vorherrschend, ab Schulalter nur noch in Form der Mittagsveränderungen deutlich).

γ) *Über das kortikale System:* Ausbildung einer von der optischen Steuerung weitgehend gelösten Periodik vom Schulalter an (Säuglinge: morgendliches Wachsein über 90%, Kleinkinder 90%, Schulkinder 50%, Jugendliche nur 10%), d. h. der Schlaf verschiebt sich entgegen der optischen Steuerung immer mehr in die Morgenstunden. Dies entspricht den Untersuchungen von HAMPP[5] (s. o.).

3. *Afferenzgesteuerte Änderung der Schlaf-Wach-Phasen ohne Periodenbildung* (reaktive Schlaf-Wach-Steuerung, Desynchronisation):

α) *affektiv:* Auf Angst und Furcht sowie Glück und Freude als reales und Vorstellungserlebnis erfolgt Löschung des Periodenmusters (Wachheit der Kinder zu Festen und besonderen Ereignissen sowie nach Schreckerlebnissen mit Hund, Auto u. a.).

β) *intendiert:* Willentliche Anspannung und Aufmerksamkeitszuwendung hat Weckwirkung mit Periodenlöschung zur Folge.

γ) *Aufmerksamkeitserlöschung* hat „psychische Deafferenzierung" des Schlaf-Wach-Zentrums zur Folge (physiologisch: bedingte Hemmung der

---

[1] RANSON, S. U.: Somnolence caused by hypothalamic lesions in the monkey. Arch. Neurol. **41**, 1—23 (1939).

[2] HELLBRÜGGE, TH. und J. LANGE: Über das Verhalten der Motilität in den frühen kindlichen Entwicklungsstufen. Med. Klin. **54**, 946—954 (1959).

[3] GAMPER, E.: Bau und Leistungen eines menschlichen Mittelhirnwesens (Arhinencephalie mit Encephalocele), zugleich ein Beitrag zur Teratologie und Fasersystematik. Z. ges. Neur.-Psychiatr. **102**, 154—235, **104**, 49—120 (1926).

[4] KLEITMANN, N.: Sleep and Wakefulness. University of Chicago Press 1939.

[5] HAMPP, H.: Die tagesrhythmischen Schwankungen der Stimmung und des Antriebes beim gesunden Menschen. Arch. Psychiatr. u. Z. f. d. ges. Neurol. **201**, 355—377 (1961).

Hirnrinde, KRASNOGORSKI[1]). Beispiel: „Einnicken" — bedingte Hemmung durch wiederholte Reize (z. B. Eisenbahn) (Aufmerksamkeitserlöschung psychisch), Ptosis, Atonie der Nackenmuskulatur, Vorwärtsfallen des Kopfes mit der Schwerkraft, dadurch Abscherbewegung der Otolithen mit Wiedereinsetzen des tonischen Haltereflexes auf den Hals und sekundärer Weckwirkung.

Schlafdauer und Schlaftiefe:

Nach BÜHLER und HETZER[2] beträgt die Schlafdauer in Prozent der Tagesdauer (24 Stunden):

0 Monate	1 bis 3 Monate	4 bis 6 Monate	7 bis 9 Monate	10 bis 12 Monate
80 %	60 %	55 %	53 %	49 %

Absolut beträgt die notwendige Schlafdauer für jüngere Säuglinge etwa 14 bis 15 Stunden, für ältere 12 bis 13 Stunden, für das 2. Lebensjahr wird 13 Stunden, sinkend bis zum 6. Jahr auf 11 ½ Stunden angegeben; ab 7. Jahr 10 bis 11 Stunden, sinkend auf 9 bis 10 Stunden im 11. Jahr und schließlich 8 bis 9 Stunden im Jugendalter (HELLBRÜGGE[3]).

Die Schlafdauer kann aber zum Teil ersetzt werden durch Schlaftiefe: Neuropathische Kinder haben einen flachen, leicht störbaren Schlaf und sind umgekehrt am Tage schläfrig, andere Kinder können tief und kurz schlafen und trotzdem erquickt und frisch sein. Die normale Schlaftiefe ist nicht zu verwechseln mit der pathologischen Schlaftiefe und der pathologischen Schlafdauer: Epileptiker und Bettnässer haben oft abnorme Schlafdauer und abnorme Schlaftiefe, so daß die tiefen spinalen Reflexe (Sphinktertonus) enthemmt werden und Einnässen bzw. Anfälle auftreten.

Die Schlaftiefe hat periodische Maxima initial und flacht dann zunehmend ab. Beim Neugeborenen und jungen Säugling eingipfelige Schlaftiefenkurve, bei älteren zweigipfelig: abends höher und morgens flacher. Dabei beträgt die Schlafdauer des jungen Säuglings periodisch etwa 3 Stunden, die des älteren 8 Stunden (polyphasische Schlafkurve).

Diagnostik der Schlafdauer:

a) Die Schlafdauer unabhängig von der Schlaftiefe kann klinisch an den Augenlidern abgelesen werden: Die gehobenen Augenlider zeigen entsprechend dem dominanten optischen System (s. Kap. I) am frühesten und sichersten die Wachheit an.

b) Im EEG läßt sich die Schlafdauer am Vorhandensein von Schlafaktivität (Stadium 2c zum Stadium 3 nach ROTH[4]) nachweisen: Im Stadium 2c ist der Alpharhythmus zerfallen und Wellen mit einer Frequenz von 3 bis 4/sec von mittlerer bis höherer Amplitude treten auf, während im

---

[1] KRASNOGORSKI, N. zit. BOGATSCHENKO, L. S.: Erfahrungen mit der Schlafverlängerung bei Kindern in der pädiatrischen Klinik. Pawlows Z. höhere Nerventätigkeit (dtsch.) **2**, 269—286 (1952).

[2] BÜHLER, CH. und H. HETZER: Inventar der Verhaltensweisen des ersten Lebensjahres. Jena 1927.

[3] HELLBRÜGGE, TH., J. LANGE und J. RUTENFRANZ: Schlafen und Wachen in der kindlichen Entwicklung. Beih. Arch. Kinderheilk. **39**. Heft, Stuttgart 1959.

[4] ROTH, B.: Narkolepsie und Hypersomnie. VEB Verlag Volk und Gesundheit, Berlin 1962.

Stadium 3 diese Wellen bereits kombiniert sind mit typischen Schlafspindeln einer Frequenz von 14/sec und mittlerer Amplitude.

Diagnostik der Schlaftiefe:

a) Am geeignetsten wird die Schlaftiefe mittels Afferenzstimulierungen gemessen. Am besten verwendet man Schallreize (KOHLSCHÜTTER[1], s. a. ROSENAU[2], Kap. II, C), da die optischen Reize infolge des Lidschlusses viel höhere Schwellenwerte haben. Auch taktile Reize (elektrische Reize, CZERNY[3], WÖHLISCH[4], JÄHNICHEN[5]) können Verwendung finden, jedoch liegt ihre Reizschwelle höher als die des Gehörs.

Als *klinische Symptome der Schlaftiefe* können gemessen werden:

α) Die Änderung der Atemfrequenz als feinster Indikator (s. Kap. II, Atmung).

β) Bulbusbewegungen unter den geschlossenen Lidern.

γ) Schweißausbrüche („initialer Nachtschweiß"): Das rasche Eintreten größerer Schlaftiefe abends führt zu Schweißausbrüchen mit Hypothermie.

δ) Fluchtreflex an den Beinen und allgemeine Abwehrbewegungen (Kopfwendungen, Armdrehen und -bewegen auf lokale Schmerzreize).

Daß die topische Ebene der Schlaf-Wach-Steuerung oberhalb der Mittelhirnebene liegt, beweisen bei mittlerer Schlaftiefe Symptome des Mittelhirns:

α) Saug- und Lutschbewegungen im Schlaf bei Säuglingen.

β) Zähneknirschen im Schlaf beim älteren Kind (Saug- und Mitbewegungen des nun zahnbesetzten Unterkiefers).

γ) Miosis der Pupillen: Je tiefer der Schlaf, um so enger die Pupillen, um so verzögerter der (großhirnbedingte) Erweiterungsreflex beim Erwachen. Der Erweiterungsreflex tritt bei raschem Wecken aus tiefem Schlaf selbst bei grellem Lichteinfall auf (primär Blendung beim Erwachen!), um erst dann in den optisch afferent gesteuerten Verengungsreflex überzugehen.

δ) Halb- und beidseitige blitzschnelle und ruckartige Zuckungen („sécousses").

Im tiefen Schlaf wird die allgemeine Reflexerregbarkeit herabgesetzt, es kann sogar ein BABINSKI-Symptom auftreten; die Atemsteuerung wird vagalperipher gleichmäßig, tief und langsamer, die Bewegungen im Schlaf erlöschen: Das Bett des Kindes ist morgens nicht zerwühlt und ungeordnet wie bei flach schlafenden Neuropathen oder kranken Kindern (Fieber!), bei denen die Schlaftiefe topisch die Mittelhirnebene nicht unterschreitet.

Je nach motorischer Schablone der während der jeweiligen Schlaftiefe erreichten Hirnebene und ihrer Kombination mit psychischem Ausdruck

---

[1] KOHLSCHÜTTER: Messungen der Festigkeit des Schlafes. Dissert. Leipzig 1862.

[2] ROSENAU, H.: Möglichkeiten und Grenzen der Hörprüfung im frühen Kindesalter. Pädiatrie u. Grenzgebiete **1**, 27—38 (1962).

[3] CZERNY, A.: Beobachtungen über den Schlaf im Kindesalter unter physiologischen Verhältnissen. Jb. Kinderheilk. **33**, 1—28 (1892).

[4] WÖHLISCH, E.: Der Schlaftiefenverlauf und sein Erholungsäquivalent. Klin. Wschr. **35**, 480—485, 705—714 (1957).

[5] JÄHNICHEN, S.: Über Schlaftiefenmessungen. Übersicht und Versuche im Kindesalter. Dissert. Würzburg 1955.

können verschiedene „Schlafposen" (BLECKMANN[1]) unterschieden werden, die aber nach meiner Auffassung nur topisch-diagnostischen Wert haben und von Fall zu Fall je nach Schlaftiefe wechseln können.

b) *Objektive Schlaftiefenmessungen* sind mittels des EEG möglich und werden nach der Stadieneinteilung 1 bis 5 unterschieden (s. ROTH[2]).

Schlafbedingungen: Das Einschlafen wird nicht nur durch Ermüdungsstoffe afferent gesteuert, sondern hängt in weitem Maße von bedingter Hemmung der Großhirnrinde ab. Sie wird am einfachsten erzielt durch monotone Reizwiederholungen, welche der Säugling und das Kleinkind selbst herbeiführen: *Daumenlutschen, Haardrehen* u. a. Daneben erhalten Bett und Vorbereitung einen bedingt-reflektorischen Signalwert: *„Einschlafzeremoniell", „Einschlafritual"* (s. a. BLECKMANN[3], L. R. MÜLLER[4], VOGLER[5]).

Manche Kinder (Kleinkinder vor allem) haben nach Löschen des Lichtes Einschlafstörungen in Form sog. *hypnagoger Pseudohalluzinationen* (KANDINSKY[6], D. MÜLLER[7]) und sehen im Dunkel hirnstammbedingte Dinge, Vorgänge und Gestalten — z. B. kleine Tiere mit großen, leuchtenden Augen = Pedunculushalluzinationen — die mit Angst und Schreck beantwortet werden, wobei letztere wiederum als Weckreize wirken. Derartige Kinder schlafen ein, wenn man wieder Licht macht (optische Hemmung).

ν) Untersuchungsschema nach Körperbereichen

Dieses Kurzschema dient der orientierenden Untersuchung am Kind und muß in den als pathologisch gefundenen Bereichen durch die oben angegebenen differenzierten Untersuchungen einschließlich der Hilfsmethoden ergänzt werden:

Psychisches Verhalten	Naheinstellungsreaktion
Allgemeines	Augenbewegungen
Herz	Augenhintergrund
Puls	Trigeminus (Pinsel, Nadel, Temperatur)
Lungen	
Urin	Cornealreflex
Schädelumfang	Facialis
Lidspalten	Hypoglossus
Pupillen	Andere Hirnnerven
Lichtreaktion	Sprache

[1] BLECKMANN, K. H.: Der Schlaf des Kindes. Biologie, Psychologie, Pathologie, Therapie. Verlag für mediz. Psychol., Göttingen 1955.

[2] ROTH, B.: Narkolepsie und Hypersomnie. VEB Verlag Volk und Gesundheit, Berlin 1962.

[3] BLECKMANN, K. H.: Der Schlaf des Kindes. Biologie, Psychologie, Pathologie, Therapie. Verlag für mediz. Psychol., Göttingen 1955.

[4] MÜLLER, L. R.: Über den Schlaf. Studien über Ermüdung, Schlaf, Erholung, über Schlafstörungen und deren Behandlung. 2. Aufl. Verlag Urban und Schwarzenberg, Berlin-München 1948.

[5] VOGLER, P.: Die Prophylaxe der Schlafstörung. 2. Aufl. VEB Verlag Georg Thieme, Leipzig 1959.

[6] KANDINSKY, V.: Kritische und klinische Betrachtungen im Gebiete der Sinnestäuschungen. 1. und 2. Studie. Friedländer u. Sohn, Berlin 1885.

[7] MÜLLER, D.: Über hypnagoge Pseudohalluzinationen und ihre Beziehung zur Dysregulation des Kreislaufes. Psychiatrie (Leipzig) **13**, 281—291 (1961).

Obere Extremitäten:
Rechts-Links-Händer
Tonus
Trophik
Motilität
Koordination
Tricepsreflex
Brachioradialisreflex
Sensibilität (Pinsel, Nadel, Temperatur, Bewegungsempfindung)
Nervenstämme

Untere Extremitäten:
Tonus
Trophik
Motilität
Koordination
Patellarreflex
Achillesreflex
Babinski
Andere pathologische Reflexe
Sensibilität
Nervenstämme
Ischiadicusphänomen / Meningitiszeichen
Gang

Bauchmuskeln
Bauchhautreflexe
Sensibilität

III. Die Hilfsmethoden der klinischen Untersuchung

A. Die Schädelperkussion

Bei Beklopfen des Schädels ergeben sich in verschiedenem Alter und bei verschiedenen Prozessen bestimmte Schallveränderungen, welche bereits 1855 von Beetz[1], 1895 von Bruns[2], 1907 von Koeppe[3] und in abschließender Systematik und Gründlichkeit 1932 von Benedek[4] mitgeteilt und bearbeitet worden sind. Unabhängig von deutschen Untersuchern fanden auch ausländische Autoren die gleichen Symptome (z. B. Macewen[5, 6, 7]).

Die Methode kann auch heute noch als erste praktische Untersuchungsmethode zur Orientierung über pathologische Schädelverhältnisse besonders im Kindesalter dienen. Dabei genügt die qualitative Feststellung veränderten

[1] Beetz, F.: Über Perkussion, insbesondere über Perkussion des Schädels. In: Schmidts Jahrbuch **86**, 245 (1855).

[2] Bruns, L.: Die Geschwülste des Nervensystems. In: Eulenburgs encyklopädisches Jahrbuch **5**, 159 (1895).

[3] Koeppe, H.: Die Perkussion des kindlichen Schädels. Jb. Kinderheilk. **102**, 13—52 (1923).

[4] Benedek, L.: Über die Schädelperkussion. Abhandl. Neurol., Psychiatr., Psychol. und Grenzgebiete. Heft 67, S. Karger, Berlin 1932.

[5] Macewen: Die infektiös-eitrigen Erkrankungen. Wiesbaden 1898, S. 148—152.

[6] Macewen: British med. J. 1888, II, 302—309.

[7] Macewen: zit. Benedek[4].

Schalles, da die früher auf diese Weise notwendige Art- und Lokalisationsdiagnose eines pathologischen Prozesses heute durch PEG, Angiographie, Isotopendiagnostik, Echoenzephalographie u. a. sicherer möglich ist (BARTSCH und HAGEMANN[1]).

Methodik:

Man hebt den Kopf von der Unterlage ab (die Kissenresonanz gibt irreführenden Schall!) und perkutiert mit kurzen gleichmäßigen Fingerkuppenschlägen jeweils vergleichend links und rechts das Os frontale, parietale, temporale und occipitale.

Auswertung:

1. normaler (kurzer) Schall;

2. voller tympanitischer Schall:

α) normal:

αα) bei dünnen Knochen,

ββ) bei Kindern unter 3 Jahren;

β) pathologisch:

αα) bei großen Hydrozephali,

ββ) bei leichten bis mittleren Druckzuständen;

3. hohler, scheppernder Klang („Geräusch des gesprungenen Topfes", „bruit de pôt felé", „MACEWEN sign"), nur pathologisch:

α) bei starker Erhöhung des Schädelinnendruckes
β) bei Nahtdehiszenzen;
} Hydrocephalus occlusus entzündlicher Genese, Aquäduktverschluß bei Kleinhirntumoren;

4. abnorm kurzer Klopfschall, nur pathologisch: bei Verdichtungen des schalleitenden Gewebes, bei knochennahen Tumoren, subduralen Hämatomen ohne Drucksymptome (häufig im Säuglingsalter!).

B. Die Diaphanoskopie (Transillumination) des Schädels

Bringt man einen Säuglings- oder auch noch einen Kleinkindkopf nahe an eine helle umschriebene Lichtquelle, so leuchtet der Schädel auf, wenn sich eine bestimmte Menge mehr Liquor in ihm findet als normal. Diese Erscheinung kann man benutzen, um bestimmte Diagnosen wie Hydranenzephalie, Porenzephalie, subdurale Hygrome, Subarachnoidalzysten, Mißbildungen (DANDY-WALKER-BRODAL-Syndrom), postmeningitische Ergüsse

[1] BARTSCH, E. und P. HAGEMANN: Über die Stellung der Schädelperkussion in der heutigen neurologischen Diagnostik. Psychiatrie (Leipzig) **10**, 235—243 (1958).

rasch qualitativ zu diagnostizieren. Die Methode wurde zuerst von KRAEUTERMANN[1] (1740), dann BRIGHT[2] (1831), schließlich von STRASBURGER[3] (1910) beschrieben und in der Folgezeit von einzelnen Autoren angewandt (DIETZE[4],

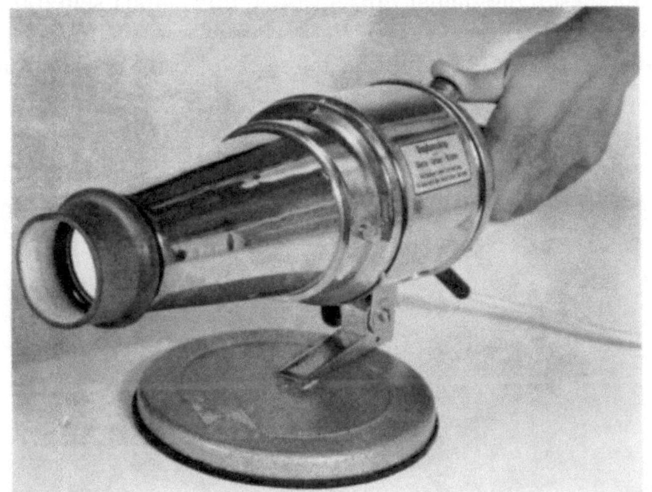

a

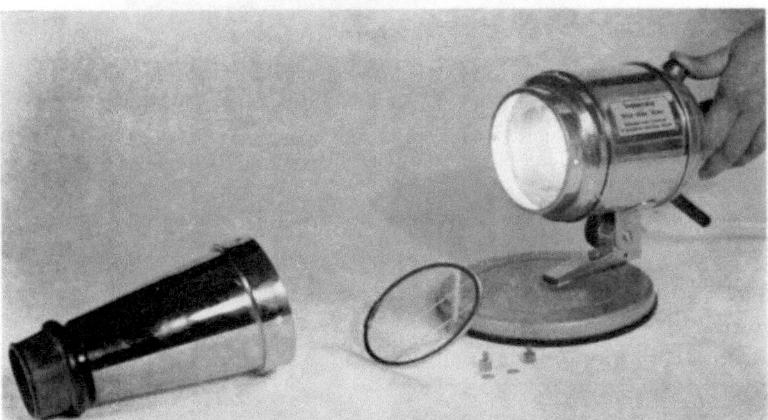

b

Abb. 19. Diaphanoskop nach DIETZE und URBAN. *a* gebrauchsfertig, *b* zerlegt. Die Sicherung des Säuglingskopfes gegen Wärme und Verletzung (Birnenimplosion) ist bei diesem Routinegerät völlig gewährleistet

---

[1] KRAEUTERMANN, V.: Valentini Kraeutermanns aufrichtig getreuer, sorgfältiger und geschwinder Kinder-Artzt. Verlag Johann Jacob Beumelburg, Frankfurth und Leipzig 1740, S. 257.

[2] BRIGHT, R.: Reports of medical cases selected with a view of illustrating the symptoms and cure of diseases. Vol. II: Diseases of the brain and nervous system. Longman, Rees, Orme, BROWN and GREEN, London 1831.

[3] STRASBURGER, J.: Transparenz des Kopfes bei Hydrocephalus. Dtsch. med. Wschr. **36**, 294 (1910).

[4] DIETZE, R. A.: Das Diaphanoskop — eine Lampe zur Schädeldurchleuchtung von Neugeborenen und Kleinstkindern. Medizintechnik **2**, 128—132 (1962).

DIETZE und URBAN[1], DODGE und PORTER[2], WEICKMANN[3], MATTHES[4] u. a.).

Methodik:

Die Lichtquelle soll möglichst umschrieben und scharf sein (60 W), soll voll aufgesetzt werden können (Gummirand) und keine größere Wärmeentwicklung haben. Die Untersuchung soll im abgedunkelten Raum vor sich gehen.

1. *qualitative Methoden:*

α) Aufsetzen einer einfachen Taschenlampe auf den Schädel entsprechend den Großhirn- und Kleinhirnregionen: frontal links und rechts, temporal,

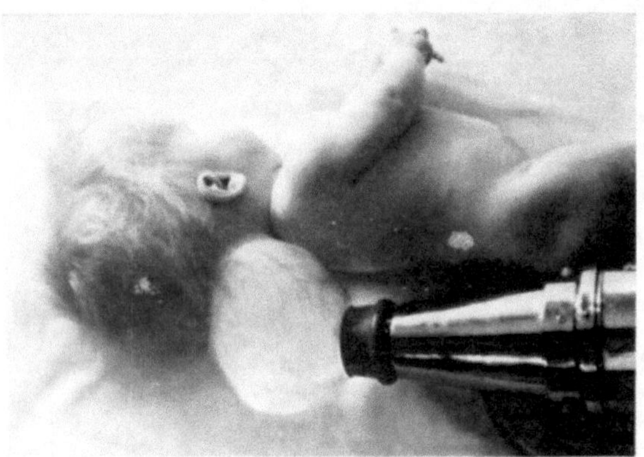

Abb. 20. Gerät nach DIETZE und URBAN in Betrieb: Große mediane okzipitale Meningozele ohne Hirninhalt

parietal, occipital und hintere Schädelgrube links und rechts sowie in der Mittellinie entlang der Sagittalnaht.

β) Verwendung eines Diaphanoskopes (DIETZE[5], Abb. 19*a*, *b*, 20).

2. *quantitative Methoden:*

α) Diaphonoskopie und Messung der Luxwerte mit einem Gerät nach WEICKMANN und BUCHHOLZ[6] (Abb. 21*a*, *b*).

β) Messung der Luxwerte nach MAZUR[7].

---

[1] DIETZE, R. A. und H. K. URBAN: Zystenenzephalie (Blasenhirn). Diagnostik und Klinik. VEB Georg Thieme-Verlag, Leipzig 1965.

[2] DODGE, PH. R. and PH. PORTER: Demonstration of intracranial pathology by transillumination. Arch. of Neurology **5**, 594—605 (1961).

[3] WEICKMANN, F. und W. BUCHHOLZ: Gerät zur Demonstration der Diaphanie des Hydrozephalus im Säuglingsalter. Medizintechnik **6**, 96—99 (1966).

[4] MATTHES, A.: Die Bedeutung der Schädeltransillumination für die pädiatrisch-neurologische Diagnostik. Mschr. Kinderheilk. **112**, 246—247 (1964).

[5] DIETZE, R. A.: Das Diaphanoskop — eine Lampe zur Schädeldurchleuchtung von Neugeborenen und Kleinstkindern. Medizintechnik **2**, 128—132 (1962).

[6] WEICKMANN, F. und W. BUCHHOLZ: Gerät zur Demonstration der Diaphanie des Hydrozephalus im Säuglingsalter. Medizintechnik **6**, 96—99 (1966).

[7] MAZUR, R.: Die Transillumination als systematische Untersuchung bei verschiedenen Erkrankungen des Nervensystems im frühen Kindesalter (poln.). Pédiat. pol. **38**, 175—180 (1963).

3. *Indikationen:*

α) Jedes Neugeborene (Entbindungsstationen!) und jeder Säugling routinemäßig;

β) jeder asymmetrische oder über das Normmaß vergrößerte Kopf im Säuglings- und Kleinkindesalter.

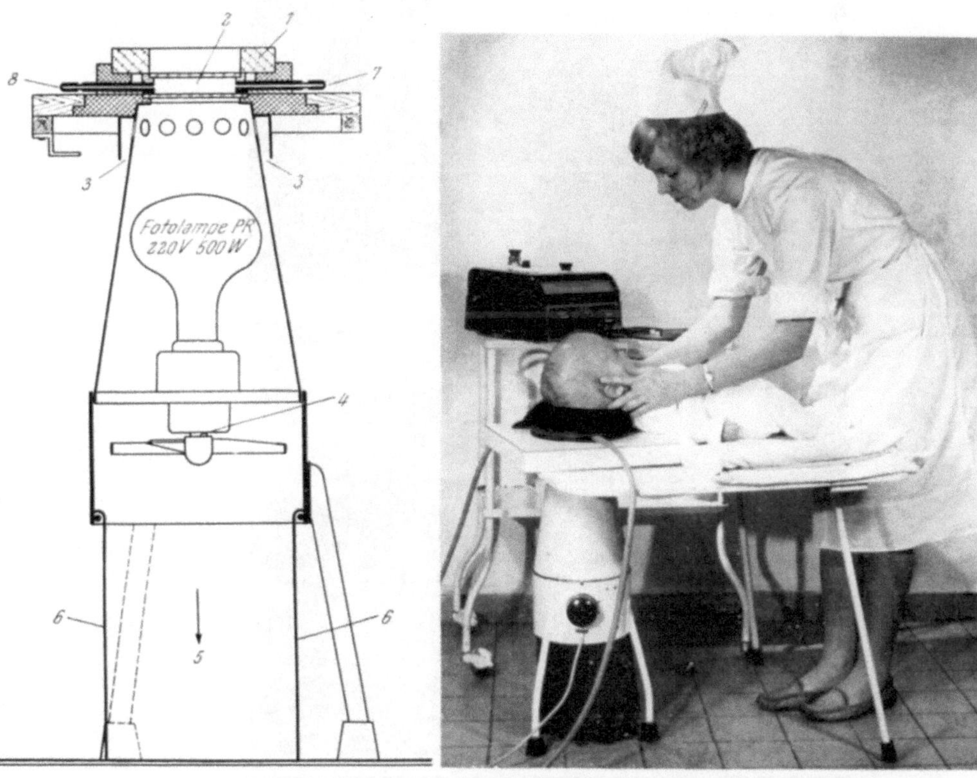

Abb. 21. *a* Schnitt durch das Diaphaniegerät nach Weickmann und Buchholz: *1* Schaumgummiring zur Kopfauflage; *2* Kühlwasser-Küvette; *3* blendlichtfreie Ansaugöffnung für Kühlluft; *5* Abströmrichtung der erwärmten Luft; *6* Tuchmantel zur Abblendung der Lichtreflexion; *7*, *8* Anschlüsse an der Küvette für Zu- und Abfluß des Kühlwassers. *b* Gerät in Betrieb. Im Hintergrund der Lux-Messer zur Erfassung der quantitativen Durchleuchtungswerte

4. *Auswertung* (Abb. 22 *a* bis *f*):

Jedes pathologische Aufleuchten sollte die Indikation zu weiteren Untersuchungen sein, um eine Therapiemöglichkeit abzuklären (Hygromentfernung, Spitz-Holter-Ventil u. a.). Die Aussagekraft wird eingeschränkt durch Blutungen sui generis oder in Hygrome, durch brückenartige Resthirnanteile (z. B. bei zystischer Polyporenzephalie), durch sehr blutreiche Diploe und durch bereits zu starke Knochen. In Zweifelsfällen ist die weitere Diagnostik angezeigt (PEG, EEG, Angiographie).

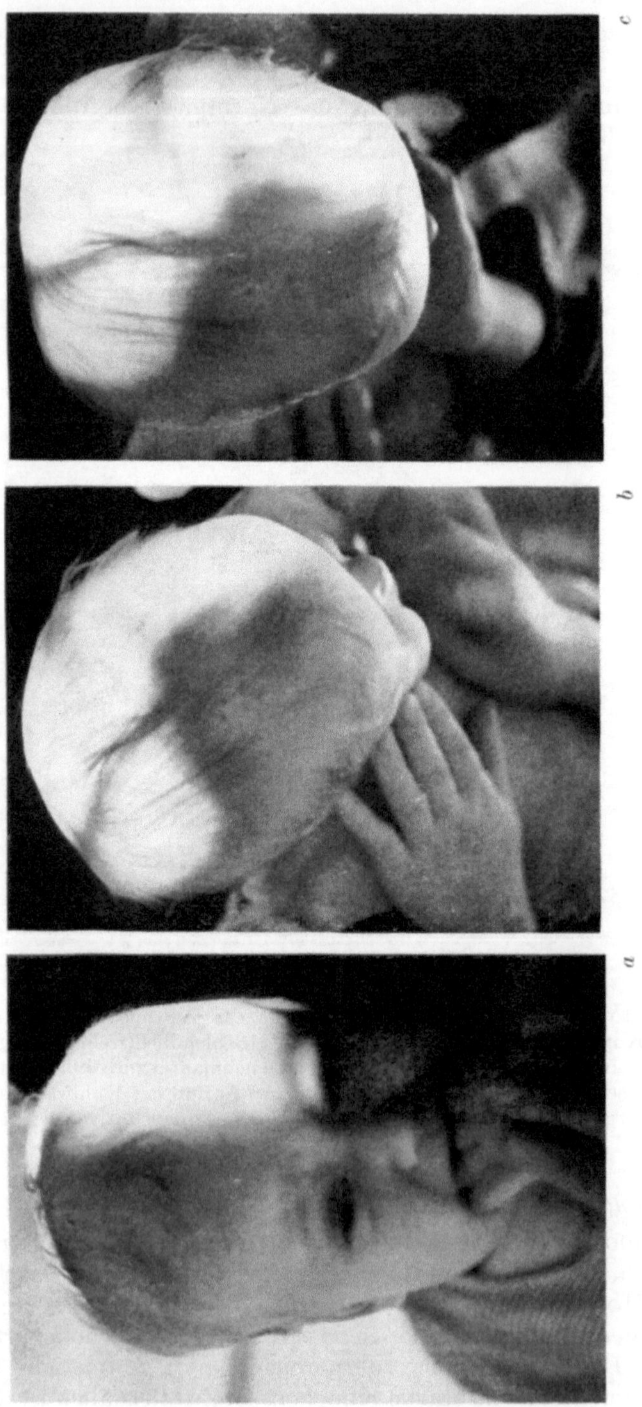

c

b

a

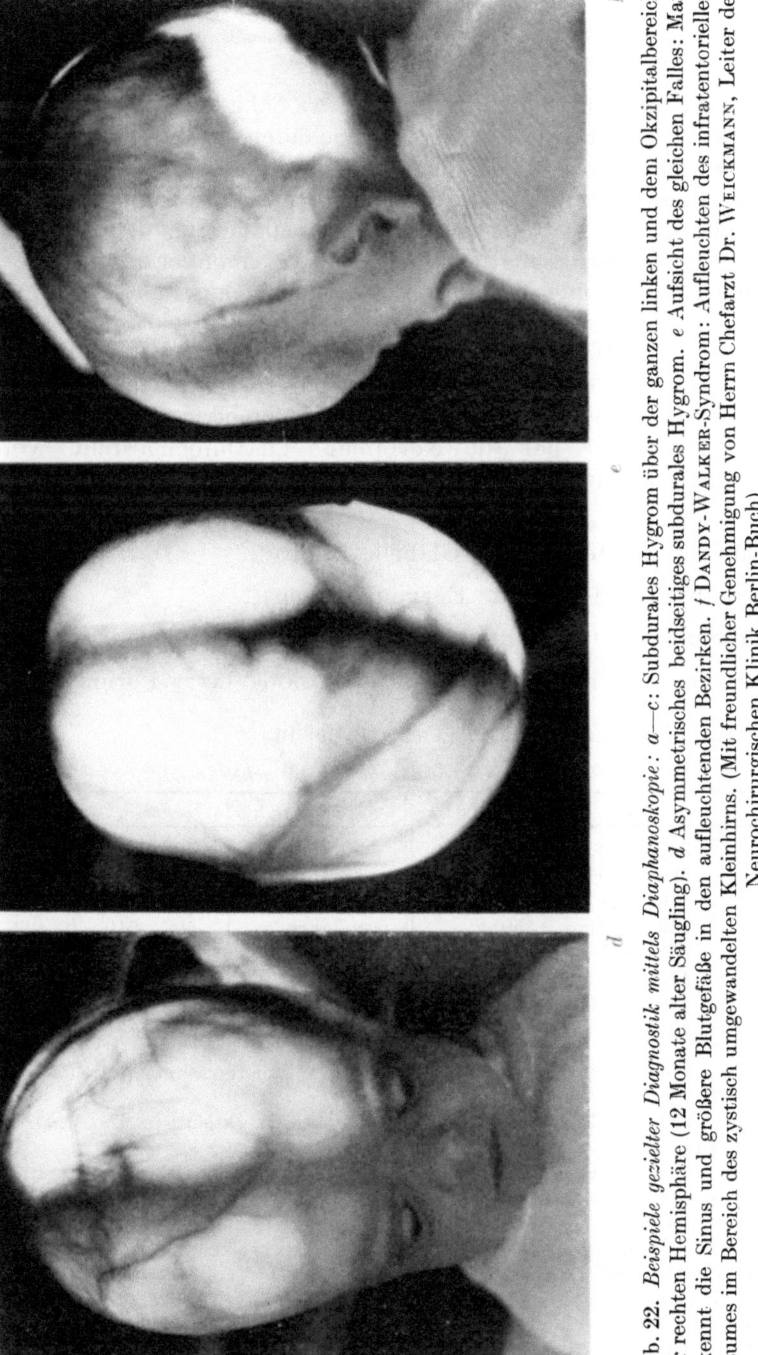

Abb. 22. *Beispiele gezielter Diagnostik mittels Diaphanoskopie:* *a—c*: Subdurales Hygrom über der ganzen linken und dem Okzipitalbereich der rechten Hemisphäre (12 Monate alter Säugling). *d* Asymmetrisches beidseitiges subdurales Hygrom. *e* Aufsicht des gleichen Falles: Man erkennt die Sinus und größere Blutgefäße in den aufleuchtenden Bezirken. *f* DANDY-WALKER-Syndrom: Aufleuchten des infratentoriellen Raumes im Bereich des zystisch umgewandelten Kleinhirns. (Mit freundlicher Genehmigung von Herrn Chefarzt Dr. WEICKMANN, Leiter der Neurochirurgischen Klinik Berlin-Buch)

C. Die Kraniometrie

(Kephalometrie)

Die einfache Messung der Zirkumferenz des Schädels ist für genauere Betrachtung der Wachstumsverhältnisse des Schädels eine zu einfache Methode. Zwar ist das Gehirn, wie die Geburt zeigt, in hohem Maße konfigurabel, jedoch weicht diese Konfiguration innerhalb von Stunden oder Tagen wieder der Normalform. Anders bei den pathologischen Schädelformen infolge Kraniostenose: Hierbei zwingt der form- und volumenveränderte knöcherne Mantel dem Gehirn seine Form auf, so daß in vielen Fällen die operative Frühkorrektur (Kraniotomie, Frakturierung, Nahtresektionen u. a.) notwendig ist (s. a. Drey[1], Ingraham[2], Serfling[3], Laitinen[4]).

Für die Erfassung der einzelnen Wachstumsgrößen ist daher die anthropologisch eingeführte Meßmethode der Kraniometrie von großem Wert (Martin[5]). Dittrich[6] hat die Normmaße zusammengestellt; von den anthropologischen Meßwerten sind für den Kliniker von Wichtigkeit (Abb. 23 *a*, *b*):

1. Schädellänge (Meßpunkte: Glabella-Inion);
2. Schädelbreite (Meßpunkt: Euryon-Euryon);
3. Schädelumfang (Zirkumferenz Tubera frontalia-Inion);
4. Transversaler Umfang (Meßpunkte: Porion-Vertex-Porion).

Die Meßtabellen dafür lauten (Tab. 10 bis 14):

Tabelle 10. *Schädelumfang im Wachstum*

	mm	mm		mm	mm
Neugeborene	340—352	334—343	3 Jahre	490—504	477—493
3 Monate	389—410	382	4 Jahre	495—500	484
6 Monate	419—432	410—423	5 Jahre	500—502	488
9 Monate	445—460	450	6 Jahre	507—510	499
1 Jahr	457—467	445—460	7 Jahre	510—517	504
1½ Jahre	475	457	8 Jahre	510—520	507
2 Jahre	480—487	472—475	9 Jahre	520—522	511
2½ Jahre	495	482	10 Jahre	520—524	511

[1] Drey, L.: Roentgenographic Study of the Growth of the Skull. Ann. Paediatr. **188**, 182—199 (1957).

[2] Ingraham, F. D., M. D. Eben, J. M. D. Alexander, D. D. Matson and M. D. Boston: Clinical Studies in Craniosynostose. Surg. **24**, 518—541 (1948).

[3] Serfling, H.: Der Turmschädel im prä- und postoperativen Röntgenbild. In: Neuroradiologische Symptomatik und Diagnostik der Hirnentwicklung im Kindesalter. Hrsg. Dagobert Müller, S. 256—277, VEB Verlag Volk und Gesundheit, Berlin 1963.

[4] Laitinen, L.: Craniosynostosis. Premature fusion of the cranial sutures. Annal. paed. Fenniae (engl.) 2. Suppl. 6, Helsinki 1956.

[5] Martin, R.: Lehrbuch der Anthropologie. S. 730—737, Jena 1928.

[6] Dittrich, J.: Die Kraniometrie (Kephalometrie) als Ergänzungsmethode in der radioneurologischen Diagnostik der Hirn- und Schädelentwicklung. In: Neuroradiologische Symptomatik und Diagnostik der Hirnentwicklung im Kindesalter. Hrsg. Dagobert Müller, S. 287—298, VEB Verlag Volk und Gesundheit, Berlin 1963.

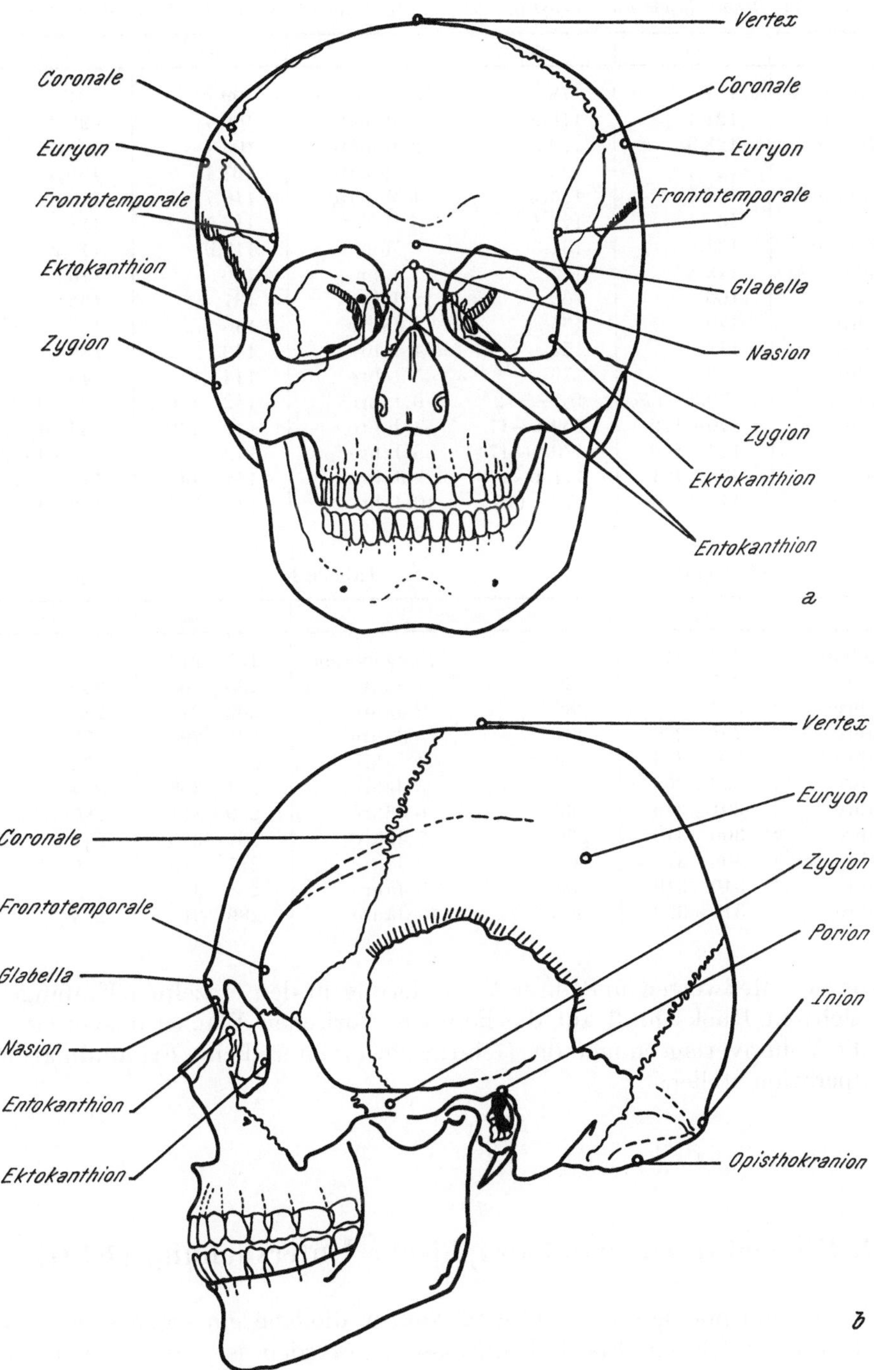

Abb. 23. *a* Kraniometrische Meßpunkte am Schädel en face. *b* Kraniometrische Meßpunkte am Schädel en profil.

Tabelle 11. *Schädellänge im Wachstum*

	mm	mm
Neugeborene	121	118
1 Monat	121,4	118,9
2 Monate	123,9	122,3
3 Monate	127,4	125
4 Monate	129,7	125,4
5 Monate	132	129,1
6 Monate	134,6	131,3
1 Jahr	143	139
2 Jahre	166	160
3 Jahre	170	165
4 Jahre	173	170
5 Jahre	173	170
6 Jahre	170,3—177	167—172
7 Jahre	170—179	169,1—175
8 Jahre	174—180	170,2—174
9 Jahre	175—181	171,4—176
10 Jahre	173,6—182	172—179

Tabelle 12. *Schädelbreite im Wachstum*

	mm	mm
Neugeborene	99	94
1 Monat	100,4	98,2
2 Monate	103,1	101,5
3 Monate	107,4	105,3
4 Monate	110,7	108
5 Monate	113,5	111
6 Monate	117,9	112,2
1 Jahr	120	118
2 Jahre	137	135
3 Jahre	140	137
4 Jahre	143	139
5 Jahre	144	140
6 Jahre	142—146,4	139—143
7 Jahre	142—149	143—144,5
8 Jahre	143—148,9	141—144,6
9 Jahre	144—149,1	140—144,7
10 Jahre	145—151,2	142—145,5

Tabelle 13. *Sagittaler Umfang*

	mm	mm
Neugeborene	209—212	194
1 Jahr	245—267	239
2 Jahre	284	282
3 Jahre	291—296	281
4 Jahre	296—308	289
5 Jahre	300—308	290
6 Jahre	301—310	296
7 Jahre	306—313	296
8 Jahre	308—317	303
9 Jahre	310—319	304
10 Jahre	311—320	306

Tabelle 14. *Transversaler Umfang*

	mm	mm
Neugeborene	195—213	185
1 Jahr	235—265	230
2 Jahre	269—272	285
3 Jahre	275—294	272
4 Jahre	281—304	272
5 Jahre	284—308	274
6 Jahre	280—311	286
7 Jahre	287—315	282
8 Jahre	287—319	286
9 Jahre	288—321	293
10 Jahre	289—319	293

Aus den Meßwerten und ihrer Veränderung in den einzelnen Umfängen läßt sich ein Rückschluß auf die kompensatorischen Wachstumsvorgänge und die Volumverlagerungen des Gehirns gewinnen und eine Frühindikation zur Operation stellen.

D. Die elektroenzephalographische Untersuchung (EEG)

Wie die morphologisch orientierte Neuroradiologie ein eigenes Arbeitsgebiet mit vielfältigen Spezialkenntnissen geworden ist, so ist auch die funktionell ausgerichtete Elektroenzephalographie eine wesentliche paraklinische Methode mit eigenem Indikationsbereich. Für die Einzelheiten der EEG-Diagnostik, Methoden und Bewertungen verweise ich daher auf die Fachliteratur dieses Gebietes (BERGER[1, 2], LINDSLEY[3], SMITH[4], HENRY[5], GARSCHE[6], JUNG[7], LESNY[8], DUMMERMUTH[9], KUGLER[10], GIBBS[11], ELLINGSON[12, 13], DREYFUS-BRISAC[14], GASTAUT[15], u. a.).

Das EEG ist anlagemäßig determiniert (VOGEL[16, 17, 18], RICHTER[19]), zeigt im Kindesalter eine erhebliche Variabilität und reagiert auf exo- und endogene Faktoren sehr empfindlich (z. B. Alter und metabolische Prozesse). Vorrangige Bedeutung kommt dabei dem Hirnstamm zu, der über die Formatio reticularis im Kindesalter besonders deutlich Schwankungen der „Vigilanz“ (freies Sensorium, Bewußtseinshelligkeit, s. a. Kap. II) im EEG anzeigt.

Die Indikationen für eine EEG-Untersuchung richten sich nach dem zugrunde liegenden Krankheitsbild und dem Verhalten des Kindes. Daneben ergibt sich ein wesentlicher Indikationsbereich in jenen Fällen, bei denen die bioelektrische Hirnreifung Ausdruck allgemeiner Reifungsverzögerung des

---

1 BERGER, H.: Über das Elektrenkephalogramm des Menschen. V. Mitteilung, Arch. Psychiatr. Nervenkrh. **98**, 231—254 (1932).

2 BERGER, H.: Das Elektrenkephalogramm des Menschen. Nova acta Leopoldina **6**, 173—309 (1938).

3 LINDSLEY, D.: Brain potentials in children and adults. Science **84**, 354 (1936).

4 SMITH, J. R.: The electroencephalogram during normal infancy and childhood. J. genet. Psychol. **53**, 431—454, 455—469, 471—482 (1938).

5 HENRY, C. E.: Electroencephalograms of normal children. Soc. Res. Child. developm. **9**, Nr. 39 (1944).

6 GARSCHE, R.: Elektroencephalographie. In: Biologische Daten für den Kinderarzt. Bd. II, S. 856—918. Hrsg. J. BROCK, Springer-Verlag, Berlin-Göttingen-Heidelberg 1954.

7 JUNG, R.: Das Elektroencephalogramm (EEG). In: Handbuch Innere Med. 4. Aufl. Neurologie V, 1. S. 1216—1325, Springer-Verlag, Berlin-Göttingen-Heidelberg 1953.

8 LESNY, I.: Elektroencephalographie im Kindesalter. VEB Verlag Volk und Gesundheit, Berlin 1962.

9 DUMMERMUTH, G.: Elektroencephalographie im Kindesalter. Einführung und Atlas. Georg Thieme-Verlag, Stuttgart 1965.

10 KUGLER, J.: Elektroencephalographie in Klinik und Praxis. Georg Thieme-Verlag, Stuttgart 1963.

11 GIBBS, F. A. and E. L. GIBBS: Atlas of Electroencephalography. Addison-Wesley, Cambridge (Mass.) 1950.

12 ELLINGSON, R. J.: Electroencephalograms of normal, full-term newborns immediately after birth with observations on arousal and visual evoked responses. Electroenceph. clin. Neurophysiol. **10**, 31—50 (1958).

13 ELLINGSON, R. J.: Studies of the electrical activity of the developing human brain. In: HIMWICH, W. A., E. HIMWICH (Ed.): The developing brain. Progress Brain Research. **9**, 26—53 (1964).

14 DREYFUS-BRISAC, C. et C. BLANC: Électro-encéphalogramme et maturation cérébrale. Encéphale **45**, 205—241 (1956).

15 GASTAUT, H.: The epilepsies. Electroclinical correlations. Thomas Publ. Springfield (Ill.) 1954.

16 VOGEL, F.: Über die Erblichkeit des normalen Elektroencephalogramms. Georg Thieme-Verlag, Stuttgart 1958.

17 VOGEL, F.: Untersuchungen zur Genetik der β-Wellen im EEG des Menschen. Dtsch. Z. Nervenheilk. **184**, 137—173 (1963).

18 VOGEL, F.: Genetische Aspekte des Elektroencephalogramms. Dtsch. med. Wschr. **88**, 1748—1759 (1963).

19 RICHTER, K.: Über Anlagefaktoren im EEG. Neurol. Psychiat. **28**, 332—350 (1960).

Gehirns ist und so für deren Diagnostik mitverwertet werden kann. Die einzelnen Formen werden daher jeweils bei den Altersgruppen erwähnt.

Als wesentliche Indikationen können gelten:

1. Die Reifungsstörungen der bioelektrischen Aktivität im Kindesalter.
2. Die Anfallsleiden im Kindesalter (s. a. BAMBERGER und MATTHES[1]).
3. Die entzündlichen Erkrankungen des Zentralnervensystems (RADERMECKER[2,3], GIBBS[4], HUBACH[5]).
4. Die raumfordernden Prozesse und Traumen (auch perinatale Schäden und späte Defekte) (DUMMERMUTH[6], HESS[7], MILLICHAP[8], KELLAWAY[9], LÉRIQUE[10], MELIN[11], RICHTER[12], SILVERMANN[13], VOJIR[14], LESNY[15], WALKENHORST[16], WOLTER[17]).
5. Die symptomatischen Hirnstörungen (Stoffwechselstörungen, Endokrinopathien) (CADILHAC[18], CHOREMIS[19], PAMPIGLIONE[20]).

---

[1] BAMBERGER, PH. und A. MATTHES: Anfälle im Kindesalter. S. Karger-Verlag, Basel und New York 1959.

[2] RADERMECKER, J.: Das EEG bei den Encephalitiden und Encephalopathien des Kindesalters. Nervenarzt **31**, 529—540 (1960).

[3] RADERMECKER, J.: Systématique et Electroencéphalographie des encéphalites et encéphalopathies. Electroencephalography. Clin. Neuro-physiology Suppl. 5, Masson u. Cie., Paris 1956.

[4] GIBBS, F. A., E. K. GIBBS, H. W. SPIES and P. R. CARPENTER: Common types of childhood encephalitis. EEG and clinical relationships. Arch. neurol. **10**, 1—10 (1964).

[5] HUBACH, H.: Über elektroencephalographische Befunde bei Encephalitis unter besonderer Berücksichtigung klinischer Gesichtspunkte. Dtsch. Z. Nervenheilk. **180**, 94—124 (1959).

[6] DUMMERMUTH, G.: EEG-Befunde bei Hirntumoren im Kindesalter. Arch. Psych. Nervenkr. **197**, 594—618 (1958).

[7] HESS, R.: EEG-Studien bei Hirntumoren. Georg Thieme-Verlag, Stuttgart 1958.

[8] MILLICHAP, J. G., R. G. BICKFORD, R. H. MILLER and R. E. BACKUS: The EEG in children with intracranial tumor and seizures. Neurology **12**, 329—333 (1962).

[9] KELLAWAY, P.: Head Injury in Children. Electroenceph. clin. Neurophysiol. **7**, 497—498 (1955).

[10] LÉRIQUE-KOECHLIN, TEYSSONIÈRE de GRAMONT: Étude électroencéphalographique des traumatismes crâniens de l'enfant. Arch. franç. Pédiat. **15**, 87—93 (1958).

[11] MELIN, K. A.: EEG following head injuries in children. Acta paediat. Suppl. (Uppsala) **75**, 152—174 (1949).

[12] RICHTER, K.: EEG-Befunde nach Schädeltraumen bei Kindern. Arch. Psychiatr. Nervenkr. **194**, 432—442 (1956).

[13] SILVERMANN, D.: EEG study of acute head injury in children. Neurology **12**, 273—281 (1962).

[14] VOJIR, R., J. GUTVIRTH und J. FOJTIK: Unsere Erfahrungen mit den EEG-Untersuchungen bei Kindern mit Kopfverletzungen. Psychiatr. Neurol. **146**, 234—245 (1963).

[15] LESNY, I.: Elektroenzephalographie im Kindesalter. VEB Verlag Volk und Gesundheit, Berlin 1962.

[16] WALKENHORST, A.: Ausgeprägte Herdveränderungen im Hirnstrombild nach leichten Schädeltraumen bei Kindern. Nervenarzt **26**, 250—251 (1955).

[17] WOLTER, M., W. GÖTZE und H. LANGE-COSACK: EEG-Untersuchungen an hirnverletzten Kindern. Zbl. Neurochir. **19**, 193—198 (1959).

[18] CADILHAC, J., M. RIBSTEIN et R. JEAN: EEG et troubles métaboliques. Rev. neurol. **100**, 270—296 (1959).

[19] CHOREMIS, G. and M. NESTORIDON: EEG findings in toxicosis in infants. Acta paediat. (Uppsala) **48**, Suppl. 100, 219—227 (1954).

[20] PAMPIGLIONE, G.: EEG in inborn errors of metabolism. VII the Internat. Congr. Neurol. Rom 1961. Exc. med. Internat. Congr. Serie **39**, 2—4 (1961).

Als „unblutige" Methode sollte der EEG-Untersuchung nach dem klinischen Befund ein vorrangiger diagnostischer Platz vor der Anwendung etwa von neuroradiologischen Eingriffen oder Punktionen eingeräumt werden. Schwierigkeiten ergeben sich bei unruhigen, bewußtseinsgetrübten oder Kindern im Alter zwischen 2 und 5 Jahren, für welche das Anlegen der Haube oder auch der Klebeelektroden eine für sie nicht einsehbare Belästigung darstellt und deren EEG dadurch häufig von Artefakten überlagert ist. Der Arzt sollte sich daher vor der Anmeldung zur Untersuchung im EEG-Laboratorium die Frage vorlegen, wie diese Schwierigkeiten am einfachsten zu beheben sind (geeignetes Pflegepersonal, Schlaf-EEG, EEG im Sitzen, Liegen oder auf dem Schoß der Schwester).

Die weitere Aufgabe ist dann die Interpretation des EEG-Laborbefundes anhand des klinischen Symptoms bzw. im Zusammenhang mit den übrigen Laboratoriumsbefunden (Röntgenfilmen, Liquorergebnissen, elektromyographischen Befunden u. a.). Diese Deutungen sind die schwierigste Aufgabe für den Arzt und werden getragen von seiner Erfahrung bzw. im Zuge der Entwicklung von Computeranalysen im Sinne der Korrelationsstatistik verschiedener Symptome. Auf die Schwierigkeit und die Gefährlichkeit von Aussagen nur einer einzigen Ableitung hat DOOSE[1] hingewiesen und die bekannte Variabilität des Kinder-EEG auch statistisch geklärt.

E. Die Echoenzephalographie

Mittels Wellen aus dem Ultraschallbereich (18 000 Hz bis 100 000 MHz) lassen sich bei Verwendung von Frequenzen 1 bis 6 MHz Echo-Impulse auffangen, die von den Mittellinienstrukturen des Schädels und Gehirns (Corpus pineale, 3. Ventrikel, Septum pellucidum, Fissura interhemisphaerica) ausgehen und deren Verlagerung pathologische Prozesse anzeigt. Technische Einzelheiten und klinische Verwertbarkeit siehe bei LEKSELL[2], SCHIEFER[3, 4], BRÜCKNER und KAZNER[5], LITHANDER[6, 7], GORDON[8], JEFFERSON[9], u. a.

[1] DOOSE, H. und C. E. PETERSEN: Über den Aussagewert einzelner EEG-Ableitungen im Kindesalter (Zur Methodik einer statistischen Bearbeitung von EEG-Befunden). Nervenarzt **37**, 513—515 (1966).

[2] LEKSELL, L.: Echoencephalography. I. Detection of intracranial complications following head injury. Acta chir. Scandinav. **110**, 301—315 (1955/56).

[3] SCHIEFER, W. E., E. KAZNER und H. BRÜCKNER: Die Echoenzephalographie, ihre Anwendungsweise und klinischen Ergebnisse. Fortschr. Neurol. Psychiat. **31**, 457—491 (1963).

[4] SCHIEFER, W. E., E. KAZNER und H. BRÜCKNER: Die Echoenzephalographie, diagnostische Möglichkeiten. Dtsch. med. Wschr. **89**, 1394—1400 (1964).

[5] BRÜCKNER, H. und E. KAZNER: Die Diagnose intrakranieller Prozesse mit der Echoencephalografie. SRW-Nachrichten, Heft 21 (1963).

[6] LITHANDER, B.: Origin of echoes in the echoencephalogram. J. Neurol. Neurosurg. Psychiat. **24**, 22—31 (1961).

[7] LITHANDER, B.: A control method for echo-encephalography. Acta psychiat. neurol. scand. **35**, 235—240 (1960).

[8] GORDON, D.: Echo-encephalography. Ultrasonic rays in diagnostic radiology. Brit. med. J. **1**, 1500—1504 (1959).

[9] JEFFERSON, A.: Clinical experiences with echo-encephalography. Act. neurochirurg. (Wien), **10**, 392—409 (1962).

Wegen der geringen Schallintensität (1 bis 5 Milliwatt/cm²) ist auch bei langer und wiederholter Anwendung keine Schädigung des Gehirns zu erwarten. Da die Methode infolge der zur Verfügung stehenden kompletten Apparaturen leicht ausführbar ist und das Kind nicht belästigt, kann sie jederzeit benutzt werden. Der Indikationsbereich bezieht sich auf Großhirntumoren, Ergüsse und Blutungen mit Verlagerung der Massenstrukturen sowie auch Verschlußhydrozephalus mit Auftreibung des 3. Ventrikels (Doppel-Echo mit mehr als 7 mm Abstand). Die Methode ersetzt nicht die weiteren diagnostischen Abklärungen (Neuroradiologie).

F. Die Reizdiagnostik (elektrische Prüfung)

1. Faradische und galvanische Funktionsprüfung

Bei der elektrischen Prüfung wird mittels eines Wechselstromreizes (faradische Reizung: Serie kurzer Stromstöße von ca. $^1/_{1000}$ sec) oder eines langfließenden Gleichstromes (galvanische Reizung; Reiz: Ein- und Ausschaltung) der Muskel (direkte Reizung) oder der zugehörige Nerv (indirekte Reizung) erregt. Qualitatives Maß (Reizantwort) ist die Muskelkontraktion. Sie fehlt faradisch direkt und indirekt am denervierten Muskel (Orientie-

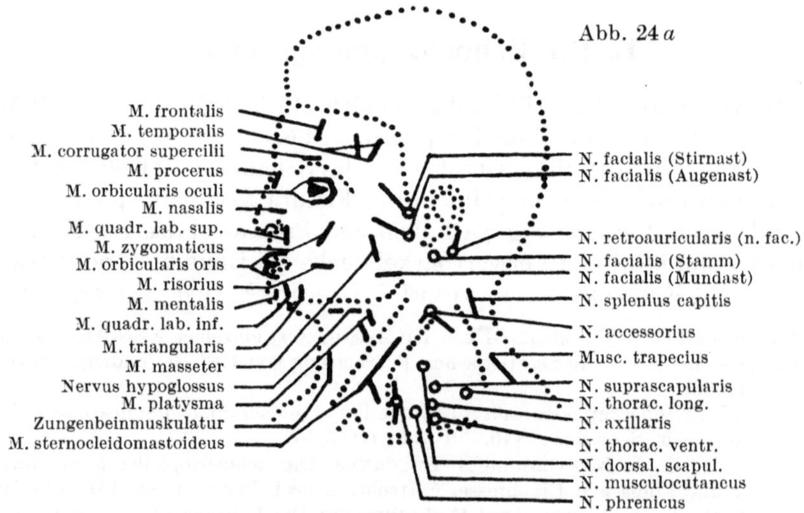

Abb. 24 *a, b, c, d, e, f, g.* Reizlinienschema nach LEONHARD für die elektrische Reizdiagnostik: Man fährt mit der differenten Elektrode die Reizlinien langsam entlang und erhält so leichter und häufiger eine Reizantwort als bei nur Reizen an bestimmten Punkten

Abb. 24*a—f* siehe Seiten 129—132

rungsprüfung!), während sie galvanisch bei direkter Reizung noch vorhanden ist (träge Zuckung, „wurmförmig“, totale Entartungsreaktion). Träge Zuckung bei direkter galvanischer Erregbarkeit und erhaltener indirekter und meist auch faradischer Erregbarkeit weist auf weniger schwere Schädigung (partielle Entartungsreaktion).

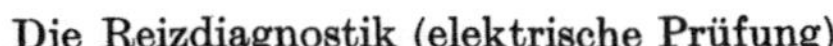

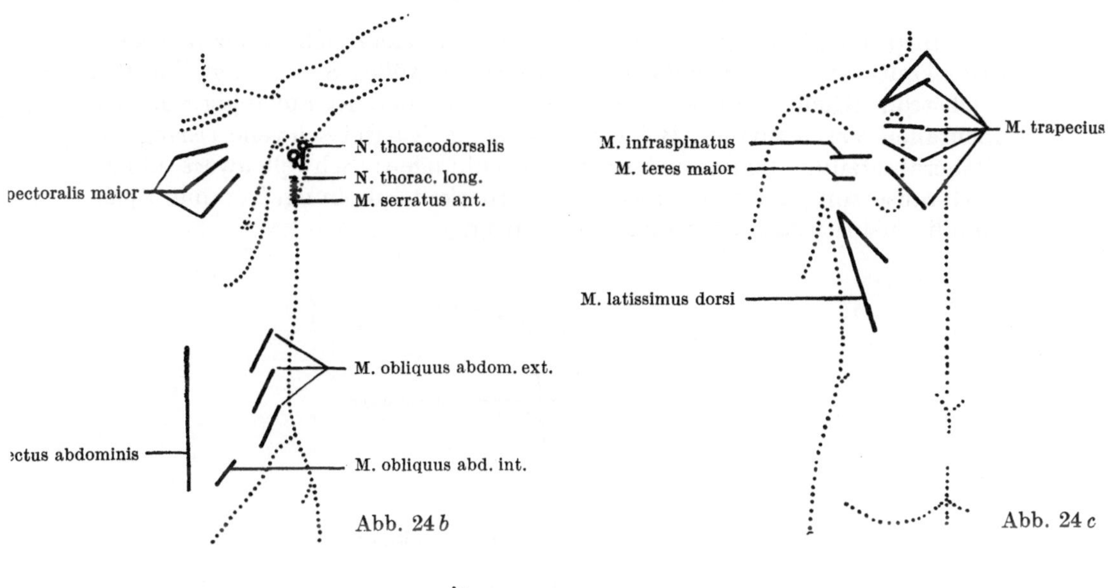

Abb. 24 *b*

Abb. 24 *c*

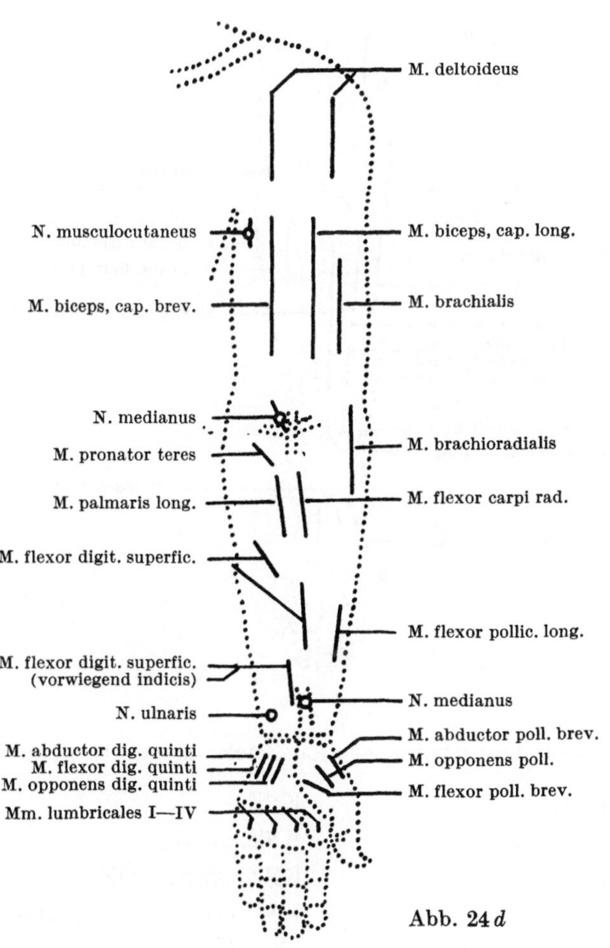

Abb. 24 *d*

Quantitative Messung nach der zur Erzielung einer sicht- oder tastbaren Muskelkontraktion notwendigen Mindeststromgröße. Sie beträgt für den Gleichstrom (Gleichstromschwelle) 2 bis 10 mA und ist abhängig von den subcutanen Verhältnissen. Bei Heraufsetzung der Reizschwelle (Erregbarkeitsherabsetzung, neuromuskuläre Erkrankungen) Schwellenwert höher, bei Herabsetzung der Reizschwelle (Erregbarkeitserhöhung, Tetanie, Spasmophilie, neuritisches Reizstadium) geringer.

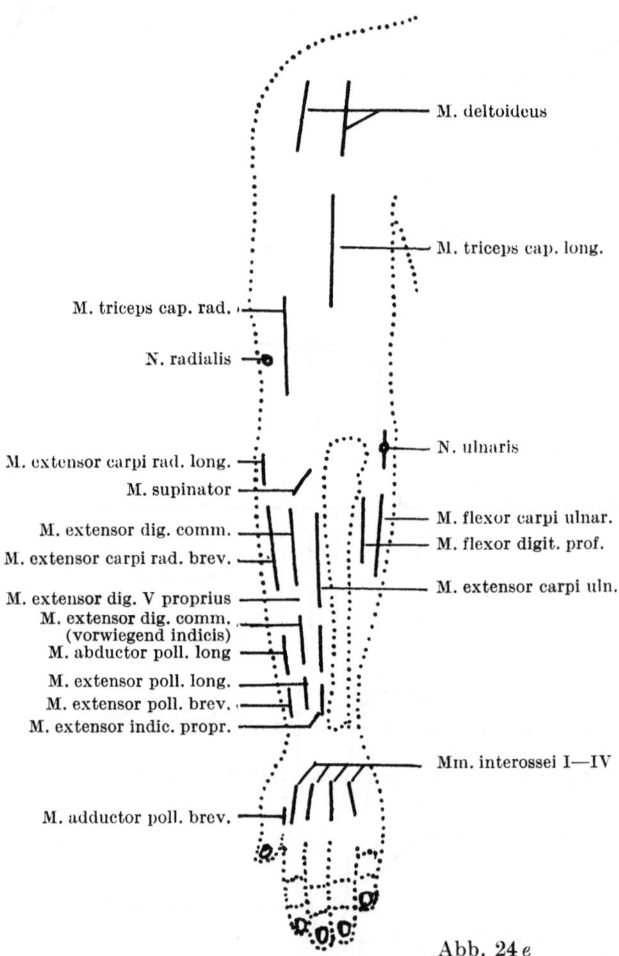

Abb. 24 e

Beurteilung nach dem Pflügerschen Zuckungsgesetz (Zuckungsformel):

schwache Ströme	KSZ
mittelstarke Ströme	KSZ, ASZ
starke Ströme	KSZ, ASZ, AÖZ
stärkste Ströme	KS-Tetanus, ASZ, AÖZ, KÖZ

Technik: Anlegung einer indifferenten großflächigen Elektrode und Prüfung mit einer differenten (kleinflächigen) Reizelektrode. Bei Stromschluß an der differenten Elektrode Stromlinienverdichtung. Je nachdem, ob die Reizelektrode als Anode oder Kathode geschaltet ist, erfolgt eine Schließungs- oder Öffnungszuckung (SZ oder ÖZ). Geringste Stromstärke notwendig bei Kathodenschließungszuckung (KSZ); bei steigender Stromstärke tritt Anodenschließungszuckung (ASZ); dann Anodenöffnungs-

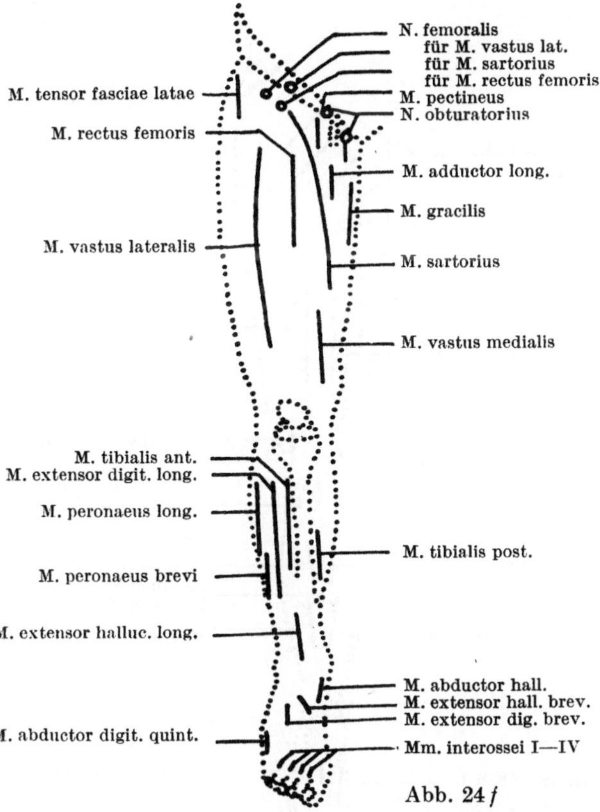

Abb. 24 *f*

zuckung (AÖZ) und zuletzt Kathodenöffnungszuckung (KÖZ) auf. Die Prüfungen sollen seitenvergleichend zunächst orientierend faradisch, dann galvanisch erfolgen.

Die galvanische Erregbarkeit der Nerven ist bei Kindern geringer als bei Erwachsenen (WESTPHAL[1], MANN[2]) und von der 8. Lebenswoche an langsam ansteigend (MANN[2]). Er gibt für KSZ am Handgelenk an:

bis 8. Lebenswoche	2,6 bis 4,5 mA,
bis 2. Lebensjahr	0,7 bis 2,0 mA.

[1] WESTPHAL zit. SAHLI, Lehrbuch der klinischen Untersuchungsmethoden, Bd. III, S. 269, Franz Deuticke, Wien 1932.

[2] MANN zit. SAHLI, Lehrbuch der klinischen Untersuchungsmethoden, Bd. III, S. 269, Franz Deuticke, Wien 1932.

Diese Grenzwerte sind wichtig für die Frage der Übererregbarkeit bei Spasmophilie.

LEONHARD[1] hat die üblichen Reizpunkte (ERB[2, 3]) in Reizlinien umgewandelt, wobei ein jeweils optimaler Reizpunkt gefunden werden kann. Diese Methode ist auch im Kindesalter, etwa vom 5. Lebensjahr an, gut anwendbar und entspricht der individuellen Variabilität mehr als das übliche Schema der Reizpunkte (Abb. 24 *a—g*). In früherer Zeit machen die Kleinheit der Dimensionen und die Fettpolster eine exakte Auswertung schwierig.

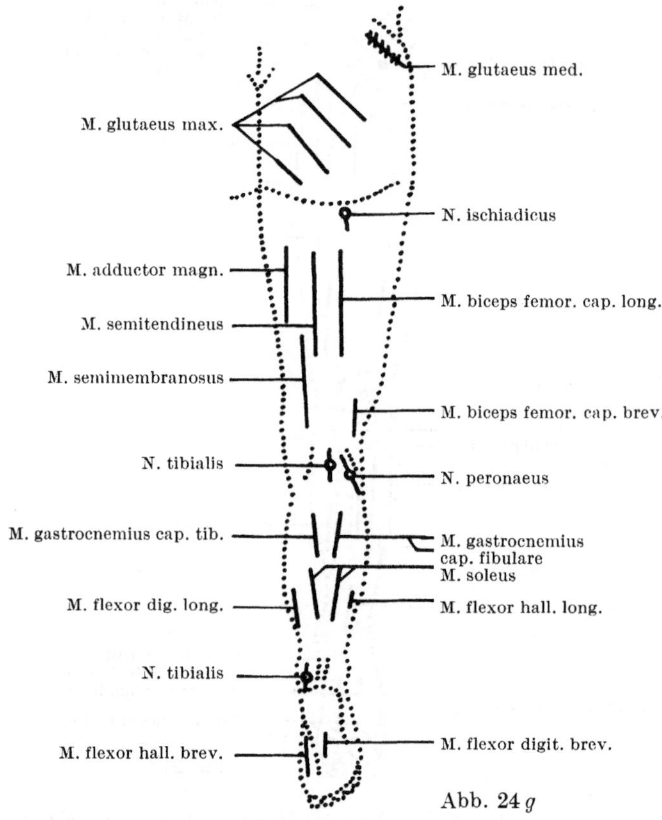

Abb. 24 *g*

2. Chronaxiemetrische Prüfung

(BOURGUIGNON[4], QUINCKE[5])

Zur frühen Erkennung peripherer Nervenschäden, im höheren Kindesalter anwendbar. Gemessen wird die Wirkungszeit eines Reizes in der doppel-

[1] LEONHARD, K.: Zur Technik der elektrischen Untersuchung. Psychiatrie (Leipzig) **11**, 97—101 (1959).

[2] ERB, W.: Zur Pathologie und pathologischen Anatomie peripherischer Paralysen. Dtsch. Arch. klin. Med. **4**, 535—578 (1868) und **5**, 42—94 (1868).

[3] ERB, W.: Gesammelte Abhandlungen. I. F. C. Vogel, Leipzig 1910.

[4] BOURGUIGNON, G.: La chronaxie chez l'homme. Masson et Cie., Paris 1923.

[5] QUINCKE, H. und J. STEIN: Chronaxie. Erg. Physiol. **34**, 907—1064 (1932).

ten Höhe der Rheobase (= Gleichstromschwelle): Die Chronaxie beträgt von Bruchteilen einer m/sec bis (selten) über 1,0 m/sec und ist für die einzelnen Muskeln verschieden. Gewertet wird die Chronaxieverlängerung, die sowohl bei peripheren wie myogenen Lähmungen mehr als das Zehnfache der Norm betragen kann. Im Zweifelsfalle entscheidet die Seitendifferenz. Neben der motorischen gewinnt in letzter Zeit auch zunehmend die sensible Chronaxie an Bedeutung. Zusammenfassende Arbeiten über die Elektrodiagnostik siehe ALTENBÜRGER[1], COHN[2], DAVIS und FORBES[3], SCHAEFER[4], JUNG[5].

G. Die Elektromyographie

Neben der qualitativen Methode der elektrischen Reizung dient die Elektromyographie der quantitativen Analyse der Muskelaktionspotentiale und ist überwiegend eine klinische Methode. Die Ableitung erfolgt mit Haut- oder Nadelelektroden (Einwilligung notwendig!), wobei für das Kind neben der klinischen Indikation zur Anwendung beider Ableitungsformen das Alter eine entscheidende Rolle spielt. Willkürinnervationen sind kaum vor dem 3. bis 4. Lebensjahr zu erwarten, man kann sich aber Kenntnis der reflektorischen Vorgänge durch Festhalten des Gliedes bei gleichzeitiger Hautreizung verschaffen. Polyelektromyographische Untersuchungen (STARY[6], ERBSLÖH[7]) sind erst ab 5. bis 6. Lebensjahr möglich, da sie Willkürinnervationen, Entspannung und längere Ableitungszeit im Stehen und Liegen voraussetzen.

Die Indikationen sind im wesentlichen die Frühdiagnose peripherer Lähmungen, ihr Stadium und ihre Prognose sowie die Differentialdiagnose zu myogenen Schäden (Myopathie, Myositis). Primäre Störungen der neuromuskulären Erregbarkeit (Myasthenie, Myotonie) lassen sich ebenso gut erkennen und beurteilen wie die Abgrenzungen zu psychogenen Störungen und zu Verlaufskontrollen im Rahmen der Rekonvaleszenz und Rehabilitation (DRECHSLER[8]). In den letzten Jahren hat über diese periphere Elektromyo-

[1] ALTENBÜRGER, H.: Elektrodiagnostik (einschließlich Chronaxie und Aktionsströmen). In: Handb. Neurol. Bd. 3, S. 747—1086, Hrsg. BUMCKE und FOERSTER, Springer-Verlag, Berlin 1937.

[2] COHN, T.: Leitfaden der Elektrodiagnostik und Elektrotherapie. 4. Aufl. S. Karger-Verlag, Berlin 1912.

[3] DAVIS, H. et A. FORBES: Chronaxie. Physiologic. Rev. **16**, 407—441 (1936).

[4] SCHAEFER, H.: Elektrophysiologie, Bd. I: Allgemeine Elektrophysiologie, Franz Deuticke, Wien 1940; Bd. II: Spezielle Elektrophysiologie, Franz Deuticke, Wien 1942.

[5] JUNG, R.: Neurophysiologische Untersuchungsmethoden. Klinische Elektrodiagnostik. In: Handb. Inn. Med. V, 1, S. 1206—1216, Springer-Verlag, Berlin-Göttingen-Heidelberg 1953.

[6] STARY, O., K. OBRDA und J. PFEIFER: Polyelektromyographische Untersuchungen der propriozeptiven Analysenstörungen bei beginnenden Bandscheibenschäden im Kindesalter. In: Neurologie der Wirbelsäule und des Rückenmarkes im Kindesalter. Hrsg. DAGOBERT MÜLLER, VEB Gustav Fischer-Verlag, Jena 1964.

[7] ERBSLÖH, F.: Elektromyographie in Klinik und Praxis. Arch. physikal. Therap. **15**, 379 bis 400 (1963).

[8] DRECHSLER, B.: Die direkte und reflektorische Erregbarkeit spinaler Motoneuronen bei „idiopathischen" Skoliosen. In: Neurologie der Wirbelsäule und des Rückenmarkes, S. 301 bis 310, Hrsg. DAGOBERT MÜLLER, Verlag Gustav Fischer, Jena 1964.

graphie hinaus die sog. zentrale Elektromyographie, die sich mit der Erkennung und Analyse von Schädigungen des zentralen pyramidalen und extrapyramidalen Neurons befaßt, zunehmend Bedeutung gewonnen. Nach BUCHTHAL[1] sind bei der peripheren Elektromyographie folgende Merkmale zu beachten:

1. Das Auftreten von Potentialen, die Zeichen einer Denervierung sind,

2. das elektrische Aktivitätsmuster bei maximaler Anstrengung, sein Aussehen und seine Amplitude,

3. das Auftreten polyphasischer Potentiale während Willküranstrengung oder spontan,

4. die durchschnittliche Dauer und Spannung des Potentials der einzelnen motorischen Einheit,

5. das Auftreten synchronisierter Potentiale bei Ableitung von verschiedenen Punkten desselben Muskels,

6. das Auftreten spontaner Aktivität einer motorischen Einheit oder rhythmischer „Tremor"-Entladungen oder Zeichen von Störungen in der reziproken Innervation.

Im Zusammenhang damit lassen sich in Anlehnung an BUCHTHAL[1],

Tabelle 15. *Differentialdiagnose neurogener und myogener Störungen im EMG*

	neural			myopathisch
	peripheres Neuron		zentrales Neuron	
	distal	proximal		
Maximale Willkürinnervation	einf.-gemischtes Muster	dto.	dto.	gemischtes bis gesteigert graduiertes Interferenzmuster
Spannung der Einzelpotentiale	normal bis vermindert	stark erhöht	normal bis erhöht	vermindert
Potentialdauer	verlängert	stark verlängert	mäßig verlängert	verkürzt
Synchronisation	selten	häufig	häufig	keine
Riesenpotentiale	selten	häufig	selten	keine
polyphasische Potentiale	vermehrt	vermehrt	wenig vermehrt	vermehrt
spontane Denervationspotentiale	häufig	weniger häufig	gelegentlich Pseudoformen	sehr selten Pseudoformen
Faszikulationen	selten	häufig	selten	keine
Leitgeschwindigkeit bei Stimulation	meist vermindert	selten vermindert	normal	normal

[1] BUCHTHAL, F.: Einführung in die Elektromyographie. Verlag Urban und Schwarzenberg, München-Berlin 1958.

STEINBRECHER[1, 2] und DRECHSLER[3] die Unterschiede von myogenen und neurogenen Störungen im EMG folgendermaßen elektromyographisch erfassen (Tab. 15).

In der modernen zentralen Elektromyographie wird zur genauesten Diagnostik weiterhin beachtet (ASAI[4], HUFSCHMIDT[4, 5], STEINBRECHER[6, 7], RABENDING[8]):

1. Zentrale Desintegration: Willkürinnervation auf der gesunden Seite zieht das Auftreten von Aktionspotentialen im korrespondierenden Muskel der latent paretischen Seite nach sich.

2. Störung der reziproken Innervation: Ausbleibende Hemmung der Antagonisten.

3. Überdauerungseffekt: Nachentladungen nach Innervationsende.

4. Reflexparameter: Polyphasisches Reflexpotential mit Nachentladungen, verkürzte silent period und verstärkter Rebound; latenter Babinski-Reflex u. a. spinale Automatismen; myostatische Dehnungsreflexe.

5. Entlastungsreaktion: Hemmung der bioelektrischen Aktivität durch Entlastung des innervierten Muskels.

6. Rigor: Ständige Hintergrundaktivität.

7. Analyse der verschiedenen Tremorformen und Hyperkinesen.

Die Grenzen des EMG liegen klinisch dort, wo es um die Frage der Ätiologie und Pathogenese geht. Diese Frage kann neben den anamnestischen Daten, Verteilungstyp und Verlauf aber durch eine kombiniert elektromyographisch-neuroradiologisch-bioptische Untersuchung weitgehend entschieden werden (FOTOPULOS, HAGEMANN, SCHULZE und D. MÜLLER[9], LEFÈBVRE[10]).

---

[1] STEINBRECHER, W.: Elektromyographie in Klinik und Praxis. Georg Thieme-Verlag, Stuttgart 1965.

[2] STEINBRECHER, W.: Vorderhornerkrankungen und Läsionen peripherer Nerven. Eine elektromyographische Studie. Klin. Wschr. **40**, 780—784 (1962).

[3] DRECHSLER, B.: Die direkte und reflektorische Erregbarkeit spinaler Motoneuronen bei „idiopathischen" Skoliosen. In: Neurologie der Wirbelsäule und des Rückenmarkes. S. 301 bis 310. Hrsg. DAGOBERT MÜLLER, VEB Verlag Gustav Fischer, Jena 1964.

[4] ASAI, K. und H. J. HUFSCHMIDT: Die Entlastungsreaktion beim Spastiker. Dtsch. Z. Nervenheilk. **178**, 289—299 (1958).

[5] HUFSCHMIDT, H. J.: Die autogene Hemmung als Bestandteil der silent period. Z. Biol. **106**, 319 (1954).

[6] STEINBRECHER, W.: Elektromyographie in Klinik und Praxis. Georg Thieme-Verlag, Stuttgart 1965.

[7] STEINBRECHER, W.: Zur Pathogenese, elektromyographischen Analyse und Behandlung des extrapyramidalen Tremors. Klin. Wschr. **39**, 679—683 (1961).

[8] RABENDING, G., D. KOCH und K. H. PARNITZKE: Zur Abhängigkeit der Innervationsstille von der Amplitude des voraufgegangenen Eigenreflexes. Dtsch. Z. Nervenheilk. **183**, 175—179 (1961).

[9] FOTOPULOS, D., P. HAGEMANN, H. F. SCHULZE und D. MÜLLER: Zur kombinierten klinisch-elektromyographisch-histologisch-radiologischen Diagnostik neuromuskulärer Erkrankungen. Berichte 8. Internat. Kongr. f. Neurologie, Wien 1965, Nachtragsband S. 159—162.

[10] LEFÈBVRE, J. und P. CHAUMONT: Radiologie und Elektrodiagnostik des Morbus WERDNIG-HOFFMANN. In: Neurologie der Wirbelsäule und des Rückenmarkes im Kindesalter, S. 789—300. Hrsg. DAGOBERT MÜLLER. VEB Verlag Gustav Fischer, Jena 1964.

H. Die Liquoruntersuchung

Zur *Entnahme des Liquors* dienen verschiedene *Methoden der Punktion*, von denen die Lumbalpunktion nach QUINCKE[1, 2, 3, 4] (1891) die älteste, gebräuchlichste und ungefährlichste, die Suboccipitalpunktion nach WEDGEFORTH, AYER und ESSICK[5] (1919) sowie ESSKUCHEN[6] (1921) die weniger häufig geübte ist. Im Kindesalter kommen im Rahmen der anatomischen Besonderheiten des Schädels mit offenen Fontanellen und Nähten noch die direkte Ventrikelpunktion nach MISKOLOCZY und WALTNER[7] (1924) sowie die transfontanelläre Punktion des Subarachnoidal- bzw. Subduralraumes hinzu. Unter pathologischen Verhältnissen (gesprengte Schädelnähte) ist auch im höheren Kindesalter die Punktion der Ventrikel durch die dehiszenten Suturen bzw. im Rahmen von Ventrikulographien durch ein oder zwei Bohrlöcher möglich.

1. Punktionsmethoden

Vor jeder Punktion sollte die klinische Untersuchung (einschließlich Augenhintergrund!) abgeschlossen, ein EEG angefertigt und die Frage beantwortet sein, ob die Liquorentnahme nicht mit einem PEG kombiniert werden könnte. Auch die unbedingt notwendige Liquormenge sollte vorher annähernd festgelegt werden; bei Einklemmungssymptomatik bzw. -gefahr (Druckhydrozephalus, Tumor hintere Schädelgrube, Stauungspapille, gesprengte Schädelnähte) ist die Liquorentnahme nach vorheriger Luftinsufflation unter Überdruck bis auf eine Minimalmenge zur Zelldifferenzierung (SAYK[8], Tumorzellen!) und qualitativen Eiweißprobe während des PEG zu vermeiden.

Die *Nachbehandlung* nach Punktionen gehört besonders im Neugeborenen- und Säuglingsalter zu den Kenntnissen des Pflegepersonals und soll neben den üblichen, durch Nahrungsaufnahmezeiten geregelten Lageänderungen des gewindelten Kindes vor allem die Kontrolle der Fontanelle umfassen: Einsinken nach Punktion, Eingesunkenbleiben nach Punktion (Plexusblockade mit Hyposekretion und Liquorhypotonie), rasche Vorwölbung und Spannung der Fontanelle (postpunktionelle Hypersekretion) mit klinischen Zeichen (Erbrechen, schrilles Schreien, Somnolenz, Nahrungsverweigerung,

---

[1] QUINCKE, H.: Vortrag 10. Internistenkongreß.

[2] QUINCKE, H.: Die Lumbalpunktion des Hydrocephalus. Berl. Klin. Wschr. 1891, 38.

[3] QUINCKE, H.: Über Meningitis serosa und verwandte Zustände. Dtsch. Z. Nervenheilk. **9**, 149—168 (1897).

[4] QUINCKE, H.: Zur Pathologie der Meningen I und II. Z. Nervenheilk. **36**, 343—399 (1909).

[5] WEDGEFORTH, AYER und ESSICK: In: Arbeitsmethoden der Inneren Medizin. Bd. IV: Arbeitsmethoden der Neurologie von P. FEUDELL, Hrsg. R. EMMERICH, VEB Gustav Fischer-Verlag, Jena 1965.

[6] ESSKUCHEN, K.: Die Punktion der Cisterna cerebello-medullaris. (Technik, experimentelle und klinische Verwendung.) Klin. Wschr. **2**, 1830—1833 (1923).

[7] MISKOLOCZY, D. und K. WALTNER: Die Technik der Seitenventrikelpunktion beim Säugling. Mschr. Kinderheilk. **29**, 141—145 (1925).

[8] SAYK, J.: Cytologie der Cerebrospinalflüssigkeit. VEB Gustav Fischer-Verlag, Jena 1960.

Gewichtssturz) sollen Anlaß zu Infusionen mit Ringerlösung zur Auffüllung oder mit entwässernden Mitteln zur Sekretionsverminderung sein. Das Nachpunktieren bei Hypersekretion von normalem Liquor halte ich für wenig erfolgversprechend, sondern eher für eine Methode, die Blut-Liquor-Schranke erneut zu irritieren. Bei pathologischen Liquores mit Hypersekretion (Meningitiden) kann die Nachpunktion Erfolg bringen, jedoch ist auch in solchen Fällen eine Pneumenzephalographie aus therapeutischen Gründen mit Erhöhung der parenteralen oder oralen Medikamentendosis (Abstrom in den leeren Liquorraum mit Erhöhung des wirksamen Spiegels bei gleichzeitiger Ödemausschwemmung) angezeigter.

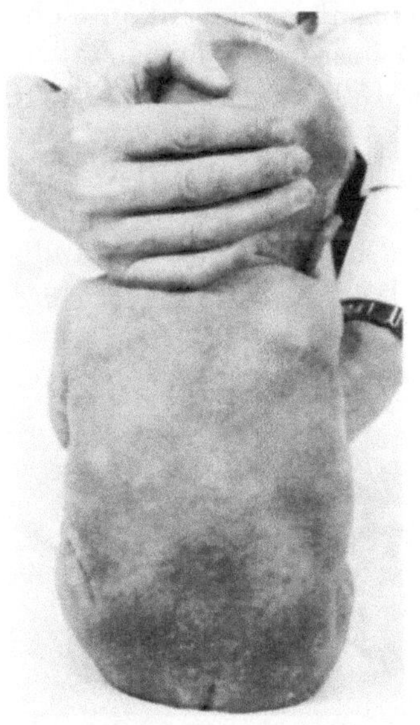

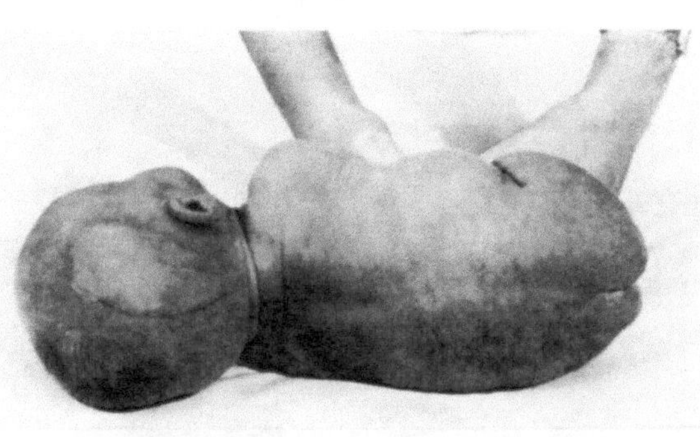

a *b*

Abb. 25. Haltung für Lumbalpunktion *a* im Sitzen *b* und Liegen

Wesentlich ist die richtige Lagerung des Säuglings nach dem PEG: Liegt er, wie meist üblich, unter Sedativa längere oder lange Zeit nur seitlich oder auf dem Rücken, so kann die Luft nicht über dem Aquädukt abfließen, der nachsezernierte Liquor drängt die in den Ventrikeln vorhandene Luft in die Vorderhörner, die sich kolbig erweitern, wie zwei Stirnhirntumoren wirken und eine entsprechende Symptomatik erzeugen („Spannungspneumozephalus“, D. MÜLLER[1]). Es ist daher ein häufiger Lagewechsel, besonders in halbe oder ganze Bauchlage, notwendig. Eine Kontroll-Röntgenaufnahme nach 24 Stunden zeigt die Verhältnisse deutlicher, so daß bei gespannter Fontanelle transfontanelläre Entlastung angezeigt ist (s. Ventrikelpunktion), wenn die Luftansammlungen wie Tumoren wirken.

α) *Lumbalpunktion:* Im Liegen oder Sitzen möglich. Fixierung des Körpers zum Schutz gegen Fehlpunktionen, Verletzungen und Abbrechen der

[1] MÜLLER, D.: Über den Spannungspneumozephalus als diagnostisches Hilfsmittel zur Erkennung der Liquorzirkulations- und Resorptionsstörung bei der Meningitis tuberculosa. Beitr. z. klin. Tuberkulose **109**, 389—394 (1953).

Nadel (Abb. 25). Richtige Haltung Voraussetzung für das Gelingen der Punktion. Einstich nach Anästhesie in Höhe L 4/5: Einstich millimeterweise, bei Widerstand (weicher dorsaler Wirbelbogen im Säuglingsalter!) sofort einhalten. Bei zu weitem Vorschieben außerdem Gefahr des Einstiches in die Bandscheibe mit Verletzung und Prädisponierung für spätere Diskusprolapse. Die Punktion sollte beidhändig unter Aufstützung der Hände am Rücken des Kindes erfolgen, während beide Daumen die Nadel vorsichtig vorschieben. Dann Druck- und Pulsationsmessung, QUECKENSTEDT[1]-Versuch, qualitative Eiweißprobe nach PANDY[2]. Die Druckmessung soll mit einem Luftdruckmanometer erfolgen, da dieses im Gegensatz zu der veralteten Steigrohrtechnik erlaubt, *ohne* Liquorentnahme auszukommen, die Pulsation genau zu messen und gleichzeitig Unterdruck festzustellen bzw. zu vermeiden. Druck lumbal im Liegen 50 bis 150 mm H_2O, im Sitzen 480 bis 520 mm H_2O. Neugeborene 10 bis 20 mm H_2O. Werte über 200 mm H_2O im Liegen, über 700 mm H_2O im Sitzen sowie unter 50 mm H_2O sind pathologisch.

Die Lumbalpunktion ist die Methode der Wahl, wenn akute Zustände (Meningitis purulenta, Subarachnoidalblutungen, HESS[3], SCHNEIDT[4]) vorliegen.

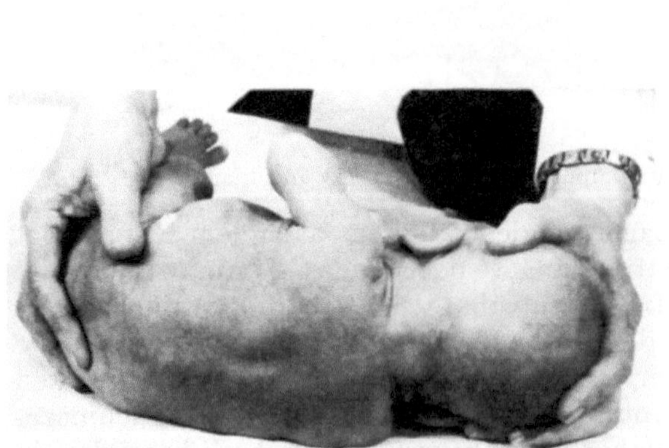

a

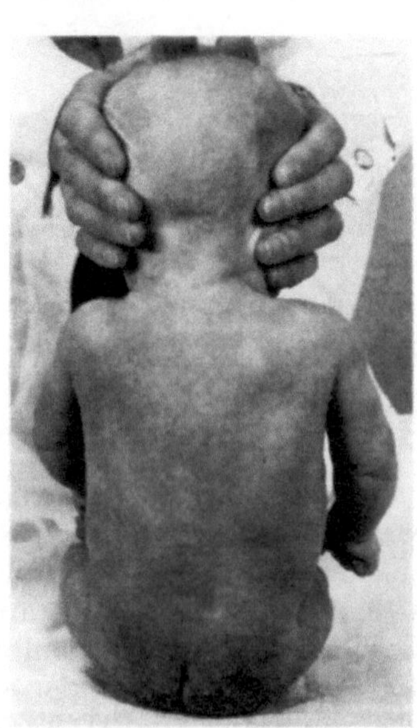

b

Abb. 26. Haltung für die Cisternenpunktion *a* im Liegen *b* oder Sitzen

[1] QUECKENSTEDT, H. H. G.: Zur Diagnose der Rückenmarkskompression. Dtsch. Z. Nervenheilk. **55**, 325—333 (1916).

[2] PANDY, K.: Über eine neue Eiweißprobe der Cerebrospinalflüssigkeit. Neur. Zbl. **29**, 915—919 (1910).

[3] HESS, U.: Subarachnoidalblutungen bei Kindern. Mschr. Kinderheilk. **90**, 106—113 (1942).

[4] SCHNEIDT, W.: Subarachnoidalblutung im Säuglingsalter. Arch. Kinderheilk. **152**, 275—282 (1956).

β) Cisternenpunktion: Im Liegen oder Sitzen möglich (Abb. 26). Anatomische Besonderheit im Säuglings- und Kleinkindesalter ist die Lage der Cisterna medullaris dicht unter der Haut bei gering ausgebildeter Haltemuskulatur des Nackens (0,3 bis 1 cm!), daher Wahl kurzer Nadel. Indirekte Punktion (Vortasten entlang der Unterfläche der Hinterhauptsschuppe) zu verwerfen, da die Stichrichtung nach intrakraniell weist.

Für die Haltung durch das Pflegepersonal ist wichtig, die untere und mittlere Halswirbelsäule zu strecken und den Kopf in Form einer Nickbewegung um 45° nach vorn zu senken. So öffnet sich der Zwischenraum Atlas-Okziput maximal, die Dura wird gespannt und gibt der Nadel einen federnden Widerstand, der vor unkontrollierbarem Vorschieben der Nadel bei entspannter Dura schützt. Die drei Kriterien der richtig liegenden Nadel sind: a) Hautnabel um den Kanülenschaft, b) fixierte Lage der Nadel, c) Horizontallage der Nadel ohne Absinken des freien Endes. Da der Cisternendruck in der Regel ± 0 beträgt, tropft der Liquor häufig nicht spontan, so daß abgesaugt werden muß. Man muß sich hüten, in Verkennung des Cisternendruckes die Nadel immer weiter vorzuschieben. Beim schreienden Kind (Druckanstieg um 400 bis 800 mm H_2O!) wird Liquor ausgepreßt und in der Schreipause bei Inspiration Luft angesaugt (D. MÜLLER[1]). In solchen Fällen ist es zweckmäßig, anschließend Röntgenaufnahmen anzufertigen, welche eine Orientierung über Ventrikelsystem und Passagefreiheit ermöglichen.

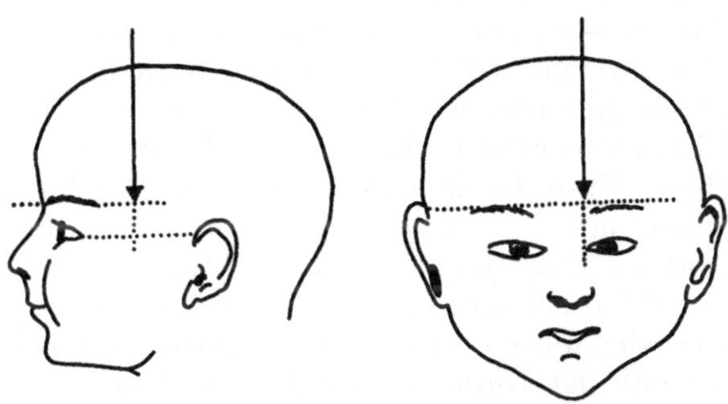

Abb. 27. Transfontanelläre Ventrikelpunktion nach MISKOLOCZY und WALTNER: Man zieht eine sagittale Ebene, welche den medialen Augenwinkel schneidet, und eine frontale, welche die Linie zwischen äußerem Augenwinkel und oberem Ansatz der Ohrmuschel halbiert. An der Kreuzungsstelle beider Ebenen sticht man ein, und zwar immer so, daß die Nadel *vor* der Sutura coronaria liegt, da nur in diesem Fall die motorische Region mit Sicherheit vermieden wird. Wenn nun dieser Punkt aus Gründen verschiedener Fontanellenformen näher als 3 bis 5 mm zur Mittellinie liegt, so rückt man am vorderen Rand der Fontanelle so weit nach auswärts, bis die gewünschte Entfernung erreicht ist. Der *Einstichort* ist dann die erste obere Frontalwindung, das *Einstichziel* das Vorderhorn der Seitenkammer. Die *Einstichtiefe* wird durch die variable Entfernung bestimmt, die gebildet wird von einer Linie, welche von der Scheitelhöhe bis zu einer der ersten Linie parallelen durch die Augenbrauenhöhe läuft.

Indikation: Bei lumbaler Mißbildung (Spina bifida, Meningozele, Sakralteratom) oder lumbalen intraspinalen Tumoren; zur Differenzierung eines Stoppliquors bei negativem QUECKENSTEDT-Versuch; bei basalen Meningitiden (Meningitis tuberculosa, frühluische Meningitis, Meningokokken-Meningitis), um einen aktiven Abtransport der Erreger in den Spinalraum

[1] MÜLLER, D.: Über die physikalischen Grundlagen der Pneumencephalographie, dargestellt am Modell und an klinischen Beispielen unter besonderer Berücksichtigung der sog. „Fehlfüllung" der Ventrikel. Z. Kinderheilk. **76**, 281—297 (1955).

möglichst einzuschränken; bei spinalem Periduralabszeß, um eine Inokulationsmeningitis zu vermeiden.

γ) Ventrikelpunktion (transfontanellär beim Säugling, durch Bohrlöcher bei der Ventrikulographie, durch gesprengte Schädelnähte bei Hirndruck):

Vor der Punktion prüft man mittels einer MAREYschen Kapsel die Fontanellenspannung und die Pulsation: Je höher der Schädelinnendruck, um so leichter ist die Pulsation zu unterdrücken, um so mehr muß die entnommene Liquormenge die insufflierte Luft übersteigen, um einen postpunktionellen Spannungspneumozephalus (D. MÜLLER[1]) mit entsprechenden klinischen Symptomen (Frontalhirnsyndrom und Mittelhirnsymptomatik bei Achsenstauchung) zu vermeiden.

Die Punktion erfolgt zweckmäßig nach dem Verfahren von MISKOLOCZY und WALTNER[2] (Abb. 27). Diese Methode erlaubt eine Vermeidung der Zentralregion und des Nucleus caudatus bzw. Thalamus. Wesentlich ist, daß bei Liquorüberdruck (Messung im Sitzen oder Liegen) am Ende der Untersuchung Unterdruck besteht, da sonst die Luft durch den Stichkanal zusammen mit Liquor ausgepreßt wird und Parenchymdehiszenzen sowie subgaleare Emphyseme auftreten. Zur Vermeidung von Liquoraustritt aus dem Stichkanal und von Infektionen verschiebt man die Haut etwas nach vorne oder hinten, so daß nach Entfernung der Nadel der Stichkanal der Haut und der Dura sich nicht mehr decken. Bei geschlossener Fontanelle ist die occipitale Trepanation erforderlich bzw. es kann durch die bei Hirndruck im Kindesalter häufig gesprengte Koronarnaht entsprechend der Fontanellenpunktion vorgegangen werden.

Indikation: Aquäduktverschlüsse entzündlicher und tumoröser Genese, Druckhydrozephalus bei Basisblockade bzw. Konvexitätsstörungen (Hydrocephalus male resorptivus), zur Druckfeststellung vor Anlegung eines SPITZ-HOLTER- bzw. PUDENZ-Ventiles.

δ) Die transfontanelläre Punktion des Subarachnoidalraumes bzw. Subduralraumes der Hirnkonvexität:

Diese Punktionsmethode kann angewendet werden, wenn der Verdacht auf traumatische subdurale Hämatome, Hygrome oder postmeningitische Ergüsse besteht. Sie muß, wenn sie verwertbar sein soll, beidseitig ausgeführt werden, da die Falx beide subduralen und subarachnoidalen Räume voneinander trennt. Die Punktion soll so erfolgen, daß die Nadel parasagittal, sonst aber wie bei einer Sinuspunktion von dorsal nach frontal möglichst flach eingeführt wird. Gerät sie dabei in ein Hygrom oder Hämatom, so kann mühelos Blut (makroskopisch: meist bräunlich, mikroskopisch: alte und frische Erythrozythen) bzw. xanthochrome Flüssigkeit angesaugt werden. Injiziert man geringe Mengen Luft, so bildet sich röntgenologisch der Hohlraum ab. Aspiration von wenig Liquor mit Sanguinolenz (frische Erythrozythen!) beweist wenig, da bei normalem Subarachnoidalraum leicht ober-

---

[1] MÜLLER, D.: Über den Spannungspneumozephalus als diagnostisches Hilfsmittel zur Erkennung der Liquorzirkulations- und Resorptionsstörung bei der Meningitis tuberculosa. Beiträge z. Klin. d. Tuberkulose **109**, 389—394 (1953).

[2] MISKOLOCZY, D. und K. WALTNER: Die Technik der Seitenventrikelpunktion beim Säugling. Mschr. Kinderheilk. **29**, 141—145 (1925).

flächliche Gefäße der Konvexität lädiert werden können. *Diese Punktionsmethode* sollte daher *der speziellen Indikation* zur Unterscheidung von Hämatom oder Hygrom bzw. postmeningitischem Erguß nach *vorhergehendem* angiographischem Nachweis vorbehalten bleiben.

ε) *Punktion des Periduralraumes:* Sie ist selten notwendig und hat ihre Indikation bei Periduralabszessen oder Periduralphlegmonen, hämatogenmetastatisch oder fortgeleitet von Osteomyelitiden. Das Verkennen der Periduralphlegmone führt bei Punktion des Subarachnoidalraumes zur bakteriellen Inokulationsmeningitis, die bei richtigem Vorgehen vermeidbar ist.

Zur Punktion setzt oder legt man das Kind und führt die Punktionsnadel mit einer aufgesetzten, kochsalzgefüllten 5-ml-Spritze unter Stempeldruck vorsichtig millimeterweise vor. Erreicht man den Periduralraum, so hört schlagartig der Widerstand des Bandapparates auf und der Spritzenstempel fährt nach vorn, die Flüssigkeit tritt in den unter negativem Druck stehenden Periduralraum. Bei Eiteransammlung hier läßt sich vorsichtig spülend infektiöses Material in die Spritze ziehen und untersuchen. Therapeutische Instillationen von Antibiotika sind möglich. Man hütet sich dann vor Punktion des Subarachnoidalraumes und punktiert, wenn notwendig erscheinend, diesen cisternal (s. a. BUCHHOLZ und LESSE[1, 2], ROSENFELD[3]).

2. Die eigentliche Liquoruntersuchung

Die Liquoruntersuchung selbst umfaßt verschiedene Bereiche, die je nach klinischer Indikation einzeln untersucht werden können oder in Form eines Liquorspektrums insgesamt geprüft werden. Man kann daher für die Diagnostik unterscheiden:

α) *den praktisch-aktuellen Anteil:*

αα) *Liquordruck:*

ααα) qualitativ: Tropfenzahl, quantitativ: Druckmessung.

βββ) QUECKENSTEDT-Versuch: gleichzeitige lumbale und cisternale Punktion, Druckmessung; dann Kompression der Jugularvenen: Kompletter Stopp: kein Druckanstieg lumbal, regelrecht cisternal; inkompletter Stopp: verzögerter Anstieg und Abfall lumbal bei regelrechtem Anstieg cisternal. Umgekehrter QUECKENSTEDT-Versuch: Kompression des Bauches mit konträrem Druckverhalten zur Jugulariskompression.

γγγ) Druckausgleich bei PEG: Nach langsamer Injektion von 10 mm Luft lumbal steigt der Liquordruck um 250 bis 300 mm H_2O an und kehrt bei freier Passage zwischen Ventrikeln sowie intrakraniellem und spinalem Subarachnoidalraum innerhalb von 8 Minuten zum Ausgangspunkt zurück. Hochbleiben des Druckes bzw. langsamer Abfall zeigen Blockierung nach

---

[1] BUCHHOLZ, H. W. und K. TH. LESSE: Die extradurale Spinalanästhesie. Der Chirurg **21**, 202—208 (1950).

[2] BUCHHOLZ, H. W. und K. TH. LESSE: Anatomisch-physikalische Untersuchung des Periduralraumes. Der Chirurg **21**, 135—139 (1950).

[3] ROSENFELD, W.: Die röntgenologische Darstellung des Periduralraumes und ihre diagnostische Bedeutung. Nervenarzt **21**, 304—307 (1950).

kranial an (s. a. GROTE und WULLENWEBER[1]). Bei dieser Druckerhöhung auch Atmungs- und Kreislaufveränderungen (KJÄLLQUIST[2]).

$\delta\delta\delta$) Aussehen: hell, klar, trüb (ab 1000/3 Zellen), eitrig, xanthochrom, sanguinolent (diffus: Blutung; in Schlieren: artefiziell), rot: frisch; bräunlich: alt, Benzidinprobe! Spinngewebsgerinnsel.

$\varepsilon\varepsilon\varepsilon$) Eiweißgehalt: qualitativ mittels der PANDY-Probe (Gesamteiweiß), FROIN[3]-NONNE[4]-Syndrom, NONNE-APELT[5]-Probe (Globulinreaktion).

$\zeta\zeta\zeta$) Zellzahl: Sofortige Orientierung bei Zählung in der Kammer nach FUCHS-ROSENTHAL[6].

β) *den labortechnischen Anteil:*

$\alpha\alpha$) *Eiweißdifferenzierung:*

$\alpha\alpha\alpha$) *quantitativ:* Elektrophoresen verschiedener Methodik (Papier- und Zelluloseacetatelektrophorese, SCHNEIDER und WALLENIUS[7], ANTWEILER[8], DITTMER[9], KRAUSE[10], kjeldahlometrische Bestimmung (ABELIN[11] — Mindestmenge 3 bis 5 ml!, LOWRY[12] — 0,2 ml!!), Grobbestimmungen nach KAFKA[13].

$\beta\beta\beta$) *qualitativ:* Goldsol-, Normomastix- und Salzsäure-Kollargol-Reaktion (LANGE[14], KAFKA[13, 15], RIEBELING[16]).

$\beta\beta$) *Zelldifferenzierung* nach SAYK[17], OLISCHER[18].

---

[1] GROTE, W. und R. WULLENWEBER: Über „Liquorkrisen" — spontane Druckschwankungen bei intracraniellen Liquorpassagestörungen. Acta neurochir. (Wien) **9**, 125—135 (1960).

[2] KJÄLLQUIST, Å., N. LUNDBERG and U. PONTÉN: Respiratory and cardiovascular changes during rapid spontaneous variations of ventricular fluid pressure in patients with intracranial hypertension. Acta neurol. Scand. **40**, 291—317 (1964).

[3] FROIN, G.: Inflammations méningées avec reactions chromatiques, fibrineuses et cytologiques du liquide céphalo-rachidienne. Gaz. hôp. Paris **76**, 1005—1006 (1903).

[4] NONNE, M.: Über das Vorkommen von starker Phase-I-Reaktion bei fehlender Lymphozytose bei 6 Fällen von Rückenmarkstumor. Dtsch. Z. Nervenheilk. **40**, 161—207 (1910).

[5] NONNE, M. und F. APELT: Über Lymphozytose und Globulinuntersuchung der Spinalflüssigkeit bei organischen Nervenkrankheiten. Neur. Zbl. **27**, (1908).

[6] FUCHS, A. und R. ROSENTHAL: Über die Methodik cytologischer Untersuchungen. Vortrag 76. Vers. dtsch. Naturforscher u. Ärzte, Breslau 1904, Ref. Neurol. Centralblatt **23**, 966 (1904).

[7] SCHNEIDER, G. und G. WALLENIUS: Electrophoretic studies on cereprospinal fluid proteins. Scand. J. Clin. labor invest. **3**, 145 (1951).

[8] ANTWEILER: Die quantitative Elektrophorese in der Medizin. 2. Aufl. S. 167 (1957).

[9] DITTMER, A.: Plasmaeiweiß und Elektrophorese. 3. Aufl. VEB Gustav Fischer-Verlag, Jena 1965.

[10] KRAUSE, H.: Zur Liquorelektrophorese auf Zelluloseacetatfolien. Dtsch. Gesundheitswesen **22**, 1218—1221 (1967).

[11] ABELIN, J.: Schweiz. med. Wschr. **73**, 322 (1943).

[12] LOWRY, O. H., N. J. ROSERBROUGH, A. L. FARR and R. J. RANDALL: Protein measurement with the Folin phenol reagent. J. biol. Chem. **193**, 265 (1951).

[13] KAFKA, V.: Die Cerebrospinalflüssigkeit. Leipzig und Wien 1930.

[14] LANGE, C.: Über die Ausflockung von Goldsol durch Liquor cerebrospinalis. Berl. klin. Wschr. **49**, 897—901 (1912).

[15] KAFKA, V.: Die ungefärbte und gefärbte Normomastixreaktion der Rückenmarksflüssigkeit. Dtsch. med. Wschr. **47**, 1422 (1921).

[16] RIEBELING, C.: Die Salzsäure-Kollargol-Reaktion, eine neue Liquorreaktion. Klin. Wschr. **17**, 501 (1938).

[17] SAYK, J.: Cytologie der Cerebrospinalflüssigkeit. VEB Gustav Fischer-Verlag, Jena 1960.

[18] OLISCHER, R.-M.: Über Liquor-Cytologie im Kindesalter. In: Neurologie der Wirbelsäule und des Rückenmarkes, S. 399—408. Hrsg. DAGOBERT MÜLLER, VEB Gustav Fischer-Verlag, Jena 1964.

$\gamma\gamma$) *Farbstoffprüfung* (Bilirubin bei Neugeborenen, CATEL[1]).

$\delta\delta$) *Zucker* (Ortho-Toluidinprobe, KRAUSE[2], HAGEDORN-JENSEN[3]).

$\varepsilon\varepsilon$) *Ionogramm* (BELKE und DIERKESMANN[4], ROTSCH und WORATZ[5]).

$\zeta\zeta$) *Bakteriologie:*

$\alpha\alpha\alpha$) Nativpräparat mikroskopisch;

$\beta\beta\beta$) kulturell.

$\eta\eta$) *Serologie:* WASSERMANN[6], MEINICKE-KAHN[7], Cardiolipin-Test (PANGBORN[8]), Cytochol (SACHS[9]).

$\vartheta\vartheta$) *Reduktionszeit* (FERENCZ[10, 11]; RIEBELING[12]).

$\iota\iota$) *Polarographie* (HOMOLKA[13], CIVÁREK[14]).

Für die klinischen Auswertungen verweise ich auf die monographischen Darstellungen von DEMME[15], MEYER[16], SCHÖNENBERG[17], LÜTHY[18], SAMSON[19] bzw. CATEL[20]. Die altersabhängigen Besonderheiten werden in den jeweiligen Kapiteln angeführt.

---

1 CATEL, W.: Differentialdiagnostische Symptomatologie von Krankheiten des Kindesalters. Georg Thieme-Verlag, Leipzig 1944.

2 KRAUSE, H.: Zur Bestimmung der Liquorglukose mittels O-Toluidin. Dtsch. Gesundheitswesen **20**, 2045—2046 (1965).

3 HAGEDORN, H. C. und B. N. JENSEN: Zur Mikrobestimmung des Blutzuckers mittels Ferricyanid. Biochem. Z. **135**, 46 (1923).

4 BELKE, J. und A. DIERKESMANN: Eine flammenphotometrische Methode zur Bestimmung von Natrium, Kalium und Calcium in biologischen Flüssigkeiten. Naunyn-Schmiedebergs Arch. exp. Path. Pharmakol. **205**, 629 (1948).

5 ROTSCH, W. und G. WORATZ: Flammenphotometrische Bestimmung von Natrium, Kalium und Calcium im Liquor cerebrospinalis. Psychiatrie (Leipzig) **12**, 65—67 (1960).

6 WASSERMANN, A., A. NEISSER und C. BRUCK: Eine serodiagnostische Reaktion bei Syphilis. Dtsch. med. Wschr. **32**, 745 (1906).

7 KAHN, R. L.: Amer. J. Clin. Path. **1949**, S. 357, 367, 401, 414, 419.

8 PANGBORN, C. P.: Proc. Soc. exp. Biol. a. Med. **48**, 484 (1941).

9 SACHS, H. und E. WITEBSKY: Zur Frage der Verwendbarkeit von Citocholextrakten zur Liquoruntersuchung. Klin. Wschr. **8**, 1958 (1929).

10 FERENCZ, P.: Orvosi hetilap (ung.) **72**, 73 (1928).

11 FERENCZ, P. und D. BODA: Über das Erscheinen von Harnsäure in der Zerebrospinalflüssigkeit toxikosekranker Säuglinge. Annal. paediatr. **175**, 459—473 (1950).

12 RIEBELING, C.: Die Kaliumpermanganatreduktion im Liquor. Dtsch. med. Wschr. **77**, 1513—1515 (1952).

13 HOMOLKA, J.: Chemische Diagnostik im Kindesalter unter Bevorzugung mikrometrischer Blutanalysen. VEB Verlag Volk und Gesundheit, Berlin 1961.

14 CIVÁREK, Z. und Z. FIALIK: Über den diagnostischen Wert der Polarographie des Liquor cerebrospinalis. Psychiatrie (Leipzig) **14**, 411—414 (1962).

15 DEMME, H.: Die Liquordiagnostik in Klinik und Praxis. 2. Aufl. Verlag Urban und Schwarzenberg, München-Berlin 1950.

16 MEYER, H. H.: Der Liquor. Untersuchung und Diagnostik. Springer-Verlag, Berlin-Göttingen-Heidelberg 1949.

17 SCHÖNENBERG, H.: Der Liquor cerebrospinalis im Kindesalter. Georg Thieme-Verlag, Stuttgart 1960.

18 LÜTHY, FR.: Liquor cerebrospinalis. In: Handbuch Inn. Med. V, 1, 1048—1084, Springer-Verlag, Berlin-Göttingen-Heidelberg 1953.

19 SAMSON, K.: Die Liquordiagnostik im Kindesalter. Erg. inn. Med. **41**, 553—788 (1931).

20 CATEL, W.: Differentialdiagnostische Symptomatologie von Krankheiten des Kindesalters. Georg Thieme-Verlag, Leipzig 1944.

I. Die Untersuchung mit Radioisotopen

Gammaenzephalographie (GEG), Positrocephalographie (PCG), Szintigraphie

Die Untersuchung mit Isotopen ist seit MOORE[1, 2] (1948) entwickelt und besonders für die Tumordiagnostik mit einer Trefferwahrscheinlichkeit von 92 bis 95 % eine wertvolle, teilweise (PCG) poliklinisch anwendbare Methode geworden. Verwendet wird vorzugsweise jodmarkiertes Humanserumalbumin (Rhisa-^{131}J) als Gammastrahler (GEG, PLANIOL[3]) sowie als Betastrahler ^{64}Cu und ^{74}As (Positrocephalographie, PCG, WILCKE[4]). Die Gefahrlosigkeit der Methode gestattet eine rasche Einengung tumorverdächtiger Symptome und vor Pneumenzephalo- und Angiographie eine unblutige Orientierung bzw. schon weitgehende Aussage über Lokalisations- und Artdiagnose. Die Aufzeichnung erfolgt mittels Szintigraphie und die Dokumentation mittels Szintillationskameras (SCHENCK[5]).

Neben der Tumordiagnostik spielt die Messung der Hirndurchblutung mit Isotopen eine Rolle: Nach i. v.-Injektionen von ^{64}Cu z. B. (oder eines anderen Isotops) kann mit Szintillationszählern die Aktivität über der a. carotis und dem Confluens sinuum gemessen werden (WILCKE und ZEH[6]). Ebenso kann mittels Einbringung von Rhisa-^{131}J intraventrikulär, intracisternal (DI CHIRO[7]) oder intralumbal (DIETZ[8]) die Liquorzirkulation überprüft und beurteilt werden.

K. Die neuroradiologische Untersuchung

Die neuroradiologische Untersuchung gibt Aufschluß über die *morphologischen* Veränderungen des Schädels und der Wirbelsäule, der Liquorräume, der Hirnsubstanz und der Gefäße. Hinzu kommen Befunde am übrigen Skelett, welche in Verbindung mit Erkrankungen des Nervensystems ent-

[1] MOORE, G. E.: Use of radioactive diiodofluorescin in the diagnosis and localization of brain tumors. Science **107**, 569 (1948).

[2] MOORE, G. E.: Isotope encephalometry: External localization technic for the diagnosis of brain tumors. J. am. pharm. Ass. **42**, 126 (1953).

[3] PLANIOL, TH.: Diagnostic des lésion intra-crânielles par les radio-isotopes. Masson et Cie., Paris 1959.

[4] WILCKE, O. und H. ZEH: Möglichkeiten und Grenzen der Hirntumordiagnostik mit Positronenstrahlern (^{64}Cu und ^{74}As). Neurochirurgia **7**, 33 (1964).

[5] SCHENCK, P.: Die Anwendung der Szintillationskamera in der Hirntumordiagnostik. — Vortrag Symposium über moderne physikalisch-diagnostische Methoden. 23./24. 9. 1966 Magdeburg.

[6] WILCKE, O. und H. ZEH: Klinische und experimentelle Untersuchungen zur Bestimmung der Zirkulationszeit des Gehirns mit radioaktiven Isotopen. Zbl. Neurochir. **23**, 145—152 (1963).

[7] DI CHIRO, G., P. T. REAMES and W. B. MATTEWS: Rhisa-ventriculography and rhisacisternography. Neurology (Minn.) **14**, 185 (1964).

[8] DIETZ, H., E. ZEITLER und R. WOLF: Die szintigrafische Darstellung der Liquorräume mit Rhisa-^{131}J. — Vortrag Symposium über moderne physikalisch-diagnostische Methoden. 23./24. 9. 1966 Magdeburg.

standen sind, z. B. postmeningitische Karporadiogramme (KÜLZ[1]), die Weichteildiagnostik z. B. bei neuromuskulären Erkrankungen (LEFÈBVRE[2], FOTOPULOS[3]) und die Funktionsdiagnostik bestimmter Weichteile, z. B. der Zwerchfellaktion ein- oder beidseitig bei Phrenicuslähmung (s. a. Kap. IV, E). Die neuroradiologische Diagnostik umfaßt:

a) Die Diagnostik der knöchernen Hüllen des Nervensystems

α) von morphologisch-statischen und

β) funktionellen Gesichtspunkten;

b) die Diagnostik der Liquorräume in ihren einzelnen Abschnitten:

α) spinale, infra- und supratentorielle,

β) innere und äußere Liquorräume;

c) die Diagnostik der den Liquorräumen benachbarten Hirnsubstanz

α) von morphologisch-statischen und

β) von funktionellen Gesichtspunkten;

d) die Diagnostik des Gefäßsystems in seinen einzelnen Abschnitten:

α) spinale Gefäßdiagnostik,

β) zerebrale Gefäßdiagnostik

αα) der Arterien,

ββ) der Venen,

γγ) der Sinus;

e) die Diagnostik am übrigen Skelettsystem im Zusammenhang mit Erkrankungen des Nervensystems.

Die Methoden sind:

a) die sog. Leeraufnahmen von Schädel und Wirbelsäule sowie ausgewählten Weichteil- und Skelettabschnitten;
b) die Funktionsaufnahmen;
c) die Myelographie mit und ohne Kontrastmittel;
d) die Pneumenzephalographie oder Ventrikulographie mit und ohne Kontrastmittel;
e) die Angiographie mit Kontrastmittel.

Alle Methoden sind Aufgaben einer speziellen neuroradiologischen Abteilung bzw. eines dort tätigen Neuropädiaters oder Kinderneurologen. Ich verwende bei allen Kindern die Vollanästhesie (Intubationsnarkose), da nur so die aussagekräftige Methode völlig ausgenutzt und vergleichbare Röntgenfilme gewonnen werden können. Die Röntgenuntersuchung des Nervensystems an einem schreienden, d. h. des sich in einer Notfallreaktion befindenden Kindes halte ich bei den technischen Möglichkeiten unserer Tage für

[1] KÜLZ, J.: Postmeningitische Karporadiogramme. Das Deutsche Gesundheitswesen **17**, 599—605 (1962).

[2] LEFÈBVRE, J. und P. CHAUMONT: Radiologie und Elektrodiagnostik des Morbus WERDNIG-HOFFMANN. In: Neurologie der Wirbelsäule. VEB Gustav Fischer-Verlag, Jena 1964.

[3] FOTOPULOS, D., P. HAGEMANN, H. F. SCHULZE und D. MÜLLER: Zur kombinierten klinisch-elektromyographisch-histologisch-radiologischen Diagnostik neuromuskulärer Erkrankungen. Ber. 8. Int. Kongr. Neurol. Wien 1965, Nachtragsband S. 159—162.

Humboldt-Universität
Medizinische Fakultät (Charité)
Psychiatrische- und Nervenklinik
Neuroradiologische Abteilung

104 Berlin, den
Schumannstraße 20-21

Name und Alter:

Stand:

Anschrift:

Gewünscht wird:

Zahlende Stelle:
Station:
Aufn.-Nr.:
Hier bereits geröntgt?
Rö.-Nr.:
Gutachten?
Narkose: Gewicht:
Prämedikation:

Anamnese:

Befunde:
Psychisch:

Neurologisch:

Stauungspapille:

Lues-Reaktionen:

Liquor:

Elektenzephalogramm:

Elektromyogramm:

Klinische Diagnose:

Klinische Fragestellung:

(Unterschrift des Stationsarztes)

(50) Ag 307/66 DDR 642 2

a

Abb. 28. Neuroradiologischer Anamnese- und Befundungsbogen. *a* Vorderseite, *b* Rückseite

Datum:

Leer PEG Angio. Ventr. Subduro. Phlebo. Myelo. Rö.-Nr.

Liquor/Luft:

1. Morphologie:

2. Morphologische Diagnose:

3. Funktionelle Deutung:

4. Funktionelle Diagnose:

5. Beziehungen zum klinischen Syndrom:
Differentialdiagnose:

6. Schlußdiagnose:

7. Kartei: **Sammlung:** **Diapositiv:**

Wissenschaftl. Arbeit:

b

eine Zumutung und für ungeeignet, brauchbare Ergebnisse zu erzielen. Für die Einzelheiten verweise ich auf die einschlägigen Lehrbücher[1–9] u. ums.[1–3].

[1] MÜLLER, D.: Neuroradiologie im Kindesalter. Springer-Verlag, Wien (in Vorbereitung).

[2] MÜLLER, D.: Neuroradiologische Diagnostik und Symptomatik der Hirnentwicklung im Kindesalter. VEB Verlag Volk und Gesundheit, Berlin 1963.

[3] MÜLLER, D.: (Hrsg.) Neurologie der Wirbelsäule und des Rückenmarkes im Kindesalter. VEB Verlag Gustav Fischer, Jena 1964.

[4] MÜLLER, D. und CHR. RÖHRICHT: Die Suturenknochen des Schädels als Symptom intrakranieller Drucksteigerung. VEB Verlag Gustav Fischer, Jena 1966.

[5] ROBERTSON, E. G.: Pneumencephalography. C. Thomas, Springfield (Ill.) 1957.

[6] CAFFEY, I.: Pediatric x-ray diagnosis. The Year-Book Publishers, Inc., Chicago 1945.

[7] DECKER, K.: Klinische Neuroradiologie. Georg Thieme-Verlag, Stuttgart 1960.

[8] JIROUT, J.: Neuroradiologie. VEB Verlag Volk und Gesundheit, Berlin 1966.

[9] Handbuch der Medizinischen Radiologie. Band VII/2, VII/1 Röntgendiagnostik des Schädels. Springer-Verlag, Berlin-Göttingen-Heidelberg 1963.

Indikationsstellung:

Für den Arzt bleibt die Indikationsstellung der wesentliche Anteil an der Diagnostik, sei es allein anhand der klinischen Symptomatik oder in Absprache mit einem Neuroradiologen zur Wahl der günstigsten Methode (z. B. perkutane oder Katheter-Angiographie, Überdruck- oder Liquoraustausch-Pneumencephalographie). Das Alter des Kindes spielt für die Entscheidung keine Rolle, sondern ausschließlich die Krankheit.

a) *Indikation zur Leeraufnahme:* Alle Mißbildungen, Entwicklungshemmungen und Varianten, Wirbelsäulen- und Schädeltraumen (auch Geburt!), Form- und Volumenänderungen (Turri-, Scapho-, Plagiocephalus, Mikro- und Hydrocephalus, Entzündungen, Tumoren, Hydrospina und Skoliosen) sowie Blockierungen und Fehlhaltungen (Sakroiliakal- und andere Blockierungen, Migräne, Kreuz- und Hüftgelenksschmerzen, pseudoradikuläre Schulter-Arm-Syndrome). Hinzu kommen sekundäre Schädel- und Wirbelsäulenbeteiligungen z. B. bei Systemerkrankungen (Osteogenesis imperfecta, Phakomatosen u. a.).

b) *Indikation zur Kontrastmitteluntersuchung:*

α) der *Liquorräume:* Alle Meningitiden; Basismeningitiden, speziell Meningitis tuberculosa (D. MÜLLER[4, 5, 6, 7]), Konvexitätsmeningitiden, umschriebene Adhäsionen; Arachnitiden: Arachnitis optico-chiasmatica, Meningocelen (D. MÜLLER[8, 9]) bzw. alle Mißbildungen mit Einschluß der Meningen (Spina bifida, peridurale Lipomatosen, D. MÜLLER[10]).

β) des *Gehirns* und des *Rückenmarkes:* Raumfordernde Prozesse (subdurale Hämatome, Ergüsse, Tumoren), Atrophien (diffuse und lokalisierte); Porenzephalien: umschriebene und allgemeine (multiloculäre zystische Polyporencephalie, D. MÜLLER[11]).

---

[1] SCHINZ, H. R., W. E. BAENSCH, E. FRIEDL und E. UEHLINGER: Lehrbuch der Röntgendiagnostik, Band 1—4. Georg Thieme-Verlag, Stuttgart 1952.

[2] SCHMID, FR. und G. WEBER: Röntgendiagnostik im Kindesalter. Verlag J. F. Bergmann, München 1955.

[3] PARAICZ, E. und J. SZÉNÁSY: Neurologisch-klinische Untersuchungen im Säuglings- und Kindesalter. Akadémiai Kiadó, Budapest 1966.

[4] MÜLLER, D.: Über verschiedene Formen der sog. Meningitis tuberculosa, ihre Diagnose und Prognose durch das Encephalogramm. Dtsch. Z. Nervenhlk. **170**, 1—34 (1953).

[5] MÜLLER, D.: Über den Spannungspneumocephalus als diagnostisches Hilfsmittel zur Erkennung der Liquorzirkulations- und Resorptionsstörung bei der Meningitis tuberculosa. Beitr. z. Klin. d. Tuberkulose **109**, 389—394 (1953).

[6] MÜLLER, D.: Über „liquorstumme Phasen" im Verlauf der streptomycinbehandelten Meningitis tuberculosa. Beitr. z. Klin. d. Tuberkulose **108**, 418—428 (1953).

[7] MÜLLER, D.: Über das Bild der Enthirnungsstarre bei der Meningitis tuberculosa, seine anatomischen Grundlagen und seine Diagnose durch das Encephalogramm. Beitr. z. Klin. d. Tuberkulose **109**, 516—527 (1953).

[8] MÜLLER, D.: Über die Darstellung occipitaler Meningocelen bei Säuglingen mittels Luftmyelographie. Psychiatrie (Leipzig) **11**, 85—87 (1959).

[9] MÜLLER, D.: Le diagnostic neuro-radiologique de la lipomatose péridurale en cas de spina bifida chez l'enfant. Médecine et Hygiène **22**, 218—220 (1964).

[10] MÜLLER, D.: Spina bifida occulta und extradurales Lipom. Zbl. Neurochir. **22**, 245—252 (1962).

[11] MÜLLER, D.: Röntgendiagnostik und Irrtümer in der Beurteilung der multiloculären zystischen Encephalopathie (Polyporencephalie) im Kindesalter. Annales de Radiologie (Paris) **4**, 895—903 (1961).

γ) der *Hirn- und Rückenmarksgefäße:*

$\alpha\alpha$) die Carotis-Seriographie: Bei klinisch sicherer Seitenlokalisation im supratentoriellen Raum (z. B. subdurales Hämatom, Tumor), bei Aneurysma-Diagnose Angiogramme des herdseitigen Karotissystems mit gleichzeitigem Phlebo- und Sinugramm.

$\beta\beta$) die Vertebralis-Seriographie: Bei infratentoriellen Prozessen (Tumor, Hämangiome) und Prozessen im Occipitallappen sowie den hinteren Stammganglienanteilen.

$\gamma\gamma$) die transspinale Phlebographie: Bei Gefäß- und raumfordernden Prozessen im Bereich der Wirbelsäule und des Rückenmarkes.

Der klinische Fragebogen (Abb. 28) und die eingehende Beschreibung erlaubt eine genaue und rasche Information über Anamnese und Status praesens für den Neuroradiologen, über deskriptiven Befund sowie morphologische und funktionelle Deutung für den Kliniker. Für wissenschaftliche Arbeiten ergibt sich der Vorteil, im Anmeldebogen ohne die oft umständliche Heranziehung — besonders auswärtiger — Krankengeschichten stets genaue Daten zur Verfügung zu haben. Die Originale werden in Klappkarten aufbewahrt, die Merkmale in Lochkarten eingetragen (NEUMANN[1]). Durch die Verknüpfung beider Systeme ist ein rasches Arbeiten sowohl nach klinischen und neuroradiologischen Diagnosen wie auch nach Merkmalen möglich.

L. Die Hirnvolumenberechnung aus dem Röntgenbild des Schädels

Die Röntgenaufnahmen des Schädels im lateralen und antero-posterioren Strahlengang erlauben bei bekanntem Film-Objekt- sowie Film-Fokus-Abstand, das Volumen des Schädelinnenraumes zu berechnen und daraus auf das Hirnvolumen annähernde Rückschlüsse zu ziehen. Damit kann ein Teil der sonst fraglichen Mikro- und Makrozephalien ausgeschlossen werden, ohne daß natürlich damit etwas über das Verhältnis der liquorführenden Räume zur Hirnsubstanz ausgesagt wäre. Diese Aussage spielt aber im Falle z. B. der Mikrozephalie kaum eine Rolle.

Methode: Die Berechnung erfolgt nach der Formel

$$V = 0{,}52 \cdot [(L - x) \cdot (B - x) \cdot (H - x)].$$

Darin ist $V =$ Volumen, $L =$ Länge, $B =$ Breite, $H =$ Höhe, 0,52 eine Konstante, x der Vergrößerungswert je nach Fokus-Film- und Objekt-Film-Abstand. Man mißt mittels eines anthropometrischen Tastzirkels die maximale Länge, Höhe und Breite von Tabula interna zu Tabula interna am Röntgenfilm in lateraler und a. p.-Projektion. Der Vergrößerungswert x beträgt bei einem zweckmäßig konstant zu haltenden Fokusabstand von 100 cm und einem Objekt-Film-Abstand (= Medianebene des Schädels) von etwa 5 bis 8 cm 1 bis 1,5 cm. Die Gesamtformel erlaubt dann eine für den Kliniker brauchbare Berechnung (s. a. Kap. V und Abb. 3).

[1] NEUMANN, J.: Dokumentation neuroradiologischer Befunde. Psychiatrie (Leipzig) **18**, 260—267 (1966).

M. Die Untersuchungen zu genetischen Störungen im Bereich des Nervensystems

Im Bereich des Nervensystems und der Psyche sind verschiedene genetisch erklärbare Krankheitsgruppen nachweisbar, welche jeweils in dreifacher Hinsicht zu beweisen sind:

1. *Für das erkrankte Kind muß ein biologischer Abstammungsnachweis geführt werden, wenn die Krankheit in die Gruppe rezessiver oder dominanter Erbgänge fällt, z. B.:*

a) *Muskeldystrophien:* Typ DUCHENNE (x-chromosomal rezessiv erblicher Beckengürteltyp); Facio-scapulo-humeraler Typ (dominant erblicher Schultergürteltyp); gutartige x-chromosomal rezessiv erbliche Muskeldystrophie; autosomal rezessiv erblicher Beckengürteltyp.

b) *Myatonia congenita Thomsen:* Autosomal dominant oder autosomal rezessiv.

c) *Dystrophia myotonica:* autosomal-dominant.

d) *Erblicher Schwachsinn.*

e) *Rot-Grün-Blindheit* (x-chromosomal-rezessiv).

Der erbbiologische Abstammungsnachweis stützt sich auf die *Blutgruppenuntersuchung* und die *erblichen Varianten der Serumproteine.*

2. *Für das erkrankte Kind muß ein zytogenetischer Nachweis erbracht werden, wenn es sich um ein Leiden aus der Reihe der Genom- und Chromosomenmutationen handelt, z. B.:*

a) *Bestimmung der gonosomalen Aberration:* KLINEFELTER-Syndrom: 44-xxy; Triplo-X-Syndrom (Super-female-Syndrom): 44-xxx; ULLRICH-TURNER-Syndrom (Gonadendysgenesie): XO-Typ; gonosomale Mosaike.

b) *Bestimmung der autosomalen Aberration:* LANGDON-DOWN-Syndrom: Trisomie 21; D_1-Trisomie: Trisomie 13-15; E_1-Trisomie: Trisomie 17-18; Katzenschrei-Syndrom: Deletion 5.

3. *Für das erkrankte Kind muß ein spezifischer biochemischer Nachweis geführt werden, wenn die Krankheit zur Gruppe der Molekularkrankheiten („inborn errors of metabolism") gehört, z. B.:*

a) *Störungen des Kohlehydratstoffwechsels* (Diabetes mellitus u. a. m.);

b) *Störungen vorwiegend des Aminosäurestoffwechsels* (z. B. Phenylketonurie);

c) *Störungen der Tubulusfunktion* (z. B. renaler Diabetes insipidus);

d) *Störungen des Fettstoffwechsels* (z. B. Sphingolipidosen: GAUCHERsche Krankheit, NIEMANN-PICKsche Krankheit, amaurotische familiäre Idiotie, Leukodystrophien);

e) *Störungen im endokrinen Stoffwechsel* (z. B. adrenogenitales Syndrom, idiopathischer Diabetes insipidus centralis);

f) *Störungen des Bilirubinstoffwechsels* (z. B. CRIGLER-NAJJAR-Syndrom: kongenitaler familiärer nichthämolytischer Ikterus mit Kernikterus);

g) *Enzymdefekte* (z. B. hereditäre Pseudomangelrachitis, PFAUNDLER-HURLERsche Krankheit).

Meist ist der wissenschaftliche Beweis der Störung schwierig und umständlich und es genügt, aus den typischen klinischen Symptomen die Diagnose zu stellen. Für die Mißbildungen z. B. im Bereich der Wirbelsäule und des Schädels wird der Nachweis der ursprünglichen biochemischen Stoffwechselentgleisung mit nachfolgender pathologischer Musterbildung innerhalb der Organanlage unmöglich sein. Für die Variationen gar als Folge subtiler Abweichungen biochemischer Vorgänge in der frühen Musterbildung innerhalb einer polygen festgelegten Reaktionsbreite (ZÜNKELER[1]) dürfte sich kaum eine lückenlose biochemische Beweisführung ergeben. (Weiteres siehe bei BECKER[2] und FUHRMANN[3].)

IV. Die Geburt als Ursache topisch erfaßbarer Hirn-, Rückenmark- und Nervenschädigungen

Geht man davon aus, daß die Geburt eines Menschen nicht nur ein für seine besondere Entwicklung eigentümliches Ereignis ist, sondern daß auch die Physiologie der Geburt mit ihren mechanischen Faktoren eine in dieser Form des Ablaufes nur ihm zukommende Besonderheit darstellt, so verwundert es nicht, daß Schädigungen bevorzugt am positiv allometrisch wachsenden Teil, nämlich am Kopf und am Gehirn auftreten. Die sog. cerebrale Kinderlähmung (CAZAUVIELH[4] u. a.) mit ihren symptomatischen Einzelbildern ist meist eine perinatale Enzephalopathie (LESNY und D. MÜLLER[5], MÜLLER und BARTH[6], Abb. 29), deren Ursachen häufig geburtsmechanische Vorgänge und Schäden sind (LITTLE[7], SCHWARTZ[8], SCHMIDT[9] u. a.). Die mechanisch bedingten Schäden in Form von Falx- und Tentoriumrissen haben dabei eine positive Korrelation zum Geburtsgewicht (GRÖNTOFFT[10]: bei Kindern unter 2500 g in 4%, bei Kindern von 4500 bis

[1] ZÜNKELER, K. G.: Variationen und Mißbildungen der Wirbelsäule in vergleichender Betrachtung bei Mensch und Tier. Inaug. Diss., Münster 1962.

[2] BECKER, P. E.: Humangenetik. Georg-Thieme-Verlag, Stuttgart 1964.

[3] FUHRMANN, W.: Taschenbuch der allgemeinen und klinischen Humangenetik. Wissensch. Verlagsgesellschaft m. b. H., Stuttgart 1965.

[4] CAZAUVIELH: Recherches sur l'agénésie cérébrale et la paralysie congéniale. Paris 1827.

[5] LESNY, I. und D. MÜLLER: Přispěvek k otazce terminologie dětské mozkové obrny. Československá neurologie 27, 96—98 (1964).

[6] MÜLLER, D. und H. BARTH: Therapie der sog. Spastiker. Manuskriptdruck, Berlin 1962.

[7] LITTLE, W. J.: On the nature and treatment of the deformities of the human frame. London 1853.

[8] SCHWARTZ, PH.: Geburtsschäden bei Neugeborenen. VEB Gustav Fischer-Verlag, Jena 1964.

[9] SCHMIDT, H.: Untersuchungen zur Pathogenese und Ätiologie der geburtstraumatischen Hirnschädigungen Früh- und Reifgeborener. VEB Gustav Fischer-Verlag, Jena 1965.

[10] GRÖNTOFFT, O.: Intracerebral and meningeal haemorrhages in perinatally deceased infants. Act. obstetr. scand. (Stockholm) 32, 458—498 (1953).

5100 g in 66%), während die asphyktischen Hirnblutungen bei Kindern mit 1000 g Gewicht in 40%, bei Kindern mit 3500 bis 4500 g nur noch in 1% der Fälle auftreten. DOMINOK[1] fand diese Blutungen in der fetalen Keimschicht im Abflußgebiet der v. terminalis als *Symptom geburtsbedingt erhöhten Innendruckes.*

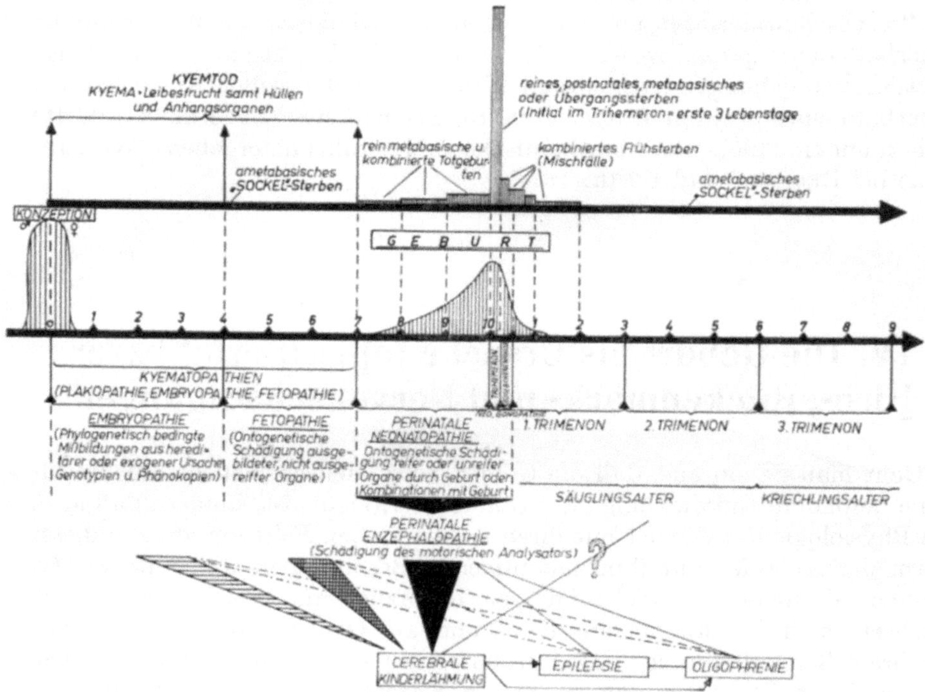

Abb. 29. *Schema der möglichen Fruchtschädigungen.* In der oberen Reihe ist die sog. Absterbeordnung nach einer Statistik v. PFAUNDLERS eingetragen (PFAUNDLER, M. v.: Studien über Frühtod, Geschlechtsverhältnis und Selektion. Z. Kinderheilk. **62**, S. 478, 1941). Man erkennt daraus, daß eine bestimmte Zahl von Sterbefällen sich von der Konzeption bis perinatal hinzieht („ametabasisches Sockelsterben" ohne Zusammenhang mit der Geburt). Darauf pfropft sich etwa vom 7. Monat an eine weitere Sterblichkeitskurve, welche nun rein „metabasisch" ist, daneben aber auch kombinierte Sterbefälle enthält. Diese metabasischen und kombinierten Sterbefälle steigen zum Geburtstermin hin an und erreichen während der Geburt sowie in den ersten drei Tagen nach der Geburt als sog. reines, postnatales metabasisches oder „Übergangssterben" einen ungeheuren Gipfel, um dann in der Neugeborenenperiode wieder abzusinken. Entsprechend verhält sich die perinatale Schädigungskurve der am Leben bleibenden, aber lädierten Früchte, die zur Zeit der Geburt ebenfalls ihren Gipfel hat und anschließend absinkt. Naturgemäß resultiert eine „perinatale Enzephalopathie" unter verschiedenen klinischen Syndromen und Symptomen.

Das Fehlen einer derartigen Fülle von Schädigungsmöglichkeiten und klinischen Symptomen bei anderen Säugern läßt allein schon die aus der vorauseilenden Kopf- und Hirnentwicklung sich ergebende Besonderheit der menschlichen Geburt erkennen.

---

[1] DOMINOK, G. W.: Beiträge zur Frage der Lokalisation geburtstraumatischer subependymärer Blutungen. Mschr. Kinderheilk. **113**, 52—55 (1965).

A. Die Mechanik der Geburt

Zur Zeit des physiologischen Geburtstermines ist dieser vorauseilend sich entwickelnde Kopf in seiner intrauterinen, durch den Hirnwachstumsdruck bestimmten Normalkonfiguration nicht mehr den Geburtswegen der Mutter angepaßt, sondern muß je nach zugrunde liegender Schädelform und Kindslage mehr oder minder deformiert werden, d. h. er gerät zusammen mit den anderen Fruchtteilen in eine Zwangshaltung. JASCHKE[1] hat dies „die Einrichtung auf ein vorgefundenes Hindernis nach dem Prinzip vom kleinsten Zwang" genannt (s. 464, s. a. GAUSS[2]). Das Geburtsobjekt muß dabei weitgehend verformbar sein, wobei nach SELLHEIM[3] drei Anteile in abgestufter Form verändert werden:

a) der zu innerst gelegene, kaum verformbare *Skelettkern* der Frucht,

b) der außen gelegene, stärker verformbare *Weichteilmantel*,

c) der umhüllende, leicht und ausgedehnt verformbare *Fruchtwassermantel.*

Für den Kopf dagegen liegt nun eine Besonderheit vor. Seine Skeletteile liegen außen, umhüllen das Weichteil Gehirn und seine Einzelknochen sind gegeneinander in erheblichem Maße verschiebbar. In mehr oder minder starkem Ausmaß wird dabei der Kopf den übrigen Teilen der Fruchtwalze angepaßt. Nur seine Verformbarkeit und Belastungsmöglichkeit interessiert im engeren neurologischen Sinne. Für die Mechanik der gesamten Geburt verweise ich auf die Lehrbücher der Geburtshilfe (JASCHKE[4], BURGER[5]).

Zur Bewegung und Deformierung des Kopfes unter Druck (Pressung) kommen in einem vorgegebenen Zeitraum vier Faktoren in Frage:

a) die zirkuläre Schnürung durch den bis auf den Beckeneingang annähernd kreisrunden Querschnitt aufweisenden Geburtskanal,

b) der von kranial allseitig angreifende Wehendruck,

c) der von kaudal als Gegenlager wirkende Widerstand der noch nicht entfalteten Weichteile und

d) die Form und physikalische Beschaffenheit von Schädelknochen und Gehirn.

Der erste Faktor bewirkt, daß die Kopfform dem Geburtskanalquerschnitt, also einer Kreisform angeglichen wird, der zweite und dritte verursachen eine Stauchung in der Axialrichtung des Geburtskanals und — was wesentlich ist — ohne Rücksicht auf den vierten Faktor, nämlich die Axialrichtung des Kopfes selbst. Der axiale Stauchungsdruck beträgt pro Wehe auf den Kopfquerschnitt berechnet etwa 10 kg. Ein Teil des Druckes wird

[1] JASCHKE, R. TH. v.: Lehrbuch der Geburtshilfe. Springer-Verlag, Berlin 1935.

[2] GAUSS, C. J.: Über intrauterine Belastungsdeformitäten. Ref. Verh. dtsch. Ges. Gynäk. 1909.

[3] SELLHEIM, H.: Die Beziehungen des Geburtskanals und des Geburtsobjektes zur Geburtsmechanik. Georg Thieme-Verlag, Leipzig 1906.

[4] JASCHKE, v. R. TH.: Lehrbuch der Geburtshilfe. Springer-Verlag, Berlin 1935.

[5] BURGER, K.: Lehrbuch der Geburtshilfe. Springer-Verlag, Berlin-Göttingen-Heidelberg 1950.

vom oberen Kindspol über die Wirbelsäule als Druckachse auf den vorliegenden Teil, d. h. physiologisch den Kopf, fortgesetzt (WARNEKROS[1]). Ausschlaggebend für die Propulsion ist dabei nur die Druckdifferenz, wobei es gleichgültig ist, ob diese Druckdifferenz durch die Uteruskontraktion oder durch Saugwirkung von außen (z. B. Vakuumextraktion) entsteht.

Die Einstellung des Kopfes ist einem zweiachsigen Rotationsellipsoid vergleichbar, welches intrauterin schräg zum Geburtskanal liegt und sich etwa mit einem Planum frontooccipitale auf die Terminalebene projiziert. Bei Eintritt in den Geburtskanal wird dieses Rotationsellipsoid durch die zirkuläre Schnürung (Faktor a) zur „koaxialen Einstellung" (JASCHKE[2], S. 185) gezwungen (Abb. 30 *a*, *b*, *c*, *d*) und das kleinere Planum suboccipitobregmaticum wird bei Senkung des Hinterhauptes (Hinterhauptshaltung) für die Axialverformung wesentlich. Der den größeren Druck aufnehmende Knochen, d. h. normalerweise das Os parietale, wird stark vorgewölbt, geht voran und schiebt sich über den zurückbleibenden Kopfknochen in der Nahtlinie hinüber. Das Kopfellipsoid wird dann im Querdurchmesser verkleinert und im Längsdurchmesser vergrößert, d. h. bei regelrechter Lage bitemporal und frontooccipital verkürzt und baso-parietal verlängert. Je nach Kopflage kann man den wirkenden Axialdruck an der Deformierung erkennen, annähernd seine Winkelgröße zur Hirnachse selbst bestimmen und damit die sekundäre Mitbewegung des Gehirns sowie die sich so ergebende Schädigungsmöglichkeit ablesen (Abb. 31 *a*, *b*, *c*, *d*).

Reicht diese Deformierung durch einfache Axialeinstellung nicht aus (z. B. bei engem Becken oder vergrößertem Kopf), so kommt eine weitere Verformung hinzu, die sog. Abscherung (Abb. 30 *c*). Durch diese Abscherung der einen Kopfhälfte von der anderen wird zwar physikalisch eine weitere Verschmächtigung des Rotationsellipsoids erreicht, das Gehirn selbst aber im Bereich der Scherachse (Stammganglien) vermehrt belastet und erhöhter Schädigung ausgesetzt.

Alle Knochen erfahren so in den Ausmaßen ihrer durch die Nähte gegebenen und begrenzten Beweglichkeit Lageänderungen und Deformierungen (Abb. 31, 32), die bei den einzelnen Kindslagen gesetzmäßig sind, in ihren Ausmaßen jedoch von Kopfform, Nähten und Schädelinhalt abhängen. Diese letzteren bestimmen damit die sog. Konfigurabilität des Schädels: Je weicher der Knochen und je breiter die Nähte, um so größer ist diese Verformbarkeit.

Eine letzte Rolle schließlich spielt die Bewegung des Kopfes gegenüber der Wirbelsäule, für die Neurologie speziell die Abknickung im kraniozervikalen Übergangsgebiet am sog. Knie des Geburtskanals (Abb. 33). SELLHEIM[3] hat die Bedeutung der Biegbarkeit der einzelnen Wirbelsäulenabschnitte für die jeweiligen Drehungen der Fruchtwalze formuliert: „Ein drehbar gelagerter und ungleichmäßig biegsamer Zylinder rotiert bei eintretender Verbiegung solange, bis die Richtung seiner leichtesten Biegbarkeit

[1] WARNEKROS zit. JASCHKE: S. 182.

[2] JASCHKE, v. R. TH.: Lehrbuch der Geburtshilfe. Springer-Verlag, Berlin 1935.

[3] SELLHEIM, H.: Die Beziehungen des Geburtskanals und des Geburtsobjektes zur Geburtsmechanik. Georg Thieme-Verlag, Leipzig 1906.

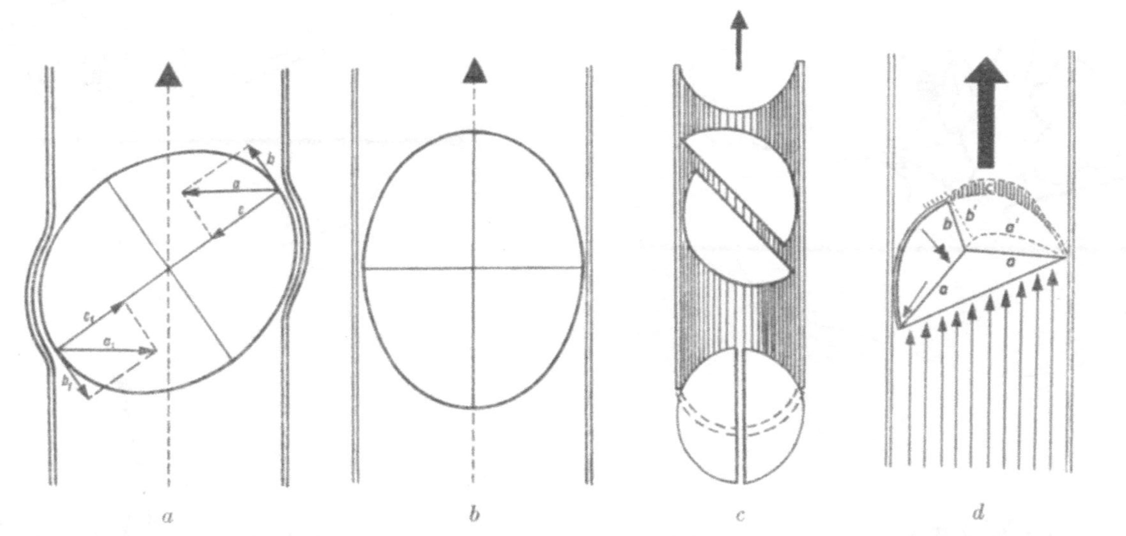

Abb. 30. Einstellung der Achse eines unter Druck stehenden Rotationsellipsoids (Kopf) in die Axialrichtung des Geburtskanals. *a* Die Achse des Kopf-Rotationsellipsoids steht um etwa 45° gegenüber der Achse des Geburtskanals geneigt. Die wirksamen Kräfte *a* und a^1 drehen um den Mittelpunkt, so daß *b* die Kopfachse mit der Geburtskanalachse zusammenfällt. *c* Bei absolut zu kleinem Geburtsweg oder zu großem Kopf kommt es zusätzlich zu einer Abscherung beider Kalottenhälften gegeneinander und damit zu einer Verschmächtigung des Rotationsellipsoids. Beide Bewegungen (Axialeinstellung und Abscherung) wirken gleichsinnig, obwohl bei Abscherung eine völlige Axialeinstellung nicht erreicht werden kann und damit auch die Druckachse asymmetrischer als normal verläuft (nach SELLHEIM). *d* Schematische Darstellung der wirksamen Kräfte am Tentorium (***a, b, a***): Bei vorangehendem Os parietale mit Kopfgeschwulst (*c*) erfährt das Tentorium eine Auswölbung *a′* mit Verlagerung der Falx (*b′*) und eine Zugspannung in Richtung der Fixierung am Knochen (↙*a*). Der Einriß erfolgt entsprechend den wirksamen Kräften in diesem Teil (↘*a*).

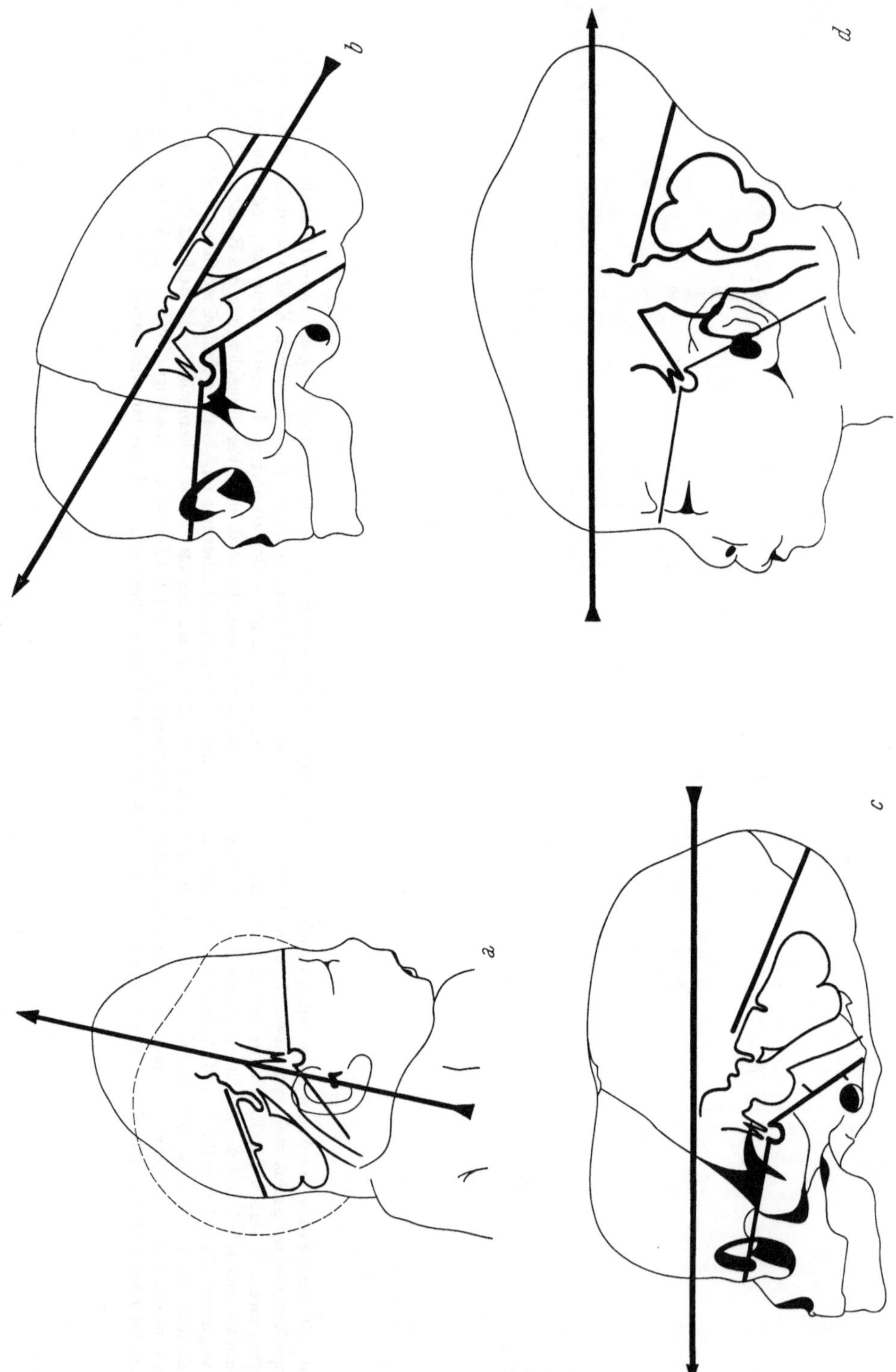
a
b
c
d

mit der Richtung, in der er verbogen werden soll, zusammenfällt." Da jeder Fruchtwalzenabschnitt ein verschiedenes Biegungsfazillimum bzw. -diffizillimum hat, rotiert er solange, bis die Richtung seines Biegungsfazillimums mit der Verbiegungsrichtung zusammenfällt. Für die Halswirbelsäule z. B.

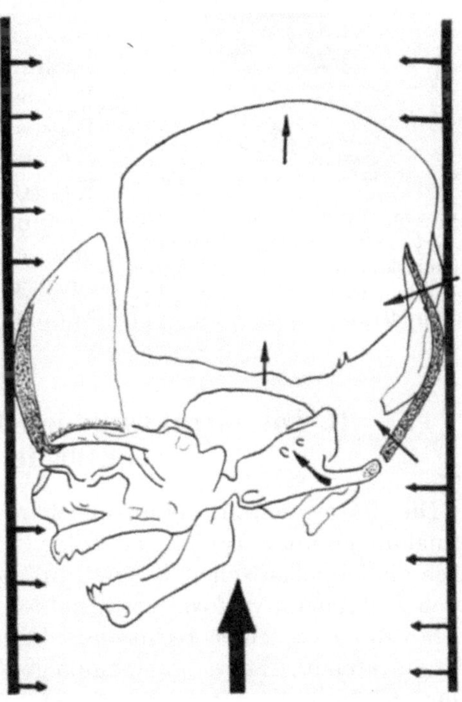

Abb. 32. Halbschematische Darstellung der extrakraniell angreifenden Deformierungskräfte (zirkulärer Schnürring des Geburtskanals) in ihrer Wirkung auf den Knochen bei Normalhaltung des Kopfes: Auswärts- und Vordrängung des Os parietale, Einwärtsrotation des Os temporale (bitemporale Durchmesserverkleinerung) und Einwärtsrotation des Os occipitale. Das Os frontale nimmt erst bei verstärkter Hinterhaupts- oder Stirnlage stärker an der Einwärtsrotation entsprechend des Os parietale in Normalhaltung teil (s. Abb. 4). Die Druckachse verläuft schräg quer zur Hirnachse: der Hirnstamm wird mit seinen dorsalen Anteilen (Lamina quadrigemina, V. magna GALENI) an und in den Apex gepreßt, die Falx und das Tentorium werden gespannt

liegt das Biegungsfazillimum im a. p.-Durchmesser in den mittleren und oberen Abschnitten, so daß der Kopf am Geburtsknie sich so dreht, daß das Hinterhaupt nach vorn und die Pfeilnaht in den geraden Durchmesser tritt. Beim Durchschneiden deflektiert also der Kopf im Geburtsknie um die Symphyse, d. h. die Möglichkeit eines Deflektionstraumas des oberen Rückenmarkes mit der entsprechenden neurologischen Symptomatik (Tetraparese, „Spinalschock") ist gegeben. Andererseits steht der Kopf beim Eintritt in

---

Abb. 31. Verschiedene Konfigurationen des Kopfes entsprechend der Richtung des Axialdruckes. *a* Deformierung (Konfiguration) des Kopfes in Vorderhauptslage. Die Druckachse verläuft fast quer zur Hirnachse. Der Hirnstamm mit den Vierhügeln wird in der Incisura tentorii an den Apex gequetscht. *b* Deformierung in Stirnlage: Die Druckrichtung verläuft etwa in Richtung der Hirnachse vom primären Occiput über die Incisura tentorii nach frontal: Es kommt zu einer Axialverschiebung des Hirnstammes nach rostral mit Einklemmung von Kleinhirn- und Mittelhirnanteilen im Sinne einer totalen transtentoriellen Herniation nach kranial. *c* Deformierung in Gesichtslage: Die Druckachse verläuft vom sekundären Occiput und hinteren Parietale oberhalb des Tentoriums nach frontobasal. Der Hirnstamm wird basal angequetscht und nach rostral gedrängt im Sinne einer *ventralen* transtentoriellen Herniation nach kranial. *d* Deformierung bei allgemein verengtem Becken: Hochgradige Verschmächtigung und Ausziehung des Kopfes nach occipital. Druckrichtung (entgegengesetzt wie 2 *c*) von frontal oberhalb der Incisura tentorii nach occipito-parietal. Der Hirnstamm wird entsprechend einer *dorsalen* transtentoriellen Herniation nach kaudal verlagert

das kleine Becken bis zum Durchschneiden in maximaler Beugestellung, so daß auch von dieser Position aus Überdehnungen und Lockerungen des kranio-zervikalen Bandapparates mit sekundärer Rückenmarksschädigung denkbar sind (PURIN und DIETZE[1]). Die Brust- und untere Halswirbelsäule haben ein laterales Biegungsfazillimum, so daß die Frucht sich nach Durchschneiden des Kopfes dreht und damit Plexusanteile gedehnt oder gequetscht (DUCHENNE[2]-ERBsche[3] Lähmung, DÉJÉRINE-KLUMPKEsche[4] Lähmung) bzw. bei Entwicklungen aus Beckenendlagen entsprechend den gleichsinnigen mechanischen Extraktionsvorgängen Schädigungen erleiden können.

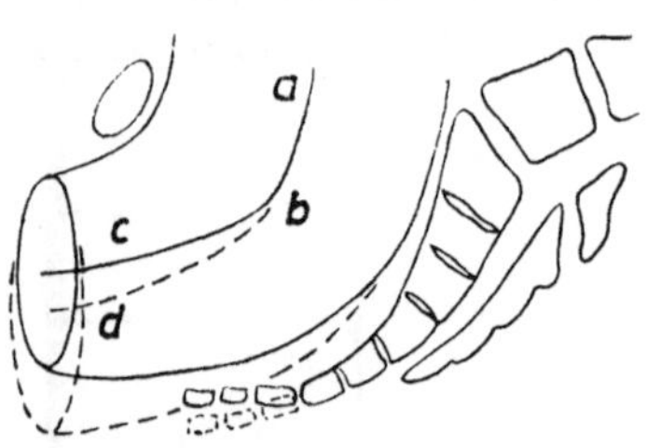

Abb. 33. Geburtskanal *a*—*c* mit Knie *b*. Verformung der Achse des Geburtskanals und Verlagerung nach dorsal bei engem Schambeinbogen oder vergrößertem Kopf (*b*,*d*)

B. Die intrakraniellen Massenverschiebungen unter der Geburt

Die dargestellten geburtsmechanischen Vorgänge haben Massenverschiebungen intrakraniell zur Folge — auch wenn man das Gehirn physikalisch als halbelastischen Körper und zu diesem Zeitpunkt der Entwicklung noch weitgehend verformbar ansieht —, die an jenen Punkten zu besonderer Gefährdung einzelner Hirnteile führen können, wo intrakranielle Verstärkungssysteme relativ unnachgiebige Widerlager bilden. Es sind dies die Dura mater und — zu ihr gehörig — die Falx cerebri mit Tentorium. In diesem System ist es wiederum die Incisura tentorii mit dem durch sie hindurchtretenden Hirnstiel („Isthmus cerebri"), die Dura der Konvexität und das Foramen occipitale magnum, welche bevorzugte Schädigungsorte für das Gehirn darstellen — entsprechend ihrer Bedeutung bei raumfordernden Prozessen. Während aber bei letzteren die Druckzunahme im allgemeinen langsam erfolgt und erst in der Dekompensationsphase Störungen der Hirnfunktionen an den bezeichneten Stellen auftreten, ist dies unter der Geburt umgekehrt: Rascher, intermittierender Druckanstieg führt zu Massenverschiebungen in Richtung der Achse des Geburtskanals unabhängig von der Hirnachse. Die Hirnachse wird gebildet durch die basale Verbindungslinie

[1] PURIN, W. R. und R. DIETZE: Fixationsmechanismus des Gehirns bei Kopfbewegungen. Beitrag zur Ätiologie der Atemstörungen bei Neugeborenen und Frühgeborenen. Psychiatrie (Leipzig) **18**, 337—342 (1966).

[2] DUCHENNE, G. B. A.: De l'électrisation localisée et de son application à la pathologie et à la thérapeutique. Bailliare, Paris 1855.

[3] ERB, W.: Über eine eigentümliche Lokalisation von Lähmung im Plexus brachialis. Verh. Naturhist. med. Ver. Heidelberg **2**, 130—137 (1874).

[4] DÉJÉRINE-KLUMPKE, A.: Contributation à l'étude des paralysies radiculaires du plexus brachial. Paralysies radiculaires totales. Paralysies radiculaires inférieures. De la participation des filets sympathiques oculo-pupillaires dans ces paralysies. Rev. méd. Paris **5**, 591—616, 739—790 (1885).

zwischen Rostrum und Splenium corporis callosi und der Längsachse der Medulla oblongata. Der durch den Schnittpunkt beider Linien entstehende Winkel heißt in der Anthropologie „Stammwinkel" und ist bei dolicho- und mesocephalen Gehirnen größer als bei brachycephalen (s. a. DIEPEN[1]).

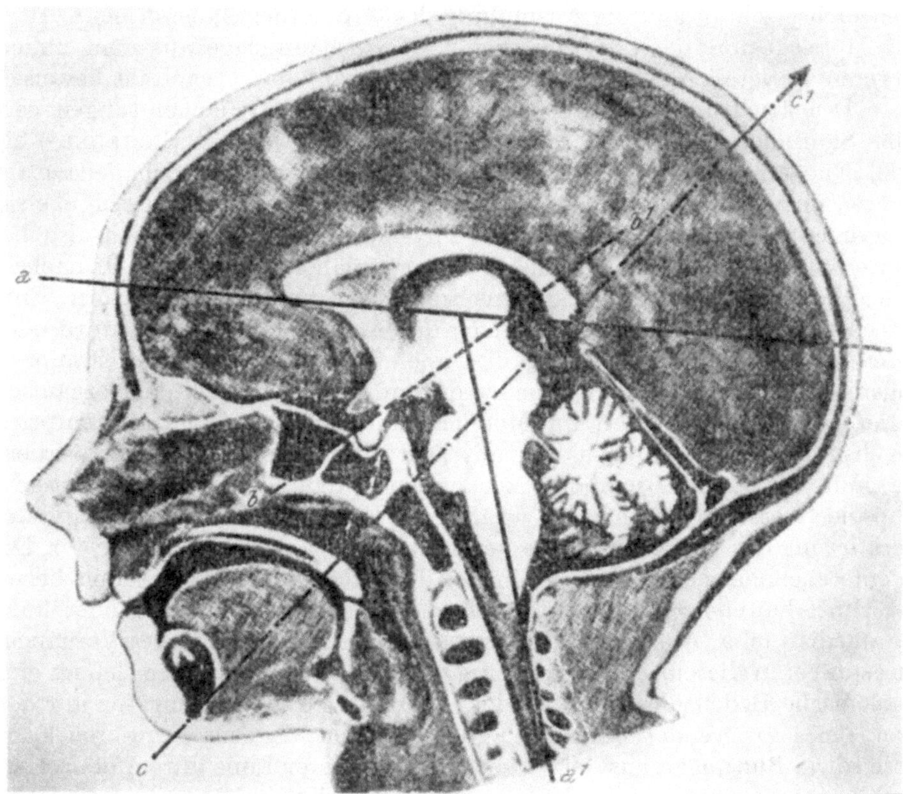

Abb. 34. Medianer Längsschnitt durch Gehirn und Schädel eines Neugeborenen. *aa'* Hirnachse und Stammwinkel; *bb'* Basisachse des Diencephalons; *cc'* Druckachse unter der Geburt bei Hinterhauptshaltung

Physikalisch können dabei zwei Extreme auftreten: Entweder kommt es zur Stauchung, d. h. zu einer Massenbewegung in Richtung der Hirnachse, oder aber zu einer Quetschung, d. h. einer Massenbewegung quer zur Hirnachse (D. MÜLLER[2]). Betrachtet man die normale Geburtslage, so verläuft die Druckachse nach Eintritt des Kopfes in das kleine Becken mehr oder minder submento-bregmatical, d. h. der Druck pflanzt sich fast senkrecht zur Hirnbasis entlang der Incisura tentorii und der Basis des Zwischenhirns zur

[1] DIEPEN, R.: Über Lage- und Formveränderungen des Hypothalamus und des Infundibulum in Phylogenese und Ontogenese. Dtsch. Z. Nervenheilk. **159**, 340—358 (1948).

[2] MÜLLER, D.: Über das Symptom der Kaudalverschiebung des Hirnstammes bei supratentoriellen raumfordernden Prozessen und seine radiologische Diagnostik. Radiol. diagnostica **3**, 183—191 (1962).

parieto-occipitalen Rinde fort und verläuft durch die Incisura tentorii zum Kleinhirn bzw. endet oberhalb des Foramen occipitale magnum. Die Druckrichtung trifft also im wesentlichen das Mittelhirn, das in dem Winkel gelegen ist, welchen Basis des Zwischenhirns und des Rautenhirns bilden (Abb. 34). Entsprechend der nicht ganz axialen Einstellung des Kopfes verläuft die Druckachse schräg und die Ausbildung des Caput succedaneum bei 1. Hinterhauptslage auf dem rechten, bei 2. Hinterhauptslage auf dem linken hinteren Parietale mit häufigem Übergreifen auf das Occipitale beweisen diese Druckrichtung. Entsprechend sind auch die Netzhautblutungen verteilt: Sie finden sich in 20% (v. SICHERER[1], STUMPF und v. SICHERER[2]) bis 41% (EDGERTON[3]) bei allen Neugeborenen, und zwar in erster Schädellage am rechten und in zweiter Schädellage am linken Auge und lassen sich ebenso experimentell erzeugen (METZGER[4]). Physikalisch handelt es sich also bei Hinterhauptslage um eine Druckrichtung annähernd quer zur Hirnachse, d. h. um eine Quetschung des Hirnstammes an der Incisura tentorii. Entsprechend der Anpressung im Bereich der Apex der Incisura tentorii oder am rechten bzw. linken Schenkel des freien Randes muß der Hirnstamm in engerem Sinne das Mittelhirn mehr oder minder funktionell oder organisch lädiert werden. Cerebellum und Metencephalon können dabei infratentoriell gleichsinnig bewegt, müssen aber am Tentoriumschlitz abgeknickt werden. Da nun der Kopf bitemporal zusammengepreßt, d. h. das „Rotationsellipsoid" verschmächtigt wird, erfährt die Falx bzw. bei fronto-occipitaler Verkürzung des Tentoriums eine verstärkte Anspannung (BENEKE[5, 6]). Die so entstehenden mechanischen Einrisse der Falx und des Tentoriums liegen bei Hinterhauptslage in Richtung der Druckachse bzw. rechts oder links paramedian (s. a. Abb. 498 bei BURGER[7]). Für die Mechanik des Vorganges ist es dabei in diesem Zusammenhang gleichgültig, ob man der Geburt eine ätiologische Bedeutung zumißt oder, wie EMMINGER[8, 9] meint, ihr nur den Wert eines auslösenden Faktors zu geben braucht, da Tentorium- und Falxrisse sowie Blutungen aus der v. terminalis in erster Linie durch fetale Entwicklungsstörungen verursacht seien. Embryologisch entsteht der freie Rand

[1] SICHERER, v.: Ophthalmoskopische Untersuchung Neugeborener. Dtsch. med. Wschr. **33**, 1564 (1907).

[2] STUMPF, M. und v. SICHERER: Über Blutungen ins Auge bei Neugeborenen. Beitr. Geburtsh. Gynäk. **13**, 408 (1909).

[3] EDGERTON, A. E.: Ocular observations and studies of the newborn. Arch. ophthalm. (Chicago), N. F. **11**, 838—867 (1934).

[4] METZGER, E.: Experimentelle Untersuchungen zur Genese der Netzhautblutungen der Neugeborenen. Dtsch. med. Wschr. **51**, 1446—1447 (1925).

[5] BENEKE, R.: Über Tentoriumzerreißungen bei der Geburt. Verh. Dtsch. Path. Ges. 14. Tagung. Erlangen 1910.

[6] BENEKE, R.: Über Tentoriumzerreißungen bei der Geburt, sowie die Bedeutung der Duraspannung für chronische Gehirnerkrankungen. Münch. Med. Wschr. **57**, 2125 (1910).

[7] BURGER, K.: Lehrbuch der Geburtshilfe. Springer-Verlag, Berlin-Göttingen-Heidelberg 1950.

[8] EMMINGER, E.: Pränataler Schaden und Geburtstrauma. Dtsch. med. Wschr. **80**, 1182—1184 (1955).

[9] EMMINGER, E.: Geburtstrauma und Tentoriumriß. Dtsch. Zschr. gerichtl. Med. **42**, 588 (1954).

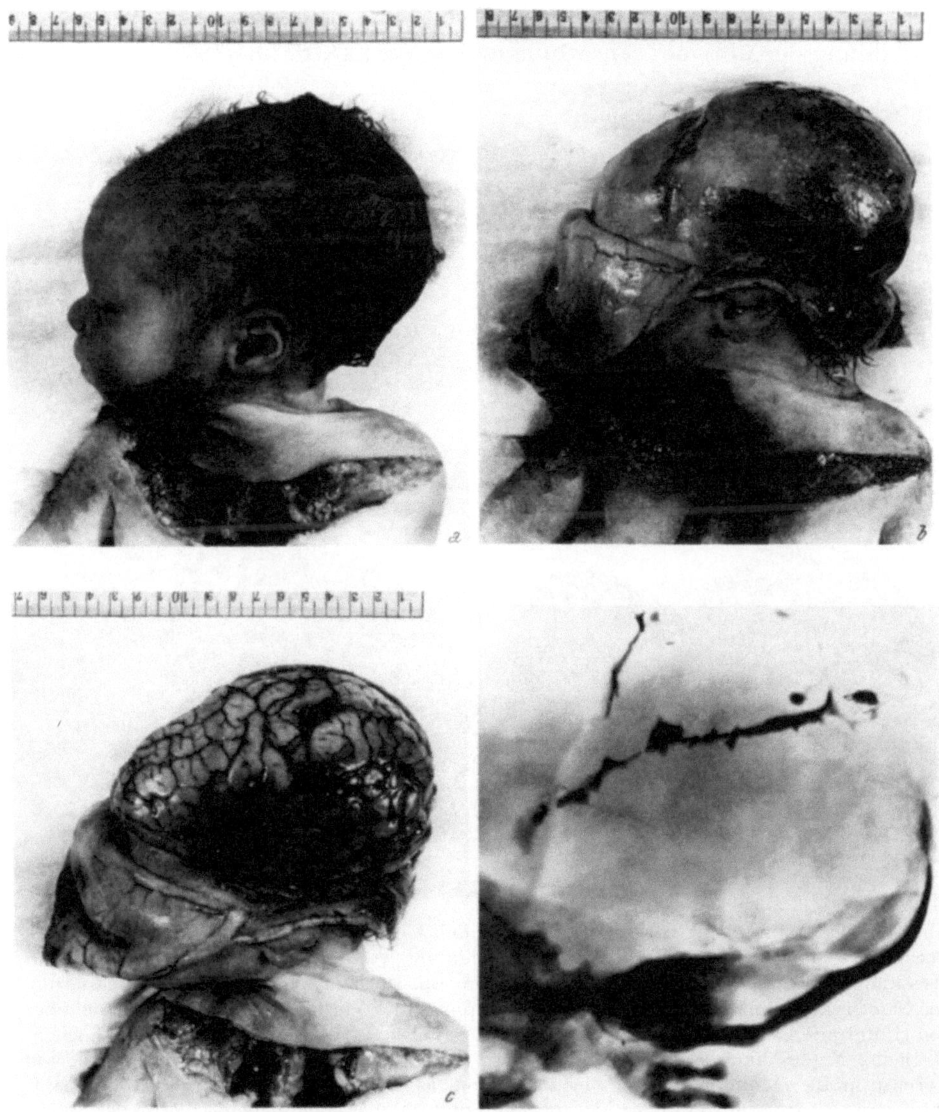

Abb. 35. Beispiele von Deformierungs- und Schädigungszeichen äußerlich, am Knochen und am Gehirn. Reife männliche Totgeburt. Geburt in Hinterhauptslage. *a* Äußerlich nur mäßige Deformierung des Kopfes mit Kopfgeschwulst parieto-occipital. *b* Nach Abpräparierung der Galea wird die Einpressung des Os frontale und die Nahtblutung in die Coronarhaut sowie die zirkuläre Schnürblutung temporo-occipital sichtbar. *c* Nach Abhebung des Knochendeckels erkennt man die gleichsinnige Deformierung der Konvexität des Frontalhirns, die schwere Stauung der Gefäße mit Blutung in der Fuß- und Beinregion der Zentralwindung sowie am Temporalpol, Operculum und in der Fissura Sylvii. *d* Die Füllung der Fissura Sylvii und des Sulcus praecentralis mit Kontrastmittel (Verfahren nach Winkler, H.: Beiträge zur Hirnanatomie im Encephalogramm. Dtsch. Z. Nervenheilk. **99**, 275—307, 1927) sowie Rückklappung des Knochendeckels mit anschließender Röntgenaufnahme zeigt die erhebliche Hoch- und Dorsalverlagerung der Fissura Sylvii entsprechend der axialen Druckrichtung im Geburtskanal

des Tentoriums mit der Apex der Incisura tentorii frühzeitig und *vor* der Ausbildung der übrigen Tentoriumanteile (STARK[1], S. 384/385).

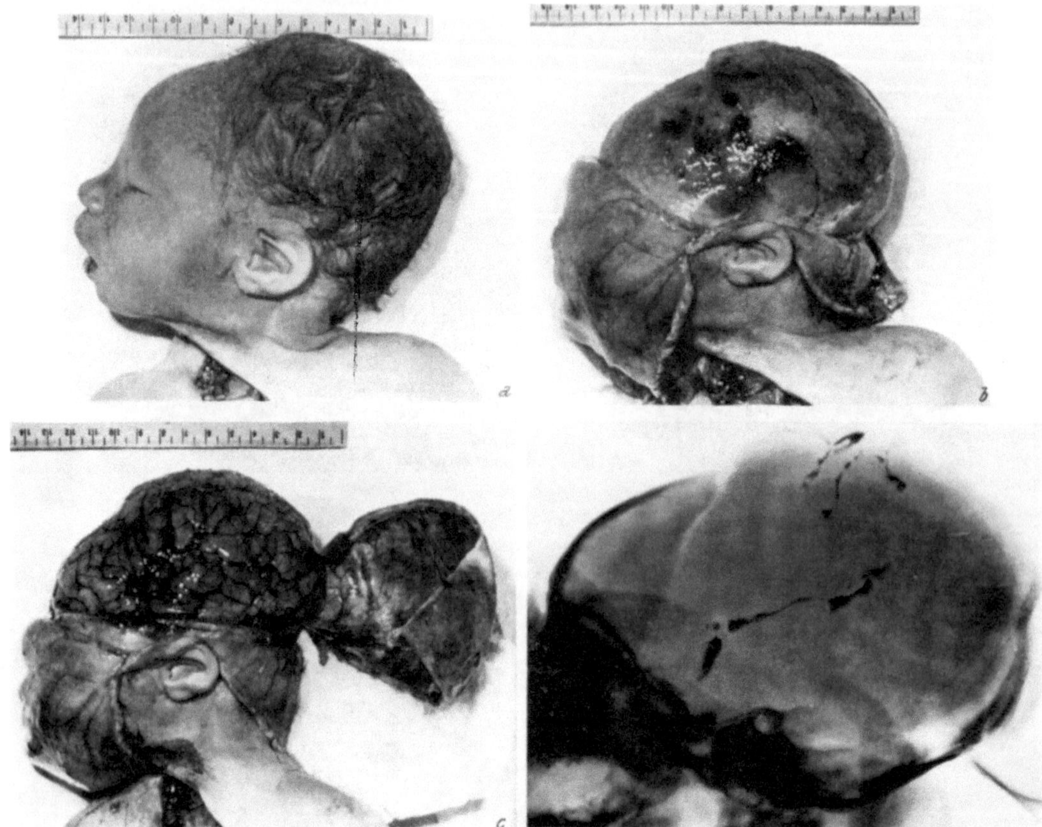

Abb. 36. Reife männliche Totgeburt. Langschädel. Geburt in Hinterhauptslage bei engem Becken. *a* Schon äußerlich erkennbare Stufenbildung vom Os frontale zum Os parietale; Streckung und Verschmächtigung des Schädels im a.p.-Durchmesser. *b* Nach Abpräparierung der Galea erkennt man die wulstförmige Überlappung der Vorderkante des Os parietale über den Hinterrand des Os frontale sowie fleckförmige Blutungen subperiostal in beiden Knochenpartien. *c* Nach Abklappung der Kalotte wird die entsprechende Stufe mit Eindellung am Gyrus frontalis medius sowie die Blutung im Sulcus centralis sichtbar. *d* Die Röntgenaufnahme mit Kontrastmittel in der Fissura Sylvii und im oberen (Fuß-Bein-)Viertel des Sulcus centralis zeigen die erhebliche Stufenbildung der Knochen und Vordrängung der Mantelkante im Bereich der Zentralregion entsprechend der Verlagerung des Os parietale

Ursächlich spielt bei diesen Vorgängen die genetisch vorgegebene Schädelform eine Rolle: Bei einem Langschädel z. B. müssen entgegengesetzt zum Rundschädel die vom Kreuzungspunkt der Axialstauchungsrichtung mit der Hirnachse weiter entfernt liegenden Teile entsprechend der Divergenz der Achsen längere Verlagerungswege durchmessen.

Überprüft man diese Vorstellungen an reifen und unreifen Totgeburten, so kann man sie in jedem Falle bestätigen (Abb. 35, 36, 37) und für die Klinik

[1] STARK, D.: Embryologie, 2. Aufl. Georg Thieme-Verlag, Stuttgart 1965.

bei aus dem Geburtsjournal bekannter Schädellage, Konfiguration und Geburtswegen neurologisch typische Ausfälle erklären und verstehen.

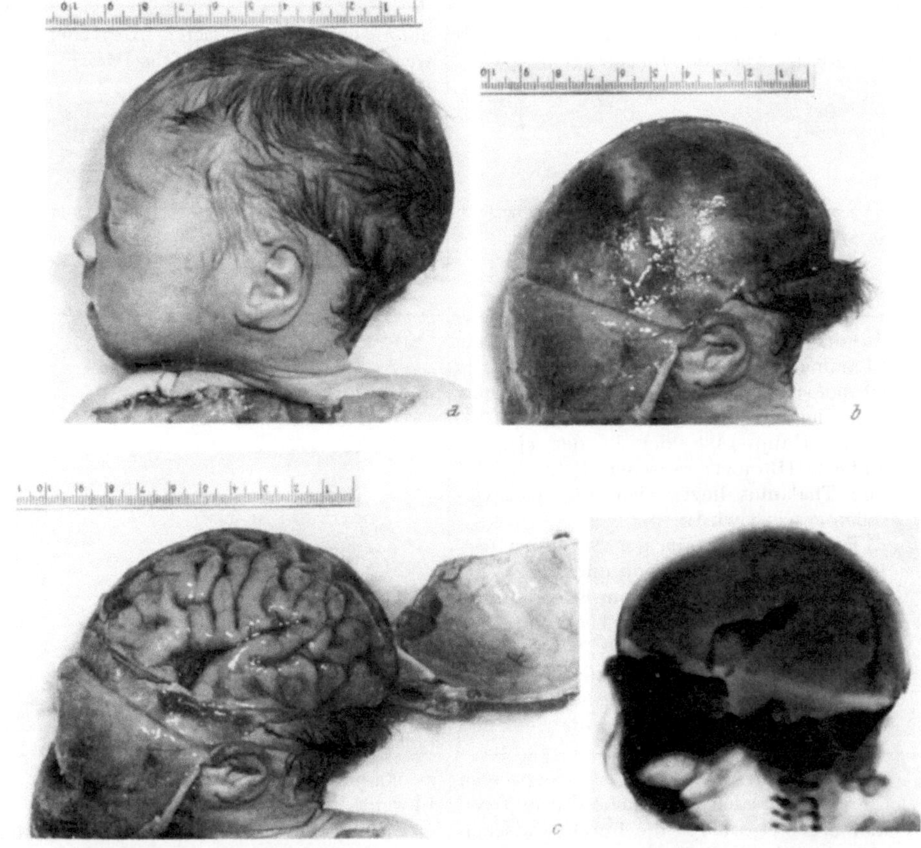

Abb. 37. Weibliche Frühgeburt Mens VII, Rundschädel, Hinterhauptslage. Beispiel für fehlende äußerliche Traumatisierung bei kleinem Schädel und unreifem Gehirn. *a* Äußerlich keine Deformierungen erkennbar. *b* Nach Abpräparierung der Galea flächenhafte subperiostale Blutungen unter Aussparung der Coronarnaht am hinteren Os frontale und vorderen Os parietale sowie zirkulär am Occiput. *c* Nach Abhebung der Kalotte zeigt sich ein unreifes Gehirn ohne Deformierungen mit erst partiell gedeckter Inselregion. *d* Die Kontrastmittelfüllung der Operkularregion und der Fissura Sylvii sowie des Sulcus praecentralis zeigt keine Lageänderungen. sondern auch radiologisch nur die noch ungedeckte Inselregion (Unreifezeichen)

Die intrakraniellen Massenverschiebungen im Bereich der Incisura tentorii, die sich in Form von Quetschung oder Stauchung entsprechend der mehr oder minder großen Divergenz von Axialdruckrichtung im Geburtskanal und Hirnachse bzw. auch der Richtung des Axialdruckes bei verschiedenen Schädellagen selbst ergeben, haben nun offenbar ein Übertragungssystem in der v. magna Galeni: In der Cisterna Galeni unmittelbar unter dem Apex der Incisura tentorii gelegen, wird sie als erstes bei Andrängung des Hirnstiels an den freien Tentoriumrand oben abgeschnürt, gestaut

Tabelle 16. *Die tiefen Hirnvenen*

Venensystem (Topographie)	Versorgungsgebiet
1. *V. magna* GALENI: in der Cisterna GALENI unterhalb des Apex der Incisura tentorii	Sammelstellen aller tiefen Hirnvenen, teilweise auch der medialen Oberfläche
2. *V. occipitalis interna:*	mediale occipitale Oberfläche der Hemisphären
3. *V. basalis* ROSENTHAL: Sie nimmt in Höhe der Lamina quadrigemina 2 Äste auf:	
a) einen Ast, der zwischen Medulla oblongata und Kleinhirn aufsteigt,	a) hinteres Hirnstammgebiet
b) einen (Haupt-)Ast, der in der cisterna ambiens (BICHAT) zwischen Hirnschenkel und Thalamus liegt, wiederum aus 2 Gefäßen gespeist wird: α) Ramus basalis, aus der Substanti perforata anterior aufsteigend und	
β) Ramus ventricularis, vom Ependym des Unterhorns kommend und am hinteren Thalamusrand verlaufend. Ramus basalis und ventricularis vereinigen sich dort, wo der Tractus opticus aus der Substanz des Thalamus aufsteigt.	β) Ependym des Unterhornes
4. *V. lateralis ventriculi:* Ihre Äste verzweigen sich an der dorsalen Oberfläche des hinteren Thalamusgebietes bis in die Furche zwischen Sehhügel und Schwanz des nucl. caudatus reichend. Dort sind sie verdeckt von der Stria terminalis.	a) okzipitales Marklager b) weiße Substanz des Hippocampus c) Ependym des Hinterhornes im okzipitalen Mark
5. *V. cerebri interna:* Erhält direkte Äste aus dem Thalamus, dem Corpus callosum, der Lamina quadrigemina, dem Corpus pineale und dem Cerebellum. Sonst. Äste:	Thalamus vorwiegend mit direkten Ästen
a) v. chorioidea	a) Plexus chorioideus
b) v. terminalis mit ihren 2 Hauptästen α) Ramus anterior β) Ramus posterior	b) frontales Marklager α) Kopf des nucl. caudatus und Körper β) parietales Marklager, Schwanzteil des nucl. caudatus
c) v. septi pellucidi	c) Septum pellucidum; vorderes Balkengebiet
6. *V. corporis callosi posterior:* biegt um das Splenium corporis callosi zur v. magna GALENI	Dorsale Oberfläche des Balkens

und ihre topischen Beziehungen

Syndrom	
morphologisch	klinisch
Bei Verschluß: Stase, Ödem und Blutaustritte symmetrisch (!) im gesamten Marklager unter Aussparung der Rinde und mit nur geringem Befall von Thalamus und Corpus striatum (nucl. caudatus und Putamen). Blutige Durchsetzung der Lamina quadrigemina	*akut:* Mittelhirnsyndrom (s. d.) *chronisch:* multiple Ausfälle *PEG:* diffuse subkortikale Atrophie mit Erweiterung symmetrisch (!) des gesamten Ventrikelsystems. Erweiterung auch der infratentoriellen Liquorräume (Degeneration der absteigenden Bahnen).
blutige Imbibition der Vierhügelgegend	*akut:* kein isoliertes Bild bekannt *chronisch:* möglicherweise isolierte Augensymptome
	a) Möglicherweise Bulbärhirnsyndrom, jedoch klinisch nicht sicher.
Erweiterungen des Unterhornes im Trigonumbereich bei paraventrikulärer Atrophie	β) Klinisch nicht bekannt, im *PEG* typische basale Erweiterung des Trigonums.
umschriebene Porusbildung im Bereich der Hinterhörner und des Trigonums	*akut:* Rindenblindheit und Gesichtsfeldausfälle; beim Neugeborenen nicht prüfbar. Später offenbar trotz grober Schäden gute funktionelle Restitution. *chronisch:* Temporallappenepilepsie bei Hippocampusläsion?
Atrophie des Thalamus (oft einseitig! DD. gegenüber Verschlüssen der v. GALENI!) a) blutige Imbibition und Thrombosierungen des Plexus b) Bei Verschluß typische Zerstörung im hinteren und mittleren Anteil des Nucl. caudatus und des Putamen β) subependymäre Blutungen	Kein sicheres klinisches Syndrom bekannt. Im *PEG:* Meist einseitiger Tiefstand der Thalamustaille. a) klinisch unbekannt b) Extrapyramidales Syndrom der zerebralen Kinderlähmung (totales Syndrom der tonischen Labyrinthreflexe oder Einzelsymptome wie Athetosen u. a.). Im *PEG:* Typische Kastenform der hinteren Anteile der Cella media infolge Atrophie des Schwanzteils des Nucl. caudatus, der den sonst spitzen Nucleus-caudatus-Balkenwinkel bildet.
Nicht bekannt.	Kein klinisches Bild bekannt.

oder verlegt. Die Folge sind die bekannten und von SCHWARTZ[1] eingehend beschriebenen Stauungsblutungen aus den zur v. magna GALENI abführenden Venen, die je nach Druckrichtung und Hirnstielanpressung sowohl symmetrisch wie asymmetrisch betroffen sein können; zu den typischen Blutungen gehören dabei jene aus dem Stamm und den intrazerebralen Versorgungsgebieten der vv. terminales (ant. et post.) mit typischen Läsionen der Hirnsubstanz und ebenso typischen Ausfällen klinisch (Tab. 16, 17), pneumenzephalographisch und elektroenzephalographisch (DOLLINGER[2,3], GUTTMANN[4], BRENNER[5], LESNY[6,7]). Als Faustregel kann besonders für die Beurteilung

Tabelle 17. *Topische Syndrome bei Geburtsschädigung im Bereich der Incisura tentorii*

I. Akute Syndrome

Organsystem	Symptome	Ort der Schädigung bzw. Mechanismus
1. Optomotorisches System	a) Divergente Schielstellung (HERTWIG-MAGENDIE) b) Anisokorie (Miosis) c) verzögerte oder aufgehobene Lichtreaktion	Lamina quadrigemina, Commissura posterior; Schädigung entweder durch direkte mechanische Schädigung an der Incisura tentorii oder durch Stase, Ödem und Hämorrhagie in den abführenden Venen (Äste der v. cerebri interna, v. occipitalis interna)
2. Extrapyramidales System	a) Rigor b) Hyperkinesen, Akinesen c) Athetosen d) tonische totale Streck- und Beugesynergien e) Hypomimie, mimische Undifferenziertheit	Stammganglien infolge Stase, Ödeme und Hämorrhagie im Bereich der v. terminalis posterior
3. Formatio reticularis	Akutes Mittelhirnsyndrom: a) Koma b) Streckhypertonie und Streckkrämpfe, Hyperreflexie, Opisthotonus c) Tachypnoe d) Tachycardie, Hypertonie e) Hyperthermie	Mittelhirn im Bereich der Incisura tentorii, entweder infolge direkter mechanischer Läsion (häufig mit Tentoriumriß) oder Blockierung der v. magna GALENI (dann weiterreichende Schädigung), sonst Blockierung der v. basalis ROSENTHAL

[1] SCHWARTZ, PH.: Geburtsschäden bei Neugeborenen. VEB Gustav Fischer-Verlag, Jena 1964.

[2] DOLLINGER, A.: Geburtstrauma und Zentralnervensystem. Erg. inn. Med. u. Kinderheilk. **31**, 373—455 (1927).

[3] DOLLINGER, A.: Beiträge zur Ätiologie und Klinik der schweren Formen angeborener und früh erworbener Schwachsinnszustände. Monogr. Gesamtgebiet Neurol. und Psychiatr. Heft 23, Berlin 1921.

[4] GUTTMANN, L.: Möglichkeiten und Grenzen der Encephalographie bei cerebraler Kinderlähmung. Fortschr. Röntgenstr. **40**, 965—978 (1929).

[5] BRENNER, W.: Das Encephalogramm bei der cerebralen Kinderlähmung und seine Bedeutung für deren Systematik. Z. Kinderheilk. **62**, 607—647 (1941).

[6] LESNY, I.: Elektroencefalografie dětské mozkové obrny se zvláštním zřetelem k elektroklinické korrelacim. Acta Univ. Carol. Med. **15**, (1964).

[7] LESNY, I.: Elektroenzephalographie im Kindesalter. VEB Verlag Volk und Gesundheit, Berlin 1962.

Tabelle 17 (Fortsetzung).

II. Chronische Syndrome

Organsystem	Symptome	Ort der Schädigung bzw. Mechanismus
1. Optomotorisches System	a) Strabismus concomitans („Begleitschielen“) b) okulärer Nystagmus c) Blickparesen d) Augenapraxie e) STEWART-HOLMES-Syndrom	a) Oculo-vestibuläres System b) wie c) oder durch Amblyopie c) Colliculus superior, DARKJEWITSCHer Kern (Mittelhirnhaube, Prätectalregion) d) Parietallappen: v. terminalis, Ramus posterior (versorgt parietales Marklager) e) mittlerer Pedunculus cerebelli
2. Limbisches System	a) Psychomotorische Anfälle b) Uncinatus-Anfälle (dreamy states) c) Uncus-Anfälle (a—c: „Temporallappen-Epilepsie“)	Uncus- und Hippocampuseinklemmung in der Cisterna ambiens (BICHATsche Cisterne) oder Verlegung der v. lateralis ventriculi sowie der v. basalis ROSENTHAL und v. hippocampi
3. Extrapyramidales System	a) Rigor b) Hyper- und Akinesen c) Athetosen d) tonische totale Streck- und Beugesynergien e) Hypomimie, mimische Undifferenziertheit	Stammganglien infolge Stase, Ödem und Hämorrhagie im Bereich der v. terminalis posterior
4. Praxie-System	a) Apraktische Störungen (s. d.) einschl. Sprachstörungen b) Augenapraxie (s. o.)	Stase, Ödem und Blutungen aus dem Ramus posterior der v. terminalis, welche das parietale Marklager versorgt
5. Optisches System	a) Rindenblindheit b) Gesichtsfeldausfälle c) gnostische Störungen	Läsion des Marklagers der Okzipitallappen durch Stase, Ödem und Blutungen aus der v. occipitalis interna, welche unmittelbar in die v. magna GALENI abfließt. Weitere Schädigungsmöglichkeit über die v. cerebri interna, welche Äste aus dem Okzipitallappen aufnimmt.
6. Frontales System	a) Antriebsstörungen b) reaktive Beeinflußbarkeit c) Distanzlosigkeit, Stimmungsänderungen	Läsion des frontalen Marklagers durch Stase, Ödem und Blutungen aus dem Ramus anterior der v. terminalis

auch der pneumenzephalographischen Bilder gelten: Blutungen aus der v. cerebri interna führen zu Thalamusläsionen, Blutungen aus der v. terminalis posterior zu Läsionen des Schwanzteils des Nucleus caudatus (HASSLER[1]). Liegen diese Blutungen asymmetrisch, so findet man sie im allgemeinen auf

[1] HASSLER, O.: Deep cerebral venous system in man. A microangiographic study in its areas of drainage and its anastomose with the superficial cerebral veins. Neurology (Minneapolis) **16**, 505—511 (1966).

der bei der Geburt vorangegangenen Seite (SCHWARTZ[1], S. 52, TURHAN und ROSSLER[2], NORMAN[3], BAILEY[4]).

LINDENBERG[5] stellt diese Durchblutungsschäden bei Trauma mehr auf arterielle Ursachen ab und nimmt an, daß die intermittierenden plötzlichen Blutdruckschwankungen — ohne Bezug zur absoluten Höhe — die größere Rolle spielen: Verbindet sich der Abfall des Blutdruckes mit einem Absinken der O_2-Sättigung, so entstehen besonders leicht kreislaufbedingte Schädigungen. Nach ihm sprechen z. B. die Befunde einer typischen gefäßbedingten Ammonshornsklerose dafür, daß der Patient aus irgendeiner Ursache (perinatal, Krampf, Unfall) einmal eine Phase intrakraniell gesteigerten Druckes durchmachte. Dies gelte auch für Schäden im Thalamus, Kleinhirn, den Oliven und den kortikalen Windungstälern. Seine Befunde werden von JOHNSON und YATES[6] bestätigt. PIA[7, 8] hat ebenfalls angiographisch nachgewiesen, daß bei Druck auf die Venen vermehrte Arterienfüllung mit extremer Strömungsverlangsamung sowie als Folge Peristase, Stase und Ödem auftreten. Diese Befunde scheinen daher wesentlicher als eine fixierte Einklemmung zu sein, die VEITH[9, 10] bei 315 sezierten perinatalen Todesfällen auch nie gesehen hat.

In diesem Zusammenhang muß noch auf die möglichen metabolischen Vorschädigungen und Gefährdungen des Kindes intrauterin eingegangen werden; sie scheinen mir bedeutsam für die Pathogenese mancher zentraler Ausfälle, während ich die mechanischen Faktoren für die Ätiologie der Schäden bei normalgewichtigen Kindern für wesentlicher halten möchte. Dies scheint auch aus den Korrelationsziffern von Tentoriumrissen und asphyktischen Blutungen im Zusammenhang mit dem Geburtsgewicht hervorzugehen (GRÖNTOFFT[11]). Die fetale Azidose aufgrund von Plazentaschädigungen (Toxikose, Übertragung u. a.) führt zur Zentralisierung des Kreislaufes mit Sparschaltung an den peripheren Gebieten (Extremitäten,

[1] SCHWARTZ, PH.: Geburtsschäden bei Neugeborenen. VEB Gustav Fischer-Verlag, Jena 1964.

[2] TURHAN, B. und R. ROSSLER: Schädigung der Vena magna GALENI durch Geburtstrauma. Mschr. Psychiatr. Neurol. **105**, 228 (1942).

[3] NORMAN, R. M.: État marbré of the thalamus following birth injury. Brain **72**, 83—88 (1949).

[4] BAILEY, O. T.: Results of long survival after thrombosis of the superior sagittal sinus. Neurology (Minneapolis) **9**, 741—746 (1959).

[5] LINDENBERG, R., R. S. FISCHER, S. H. DURLACHER, W. V. LOVITT JR. and E. FREYTAG: The pathology of the brain in blunt head injuries of infancy in children. Proc. of the sec. internat. Congr. of Neuropathol. Band II, S. 447, London 1955.

[6] JOHNSON, R. and P. O. YATES: Tentorial herniation and midbrain deformity. Proc. of the sec. internat. Congr. of Neuropathol. Band II, S. 329, London 1955.

[7] PIA, H. W.: Die Verquellung der cysterna basalis und ambiens im Hirngefäßbild. Acta neurochirurg. (Wien) **3**, 315—328 (1953).

[8] PIA, H. W.: Die Pathogenese der Gefäßschäden der Occipitallappen bei gesteigertem Hirndruck. Proc. of the sec. internat. Congr. of Neuropathol. Band I, S. 317, London 1955.

[9] VEITH, G.: Über die Pathogenese des perinatalen Hirnschadens. Geburtshilfe u. Frauenheilk. **20**, 905—917 (1960).

[10] VEITH, G.: Die Residualepilepsie vom Standpunkt des Pathologen. Nervenarzt **30**, 552—557 (1959).

[11] GRÖNTOFFT, O.: Intracerebral and meningeal haemorrhages in perinatally deceased infants. Act. obstetr. scand. (Stockholm) **32**, 458—498 (1953).

Darm, Lunge) und anaerober Glykolyse in diesen Bereichen. Symptom ist der hyperperistaltische Mekoniumabgang in die Ammionflüssigkeit, welcher durch Amnionpunktion (SALING[1]) diagnostiziert werden kann (primäre lokale Reizperistaltik, im Gegensatz zur sekundären Sphinkterlähmung, die früher ursächlich für den Mekoniumabgang angesehen worden ist). Der Anstieg des p_H-Wertes (Milchsäurespiegel) bei normalen O_2-, fallenden CO_2-Werten und Bradycardie sind die diagnostischen Symptome für die steigende Gefährdung des Kindes und die Indikation zur Geburtseinleitung.

Wieweit unter diesen Verhältnissen Hirnschädigungen entstehen, ist unklar. Die topische Verteilung weist mehr auf kreislaufbedingte Ausfälle, zumal auch die Überlebenszeit des Gehirns größer ist als die des Herzens (HIRSCH[2]). Wahrscheinlich ist, daß, wenn die Geburtsmechanik auf ein azidotisch-hypoxisch vorgeschädigtes Gehirn trifft, die Ausfälle leichter eintreten und die Schädigungen dauernder sein können.

Es sind also unter der Geburt folgende Schädigungsmöglichkeiten denkbar:

1. Lokale direkte kontusionelle Schädigungen durch Knochen- oder Zangendruck;

2. temporäre Herniationen mit

a) funktionellem Syndrom der Formatio reticularis,

b) organischem Syndrom

α) durch venöse Schäden,

β) durch arterielle Schäden,

γ) durch Kombination venöser Stase mit arteriellen, wehenbedingten Blutdruckschwankungen (Ödem, Diapedese, hämorrhagische Infarzierung);

3. lokale Schäden am Mittelhirn durch direkte Quetschung des Hirnstammes mit Tentoriumriß;

4. Kombination mechanischer Geburtsschädigung mit anoxischer, azidotischer Vorschädigung (z. B. Plazentainsuffizienz bei Übertragung, Toxikose u. a.).

C. Die akuten neurologischen Syndrome infolge geburtsbedingter Massenverschiebungen

1. Primäre Syndrome der Massenverschiebungen

Das Wesentliche aller akuten Syndrome ist die Störung des Bewußtseins und die Störung oder Schädigung der autonomen Regulationen Atmung, Kreislauf und Temperatur. Um diese Kerngruppe formieren sich die übrigen Symptome, an erster Stelle die Störungen der oralen Organisation (Erbrechen, Singultus, Saug-, Trink- und Schluckstörungen), dann nur als Rand-

[1] SALING, E.: Das Kind im Bereich der Geburtshilfe. Eine Einführung in ausgewählte aktuelle Fragen. Georg Thieme-Verlag, Stuttgart 1966.

[2] HIRSCH, H.: Asphyxie und Wiederbelebung beim Erwachsenen und Neugeborenen. In: Die Übergangsstörung des Neugeborenen und die Bekämpfung der perinatalen Mortalität. Hrsg. H. EWERBECK und V. FRIEDBERG, Georg Thieme-Verlag, Stuttgart 1966.

symptome des autonomen und animalen Systems Krampfanfälle, motorische und Augensymptome (die später nach Abklingen des akuten Syndroms in den Vordergrund treten), und von denen keine akute Lebensbedrohung wie bei Störung der autonomen Kerngruppe ausgeht. Die Schädigung der autonomen Gruppe zieht als erstes eine Bewußtseinsstörung nach sich, die aber auch gleichzeitig mit der Schädigung der autonomen Systeme als unmittelbares Mittelhirnsymptom mit einer retikulär bedingten Vigilanzstörung oder klinisch unter den Symptomen einer quantitativen organischen Bewußtseinsstörung (Somnolenz, Sopor, Koma) auftreten kann.

Die akuten Syndrome können passager als Durchgangssyndrome unter der mechanisch-zirkulatorischen Belastung der Geburt zustande kommen und sind in solchen Fällen reversibel. Sie können aber ebenso irreparable Schädigungen anzeigen und entweder unter oder gleich nach der Geburt zum Tode führen. Aus diesen zwei Möglichkeiten ergibt sich die Aufklärung der Ansichten beider sich manchmal heftig widersprechender Parteien, der pathologischen Anatomen und der Kliniker: Während letztere mit Recht auf die Reversibilität der Durchgangssyndrome hinweisen können, haben die ersteren zu Unrecht jede Geburt als ein Trauma bezeichnet und in den Bereich des Pathologischen gerückt. Wenn schon nicht anzunehmen ist, daß der biologische Entwicklungsprozeß mit Selektion und Mutation den arterhaltendsten Vorgang, den der Geburt, auf eine pathologische Gefährdung hin aufgebaut haben soll, so ergibt sich die Klärung am einfachsten, wenn man annimmt, daß das klinische Syndrom durchaus häufiger funktioneller als anatomischer Art ist, auch, wenn es im akuten Stadium nicht nach Ätiologie und Prognose beurteilt werden kann.

Da die bleibende Schädigung bestimmter topischer Bezirke und ihre Symptome (Vierhügel, Pallidum, Striatum) in vollem Umfang erst später festgestellt werden kann (s. Absatz c: „Chronische Syndrome“) und nur die seltenen groben Hemiparesen sogleich ins Auge fallen, steht im Vordergrund der Diagnostik die Beurteilung der autonomen Regulationen, der Bewußtseinslage und der allgemeinen Motorik des Neugeborenen. Ihre Symptomatik hat in der Formatio reticularis einen recht umschriebenen topischen Bereich im Mes- und Metencephalon und kann daher neurologisch auch recht genau diagnostiziert werden. Symptome seitens eines geschädigten Marklagers oder bestimmter Rindenbezirke werden ohnehin erst später erkennbar (Wohlwill[1]).

Zu unterscheiden sind folgende akute Syndrome:

a) Das akute Mittelhirnsyndrom

1. Bewußtseinsstörungen initial, Somnolenz bis Koma. Später rasche Bewußtseins*aufhellung* („Coma vigile“);
2. Streckhypertonie bzw. Streckkrämpfe;
3. Erregbarkeitssteigerung, Myoklonien, später Opisthotonus;
4. autonome Regulationsstörungen: Tachypnoe, Tachycardie, Hyperthermie, Blutdrucksteigerung, Hyperhidrosis;

[1] Wohlwill, Fr.: Die Bedeutung des Geburtstraumas für die Entstehung von Gehirnerkrankungen. Klin. Wschr. **5**, 805—809, 853—857 (1926).

5. Ausfall oder Schädigung der opto-motorischen und pupillo-motorischen Regulationen: divergente (konstante!) Schielstellung nach HERTWIG-MAGENDIE, Anisokorie, Miosis, gestörte bis aufgehobene Lichtreaktion;
6. Hyperreflexie.

Das klinische Bild kann überleiten in das schwerere zweite Syndrom:

b) Das akute Bulbärsyndrom

1. Bewußtlosigkeit (Koma) mit Areflexie, Hypotonie und Fehlen der Spontanmotorik;
2. autonome Regulationsstörungen: Schnappatmung, periodische Atmung, irreguläre Atmung; Hypotonie, Hypothermie;
3. Ausfall der opto-motorischen und pupillo-motorischen Regulationen: Konstante Divergenzstellung der Bulbi, anfangs enge, später maximal weite Pupillen ohne Lichtreaktion. (Teilsymptomatik als „Asphyxia livida" bekannt: Dabei als Symptom des O_2-Mangels zunehmende Zyanose und Bradykardie mit Kleinerwerden des Pulses.)

c) Das „Coma dépassé"

(MOLLARET[1], BERTRAND[2], FISCHGOLD[3], TRILLET[4]) (= „Asphyxia pallida", Vita reducta, MASSHOFF und NEUHAUS[5])

1. Bewußtlosigkeit (Koma);
2. Atemstillstand mit langsam erlöschender Herztätigkeit;
3. Atonie (spontaner Mekoniumabgang!), Areflexie;
4. Hypothermie.

Es liegt ein „dissoziierter Tod" (KRAMER[6]) in Form eines Hirntodes bei noch Überleben des übrigen Körpers vor. Das EEG ist in diesen Fällen isoelektrisch und zeigt den Hirntod an (HAMLIN[7]).

Alle drei Gruppen können ineinander übergehen und sich in ihren Symptomen mischen. Aus dem Coma depassé gibt es in vielen Fällen keine oder nur eine Erholung mit schwersten Ausfällen infolge ausgedehnter Gewebsuntergänge.

Ich halte die Unterteilung in diese 3 diagnostizierbaren Gruppen entsprechend den Hirnstammsyndromen anderer Genese, vor allem traumati-

---

[1] MOLLARET, P., I. BERTRAND et MM. H. MOLLARET: Coma dépassé et nécroses nerveuses centrales massives. Rev. neurologique **101**, 116—139 (1959).

[2] BERTRAND, I., F. L'HERMITTE, B. ANTOINE et H. DUCROT: Nécroses massives du système nerveux central dans une survie artificielle. Rev. neurologique **101**, 101—115 (1959).

[3] FISCHGOLD, H. et P. MATHIS: Obnubilations comas et stupeurs. Études électroencéphaliques. EEG clin. Neurophysiol. Suppl. **11**, Masson et Cie., Paris 1959.

[4] TRILLET, M. M.: L'encéphalopathie posttraumatique: Comas prolongés et «mort du cerveau». J. Med. (Lyon) **987**, 631—655, **988**, 705—761, **992**, 1037—1083 (1961).

[5] MASSHOFF und NEUHAUS zit. S. KUBICKI: Triphasische Potentiale nach vita reducta (Coma dépassé). Kongr. der Société d'électroencéphalographie et de neurophysiologie clinique de langue française und der Deutschen EEG-Gesellschaft, 11. und 12. 10. 1966, Paris.

[6] KRAMER, W.: Progressive posttraumatic encephalopathie during reanimation. Acta neurol. scand. **40**, 249—258 (1964).

[7] HAMLIN, H.: Life or death by EEG. J. Amer. med. Ass. **190**, 112—114 (1964).

scher, für angebracht und topisch sowie prognostisch brauchbar. Sie stufen sich der Schwere nach und sind, je länger sie dauern, um so ungünstiger zu beurteilen, da sie dann neben der Akuität des Entstehens auf eine Dauerschädigung hinweisen.

Die überzeugendste physiologisch einheitliche Deutung der Syndrome ergibt sich, wenn man annimmt, daß die von der Medulla oblongata über Pons und Mesencephalon sich erstreckende Formatio reticularis pathogenetisch den wesentlichsten Anteil an den einzelnen Symptomengruppen hat. Man sollte die bekannten Symptome, wie sie einzeln immer wieder beschrieben werden (Atemstörungen, „Apathie", „Lethargie", „motorische Übererregbarkeit", v. BERLIN-HEIMDAHL[1]) auf den gemeinsamen Syndromennenner bringen, um in der topischen Diagnostik einen Schritt weiterzukommen. Die Schwierigkeiten der klinischen Diagnostik ergeben sich in jenen Fällen, wo bereits eine intrauterine Asphyxie (fetale Hypoxydose) vorgelegen hat. Dann kann z. B. das akute Mittelhirnsyndrom nur in bezug auf spinale Reflexe und Tonusverteilung vorhanden sein, die Bewußtseinsstörung aber schwerer sein, die Atmung schon Schnapp- oder Periodenwerte zeigen und Bradykardie vorliegen. Die Untersuchungsmethoden nach SALING[2] lassen in diesen Fällen eine Abgrenzung zu bzw. eine Mischung zweier unterschiedlicher Symptomengruppen erkennen.

d) Die Atemstörungen unter und nach der Geburt

Ein Kernsymptom aller drei Syndrome ist die Atemstörung, die, wenn sie unter der Geburt erfolgt, als „Asphyxie" bezeichnet wird, obwohl gerade nicht Pulslosigkeit — wie der Name sagen soll —, sondern eine Apnoe bei erhaltener Herztätigkeit vorliegt. Die Folge ist eine Anoxie mit entsprechender Schädigungsmöglichkeit. Es ist für mich eindeutig, daß die Asphyxie Folge und Symptom der Geburt und möglicher Schäden, nicht aber deren Ursache ist (s. a. HOLLAND[3], HAGEMANN[4], SCHWARTZ[5]). Der beste Beweis ist der Nachweis der intrauterinen „Atmung", die in ihrer Frequenz und Regelmäßigkeit der postnatalen gleicht und keinen Zweifel über die pränatale rhythmisch-autonome Tätigkeit sowie Koordinierungsfähigkeit des Atemzentrums läßt, die ohne Notwendigkeit peripherer Stimulierung aus der propriozeptiven Afferenz von Thorakal- und Zwerchfellmuskulatur erfolgt (s. Kapitel „Neurologie der Atmung", DIETEL, BEYER und DIETEL). Wird

---

1 BERLIN-HEIMDAHL, S. v.: Diagnose und Notfalltherapie des intrakraniellen Geburtstraumas beim Neugeborenen. In: Die Übergangsstörungen des Neugeborenen und die Bekämpfung der perinatalen Mortalität. S. 96—104. Hrsg. H. EWERBECK und V. FRIEDBERG, Georg Thieme-Verlag, Stuttgart 1965.

2 SALING, E.: Das Kind im Bereich der Geburtshilfe. Eine Einführung in ausgewählte aktuelle Fragen. Georg Thieme-Verlag, Stuttgart 1966.

3 HOLLAND, E.: In 6th edition of Eden and Holland's manual of obstetrics. J. and A. Churchill, London 1925.

4 HAGEMANN, P.: Zu einigen Fragen der zerebralen Kinderlähmungen. VEB Verlag Volk und Gesundheit, Berlin 1955.

5 SCHWARTZ, PH.: Geburtsschäden bei Neugeborenen. VEB Gustav Fischer-Verlag, Jena 1964.

sie durch die Geburt unterbrochen, so muß die Geburt Ursache der Asphyxie sein, in welcher Form sie auch immer auftreten mag. Störungen der neurologischen Atmungsfunktion unter der Geburt haben daher Syndromwert und sind als geburtsbedingt, nicht als phylogenetisch reifungsbedingt aufzufassen. Dabei kann natürlich eine mehr oder minder große Unreife des Atemzentrums selbst schon bei normaler Geburt zum Versagen führen oder bei einer Schwergeburt die Komplikationen beschleunigen (v. PFAUNDLER[1]) bzw. ein intrauteriner O_2-Mangel zur Aufhebung der regelmäßigen intrauterinen „Atem"-tätigkeit führen (WIESENER[2]).

Für die neurologische Diagnostik wesentlicher als die einfache Feststellung „Asphyxie" ist die *Form der Atemstörung* vor oder nach der Apnoe. Aus ihr lassen sich topische Schlüsse ziehen (s. Kapitel „Neurologie der Atmung"). Die Prognose ist günstig, wenn es schnell zu einer regelmäßigen Atmung kommt, sie ist ungünstig, wenn nach anfangs normaler Atmung diese verfällt. LUMSDEN[3] kommt dabei zu folgender topischer Ordnung:

1. Normaler Atemtyp bei Hirnblutung: keine Schädigung des Hirnstammes.

2. Apneustische Atmung: Herd in der Brücke.

3. Erschwerte Atmung *mit* exspiratorischem Spasmus: Herd in Höhe der Striae.

4. Erschwerte Atmung *ohne* exspiratorischen Spasmus: Herd in Höhe der Spitze des Calamus scriptorius.

Diese Befunde stimmen mit meinen Erfahrungen überein und ergeben sich aus der topischen Anordnung der verschiedenen Anteile des Atemzentrums zusammen mit dem Phonationszentrum (s. ONODI, auch Abb. 13).

Es ist anzunehmen, daß den reversiblen Störungen Ödeme zugrunde liegen, wie sie im späteren Lebensalter bei Schädel-Hirn-Traumen auftreten und dort als Komplikationen bei Hirndruck infolge raumfordernder Prozesse oder als Zwischenfälle der Anästhesie auftreten. Die gesteigerte Ödembereitschaft des unreifen Gehirns infolge erhöhter Permeabilität scheint dieses reversible Syndrom zu begründen.

Die irreversiblen Syndrome mit und nach „Asphyxie" sind zum allergrößten Teil Blutungen, die als schwerere Folgen der Stauung dem Ödem folgen. Da aber bereits das Ödem Funktionsaufhebung der Hirnstammzentren bedeutet, ist klinisch am Syndrom die Prognose zunächst nicht ablesbar.

Man kann daher die topische Diagnostik der Atemstörungen des Neugeborenen entsprechend Tab. 9 S. 92/93 einteilen. Für die aktuelle Bewertung

---

[1] PFAUNDLER, v. M.: Studien über Frühtod, Geschlechtsverhältnis und Selektion. III. Mitteilung: Zum perinatalen Sterben. Z. Kinderheilk. **62**, 351—482 (1941).

[2] WIESENER, H.: Die Physiologie des Atmungsbeginns. In: Die Übergangsstörungen des Neugeborenen und die Bekämpfung der perinatalen Mortalität. Hrsg. H. EWERBECK und V. FRIEDBERG, Georg Thieme-Verlag, Stuttgart 1965.

[3] LUMSDEN, TH.: On the effect of haemorrhagies into the brain stem. Proc. of the roy. soc. of med. **17**, 15 (1924). Ref. Zb. Kinderheilk. **18**, 254 (1925).

der Atemstörungen verweise ich auf die Schemata von APGAR[1, 2], SILVERMANN[3] sowie MILLER[4] (Tab. 18, 19; Abb. 38).

Tabelle 18. *Apgar-Schema*

60 Sekunden nach der vollständigen Geburt des Kindes werden 5 objektive Zeichen gewertet und für jedes 0, 1 oder 2 Punkte gegeben.

Eine Bewertung von 10 zeigt an, daß sich das Kind in der bestmöglichen Verfassung befindet.

Zeichen	0	1	2
Herzschlagfrequenz	fehlt	langsam (unter 100)	über 100
Atembewegungen	fehlen	schwacher Schrei, mangelhafte Belüftung	gut, kräftiger Schrei
Muskeltonus	schwach	wenig Beugung der Extremitäten	aktive Bewegung, Extremitäten gut gebeugt
Reflexerregbarkeit (Antwort auf Reiz an der Fußsohle oder Nasenkatheter)	keine Reaktion	verzieht das Gesicht	Schrei, Husten, Niesen
Farbe	blau, blaß	Körper rosa, Extremitäten blau	vollständig rosa

Tabelle 19. *Miller-Schema*

Neugeborene werden nach ihrer Atemfrequenz in 4 Gruppen eingeteilt:

Gruppe 1	Frequenzmittelwert 40/min, unverändert
Gruppe 2a	Frequenz 60/min, fällt auf 40/min in 6 std
Gruppe 2b	Frequenz 60/min, fällt auf 40/min in einigen Tagen
Gruppe 3	Frequenz 40/min, steigt auf 60/min in 35 std

Günstige Prognose für Gruppe 1, ungünstige Prognose für Gruppe 3.

e) Die Kreislaufstörungen unter und nach der Geburt

Die Kreislaufstörungen haben wesentlich weniger Beachtung gefunden als die Atemstörungen. Lediglich die früher allein faßbare Lebensäußerung des Feten, die *Herzfrequenz* intrauterin gab bei Absinken unter 100/min für den Geburtshelfer die strikte Indikation zur beschleunigten (operativen) Entbindung. Nach neueren Untersuchungen jedoch (SALING[5], S. 74) kann

[1] APGAR, V.: Proposal for a new method of evaluation of the newborn infant. Current. Res. Anesth. and Analg. **32**, 260 (1953).

[2] APGAR, V., D. A. HOLODAY, L. S. JAMES, I. M. WEISBROT and C. BERRIEN: Evaluation of the newborn infant. Second. report. J. am. med. Ass. **168**, 1985 (1958).

[3] SILVERMANN, W. A.: Dunham's premature infants. 3. Ausgabe. Paul B. Hoeber, N. Y. 1961 (S. 144).

[4] MILLER, H. C. and E. V. CONKIN: Clinical evaluation of respiratory insufficiency. Pediatrics **16**, 427—437 (1955).

[5] SALING, E.: Das Kind im Bereich der Geburtshilfe. Eine Einführung in ausgewählte aktuelle Fragen. Georg Thieme-Verlag, Stuttgart 1966.

damit eine Fehlentscheidung in etwa 40% getroffen werden, da in Wirklichkeit die Verhältnisse normal sind. Nach SALING kann durch einfache aktuelle *p*H-Messung am Kind eine Senkung dieser Fehlentscheidungen auf 2,2%, bei *p*H*qu*-Messung sogar auf 1,1% erreicht werden, da die respiratorische azidotische Asphyxie mit den blutchemischen Symptomen O_2-Mangel und

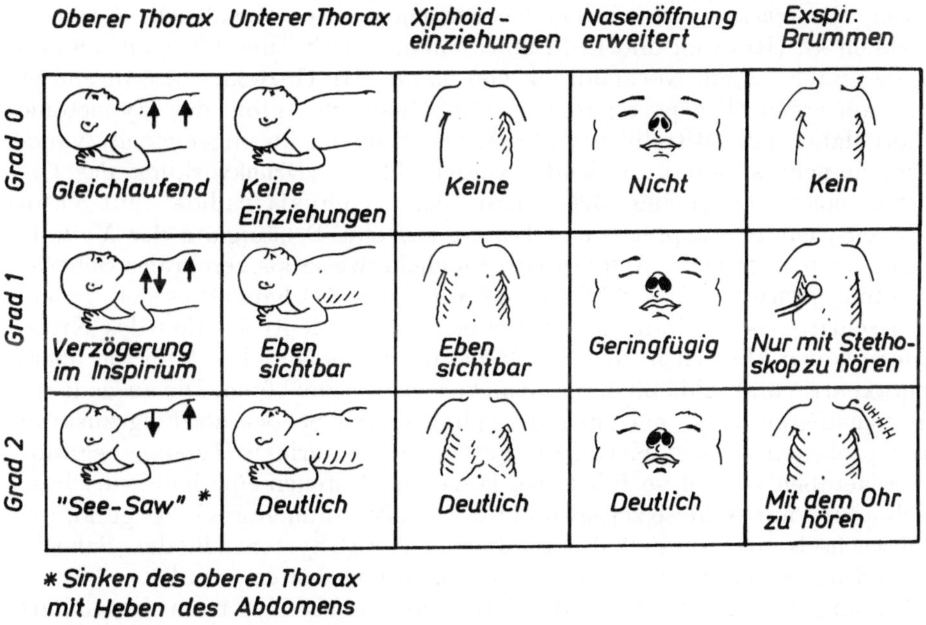

	Oberer Thorax	Unterer Thorax	Xiphoid-einziehungen	Nasenöffnung erweitert	Exspir. Brummen
Grad 0	Gleichlaufend	Keine Einziehungen	Keine	Nicht	Kein
Grad 1	Verzögerung im Inspirium	Eben sichtbar	Eben sichtbar	Geringfügig	Nur mit Stethoskop zu hören
Grad 2	"See-Saw" *	Deutlich	Deutlich	Deutlich	Mit dem Ohr zu hören

* Sinken des oberen Thorax mit Heben des Abdomens

Abb. 38. Schema nach SILVERMANN. Man zählt die anhand des Schemas vorhandenen Symptome; eine Gesamtzahl von 0 beweist, daß keine Dyspnoe besteht, eine Gesamtzahl von 10 beweist eine totale Atemstörung

CO_2-Überladung sowie klinisch Bradykardie nach Einsetzen der anaeroben Glykolyse unter Absinken des CO_2-Gehaltes und Anstieg des Milchsäurespiegels in eine metabolische azidotische Asphyxie überwechselt. Erhöhter *p*H-Gehalt mit Bradykardie erlaubt sicher, diesen bedrohlichen Zustand von einfacher, nicht sicher bedrohlicher, hirndruckbedingter vagotoner Bradykardie abzugrenzen.

BAUMM[1] meint, daß eine intrauterine Beschleunigung der Herztöne Symptom einer Hirnblutung sei. ESCH[2] führt die initiale Tachykardie auf eine „Durareizung“ zurück, während FINKELSTEIN[3] und CUSHING[4] öfter eine Bradykardie gesehen haben. Auf geringen intrauterinen Druckanstieg

[1] BAUMM, P.: Etwas über die kindlichen Herztöne. Arch. f. Gynäk. **107**, 353—336 (1917).

[2] ESCH, M.: Über das Zustandekommen und den Einfluß des Hirndrucks auf das Verhalten der kindlichen Herztöne während der Geburt. Mschr. Gynäk. u. Geburtshilfe **69**, 308—319 (1925).

[3] FINKELSTEIN: Lehrbuch der Säuglingskrankheiten. 2. Aufl. Springer-Verlag, Berlin 1921.

[4] CUSHING, H.: Conserving surgical intervention for the intracranial haemorrhagies of the newborn. Amer. J. med. scienc. **130**, 508 (1905).

reagiert der Fetus mit Bradykardie: Druck auf den Kinderkopf durch die Bauchdecke (SALING[1], S. 72) führt zur hirndruckbedingten vagotonischen Bradykardie, wie auch unter der Geburt bei Wehen Pulsverlangsamung als Hirndrucksymptom auftritt (SALING[2], S. 54/56). Initiale Tachykardien bei reiner Schwergeburt und ohne intrauterine Asphyxie sind sicherlich Symptom eines Mittelhirnsyndroms und in solchen Fällen gut abgrenzbar (s. a. BRÜCK[3]).

Der *Blutdruck* steigt wie bei Erwachsenen unter Hirndruck systolisch erheblich an (RUCKER und CONNEL[4] oszillometrisch), und zwar auf 88 mm Hg gegenüber einem Normaldruck von 55 mm Hg (BOWMAN[5]), während er sonst am ersten Tag post partum sinkt. Dieses Symptom der Hypertonie gehört daher zum Mittelhirnsyndrom. Die Haut ist im allgemeinen zyanotisch, manchmal mit auffallender Gesichtsblässe (Druckwirkung des Geburtskanals?). Allgemeine Blässe kann der „Asphyxia pallida" mit Vasomotorenspasmus entsprechen und weist auf eine Schädigung der Medulla oblongata (CROTHERS[6], ASHWORTH[7]) möglicherweise als zerebrales Schocksymptom (SCHWARTZ[8], S. 202). Nach SALING[9] (S. 71) handelt es sich um ein fortgeschrittenes Stadium der O_2-Sparschaltung (Zentralisation des Kreislaufes), wobei klinisch in der Erholung zuerst das Gesicht, dann die obere Thoraxpartie und schließlich die Ärmchen sich wieder röten. Die ausgedehntere Schädigung zeigt sich im sog. asphyktischen Schock als Folgezustand einer pathogenetischen Kette, die mit der intrauterinen Hypoxie beginnt, zur anaeroben Glykolyse führt, bei längerem Bestehen eine Kohlenhydraterschöpfung mit Azidose zeitigt und über den Zusammenbruch des gesamten Stoffwechsels und speziell des kardiovaskulären Systems in den Schockzustand mit reversiblen oder irreversiblen Organschäden mündet.

Die eingehenden Analysen des Kreislaufes unter und nach der Geburt haben entsprechend dem oben dargestellten Ablauf eine Therapie beflügelt, die in ausreichender O_2-Versorgung, biochemischer Korrektur der Azidose, Zufuhr von Glukose und Schockbehandlung besteht (KUBLI[10], S. 62).

---

[1] SALING, E.: Diagnostik der intrauterinen Asphyxie und Azidose. In: Die Übergangsstörungen des Neugeborenen und die Bekämpfung der perinatalen Mortalität. Hrsg. H. EWERBECK und V. FRIEDBERG, Georg Thieme-Verlag, Stuttgart 1965.

[2] SALING, E.: Das Kind im Bereich der Geburtshilfe. Eine Einführung in ausgewählte aktuelle Fragen. Georg Thieme-Verlag, Stuttgart 1966.

[3] BRÜCK, K.: Die Temperaturregelung in den ersten Lebenstagen. In: Die physiologische Entwicklung des Kindes. S. 41—53. Hrsg. F. LINNEWEH, Springer-Verlag, Berlin-Göttingen-Heidelberg 1959.

[4] RUCKER, M. P. und J. W. CONNEL: Blood pressure in the newborn. Amer. J. Dis. Childr. **27**, 6—24 (1924). Ref. Zb. Kinderheilk. **16**, 309 (1924).

[5] BOWMAN, J. E.: Blood pressure in the newborn. Amer. J. Dis. Childr. **46**, 949—953 (1933).

[6] CROTHERS, B.: Changes of pressure inside the fetal cranio-vertebral cavity. Surg. Gynec. Obstet. **37**, 790 (1923).

[7] ASHWORTH: Blood pressure in newborn infants. Lancet I, 801 (1959).

[8] SCHWARTZ, PH.: Geburtsschäden bei Neugeborenen. VEB Gustav Fischer-Verlag, Jena 1964.

[9] SALING, E.: Diagnostik der intrauterinen Asphyxie und Azidose. In: Die Übergangsstörungen des Neugeborenen und die Bekämpfung der perinatalen Mortalität. Hrsg. H. EWERBECK und V. FRIEDBERG, Georg Thieme-Verlag, Stuttgart 1965.

[10] KUBLI, F.: Fetal distress. In: Die Übergangsstörungen des Neugeborenen und die Bekämpfung der perinatalen Mortalität. Hrsg. H. EWERBECK und V. FRIEDBERG, Georg Thieme-Verlag, Stuttgart 1965.

Auf die zirkulatorischen intrazerebralen Störungen ist hier nicht näher einzugehen. Sie sind bei SCHWARTZ[1] eingehend dargestellt (s. a. hier IV, B).

f) Die Temperaturstörungen bei Geburtsschädigung

Die Konstanterhaltung der Körpertemperatur als eine der Grundvoraussetzungen des Lebens im Sinne chemischer Prozesse drückt sich schon darin aus, daß die Körperwärme gesunder Neugeborener der von Erwachsenen entspricht. Dabei ist eine besondere Adaptationsleistung zu vollbringen, weil in den ersten zwei Lebensmonaten die Wärmeproduktion im Vergleich zur Wärmeabgabe verhältnismäßig geringer ist als beim Erwachsenen. So werden bei einem Kind von 11 Tagen pro m^2 Körperoberfläche und 24 Stunden 642 Kal. produziert, beim Erwachsenen dagegen etwa 1000 Kal.; dabei ist die Wärmeabgabe pro kg/KG bei demselben Kind fast identisch mit der des Erwachsenen (34,7 : 31,7 bis 33,4 Kal./24 Stunden). Da bei einem Säugling von 3000 g die Oberfläche je kg Körpergewicht 0,069 m^2 beträgt, beim Erwachsenen jedoch nur 0,025 m^2, so ist pro kg Körpergewicht die Abkühlungsfläche beim Kind mehr als doppelt so groß wie beim Erwachsenen (BLUDOROW[2]).

Auch Frühgeburten zeigen eine auffallende Stabilität ihrer Körpertemperatur als Symptom einer — regeltechnisch gesehen — ausgesprochen fixen Einstellung des Sollwertes (s. a. ECKSTEIN[3], BRÜCK[4]). Die topische Lage der Temperaturzentren im Hypothalamus bringt es mit sich, daß sie zwar meist nicht direkt unter der Geburt geschädigt werden können (TADDEI[5]), sondern über die aufsteigenden Bahnen der Formatio reticularis mitbetroffen sind. Untertemperaturen sollen auf eine totale Läsion direkt am Orte hinweisen (WIEDEMANN[6]). Übertemperaturen dagegen können sowohl durch direkte Reizung, wahrscheinlich häufig aber durch Eiweißresorption aus Geburtsblutungen bedingt sein (ADAIR und STEWART[7]) und treten dann häufig als „transitorisches Fieber“ am 3. Tage post partum mit einer Dauer von 4 bis 5 Tagen auf. Sie sind entgegen der „physiologischen Hyperthermie Neugeborener“ (GYLLENSWÄRD[8]) als pathologisch zu werten. Extreme konstante Temperaturerhöhungen weisen auf Schädigung der Medulla oblongata

---

[1] SCHWARTZ, PH.: Geburtsschäden bei Neugeborenen. VEB Gustav Fischer-Verlag, Jena 1964.

[2] BLUDOROW, A. S.: Besonderheiten der Wärmeregulation im Säuglingsalter. VEB Verlag Volk und Gesundheit, Berlin 1956.

[3] ECKSTEIN, A.: Über die Wärmeregulierung der Frühgeburten. Z. Kinderheilk. **42**, 5—30 (1926).

[4] BRÜCK, K.: Die Temperaturregelung in den ersten Lebenstagen. In: Die physiologische Entwicklung des Kindes, S. 41—53. Hrsg. F. LINNEWEH, Springer-Verlag, Berlin-Göttingen-Heidelberg 1959.

[5] TADDEI, A.: La fièvre transitoire du nouveau-né. Recherche clin. sur. l'étiologie des variations thermiques dans les premiers jours de la vie. Omnia Medica **17**, 237 (1939).

[6] WIEDEMANN, H. R. und H. HAUPT: Zur Frage der Frühgeborenenunterkühlung. Z. Kinderheilk. **73**, 355—368 (1953).

[7] ADAIR, F. L. and CH. A. STEWART: Fever in newborn infant. Amer. J. Dis. Childr. **31**, 846 (1926).

[8] GYLLENSWÄRD, C.: Physiologische Temperaturerhöhung bei Neugeborenen. Acta paediatr. (Stockholm) **29**, 107—182 (1942).

(?, DELMAS und ROUGE[1]), während Kombination mit Schwitzen, Tachykardie, evtl. Tränenfluß, auf den Hypothalamus im Sinne der von PENFIELD[2] beschriebenen autonomen Anfälle (s. a. MADER[3, 4], LUND[5], KLOTZ[6]) deuten.

g) Die akuten Krämpfe nach der Geburt

Es handelt sich dabei um Reizzustände, die wahrscheinlich vom lädierten Hirnstamm ausgelöst werden und entweder generalisiert sind (s. a. MINKOWSKI[7]) oder lokal in Fom von Myoklonien („Stäupchen", bevorzugt im Fazialisgebiet, ZIPPERLING[8]) bzw. bereits als Blitz-, Nick- und Salaamkrämpfe (Hypsarrhythmie im EEG, GIBBS[9]) ablaufen. Sie leiten aus dem akuten Mittelhirnsyndrom entweder funktionell und vorübergehend zu einem klinisch unauffälligen Zustand über oder es entwickelt sich das chronische Bild der Blitz-, Nick- und Salaamkrämpfe. Die Folgen der Temporallappenschädigung werden in ihrer topischen Besonderheit dagegen erst später sichtbar. PENFIELD und JASPER[10] halten die Krämpfe der ersten Lebenstage für ein Symptom sich wieder einspielender Durchblutung. Das würde erklären, warum sie prognostisch nur unsicher zu beurteilen sind.

Differentialdiagnostisch ist bei derartigen innerhalb von Stunden oder Tagen post partum auftretenden Krämpfen an hereditären oder erworbenen Vitamin-B_6-Mangel zu denken (CRAMER[11]).

2. Sekundäre Komplikationen der akuten Massenverschiebungen unter der Geburt

Die wesentlichen Komplikationen sind *Blutungen*, die im Rahmen der Massenverschiebungen und der Durchblutungsstörungen auftreten können und nun von sich aus die Symptomatik weiterbestimmen. Diese Komplikationen machen die Differentialdiagnose schwierig und nötigen zu diagnostischen Eingriffen. Als Regel kann gelten: Tritt nach 24 Stunden keine Er-

---

[1] DELMAS, P. et ROUME: Des traumatismes cranio-médullaires au cours des interventions obstétricales. Bull. Soc. d'Obstétr. Gynéc. **13**, 377 (1924).

[2] PENFIELD, W. G.: Diencephalic autonomic epilepsy. Arch. Neurol. Psychiatr. **22**, 358—374 (1929).

[3] MADER, A.: Über die Bedeutung des Corpus striatum für die Wärmeregulation. Jb. Kinderheilk. **103**, 287—294 (1923).

[4] MADER, A.: Über die regulatorische Dysfunktion des thermogenetischen Apparates bei mißgebildeten Neugeborenen. Jb. Kinderheilk. **98**, 195 (1922).

[5] LUND, M.: Congenital atonic diplegia. Acta Psychiat. Neurol. Scand. **31**, 225—233 (1956).

[6] KLOTZ, M.: Einjähriges Kind mit Little'schem Syndrom und periodischer Pathothermie. Ref. Zbl. Neurol. **49**, 848 (1927). Verein. nordwestdtsch. Psychiat. u. Neurol. Lübeck, Sitzg. 22./23. 10. 1927.

[7] MINKOWSKI, A., S. ST. ANNE-DARGASSIES, C. DREYFUS-BRISAC et D. SAMSON: L'état de mal convulsif du nouveau-né. Arch. franç. de Pédiatr. **12**, 271—284 (1955).

[7] ZIPPERLING, W.: Über eine besondere Form motorischer Reizzustände bei Neugeborenen (sog. „Stäupchen"). Z. Kinderheilk. **5**, 31—40 (1913).

[9] GIBBS, E. L.: Diagnosis and prognosis of hypsarrhythmia and infantile spasmus. Pediatrics **13**, 66—73 (1954).

[10] PENFIELD, H. and H. JASPER: Epilepsy and the functional anatomy of the human brain. Little Brown and Co., Boston 1954.

[11] CRAMER, H.: Die Pyridoxinabhängigen Säuglingskrämpfe. Ein metabolisch-genetisches Anfallsleiden. Dtsch. med. Wschr. **87**, 1577—1578 (1962).

holung z. B. aus einem akuten Mittelhirnsyndrom ein, so muß eine weitere aktive Diagnostik betrieben werden (Bohrloch mit Punktion des Subduralraumes oder Angiographie, Pneumenzephalographie). Da das Gehirn des Säuglings in hohem Maße gegen Druckschädigungen empfindlich ist und nicht mit Schwellung reagiert, tritt innerhalb von 8 Tagen eine irreparable Atrophie ein. Die Indikation zur Diagnostik bzw. Behandlung ist also eine vitale.

a) Die Subduralblutung

Nach Craig[1] sterben etwa ein Drittel aller Neugeborenen mit Blutungen an subduralen Hämatomen; Ingraham und Matson[2] nehmen für über ein Viertel der behandlungsbedürftigen subduralen Hämatome im Kindesalter Geburtstraumen an. Die Lokalisation ist vorwiegend supratentoriell, das Hämatom breitet sich meist kissenförmig über das fronto-parieto-temporale Gebiet aus und sackt auch nach basal. Die Lokalisation über dem Okzipitalbereich ist selten.

Klinische Symptome:

1. Die Symptome sind nicht die lokaler Großhirnzeichen, sondern die einer akuten Massenverschiebung entweder mit Quetschung oder Stauchung (Herniation) im Bereich der Incisura tentorii. Es resultiert ein akutes Mittelhirnsyndrom: Sopor, Hyperpnoe, Hyperthermie, Zyanose, Tachykardie mit Pulsdefizit. Sehnen- und Cornealreflex herabgesetzt oder erloschen; Hypotonie der Muskulatur, das Neugeborene schreit schwach und wimmernd. Initial können Extensionskrämpfe mit gesteigerten Sehnenreflexen bei Erhöhung des Muskeltonus auftreten.

2. Bei beidseitigen Hämatomen ist die Axialstauchung mit transtentorieller Herniation maximal und das Neugeborene gerät in ein akutes Bulbärhirnsyndrom mit Koma, periodischer oder Schnappatmung, Reflex- und Reaktionslosigkeit auf Schmerzreize, Hypothermie, Leichenblässe und peripherer Pulslosigkeit (Carotispuls schwach tastbar!). Muskeltonus fehlend. In diesem Stadium meist Exitus.

Die Fontanelle braucht *nicht* gespannt zu sein. Die Diaphanoskopie läßt im Stich, da das Blut nicht diaphan ist. Die Schädelperkussion ergibt hohen gespannten Schall (s. Kap. III).

Diese Symptome werden häufig als „Geburtsschock" bezeichnet, lassen sich neurologisch aber völlig einordnen. Die genaue Diagnostik ist lebensrettend, vor allem sollten beide Syndrome nicht als „Kreislaufkollaps" eingeschätzt werden (s. a. Gruenwald[3]).

b) Die Subarachnoidalblutung

Im Gegensatz zur Subduralblutung meist über den Temporallappen in wechselnder Ausdehnung und Stärke liegend, bei Frühgeburten mit Schwer-

[1] Craig, W. S.: Intracranial hemorrhage in the newborn. Arch. Dis. Childhood **13**, 89—124 (1938).

[2] Ingraham, F. D. and D. D. Matson: Subdural hematoma in infancy. Advances in Pediatr. **4**, 231—292 (1949).

[3] Gruenwald, P.: Asphyxia, trauma and shock at birth. Arch. Pediatr. **67**, 103—115 (1950).

geburt sowie bei Zangenentbindung häufiger (Ruptur von kleinsten Meningealgefäßen und Kapillaren).

Klinische Symptome: Keine Symptome der Massenverschiebung (wie bei subduralen Hämatomen), sondern mehr Symptomatik organischer Hirnleistungsschwäche: schlechtes Gedeihen, allgemeine Unruhe, Krampfneigung, Erregbarkeitssteigerung, wechselnde Kreislaufverhältnisse, Erbrechen, Temperaturschwankungen, schrilles Schreien, Nystagmus, Bulbusfließen. Die schwereren Blutungen (Ausfüllung des gesamten Subarachnoidalraumes und sekundäre Arachnoiditis) werden zunehmend komatös und die Kinder sterben innerhalb weniger Tage. Die Fontanelle kann gespannt und vorgewölbt, aber auch unauffällig sein.

Die Lumbal- wie die Cisternenpunktion ergibt diffus blutigen Liquor (s. Kap. III und IV).

c) Die intrazerebrale Blutung

Meist durch Ruptur der intrazerebralen Venen oder der Sinuus, seltener arteriell bedingt (s. dieses Kap. Tab. 16, 17). Bei Tentoriumrissen meist Absacken des Blutes in die hintere Schädelgrube.

Klinische Symptomatik: Lokales topisches Syndrom seitens des Mittelhirns oder der Medulla, meist in Form eines Reizsyndroms. Wechselnder Muskeltonus und wechselnde Reflexintensität, Streckerüberwiegen mit aufgehobenem MORO-Reflex und fehlenden tonischen Halsreflexen, Opisthotonus, „obere“ und „untere“ Enthirnung (decorticate und decerebrate rigidity), wechselndes Schreien: hoch und schrill wechselnd mit somnolent schwachem Wimmern; allgemeine Krampfneigung und Krämpfe, Atemirregularität (Frequenz- und Amplitudenwechsel, Frequenzbegrenzung nach oben mit Periodizität: klinisch „Blauwerden“). Sternalreflex (s. Kap. IV, D) zeigt Mittelhirnläsion oder tiefere Schädigung an. Lokalsymptome des Großhirns treten erst im Laufe des 1. Trimenons auf.

Lumbalpunktion ergibt keine sicheren Befunde. Angiographie und Pneumenzephalographie Methoden der Wahl zusammen mit EEG.

d) Der Ventrikeleinbruch

Durch Plexusgefäßrupturen oder durch Ruptur paraventrikulärer Gefäße unter oder nach der Geburt entstandenen Bluttamponade des Ventrikelsystems.

Klinische Symptomatik: Entweder bereits finales Stadium nach der Geburt oder bei Einbruch während oder nach der Geburt typisches Syndrom mit Hyperpyrexie, Stecknadelkopfpupillen und Streckstarre bzw. Streckkrämpfen. Im finalen Stadium Hyperpyrexie, maximal dilatierte Pupillen, Tonusverlust oder Dauerkrämpfe. Atemstillstand.

Die Diagnose ist klinisch zu stellen, die Akuität der Symptomatik und die infauste Prognose verbietet im allgemeinen jeden diagnostischen Eingriff.

e) Die perinatale Naht- und Knochenverletzung
(nichterblicher Turmschädel)

Unter erschwerter Geburt kommt es zu Blutungen in und unter das Schädeldachperiost sowie in die Nähte (THOMA[1]) (s. Abb. 35 *b*). Diese führen in einem Teil der Fälle zur späteren Bildung eines nichterblichen Turmschädels mit sekundärer Raumbeengung für das normal wachsende Gehirn (GASSLER[2]).

Da die Frühoperation angezeigt ist, erfolgt die Diagnose mittels der Kraniometrie (s. Kap. III) und neuroradiologisch (SERFLING[3], LAITINEN[4]).

D. Die akuten Rückenmarkssyndrome

Die akuten Rückenmarkssymptome unter der Geburt entstehen entweder

a) im Bereich des kranio-zervikalen Übergangsgebietes (Deflexionstrauma mit Läsion des oberen Halsmarkes) oder

b) als direkte Traumafolge bei komplizierten Entwicklungen (Extraktion am Arm u. a.).

Die Ursache sind direkte mechanische Läsion seitens des knöchernen Wirbelkanals mit Ödem oder Blutungen (selten, HUFFMANN[5]).

Klinische Symptomatik: Bei Verletzung bzw. Ödem des oberen Halsmarkes schlaffe Tetraparese bei Sopor bis Koma („Spinalschock"); fehlende Reflexe; Atmung und Kreislauf erhalten, meist Phrenicusbeteiligung! Primär Rückkehr des Bewußtseins bei länger bleibendem Ausfall des Tonus und der Reflexe. Prüfung mittels des „Sternalreflexes" (BANIEWICZ[6, 7]): Bei Stich in die Hautregion des manubrium sterni keine Extremitätenreaktion bei Parese, Streckreaktion bei Mittelhirnläsion und spinale Abwehrbewegungen bei tieferer Läsion.

Bei Läsionen in anderer Höhe Parese unterhalb der Schädigung (kompletter oder inkompletter Querschnitt): Bewußtsein erhalten, Tonusverlust, Parese, Reflexverlust, keine Reaktion auf Schmerzreize unterhalb der

---

[1] THOMA, R.: Synostosis suturae sagittalis cranii. Ein Beitrag zur Histomechanik des Skeletts und zur Lehre von dem interstitiellen Knochenwachstum. Virchows Arch. pathol. Anatom. **188**, 248—360 (1907).

[2] GASSLER, H.: Das Geburtstrauma als eine Ursache des nichterblichen Turmschädels. Das Deutsche Gesundheitswesen **16**, 321—324 (1961).

[3] SERFLING, H.: Der Turmschädel im prä- und postoperativen Röntgenbild. In: Neuroradiologische Diagnostik und Symptomatik der Hirnentwicklung im Kindesalter. Hrsg.: DAGOBERT MÜLLER, VEB Verlag Volk und Gesundheit, Berlin 1963.

[4] LAITINEN, L.: Craniosynostosis. Premature fusion of the cranial sutures. Annal. pediatr. Fenniae **2**, Suppl. 6, Helsinki 1956.

[5] HUFFMANN, G.: Zur Systematik und Ätiologie der frühkindlichen Hirnschäden. Fortschr. Neurol. **31**, 281—367 (1963).

[6] BANIEWICZ, N.: Über einen neuen sternalen Reflex bei schweren Hirnerkrankungen mit Somnolenz bzw. soporösem Zustand. Schweiz. Arch. Neurol. Neurochir. Psychiatrie **87**, 248—252 (1961).

[7] BANIEWICZ, N.: A new sternal reflex in cases of severe cerebral damage. Brit. med. J. **11**, 1675—1678 (1961).

Läsion. Bei nur motorischer Schädigung Schmerzreaktion erhalten (Weinen, Mimik!), motorische Reaktion erloschen.

Diagnostisch sind Röntgenaufnahmen der Wirbelsäule anzufertigen, eine Luftmyelographie des Spinalraumes zu machen und dabei der Liquor zu untersuchen. Stoppliquor äußerst selten, meist nur Sanguinolenz, daher nur im Zusammenhang mit den klinischen Symptomen verwertbar.

E. Die akuten Syndrome der Schädigung des peripheren Nervensystems

1. Die Fazialisparesen

Es sind dies Paresen im peripheren Anteil des Nervs (peripher des Foramen stylomandibulare) infolge mechanischer Schädigung durch den Geburtskanal (Knochen), durch die hochgedrängte Schulter der Frucht selbst oder durch eine Zange. Sie sollen nach FLEMING[1] etwa 20% der Geburtsschäden ausmachen. Daneben zentrale Paresen als Symptom der Hirnblutung sowie Paresen ein- oder beidseitig bei MOEBIUSscher[2, 3] Kernaplasie.

Klinische Symptomatik: Einseitige Parese aller drei Äste oder isoliert auch des Mundastes (ramus mandibularis). Wird dieser Ast isoliert lädiert (meist durch den knöchernen Geburtskanal), so kann der m. quadratus labii inferioris bzw. m. triangularis später spastisch kontrakturieren. In Ruhe ist dann das Gesicht des Säuglings fast unauffällig, beim Weinen kommt es zur spastischen Verziehung der Unterlippe der betroffenen Seite („Spasmus labii inferioris"). Saugen wenig gestört. Manchmal präauriculares Ödem oder Hämatom.

Bei intrauterin entstandenen Fazialisparesen (Zwilling, geringe Fruchtwassermenge, knöcherne Deformierungen des mütterlichen Beckens) meist auch Schädel-, Gesichts- oder Halbseitenasymmetrien.

Differentialdiagnostisch ist zwischen der ersten prognostisch günstigen und der zweiten prognostisch ungünstigen Form durch die Elektromyographie zu unterscheiden: Die frische, unter der Geburt entstandene Parese hat keine, die praepartale, intrauterin entstandene jedoch Denervierungszeichen (s. Kap. III). Die erste Form hat eine günstige Prognose und bildet sich innerhalb von etwa 14 Tagen zurück, die zweite ist ungünstig und zeigt keine oder nur geringe Rückbildungstendenz.

Zentrale Paresen hängen in der Prognose vom Grundleiden ab. Diagnostisch: Elektrische Prüfung und Elektromyographie.

---

[1] FLEMING, G. B.: A paper on recognition and treatment of birth injuries in the newborn. Brit. med. J. **2**, 481—485 (1931).

[2] MOEBIUS, P. J.: Über angeborene doppelseitige Abducens-Facialis-Lähmung. Münch. med. Wschr. **6**, 91—99 (1888).

[3] MOEBIUS, P. J.: Über infantilen Kernschwund. Münch. med. Wschr. **10**, (1892).

2. Die Plexusparesen

Durch forcierte manuelle Extraktion (meist einseitig) oder auch durch Zange (dann häufiger beidseitig) hervorgerufene Plexusschädigung in folgenden klinischen Formen:

a) Totale Parese
(selten)

Totale Parese des betreffenden Armes mit Tonus- und Reflexverlust sowie Aufhebung der Schmerzempfindung vom Oberarm abwärts. Fehlender Greifreflex, keine Beteiligung am Moro-Reflex (s. Kap. V); n. phrenicus (C 4/5) meist mitbetroffen (Kofferath[1]-Syndrom: eingefallenes, kleines Abdomen, Lungenatelektase, Dyspnoe, Zyanose, manchmal paradoxe Atmung: Baucheinziehung bei Inspiration, röntgenologisch: Kienböck-Phänomen). Bei manueller Extraktion am Arm ist bei rasch einsetzender totaler oder segmentaler Atrophie mit völlig fehlender Restitution auch an Wurzelausriß zu denken.

b) Obere (häufigere, Duchenne-Erbsche) Armplexuslähmung

Läsionen radikulär aus den Segmenten C 5 / C 6. Betroffen sind der m. deltoideus, der bizeps, der brachialis, der teres minor, der supinator und der m. supra- und infraspinatus. Der Arm ist entsprechend im Ellenbogen gestreckt, adduziert und einwärtsrotiert sowie im Vorderarmbereich hyperproniert. Der Bizepsreflex fehlt oder ist abgeschwächt; bei Prüfung des Sternalreflexes keine Hebung des Armes, fehlende Abwehrbewegung des gelähmten Armes (Seitenvergleich!), Greifreflex erhalten.

Differentialdiagnostisch ist die Parrotsche[2] Pseudoparalyse zu beachten: Schmerzhaftigkeit des Ellenbogengelenkes, Innenrotation des Oberarmes fehlt.

Komplikationen: Wurzelausriß (fehlende Restitution mit schwerster Atrophie) sowie bei langsamer Restitution Subluxationsneigung im Schultergelenk.

c) Untere (seltenere, Déjérine-Klumpkesche) Armplexuslähmung

Läsionen radikulär aus den Segmenten C 7 / Th 1. Entsprechend fallen aus die kleinen Hand- und Unterarmmuskeln für Beugung und Opposition, die Sensibilität an der Volarseite des Unterarmes und in der Hohlhand; klinisch resultiert eine Klauenhandstellung. In Ruhelage bleibt die Hand gestreckt, im Gegensatz zur gesunden Seite, wo typische Beugung mit eingeschlagenem Daumen sich findet; Greifreflex fehlt, Arm nimmt aber am Moro-Reflex teil. Die betroffene Hand ist zudem meist rot und geschwollen.

---

[1] Kofferath, W.: Über einen Fall von rechtsseitiger Erbscher Lähmung und Phrenicuslähmung nach Zangenextraktion. Mschr. Geburtsh. (Berlin) **55**, 33—38 (1921).

[2] Parrot, J. M.: Sur une pseudoparalysie causée par une altération du système osseux chez les nouveaux-nés atteints de syphilis héréditaire. Arch. physiol. (Paris) **4**, 319—393 und 470—490 sowie 613—623 (1871/72).

Als charakteristisches Symptom der Verletzung des Ganglion stellatum bzw. des Centrum cilio-spinale HORNER[1]-Syndrom auf der betroffenen Seite (Enophthalmus, Miosis, enge Lidspalte).

Die Restitution ist schlechter als bei der oberen Plexuslähmung: Atrophien bleiben meist, hinzu kommen trophische Störungen der Haut (schmerzlose Ulcera und Blasen).

F. Die chronischen Syndrome

1. Die zerebrale Kinderlähmung

Kernsyndrom in Form einer Störung der Lage- und Haltungsreflexe bei akuter perinataler Mittelhirnschädigung. Als Randsyndrome isolierte Ausfälle höherer Strukturen infolge Blutungen (s. d., Porusbildungen u. a.) mit Hemisyndromen sowie Hör- und Sprachstörungen.

Diagnostik: s. formale Untersuchung (Kap. II und dieses Kap. G).

2. Die Temporallappenepilepsie

Es handelt sich dabei in vielen Fällen um einen Folgezustand perinataler Schädigung durch temporäre Einklemmung der medialen Temporalanteile (Uncus und Hippocampus) im Tentoriumschlitz (EARLE, BALDWIN und PENFIELD[2]) mit sekundären Durchblutungsschäden z. B. im Ammonshornbereich. Andere Epilepsieformen sind mögliche, jedoch nicht so sicher topisch beziehbare Symptome perinataler Schädigung.

Diagnostik:

a) Anamnese! (Geburtsjournal! Mittelhirnsyndrom unter der Geburt?)

b) Weitere Diagnostik klinisch (Temporallappensymptomatik: psychomotorische Anfälle, Geschmacks- und Geruchsaura, traumhafte Zustände: „dreamy states") und paraklinisch (EEG: Temporaler Fokus mit oder ohne Allgemeinveränderungen oder Irradiation. Einzelheiten s. Lehrbücher und Monographien).

3. Der organische Schwachsinn

Prae- oder perinatal erworbene Schwachsinnsform durch diffusen Ausfall größerer Hirnrinden- bzw. Bahnenfunktionen. Entweder primäre hypoxische Schädigung oder sekundäre hypoxische Störung bei primär mechanisch bedingter Gefäßstauung (vorwiegend venös) mit Ödem oder Blutung.

---

[1] HORNER, J. F.: Über eine Form von Ptosis. Klin. Mbl. Augenhlk. (Stuttgart) **7**, 193—198 (1869).

[2] EARLE, K. M., M. BALDWIN and W. PENFIELD: Incisural sclerosis and temporal lobe seizures produced by hippocampal herniation at birth. Arch. Neurol. (Chicago) **69**, 27—42 (1953).

Diagnostik: nach den üblichen Verfahren (s. Monographien, auch Benda[1], Gross[2], Haase[3], Kröber[4], Geyer[5], Bosch[6]).

4. Organisch bedingte Psychopathieformen und Verhaltensstörungen, Neurosen (?)

Ein Teil dieser nur im psychischen Bereich diagnostizierbaren Syndrome wird auf organische Läsionen prä-, peri- oder postnatal zurückgeführt (Lempp[7], Pasamanick[8], Roeder[9], Stutte[10, 11], Wallis[12] u. a.). Da es sich um Psychosyndrome handelt, welche neurologisch nicht topisch faßbar sind und keine definierbare neurologische Symptomatik besitzen, bleiben die Beweisführungen für den kausalen Zusammenhang an die Korrelationsstatistik gebunden und sind nicht sicher verbindlich. Ihr Zusammenhang mit topischen Geburtsschäden ist daher hier mit einem Fragezeichen versehen, ihre Diagnostik ist Aufgabe der kinderpsychiatrischen Abteilungen. Soweit es sich um hirnpathologische Ausfälle mit sekundären Einordnungs- und Verhaltensstörungen handelt, ist ihre Diagnostik Aufgabe der Neurologie (s. Kap. II, Topische Syndrome). Für die Psychopathologie des frühen Hirnschadens scheinen nach den Untersuchungen die prämorbide „Persönlichkeit", das Milieu und der Zeitfaktor wichtiger zu sein für die Ausgestaltung des endgültigen psychischen Zustandes als die Ätiologie und die Topik der Schädigung (s. a. Bosch[13]).

---

[1] Benda, Cl.: Die Oligophrenien. In: Psychiatrie der Gegenwart, Bd. II: Klinische Psychiatrie. Springer-Verlag, Berlin-Göttingen-Heidelberg 1960.

[2] Gross, H. und E. Kaltenbäck: Die intrauterine Cerebralschädigung als ätiologischer Faktor bei angeborenen hochgradigen Schwachsinnszuständen. Wien. Klin. Wschr. **70**, 853—858 (1958).

[3] Haase, H.-J.: Zur Ätiologie des erworbenen Schwachsinns. Med. Klinik **54**, 2050—2053 (1959).

[4] Kröber, E.: Schwachsinn. Fortschr. Neurol. **20**, 303—340 (1952).

[5] Geyer, H.: Die angeborenen und frühkindlich erworbenen Schwachsinnszustände. Fortschr. Neurol. **12**, 263—272 (1940).

[6] Bosch, G.: Psychopathologie der kindlichen Hirnschädigung. Fortschr. Neurol. **22**, 425—456 (1954).

[7] Lempp, P.: Frühkindliche Hirnschädigung und Neurose. Hans Huber-Verlag, Bern 1964.

[8] Pasamaniak, B., N. E. Roger and A. M. Lilienfeld: Pregnancy experience and the development of behavior disorder in children. Amer. J. Psychiatry **112**, 613—618 (1956).

[9] Roeder, E.: Charakter- und Verhaltensabnormitäten bei Kindern und Jugendlichen mit frühkindlichem Hirnschaden. Inaug. Diss. Mainz 1959.

[10] Stutte, H.: Charakterstörungen im Kindes- und Jugendalter. Acta paedopsychiatrica **28**, 273—286 (1961).

[11] Stutte, H.: Organische Ursachen kindlicher Erziehungsschwierigkeiten. Mschr. Kinderheilk. **106**, 498—503 (1958).

[12] Wallis, H.: Zur Psychopathologie der frühkindlichen Hirnschädigung. Mschr. Kinderheilk. **104**, 480—484 (1956).

[13] Bosch, G.: Psychopathologie der kindlichen Hirnschädigung. Fortschr. Neurol. **22**, 425—456 (1954).

G. Untersuchungsgang bei zerebraler Kinderlähmung

Die Untersuchung auf akute oder chronische Syndrome perinataler Hirnschädigung erfolgt zweckmäßig unter Zuhilfenahme des Untersuchungsganges beim Säugling. Auf späteren Altersstufen werden die Syndromgruppen dann häufig klarer und zeigen im *Defekt* den *Endzustand der Schädigung*. Die Diagnose des Defektes erlaubt dann die Einordnung in eine der großen Gruppen und seine Einschätzung als Störfaktor für die weitere Entwicklung.

Die wesentliche Kerngruppe ist dabei die der „zerebralen Kinderlähmung". Infolge ihrer topisch gesicherten Primärläsion im Mittelhirnbereich ist der Befall mehrerer Systeme (Augenmotorik, pyramidale und extrapyramidale Systeme, Formatio reticularis, Gehör und Sprache) für sie charakteristisch. Die Untersuchung erfolgt daher zweckmäßig im Hinblick auf die diesen Systemen zugeordnete Reflexologie.

Bei den Reflexen der zerebralen Kinderlähmung handelt es sich um Reflexgruppen oder Schablonen mit Steuerung aus dem Mittelhirnbereich, bevorzugt um solche der Lage und Haltung mit propriozeptiver Afferenz aus dem Vestibularisgebiet. Das erklärt, warum in verschiedenen Lagen und Haltungen des Säuglings ganz verschiedene Tonusverteilung und Reflexe auftreten, die nach dem Schaltungsgesetz von MAGNUS[1] erklärbar sind. Es erklärt weiterhin, warum diese Reflexgruppen mit nur phylogenetischem Leistungswert bei Erhaltenbleiben die ontogenetische Entwicklung so empfindlich stören, daß eine spezielle Entwicklung bis zur intentionalen und intendierten Motorik des Menschen nicht möglich ist, sondern nur eine individuelle Anpassung an den imperativen Zustand.

Für die Diagnostik ergibt sich daraus, daß das Persistieren derartiger phylogenetisch verständlicher Reflex- und Tonusverteilung den entscheidenden Faktor für die Beurteilung darstellt. So lange diese Mittelhirnsteuerung der ontogenetischen Reifungsstufe entspricht (Neugeborenes und Säugling bis etwa 4 Wochen), ist die Diagnose schwierig und wird dann immer leichter, um etwa im 6. Monat mit völliger Sicherheit gestellt werden zu können.

1. Untersuchung der Augenstörungen

(s. Kap. II)

Augensymptome: Lamina quadrigemina, Corpus pineale und vena GALENI liegen unmittelbar unter dem Apex der Incisura tentorii und müssen daher bei einer Massenbewegung in Richtung des Os parietale dort angequetscht werden. Die bei fast allen Formen der sog. zerebralen Kinderlähmung anzutreffenden Augensymptome finden so ihre topische Erklärung. In manchen Fällen sind sie das leichteste Symptom der Schädigung.

---

[1] MAGNUS, R.: Körperstellung. Springer-Verlag, Berlin 1924.

a) Sog. Strabismus concomitans convergens oder (seltener) divergens

Häufig alternierend, ohne die einem derartig hohen Grad von Schielen sonst zukommende hohe Refraktionsanomalie, sondern meist Emmetropie oder leichte Hyperopie von 1 bis 2 dptr. Periodisches Auftreten mit Wechsel von starkem Schielwinkel und Parallelstand (FEER[1]). Fast die Hälfte aller Kinder mit Zerebralparesen schielen auch (GUIBOR[2], BREAKLY[3]). Derartige Kinder mit Schielen im Rahmen der zerebralen Kinderlähmung haben EEG-Veränderungen in Form occipitaler Foci (STILLERMANN[4]).

Da es sich um Begleitschielen handelt (UHTHOFF[5]), welches fast nie angeboren ist, kann es erst im Laufe des 3. Lebensmonates, d. h. mit Einsetzen intendierter koordinierter Bulbusbewegungen beobachtet werden. Bei manchen Kindern ist das Einwärtsschielen kombiniert mit hochgradiger doppelseitiger Sehschwäche, unsicherer, pendelnder Fixation und zusätzlichen Bewegungsstörungen (Abduktionseinschränkung, Elevationsschwäche, blepharospastischem Lidkneifen).

Die Schädigung liegt im oculo-vestibulären System, wie sich aus elektromystagmographischen Untersuchungen ergibt (DODEN[6], KORNHUBER[7]).

Untersuchung: Beim Säugling schwierig, da er nicht fixiert. Kleine Schielwinkel entgehen der Beobachtung. Täuschungsmöglichkeit: Epikanthus des Säuglings, der häufiger als beim Erwachsenen infolge des noch nicht ausgebildeten Nasenskelettes vorhanden ist.

Fragen: Alternierendes oder einseitiges Schielen? Wechselnde Ausprägung (Verstärkung oder periodisches Auftreten?). Kompensatorische Kopfhaltungen? (sprechen für Lähmungsschielen). Besteht eine Seitendifferenz in der Sehleistung? (Zukleben wechselnd des einen und des anderen Auges und Verhaltensbeobachtung.)

Augenärztlich: Skiaskopie (objektive Refraktionsbestimmung), Fixationsprüfung (Ophthalmoskop), objektive Schielwinkelbestimmung, Gläserkorrektur des Schielwinkels, Nystagmusprüfung.

b) Nystagmus

Zerebellärer und labyrinthärer Nystagmus selten (kalorischer Nystagmus herabgesetzt oder erloschen, manchmal auch Übererregbarkeit und paradoxe Reaktion), okulärer häufig (rotatorischer Ruck-, amblyoper Pendel- und blickparetischer Nystagmus).

---

[1] FEER, E.: Über angeborene spastische Gliederstarre mit einem Beitrag von 19 weiteren Fällen. Jb. Kinderheilk. **31**, 215—290 (1890).

[2] GUIBOR, G.: Some eye defects seen in cerebral palsy with some statistics. Amer. J. Phys. Med. **32**, 342 (1953).

[3] BREAKLY, A.: Ocular findings in cerebral palsy. Arch. ophth. **53**, 852—856 (1955).

[4] STILLERMANN, M. L., E. L. GIBBS and A. PERLSTEIN-MEYER: Electroencephalographic changes in strabismus. Amer. J. Ophth. **35**, 54—63 (1952).

[5] UHTHOFF, W.: Die Augenveränderungen bei Erkrankungen des Nervensystems. In: GRAEFE-SAMISCH: Handb. der ges. Augenheilk. 11. Bd., 2. Aufl., W. Engelmann-Verlag, Leipzig 1911.

[6] DODEN, W. und A. ADAMS: Elektronystagmographische Ergebnisse der Prüfung des optisch-vestibulären Systems bei Schielenden. Ber. Dtsch. Ophthalm. Ges. **1959**, 316.

[7] KORNHUBER, H.: Physiologie und Klinik des zentralvestibulären Systems (Blick- und Stützmotorik). Hals-Nasen-Ohren-Heilkunde, Bd. III/3. Georg Thieme-Verlag, Stuttgart 1966.

c) Blickparesen

Meist Elevationsunfähigkeit bei Kommando- und Führungsbewegungen, häufig kombiniert mit Athetose und Einschränkung des Hörvermögens für hohe Töne. Lokalisation: Mittelhirnhaube, Prätectalregion (KORNHUBER[1]), Colliculus superior der Lamina quadrigemina (WARTENBERG[2], wie bei „Vierhügelstarre", KYRIELEIS; PARINAUD[3]-Syndrom oder Syndrom der untergehenden Sonne, WILLI[4]). Reflektorisch mögliche konjugierte Bulbushebung (z. B. im Schlaf).

Daneben „*Augenapraxie*" (SMITH und HOLMES[5], WALSH[6]) als Symptom der Parietallappenschädigung (ideokinetische Apraxie, LIEPMANN[7, 8, 9]): Unfähigkeit, bei erhaltenem Verständnis, fehlenden Paresen und Sensibilitätsstörungen die Bulbi koordiniert entsprechend der Aufforderung zu bewegen, bzw. rasches Zurückgleiten der Bulbi in die Blickstellung geradeaus (WOODS[10], WOLTERS[11], GUIBOR[12]). Die Kinder bewegen daher häufiger den Kopf als die Bulbi, benutzen also eine phylogenetisch ältere Form der Wendebewegung.

STEWART-HOLMES-Syndrom bei Schädigung des mittleren Pedunculus cerebelli: Das homolaterale Auge sieht nach innen unten, das kontralaterale nach außen oben.

Die Prüfung der hirnpathologischen Ausfälle s. Kap. II.

2. Untersuchung der Reflexe

a) Untersuchung des tonischen Labyrinthreflexes in Rücken-, Seiten- und Bauchlage

1. *In Rückenlage:*

Inspektion: Häufig Opisthotonus mit mehr oder minder ausgeprägter Streckhaltung der Beine, weniger der Arme, besonders in Seitenlage. Als isoliertes Reflexsymptom manchmal akustikomotorischer Reflex (OPPEN-

[1] KORNHUBER, H.: Physiologie und Klinik des zentralvestibulären Systems (Blick- und Stützmotorik). Hals-Nasen-Ohren-Heilkunde, Bd. III/3, Georg Thieme-Verlag, Stuttgart 1966.

[2] WARTENBERG, R.: Diagnostic tests in neurology. Chicago 1953.

[3] PARINAUD, H.: Paralysie de la convergence; paralysie de la divergence. Ann. ocul. (Paris) **95**, 205 (1886).

[4] WILLI, H.: Annal. paediat. (Basel) **174**, 87 (1950), **178**, 312 (1952).

[5] SMITH, S. and G. A. HOLMES: A case of bilateral motor apraxia with disturbance of visual orientation. Brit. med. J. **1**, 437—441 (1916).

[6] WALSH, FR. B.: Clinical Neuro-ophthalmology. The Williams & Willkins Comp., Baltimore 1957.

[7] LIEPMANN, H.: Das Krankheitsbild der Apraxie („motorischen Asymbolie") auf Grund eines Falles von einseitiger Apraxie. Mschr. Psychiat. Neurol. **8**, 15—44, 102—132, 182—197 (1900).

[8] LIEPMANN, H.: Motorische Aphasie und Apraxie. Zbl. Neurol. **33**, 298—299 (1914).

[9] LIEPMANN, H.: Der weitere Krankheitsverlauf bei dem einseitig Apraktischen und der Gehirnbefund auf Grund von Serienschnitten. Mschr. Psychiat. Neurol. **19**, 217—243 (1906) und **17**, 289—311 (1905).

[10] WOODS, G. E.: Cerebral palsy in childhood. Bristol 1957.

[11] WOLTERS zit. JAEGER, W.: Augensymptome bei infantilen Zerebralparesen unter besonderer Berücksichtigung des Schielens. In: Die infantilen Zerebralparesen. Hrsg. K. LINDEMANN, Georg Thieme-Verlag, Stuttgart 1963.

[12] GUIBOR, G.: Spasmus fixans with cerebral palsy. Amer. J. Ophth. **36**, 1719—1721 (1953).

HEIM[1]): Scharfe und laute Geräusche erzeugen eine reflektorische Steigerung der Streckstarre in anfallsartiger Form (s. a. HAGEMANN[2]).

α) *Halsstreckerspastik:* Bei passivem Anheben des Kindes durch Unterstützung des Kopfes kommt es zur aktiven Streckinnervation mit Rückwärtsbeugung des Kopfes und (teilweise) auch der Wirbelsäule. Rückwärtsführung der im Schultergelenk gebeugten Arme.

Klinisch: Im Alter von etwa 6 Monaten keine aktive Kopfhaltung in Rückenlage, Unfähigkeit zum Sitzen.

β) *Schulterretraktion:* Hochziehen des Kindes an den Armen zur sitzenden Stellung: Aktive Deflexion des Kopfes, Retraktion der Schultern und der Arme.

Klinisch: Das Kind kann sich nicht aktiv an den gestreckten Armen zum Sitzen und Stehen hochziehen.

γ) *Streckspastik der Beine:* Bei Anheben der Beine des Kindes in Rückenlage durch passive Unterstützung in den Kniegelenken erfolgt reflektorische Streckinnervation mit Widerstand gegen Beugung sowie Zurückschnellen der gebeugten Beine in Streckstellung mit (manchmal) Adduktion und Überkreuzung der Unterschenkel.

Klinisch: Herabgesetzte Spontanmotorik (Strampeln!) sowie verminderte Reflexantwort auf sensible Reize. Unfähigkeit zum Sitzen (Hüftbeugung!), Rückwärtsfallen des aufgesetzten Kindes.

δ) *Adduktorenspastik der Beine:* Bei Spreizung der Oberschenkel erfolgt reflektorischer Widerstand (bei gestreckten Beinen mehr als gebeugten) infolge des *Adduktorenspasmus.* In Seitenlage können die Beine nicht einzeln abgewinkelt werden, sondern das ganze Becken mit beiden adduzierten Oberschenkeln hebt sich von der Unterlage.

Klinisch: Mangelhafte oder fehlende Beugesynergie der Beine („Säuglingshaltung") mit Innervation der Einwärtsrotatoren (Cave: Hüftgelenksluxation! sonst wie γ).

2. *In Bauchlage:*

α) *Prüfung des Kopfwendereflexes:* Der gesunde Säugling wendet in Bauchlage den Kopf zur Freihaltung des Mundes reflektorisch seitwärts. Das in totaler Beugesynergie spastische Kind ist dazu nicht in der Lage und würde ersticken. Frühsymptom!

β) *Prüfung der spastischen Beugesynergie der Arme:* Bei passivem Anheben des Kinnes nicht wie normal Streckung der Arme (umgekehrte „Sprungbereitschaft", SCHALTENBRAND[3]), sondern Verstärkung oder Gleichbleiben der Beugung.

Klinisch: siehe 1., α).

γ) *Prüfung der spastischen Beugesynergie der Beine:* Bei Versuch der Streckung beider Beine oder eines einzelnen Beines mit fixiertem (festgehaltenem) Becken besteht ein kräftiger Widerstand. Hat das Kind stets auf

---

[1] OPPENHEIM, H.: Über eine bisher wenig beachtete Reflexbewegung bei der Diplegia spastica infantilis. Mschr. Psychiatr. **14**, 241—246 (1903).

[2] HAGEMANN, P. und E. BARTSCH: Beitrag zum akustikomotorischen Reflex. Psychiatrie (Leipzig) **11**, 101—112 (1959).

[3] SCHALTENBRAND, G.: Normale Bewegungs- und Lagereaktionen bei Kindern. Dtsch. Z. Nervenheilk. **87**, 24—59 (1925).

dem Rücken gelegen, so besteht meistens bereits eine Kontraktur der langen Rückenmuskulatur (Opisthotonus!) mit fixierter Lordose sowohl in Rücken- wie in Bauchlage. Gleichzeitig findet sich dann eine Streckspastik der Beine, so daß auch in Bauchlage die Beine nur gegen Widerstand im Kniegelenk gebeugt werden können. Manchmal nach Überwindung eines bestimmten Gelenkwinkels „Taschenmesserphänomen": Das anfangs gegen Widerstand gebeugte Bein schnellt plötzlich wie ganz normal in Beugestellung.

Klinisch: Das Kind kann weder stehen noch krabbeln oder kriechen.

3. *Sonstige Reflexe:*

α) *Landau*[1]*-Reflex:* Vom 4. Lebensmonat an gerät ein frei auf der Hand horizontal gehaltener Säugling in eine Strecksynergie des Rumpfes, der Beine und der Arme (manchmal Beugung der Arme). Der unter der dominanten Schablone des tonischen Labyrinthreflexes stehende spastische Säugling bleibt bei Prüfung des LANDAU-Reflexes in seiner totalen Beugesynergie (s. a. Kap. V), die ein normaler Säugling nur bei passiver Maximalbeugung der Beine oder des Kopfes einnimmt (sog. Phase 2 des LANDAU-Reflexes).

β) *Prüfung der Extensorenspastik der Beine in vertikaler Position:* Hebt man das Kind an der Schulter hoch und senkt es rasch nach unten, so strecken sich die Beine maximal, adduzieren und überkreuzen sich bei Spitzfußstellung. Kein „Aufsatzreflex". Manchmal PEIPERsche Schreitbewegungen, die sonst bei einem Säugling von 6 Monaten bereits erloschen sind.

γ) *Prüfung der „Sprungbereitschaft"* (*Schaltenbrand*[2])*:* Nähert man ein Kind ab vier Monaten aus Horizontallage rasch einer Unterstützungsfläche, so streckt es beide Arme der Auftrefffläche entgegen, extendiert maximal die Hände und spreizt die Finger. Bei Kindern mit totaler Beugesynergie bleiben die Arme in Beugestellung, bei Hemiparesen bleibt die gelähmte Seite in Beugestellung bzw. macht nur einen zeitlich verzögerten Ansatz zur Streckung.

b) Untersuchung des symmetrischen und asymmetrischen tonischen Halsreflexes

(Beide Reflexe s. Kap. V.) Die tonischen Reflexe sind post partum gar nicht oder nur noch schwach auslösbar und erlöschen bis spätestens 6. Monat. Ihr Auftreten später ist mit Sicherheit pathologisch, aber bereits um den 3. Monat sehr verdächtig auf Schädigung.

Die Prüfung des asymmetrischen tonischen Halsreflexes erfolgt nach der von MAGNUS und DE KLEIJN angegebenen Regel (s. Kap. V).

Klinisch: Unfähigkeit der intendierten Führung des Armes und der Hand unter Steuerung durch das Auge: Der dem Objekt zugewendete Kopf verursacht über die Propriozeptoren der tiefen Halsmuskulatur eine Streckung des Armes und Beines, die willentlich nicht unterbrochen werden kann. Das Kind kann daher weder einen erfaßten Gegenstand unter Kontrolle des Auges an den Mund oder beliebig durch das Gesichts- oder Blickfeld führen noch beide Hände in der Mittellinie zusammenbringen.

[1] LANDAU, A.: Über einen tonischen Lagereflex beim älteren Säugling. Klin. Wschr. **2**, 1253—1255 (1923).

[2] SCHALTENBRAND, G.: Normale Bewegungs- und Lagereaktionen bei Kindern. Dtsch. Z. Nervenheilk. **87**, 24—59 (1925).

3. Untersuchungen der Hörstörungen

(etwa in einem Viertel der Fälle, CARDEWELL[1]; s. a. Kap. II)

Die Schwierigkeit der Prüfungen liegt darin, daß nicht nur beurteilt werden soll, ob das Gehör gemindert ist, sondern auch, ob das Gehörte wahrgenommen und schließlich verstanden wird, d. h. ob nicht bei erhaltenem Gehör eine gnostische Störung bzw. eine Aphasie vorliegt (s. a. Kap. II).

Die exakten audiometrischen Prüfungen können daher erst ab 6. bis 7. Lebensjahr angewendet werden (BERENDES[2]), während die einfacheren Prüfungen des Gehörs mittels des Auro-palpebral-Reflexes schon von Geburt an möglich sind (ROSENAU[3], FRÖDING[4]). Die Spielaudiometrie erlaubt, annähernde Werte zwischen 4 und 6 Jahren zu gewinnen unter Voraussetzung normaler Intelligenz, aber allgemeiner Verlangsamung und zusätzlicher motorischer Störung.

Es ist dann für das spätere Alter Aufgabe der topischen Diagnostik, die einzelnen Formen hirnpathologisch herauszufinden (Kap. II). Dabei stehen die motorische Hörstummheit und die sensorische Hörstummheit im Vordergrund (WOODS[5]), die nach SCHILLING[6] gegenübergestellt werden können:

Tabelle 20

Motorische Hörstummheit	Sensorische Hörstummheit (Seelentaubheit)
1. Normales oder zumindest annähernd normales Gehör	1. Gehör theoretisch normal, schwer zu prüfen, Audiometrie mit Sinusstörung reicht nicht aus
2. Normale oder zumindest annähernd normale Intelligenz	2. Intelligenz wahrscheinlich defekt
3. Sprachverständnis nicht nur für einzelne Wörter, sondern auch für leichtere Sätze und Satzgruppen vorhanden	3. Sprachverständnis fehlt
4. Aufforderung zum Nachsprechen wird nicht befolgt	4. Aufforderung zum Nachsprechen wird gern befolgt. Echolalie
5. Leichtere Aufträge werden verstanden und ausgeführt	5. Aufträge werden nicht verstanden und nicht ausgeführt, es sei denn, die auffordernde Gebärde würde verstanden
6. Spontansprache: Keine oder höchstens einige Wörter wie Papa und Mama und wenige unverständliche Lautgebilde	6. Spontansprache: Keine, Verständigung durch Zeichen, welche gern und ausgiebig mit unartikulierten Lauten begleitet werden
7. Allgemeiner motorischer Rückstand	7. Allgemeine Motorik besser entwickelt als bei motorischer Hörstummheit
8. „Il sait parler, mais il ne peut pas parler"	8. „Il peut parler, mais il ne sait pas parler"

[1] CARDEWELL, V. E.: Cerebral palsy. The North River Press, New York 1956.

[2] BERENDES, J.: Hör- und Sprachstörungen. In: Die infantilen Zerebralparesen. Hrsg. K. LINDEMANN, Georg Thieme-Verlag, Stuttgart 1963.

[3] ROSENAU, H.: Möglichkeiten und Grenzen der Hörprüfung im frühen Kindesalter. Pädiatrie und Grenzgebiete **1**, 27—38 (1962).

[4] FRÖDING, C. A.: Acoustic investigation of newborn infants. Acta oto-laryng. (Stockholm) **52**, 31—40 (1960).

[5] WOODS, E. G.: Cerebral palsy in childhood. Wright Sons Ltd., Bristol 1957.

[6] SCHILLING, A.: Sprachstörungen (einschließlich Hörstummheit und Seelentaubheit) bei Cerebralparetikern und ihre Behandlung unter besonderer Berücksichtigung des Hörtrainings. Jb. d. Fürsorge f. Körperbehinderte, Georg Thieme-Verlag, Stuttgart 1962.

4. Untersuchung der Sprachstörungen

(in der Hälfte oder drei Viertel der Fälle)

a) Allgemeine Sprachstörungen

Meist Stammelfehler und Stammeln über die physiologische Stammelzeit hinaus (NADOLECNY[1], SEEMANN[2]).

Prüfung: Unter Verwendung der sog. Lauttreppe (Abb. 39), auf der die einfachen und zusammengesetzten Konsonanten nach ihrem Schwierigkeitsgrad aufgeführt sind und als An-, Mittel- und Endlaut erscheinen, kann rasch der Stammelfehler ermittelt werden (Lautstammeln: Unfähigkeit zur Bildung bestimmter Konsonanten, Lippenlaute, Zahnlaute, Gaumenlaute: Gammacismus, L-Laute: Lambdacismus, R-Laute: Rhotacismus; Ersatzstammeln: Austausch der Konsonanten nach ihren Artikulationsstellen; Vokalstammeln: Ausfälle von Vokalen; Silben- und Wortstammeln: Fehlen von isoliert richtig gebildeten Lauten; Ausfälle und Umstellungen ergeben eine ganze, nur von der ständigen Umwelt zu deutende Stammelsprache).

b) Spezielle Sprachstörungen

α) *Das Stottern* (organisches): Dauerstottern bei allen Gelegenheiten, wie z. B. beim Spontansprechen, Lesen, Deklamieren, Flüstern — im Gegensatz zum psychogenen Stottern, welches situativ gebunden ist und vor allem bei mitteilendem Sprechen auftritt.

Als topisch zu beziehendes Einzelsyndrom der zerebralen Kinderlähmung scheint es im Zusammenhang mit der Temporallappenepilepsie bzw. als Schädigungssymptom der Schläfenlappen (GUILLAUME[3], ANASTASOPOULOS[4]) vorzukommen.

β) *Andere Sprachstörungen bei verschiedenen Formen der zerebralen Kinderlähmung* (NADOLECZNY[5]):

1. *Bei Hemiplegie (auch Hemiathetose):* Aphasien, Stammeln, Rhinolalia aperta, dysphasisches Stottern, Agrammatismus sowie Störungen der Phonation, Modulation und des Redetempos.

2. *Bei spastischer Diplegie* (LITTLE-Syndrom): Organisches Stottern, Stammeln oder motorische Aphasie.

---

[1] NADOLECZNY, M.: Die Sprach- und Stimmstörungen im Kindesalter. In: Handbuch der Kinderheilkunde, 6. Bd. Hrsg. M. PFAUNDLER und A. SCHLOSSMANN. Verlag F. C. Vogel, Leipzig 1912.

[2] SEEMANN, M.: Sprachstörungen bei Kindern. VEB Verlag C. Marhold, Halle 1959.

[3] GUILLAUME, O., G. MAZARS et MM. V. MAZARS: Intermédiaires épileptiqués dans certains types de bégaiement. Rev. neur. (Fr.) **96**, 59—61 (1957).

[4] ANASTASOPOULOS, K. G.: Stottern und Schläfenlappen. Wien. Z. Nervenheilk. **19**, 271—275 (1962).

[5] NADOLECZNY, M.: Die Sprachstörungen im Kindesalter. 2. Aufl. Verlag F. C. W. Vogel, Leipzig 1926.

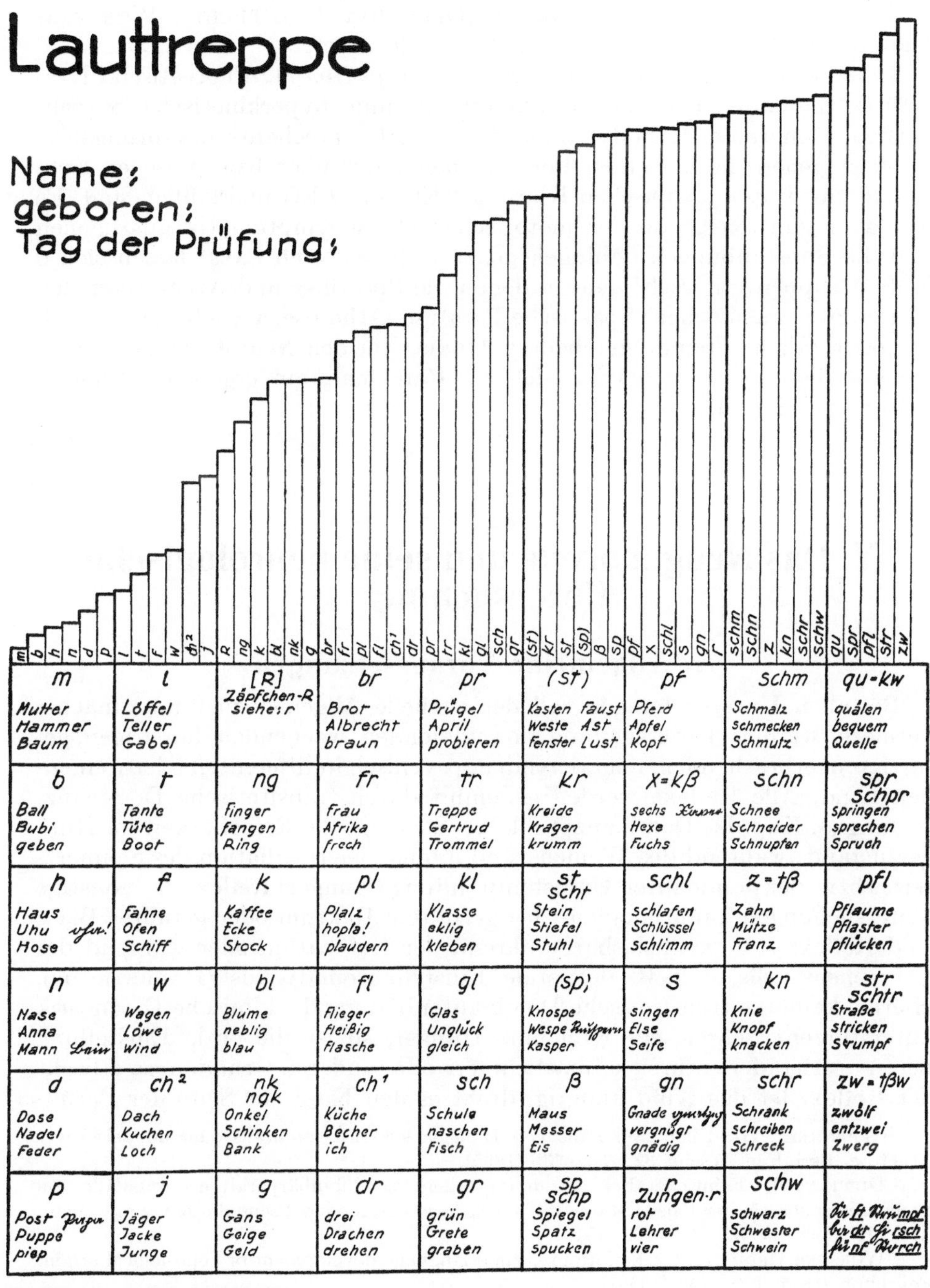

m	l	[R]	br	pr	(st)	pf	schm	qu-kw
Mutter Hammer Baum	Löffel Teller Gabel	Zäpfchen-R siehe: r	Brot Albrecht braun	Prügel April probieren	Kasten Faust Weste Ast Fenster Lust	Pferd Apfel Kopf	Schmalz schmecken Schmutz	quälen bequem Quelle
b Ball Bubi geben	**t** Tante Tüte Boot	**ng** Finger fangen Ring	**fr** Frau Afrika frech	**tr** Treppe Gertrud Trommel	**kr** Kreide Kragen krumm	**x = kß** sechs Hexe Fuchs	**schn** Schnee Schneider Schnupfen	**spr schpr** springen sprechen Spruch
h Haus Uhu Hose	**f** Fahne Ofen Schiff	**k** Kaffee Ecke Stock	**pl** Platz hopla! plaudern	**kl** Klasse eklig kleben	**st scht** Stein Stiefel Stuhl	**schl** schlafen Schlüssel schlimm	**z = tß** Zahn Mütze Franz	**pfl** Pflaume Pflaster pflücken
n Nase Anna Mann	**w** Wagen Löwe Wind	**bl** Blume neblig blau	**fl** Flieger fleißig Flasche	**gl** Glas Unglück gleich	**(sp)** Knospe Wespe Kasper	**s** singen Else Seife	**kn** Knie Knopf knacken	**str schtr** Straße stricken Strumpf
d Dose Nadel Feder	**ch²** Dach Kuchen Loch	**nk ngk** Onkel Schinken Bank	**ch¹** Küche Becher ich	**sch** Schule naschen Fisch	**ß** Maus Messer Eis	**gn** Gnade vergnügt gnädig	**schr** Schrank schreiben Schreck	**zw = tßw** zwölf entzwei Zwerg
p Post Puppe piep	**j** Jäger Jacke Junge	**g** Gans Geige Geld	**dr** drei Drachen drehen	**gr** grün Grete graben	**sp schp** Spiegel Spatz spucken	**r Zungen-r** rot Lehrer vier	**schw** schwarz Schwester Schwein	[illegible]

299 S VLV Erfurt Ag 308/59/DDR (87/10) 5139 2

Abb. 39. *Lauttreppe:* Sie gibt von oben nach unten und von links nach rechts die Konsonanten nach ihrem Schwierigkeitsgrad an, wobei sie in den Prüfwörtern als An-, Mittel- und Endlaut erscheinen. Die „Treppe" wird gebildet von den statistisch erfaßbaren Schwierigkeitsgraden und führt von „m" zu „zw"

3. *Bei spastischer Bulbärparalyse* (OPPENHEIM[1], DIPPELT[2], WORSTER-DROUGHT[3]): Dysarthrie, Bradylalie, Schlundkrämpfe.

4. *Bei extrapyramidalen Syndromen (Kernsyndrom!)*: Choreatische Dysarthrie, Palilalie, Iterationen, akinetische und hyperkinetische Sprechformen, Monotonie, Monodynamik, dienzephale Sprechantriebsstörungen.

Meist gehen die einzelnen Formen ineinander über bzw. mischen sich, so daß zur weiteren topischen Klärung EEG und PEG unerläßlich sind. Es ist daher günstiger, von der motorischen Grundsymptomatik auszugehen und die Sprechübungen dahingehend zu ordnen. Nach CASS[4] lassen sich 6 große Gruppen unterscheiden, in denen die Spastiker und Athetotiker den Hauptanteil ausmachen: Spastische Paralyse, Athetose, asynchrone Muskeltätigkeit, Rigor, Tremor, zerebellare Ataxie. Für den Neurologen genügt es, die aus dieser Grundsituation sich als Randsymptom ergebende Sprechstörung zu erkennen.

V. Das Neugeborene und seine neurologische Untersuchung

A. Allgemeine Voraussetzungen

Bei allen Untersuchungen soll der aktuelle Allgemeinzustand zunächst vermerkt werden: Untersuchung am schlafenden, wachenden, hungrigen, gesättigten, erbrechenden, defäkierenden, psychisch indifferenten oder weinenden Kind. Alle Reflexe werden gehemmt durch transitorische Dominanzbildung (s. Kap. II, Dominanzproblem): So steigt die Erregbarkeit im Hungerzustand; während des Weinens sind infolge der Irradiation des Schmerzreizes bzw. der dominanten Unlustempfindung (Hunger) Reflex- und sonstige Untersuchungen kaum möglich; bei gefülltem Rektum oder gefüllter Blase sind Reflexe schwer auslösbar, während der Defäkation oder während des Erbrechens erlischt z. B. der orale Einstellautomatismus (HÄGGSTRÖM[5]). Hierbei kann die transitorische Dominantenbildung die klinische Diagnostik unterstützen: Schreit ein Kind aus Hunger, so ist die orale Einstellung betont vorhanden, schreit es aus Schmerz oder anderen Gründen, so erlischt der Reflex. Ist das Kind hungrig, dreht es den Kopf zur Seite der Berüh-

[1] OPPENHEIM, H.: Über zwei Fälle von Diplegia spastica cerebralis oder doppelseitiger Athetose. Berl. klin. Wschr. **32**, 733—735 (1895).

[2] DIPPELT, H.: Klinischer Beitrag zur infantilen Pseudobulbärparalyse (zwei Fälle von angeborener spastischer Gliederstarre mit stark hervortretenden Pseudobulbärsymptomen). Arch. Kinderheilk. **67**, 414—429 (1919).

[3] WORSTER-DROUGHT, C.: Failure in normal language-development of neurological origin. Fol. phoniatr. **5**, 130—146 (1953).

[4] CASS, M. T.: Speech rehabilitation in cerebral palsy. Columbia University Press, 3. Aufl. New York 1955.

[5] HÄGGSTRÖM, P.: Vom Trigeminus ausgelöste, reflektorische Kopfdrehung beim Neugeborenen. Verh. d. obstetr.-gynäkol. Sektion d. schwed. Ges. d. Ärzte, April 1918, Hygiea **81**, 396 (1919). Ref. Z. Neurol. **19**, 417—418 (1920).

rung, ist es satt, zur Gegenseite. Exsikkation verändert die allgemeine Reaktionsbereitschaft je nach dem aktuellen Ionenhaushalt in Form von Erregbarkeitssteigerung oder -herabsetzung (Elektrolytmangel-Syndrom).

Als weiteres ist die Position zu vermerken, in der untersucht wurde (Bauch- oder Rückenlage). Weitere Voraussetzung für genauere Ergebnisse ist ein ruhiger, warmer Raum. Die Raumwärme sollte aber 30° C nicht überschreiten, da sonst eine Tachypnoe einsetzt, womit die Wärmeabgabe durch Verdampfung in den Atemwegen verstärkt wird. Diese Tachypnoe nimmt mit zunehmendem Alter ab, beträgt etwa $1/3$ mehr als die Ausgangsfrequenz und kann bei Nichtbeachtung der Umgebungstemperatur (gerichtete Wärmestrahler!) zu Fehldiagnosen führen. Diffuses Licht ist zweckmäßig, da eine gerichtete Lichtquelle meist einen tonischen Augenreflex auf den Hals verursacht (s. d. Kap.). Ferner sollte ein breiter, möglichst 100×100 cm quadratischer Untersuchungstisch mit glatter, relativ fester Unterlage zur Verfügung stehen, die Hände des Untersuchers sollten warm sein, eine fachlich qualifizierte Pflegeperson sollte assistieren und genügend Zeit für Untersuchung und Nachdenken bleiben.

Der Wert der Reflexuntersuchung wird verschieden beurteilt: ROSENBAUM[1] warnt vor zu früher prognostischer Verwertung und meint, daß der aktuelle Reflexbefund mit großer Variabilität noch nichts über die Prognose aussage, während PRECHTL[2, 3] ihm die größte Bedeutung für die Prognose zumißt und sogar Verhaltensstörungen direkt via Reflexstörung als Symptom von Mikrotraumen aufzufassen geneigt ist. Die Erklärung liegt nach meiner Ansicht darin, daß der Bewußtseinszustand des Kindes ungenügend berücksichtigt wird: Die Reflexe eines somnolenten („apathischen") Kindes können nicht verbindlich verwertet werden, sondern bedürfen mehrfacher Nachprüfungen bei intakter Bewußtseinshelligkeit („Vigilanz"). Ich selbst werte die Reflexe daher als wesentliches Symptom des Status praesens nur im Zusammenhang mit der Bewußtseinslage und halte mich in der prognostischen Aussage zurück. Von größter prognostischer Bedeutung ist jedoch die Beobachtung der Reflexe im Längsschnitt: Hier geben sie wesentliche Hinweise auf normale Reifung oder Schädigung (Defekt). Dabei sind dann nicht so sehr die Einzelreflexe (PSR, ASR u. a.) wichtig, sondern die „Reflexschablonen" mit nur phylogenetisch erklärbarem Leistungswert. Sie sind im eigentlichen Sinne schon keine Reflexe mehr, da sie auch ohne spezifische Afferenz ablaufen und verschiedene Bewegungsabläufe koordinieren können.

Ein solches Vorgehen hat auch praktische Gründe: Die nach einem einmaligen Befund gestellte Diagnose „Hirnschaden" wird in einer kausalmechanistischen und computergläubigen Zeit leicht für alle späteren Verhaltensstörungen verantwortlich gemacht, obwohl z. B. die psychische Leistung nicht quantitativ mit einem solchen Hirnschaden zusammenzuhängen braucht.

[1] ROSENBAUM, S.: Die neurologische Untersuchung des Neugeborenen. Dtsch. med. Wschr. **87**, 277—282 (1962).

[2] PRECHTL, H. F. R.: Prognostic value of neurological signs in the newborn infant. Proceedings of the Royal Society of Medicine **58**, 3—4 (1965).

[3] PRECHTL, H. F. R.: The long term value of the neurological examination of the newborn infant. The second national spastics society study group, Oxford 1960.

Entgegen der üblichen und für praktische Zwecke überdimensionierten, dadurch gedanklich überbewerteten Reflexprüfung gehe ich bei der Untersuchung des Neugeborenen von der Leistungsebene aus und beachte nach der klinischen Wertigkeit in folgender Reihenfolge:

B. Allgemeine Untersuchung

1. Die Reifezeichen

Die Reifezeichen können nach verschiedenen Gesichtspunkten beurteilt werden (s. Tab. 21). Für den Neurologen stehen die funktionellen Reifezeichen im Vordergrund, d. h. die Atmungs-, Kreislauf-, Temperatur- und Gastrointestinalfunktionen, die unter Voraussetzung von Bewußtseinshelligkeit („freies Sensorium", Vigilanz) der aktuellen Situation adaptiert und so zu ersten Leistungen werden. Ihr Versagen führt — kompliziert durch anatomische Unreifezeichen, Frühgeburt oder Untermaßigkeit — zum Zusammenbruch; andererseits überleben Kinder mit funktioneller Reife trotz Mangelsymptomen auf anderen Gebieten.

Tabelle 21 (unter Verwendung der Angaben von DE RUDDER[1])

Unreife		Frühgeborensein (Zeitbegriff)	Untermaßigkeit (Quantitätsbegriff)
Anatomischer Begriff	Funktionsbegriff		
1. Klaffende Schädelnähte 2. Große Fontanellen 3. Wachsen von Nahtdehiszenz und Fontanelle in den ersten Tagen nach der Geburt 4. Geringe Ohrknorpelausbildung 5. Lanugoberbehaarung 6. Kein Fettpolster 7. Klaffende Labien bzw. fehlender Hodendescensus 8. Nägel erreichen nicht Finger- und Zehenkuppen 9. Fehlen des distalen Femurepiphysenkerns (radiologisch: BECLARDscher Kern)	1. Fehlende Vigilanz (Bewußtseinshelligkeit, Kind „schläft" 2. Atmungstypen minderer Reifestufen (z. B. periodische Atmung) 3. Kreislaufversagen 4. Temperaturregulationsversagen („Unterkühlung") 5. Gastrointestinalversagen 6. Fehlende Koordination zwischen Atmungs- und Saugzentrum (s. d.) 7. Verlangsamte Reflexe 8. Asymmetrische tonische Halsreflexe noch vorhanden 9. Verzögerte Reifung der nervalen Funktionen (z. B. im optischen Analysator) 10. Unreifezeichen im EEG (s. Kap. 9)	1. Nach Anamnese (letzte Regel, Kindsbewegungen) 2. Nach Kombination des verfrühten Termins mit Unreife- und Untermaßigkeitszeichen	1. Körpergewicht unter 3000 g 2. Körperlänge unter 50 cm (Scheitel—Sohle). Kann durchaus bei ausgetragenen, reifen Kindern vorkommen; regelmäßig bei Mehrlingskindern anzutreffen

[1] DE RUDDER, B.: Kinderärztliche Notfallfibel. Abwehr akuter Lebensbedrohung. 3. Aufl. Georg Thieme-Verlag, Stuttgart 1956.

2. Der Kopf

a) Konfiguration

Caput succedaneum (Rückbildung in *Tagen*), Kephalhämatom (Auftreten manchmal Tage post partum, Resorption und Organisation in 2 bis 4 *Monaten:* Knochenwallbildung), Beschreibung der Konfiguration (Geburtslage, vorangehende Teile, Kombination mit klinischer Symptomatik!), Rückbildung der Konfiguration, Kopfumfangmessung (durchschnittlich 34 cm, FRANKsches[1] Zeichen: Schulterumfang mit 35 cm etwas größer als die Circumferentia fronto-occipitalis).

b) Fontanellen

Größe in Quer- und Längsdurchmesser, eingesunken, vorgewölbt, pulsierend in Knochenebene.

c) Nähte

Eng, Knochenverschiebungen (s. Abb. 35, 36, Kap. IV), dehiszent, verschieblich.

d) Volumenberechnung des Schädelinnenraumes

Das normale Gewicht des Neugeborenengehirns beträgt durchschnittlich 335 g (s. Abb. 3). Es kann annähernd bei etwa 90% Wassergehalt dem Hirnvolumen gleichgesetzt werden. Rechnet man 10% Reserveraum (äußere Liquorräume) hinzu, so kommt man zu einem praktisch brauchbaren Wert für das Gesamtvolumen. Zur Volumenberechnung messe ich mit einem Kraniometer Länge, Breite und Höhe des Schädels. Das Volumen errechnet sich dann nach der Komplexformel

$$\text{Volumen} = 0{,}52 \cdot [\text{Länge} \cdot \text{Breite} \cdot \text{Höhe}] - P.$$

Darin ist P eine variable Größe, die sich je nach Alter aus dem vom Gesamtvolumen abzuziehenden Inhalt von Schädelknochen und Haut ergibt. Sein Wert beträgt (unter Benutzung einer Tabelle von DEKABAN[2]):

Tabelle 22

Alter	♂	♀	Alter	♂	♀
1—10 Tage	140	125	9 Monate	300	270
3 Monate	165	150	1 Jahr	300	290
6 Monate	230	210	2 Jahre	310	295

Volumenumlagerungen bei normalem Inhalt, aber pathologischer Schädelform, stellt man am genauesten mittels der anthropologisch eingeführten Kraniometrie fest (DITTRICH[3]). Sie erhält ihren Wert jenseits der Neugeborenenperiode (s. Kap. III).

[1] FRANK, M.: Über den Wert der einzelnen Reifezeichen der Neugeborenen. Arch. Gynäkol. **48**, 163—200 (1895).

[2] DEKABAN, A.: Neurology of infancy. Williams and Wilkins Co., Baltimore 1959.

[3] DITTRICH, J.: Die Kraniometrie (Kephalometrie) als Ergänzungsmethode der neuroradiologischen Diagnostik der Hirn- und Schädelentwicklung. In: Neuroradiologische Diagnostik und Symptomatik der Hirnentwicklung im Kindesalter. Hrsg. DAGOBERT MÜLLER, VEB Verlag Volk und Gesundheit, Berlin 1963.

e) Diaphanoskopie (s. Kap. III)

Sie kann routinemäßig bereits im Kreißsaal sofort nach der Entbindung angewendet werden und soll auf jeden Fall auf der Neugeborenenstation routinemäßig benutzt werden. Bereits klinisch auffällige Kinder unterzieht man ohnehin sogleich dieser Untersuchung. Die frühzeitige Entdeckung von Hydranenzephalien (DIETZE und URBAN[1]) oder Hygromen bzw. großen Hydrozephalie ist damit möglich.

C. Spezielle Untersuchung

1. Bewußtseinsprüfung

Am soeben Geborenen ist nur die Bewußtseinshelligkeit (Vigilanz) prüfbar, nach 24 Stunden auch die Bewußtseinstätigkeit (s. Kap. II). Die Symptome sind:

a) Augen

Geöffnet oder geschlossen; passiv: Lider schlaff; aktiv: Blepharospasmus (Unreife!). Lidschlag (normal: 2/Min. nach KÖDDING[2]; selten, vermehrt, koordiniert beidseitig oder einseitig). Bulbusstellung divergent (HERTWIG-MAGENDIEsche „Schiel"stellung)?

α) Tonischer Augenreflex auf den Hals:

Schneller Augenschluß auf direkte, starke Augenbeleuchtung mit tonischer Rückbeugebewegung (erlischt nach 14 Tagen bis ca. 3 Monaten).

β) Cornealreflex (Abb. 40):

1. beidseitig verlangsamt oder erloschen bei Bewußtseinsstörungen;
2. einseitig erloschen bei Trigeminus- oder Fazialisschädigung.

γ) Glabella-Reflex:

1. Beklopfen der Nasenwurzel bei bewußtseinshellem Kind führt zu raschem, beidseitigem Lidschluß.
2. Bei Bewußtseinsstörung verlangsamte oder aufgehobene Reaktion.
3. Bei Übererregbarkeit blitzschneller Lidschluß mit Verbreiterung der Provokationszone bis zur Fontanelle.
4. Bei Fazialisparesen einseitiger Ausfall oder Verzögerung. Der Reflex kann dabei auch als Symptom der Restitution benutzt werden und bleibt lange bei schon mimischer Unauffälligkeit noch verzögert.

b) Bewegungsabläufe

Regelrecht holokinetisch, oder verlangsamt, erlöschend und unvollständig nach regelrechtem Beginn; allgemein bewegungsarm bei Bewußtseinsherabsetzung („Apathie").

[1] DIETZE, R. A. und H. K. URBAN: Zystenenzephalie (Blasenhirn), Diagnostik und Klinik. VEB Georg Thieme-Verlag, Leipzig 1965.

[2] KÖDDING, I.: Der Lidschlag im Kindesalter. Mschr. Kinderheilk. **84**, 212—223 (1940).

c) Latenz auf Reize

Verlängert über das übliche Maß (0,1 bis 0,7 sec) bei Bewußtseinsstörungen. Latenz für Bewegungsreaktion kürzer als für Ausdrucksreaktion (Weinen, Schmerzmimik), die 2 bis 6 sec normal betragen kann.

2. Prüfung der autonomen Leistungen

a) Atmung

Etwa 34/Min. Atemfrequenz (KARLBERG[1]), 40/Min. (MILLER[2]). s. a. MILLER-Schema, S. 174.

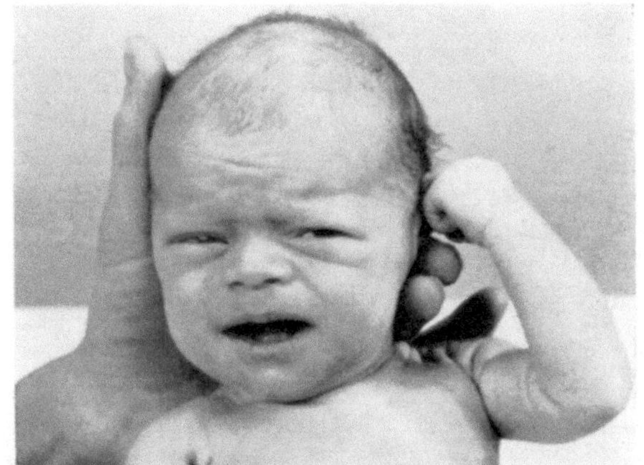

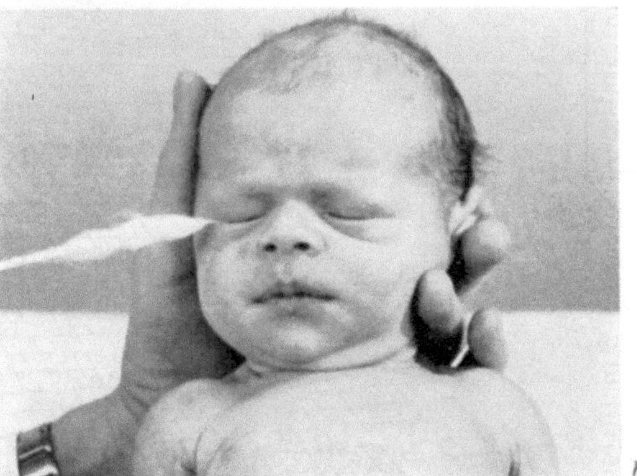

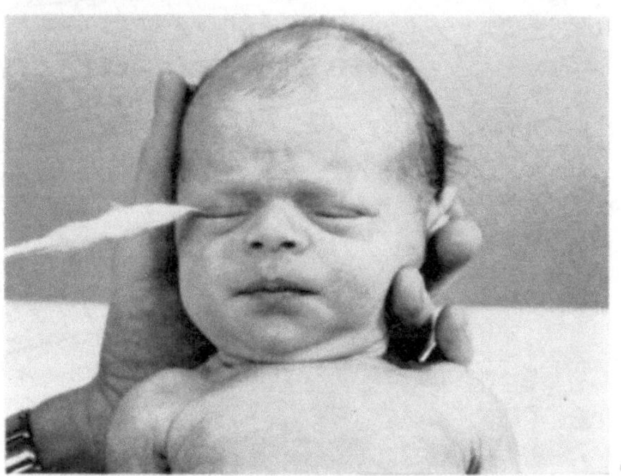

Abb. 40. *Cornealreflex: a* Enge Lidspalten bei scharfer Lichtquelle; geöffneter Mund. Verstärkte Innervation auf der Seite des Lichtes (links). Die „Mimik" des Neugeborenen ist hier auf Lichtreiz die einer unwilligen Furcht (präformierte Ausdrucksschablone). Hebung der medialen Brauenanteile und Querfaltenbildung im Bereich der medialen Frontalispartien, Senkung der lateralen Brauenanteile, links (auf der Einfallsseite des Lichtes) mehr als rechts (LEONHARD, K.: Ausdruckssprache der Seele, Berlin 1949, S. 41). *b* Berührung der Cornea mittels Wattefädchen. Schneller Lidschluß beiderseits, Ausbreitungsreaktion mit Entspannung der Stirnmuskulatur und Mundschluß. *c* Tonische Nachkontraktion des m. orbicularis oculi und oris: Verstärkter Lidschluß und leichtes Vorstülpen der Lippen

[1] KARLBERG, P.: The lung function. In: Die physiologische Entwicklung des Kindes. Hrsg. F. LINNEWEH, Springer-Verlag, Berlin-Göttingen-Heidelberg 1959.

[2] MILLER, H. C. and E. V. CONKLIN: Clinical evaluation of respiratory insufficiency in newborn infants. Pediatrics **16**, 427—437 (1955).

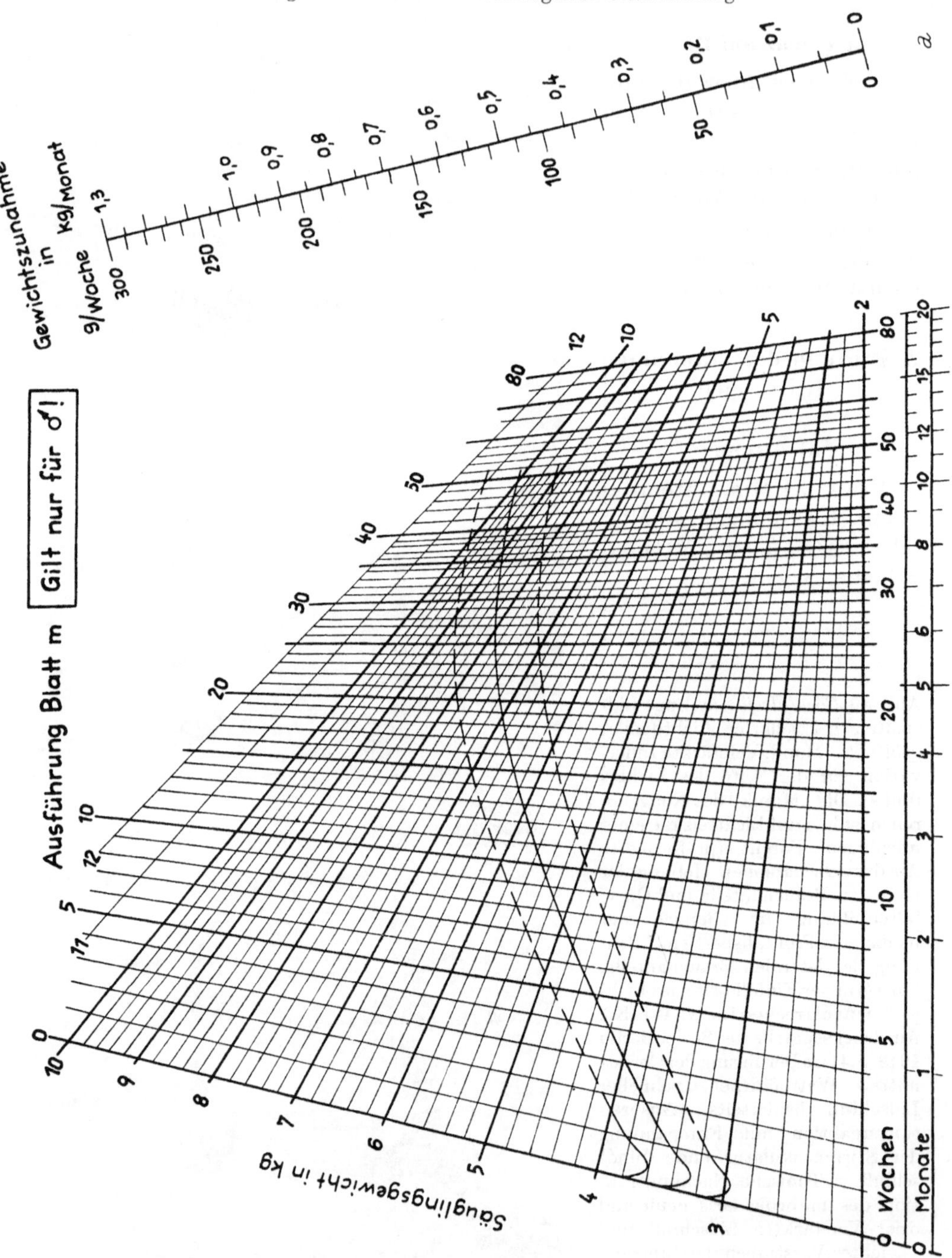

Abb. 41 *a, b. Gewichtskurve zur Gewichtszuwachsberechnung* für männliche und weibliche Säuglinge innerhalb des 1. Lebensjahres. Eingezeichnet sind gestrichelt die Minimal- und Maximalwerte der Norm, ausgezogen die Durchschnittskurve des Normalen. Rechts sind die Gewichtszunahmen pro Woche und Monat abzulesen. Der Vorteil des projektiv-verzerrten Netzes beruht auf der Möglichkeit, durch die bis zur rechten Seite (Gewichtszunahmen) ausgezogenen

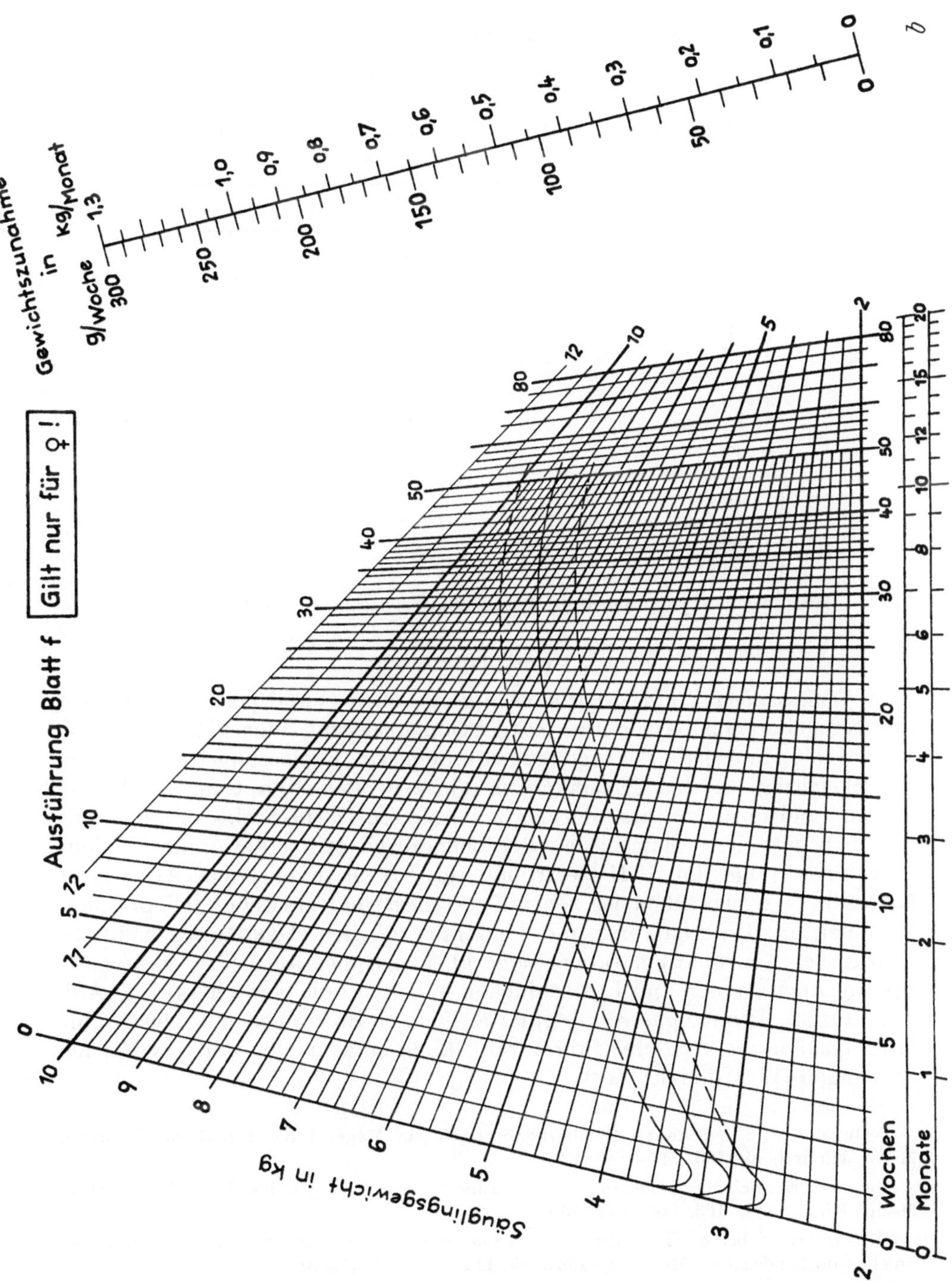

Verbindungslinien zwischen zwei aufeinanderfolgenden, im verzerrten Netz eingezeichneten Wiegespuren sofort ohne umständliche Differenzberechnung die reale Gewichtszu- oder -abnahme ablesen zu können (nach FISCHER, J.: Nomographische Kontrolle der Gewichtszunahme von Säuglingen. Forschungen und Fortschr. **33**, 225—227 (1959).

b) Kreislauf- und Stoffwechsel (s. Kap. IV)

Wesentlich sind die leicht zu kontrollierenden Blutdruckwerte (Tab. 23)

Tabelle 23. *Mittlere RR-Werte beim Kind in mm Hg* (nach Dtsch. med. Wschr. **84**, 275 (1959)

Alter	Mittelwerte Syst. / Diast.	Amplitude
Neugeborene	60/40	
0— 3 Monate	74/51	23
3— 6 Monate	85/64	21
6— 9 Monate	86/63	23
9—12 Monate	89/68	21
1— 3 Jahre	91/63	28
3— 5 Jahre	95/59	36
5— 7 Jahre	95/58	37
7— 9 Jahre	97/58	39
9—11 Jahre	100/61	39
11—13 Jahre	104/66	38
13—14 Jahre	109/70	39
Jugendliche } Erwachsene }	116/76	40

Adaptationsschwankungen im Krankenhaus zwischen 10 und 40 mm Hg!

c) Gastrointestinum

Mekoniumabgang prae partum (Amnionpunktion) und post partum; 70% der Neugeborenen haben ihre erste Stuhlentleerung innerhalb der ersten 12 und 95% innerhalb der ersten 24 Stunden. Die Entleerungsfrequenz muß berücksichtigt werden (Exsikkation mit zentraler Symptomatik, Intoxikationssyndrom). *Motilitätsstörungen* des Magen-Darm-Traktes können entweder primär hypothalamisch oder thalamisch sein (Ileus und Subileus, GRUNDLER[1]) oder lokal (Hypertrophie des Plexus myentericus AUERBACH; GROSS[2]). Das Erbrechen ist zentral gesteuert und entweder bei primären Läsionen im Hypothalamus und Thalamus möglich (LANG[3]), als bedingter Reflex bei Neuropathen fixiert oder aber peripher ausgelöst. Erbrechen, Speien, Aspirationen und Luftschlucken haben auf die Gewichtskurve (Abb. 41) Einfluß. Primär gastrointestinal ausgelöste Störungen mit Dystrophie, Intoxikation und Atrophie führen schließlich zu zentralen und psychischen Störungen (D. MÜLLER[4], LUKA[5]).

---

[1] GRUNDLER, E.: Schwere Motilitätsstörungen am Magen-Darm-Kanal Neugeborener. Mschr. Kinderheilk. **103**, 145—146 (1955).

[2] GROSS, H.: Beitrag zu den angeborenen Innervationsstörungen des Magen-Darmtraktes. Mschr. Kinderheilk. **103**, 146—147 (1955).

[3] LANG, K.: Über die Bedeutung zentralnervöser Schädigungen für das periodische Erbrechen im Kindesalter. Mschr. Kinderheilk. **111**, 161—167 (1963).

[4] MÜLLER, D.: Über Hirnschäden nach Dystrophie im Säuglingsalter. Dtsch. Z. Nervenheilk. **170**, 167—178 (1953).

[5] LUKA, L.: Katamnestische Untersuchungen über Spätfolgen der akuten schweren Dyspepsie bei Kleinkindern. Inaug. Diss., Zürich 1962.

Reflex: Analreflex (Abb. 42). Bei Bestreichen der Perianalregion Kontraktion des m. sphinkter ani sowie der Glutäalmuskulatur (Fehlen: Kauda-Syndrom!).

Miktionen treten in 68% in den ersten 12 und in 92% in den ersten 24 Stunden auf.

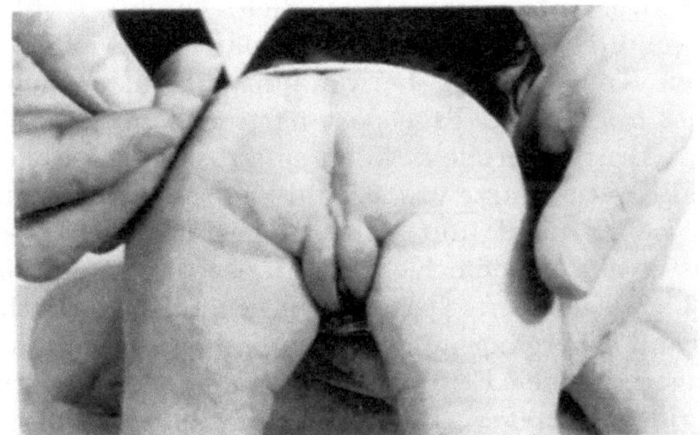

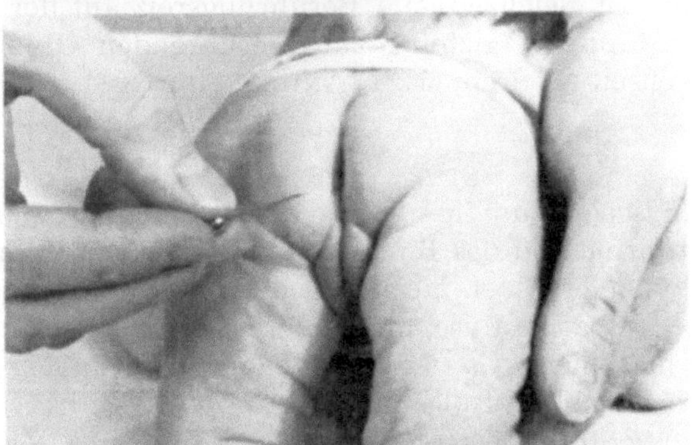

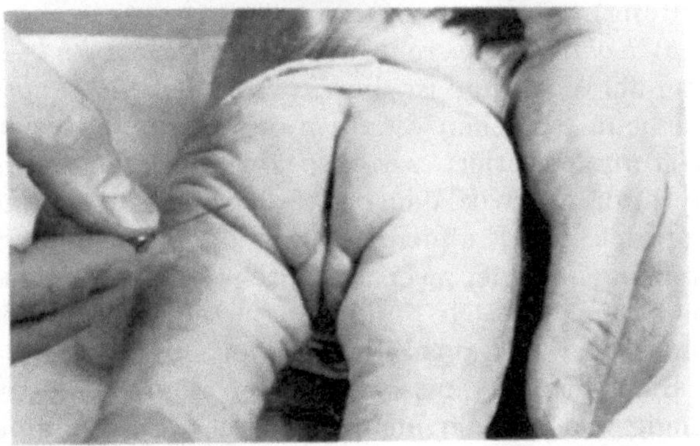

Abb. 42. *Analreflex:* *a* Entspannter Glutaeus maximus mit geschlossenem Anus („Tabaksbeutel"). *b* Berührung der Perianalregion mit der Nadel führt zur kräftigen Kontraktion des m. glutaeus maximus und des m. levator ani sowie des m. spinkter ani mit Schließung der Rima ami. *c* Tonische Nachdauer des Reflexes auch nach Aufhören des Reizes

3. Animale Leistungen

a) Sensibilität

Nur prüfbar an den Reflexantworten oder Reaktionen. Im Rahmen der oralen Leistungsebene werden dort geprüft:

α) *Berührungsreflexe:* (n. trigeminus: afferenter Teil des zum Saugen notwendigen Reflexbogens):

1. *Lippenreflexe* (s. b, γ, 1—3).

2. *Tonische Lippenbewegungen:* Bei Berührung des Ober- und Unterlippenrandes Lippenverziehung und Mundöffnung. Bei Berührung perioral

sind zwei Antwortformen möglich: Direkte Kopfzuwendung (Hunger) bzw. Abwendung (Sättigung und Schläfrigkeit) oder Auslösung einer rhythmischen Kopfhin- und -herwendung („Brustsuchen im Leerlauf“, PEIPER[1]), meist nur 1 bis 2 Tage post partum beim gesunden Säugling nachweisbar. Der „Brustsuchreflex“ kann so automatisch ablaufen, daß selbst die schon gefaßte Brustwarze wieder und mehrmals verloren wird; es beweist dies, daß der Reflex nicht (nur) afferent gesteuert wird, sondern ein frühes Reflexmuster mit eigenem Koordinationszentrum darstellt.

3. *Zungenreflex:* Spatelberührung führt zu rhythmischen Zungenbewegungen mit Übergang in Saugautomatismus oder Fortstoßen als Abwehrbewegungen, je nach Erregungszustand des Saugzentrums.

β) Schmerzreflex: Bei Stich in die Wange erfolgt Kopfwendung zur Gegenseite, bei gleichzeitigem Berührungsreiz auf der gleichen Seite erfolgt tonische Lippenverziehung zum berührenden Objekt, während der Kopf zur Gegenseite gedreht wird (ANDRÉ-THOMAS[2]).

b) Das Trinken

(Saugzentrum in der Medulla oblongata an der Innenseite des Corpus restiforme und des Bindearmes, BASCH[3], zugehörige Nerven: n. trigeminus, n. hypoglossus, n. facialis.) Gestört bei zerebraler Kinderlähmung (spastische Bulbärparalyse) und anderen Formen organischer Hirnläsion (Athetose, Kernläsionen). Ca. 72 bis 74 Saugbewegungen pro Minute: HALVERSON[4], 48 bis 80/Min.: BALINT[5].

α) Prüfung der Motilität von Lippe und Zunge (wie bei Sensibilitätsprüfung).

β) Koordination von Saugen, Schlucken und Atmung: Für die Koordinierung der Vorgänge ist die *Leistung der Nahrungsaufnahme* entscheidend: So wie beim Sprechen die Atmung desynchronisiert und der übergeordneten Leistung adaptiert wird, so zerfällt auch der synchron-autonome Atemrhythmus und wird dem ebenfalls synchron-autonomen Saugrhythmus untergeordnet. Die Frequenz beträgt dabei auf eine Saugbewegung einen vollen Atemzug, seltener zwei, am seltensten drei (PEIPER[6]). Diese Steuerung durch das phylogenetisch jüngere Saugzentrum beweist wieder die positiv allometrische Funktionsreifung in der Ontogenese.

Blockierungen zwischen beiden Zentren sind möglich, so daß zwei unabhängig voneinander meßbare synchron-autonome Rhythmen zustande kommen. Die Periodisierung der Saugbewegungen zum Schluß der Trinkphase

[1] PEIPER, A.: Die Eigenart der kindlichen Hirntätigkeit. 3. Aufl. VEB Georg Thieme-Verlag, Leipzig 1961.

[2] ANDRÉ-THOMAS, Y. CHESNI and S. ST. ANNE-DARGASSIES: The neurological examination of the infant. Little Club Clinics in Developmental Medicine, Nr. 1 London 1964.

[3] BASCH, K.: Die zentrale Innervation der Saugbewegungen. Jb. Kinderheilk. **38**, 68—81 (1894).

[4] HALVERSON, H. M.: Mechanisms of early infant feeding. J. Genet. Psychol. (Worcester) **64**, 185—223 (1944).

[5] BALINT, M.: J. Genet. Psychol., Worcester **73**, 57—81 (1948).

[6] PEIPER, A.: Die Eigenart der kindlichen Hirntätigkeit. 3. Aufl. VEB Verlag Georg Thieme, Leipzig 1961.

wird vom wiederum höheren Zentrum der Sättigung (Hypothalamus: Sättigungsgefühl) gesteuert und führt zu einem Erlöschen des führenden Saugrhythmus mit Wiederauftreten des synchron-autonomen Atemrhythmus, anfangs meist nur periodisch, später konstant.

Das Schlucken unterbricht Atmung und Saugen nicht, da der Schluckakt mit Sperre des Kehlkopfes nur $^{8}/_{24}$ bis $^{10}/_{24}$ sec dauert (LASSRICH[1], s. a. Kap. VII). Saugen und Schlucken als Funktionseinheit steuern gemeinsam die Atmung, dabei entfällt auf ein oder zwei Saugbewegungen eine Schluckbewegung.

1. *„Pumpsaugen":* Die meisten reifen Neugeborenen saugen mit fest um die Brustwarze geschlossenen Lippen (Unterdruckverfahren). Nach einigen Wochen Übergang in

2. *„Lecksaugen"* (PRECHTL[2]) (besser: Melksaugen): Die Mundwinkel bleiben geöffnet, es entsteht kein Unterdruck mehr, sondern die Zunge melkt die Brustwarze gegen Oberkiefer und Gaumen aus. Wahrscheinlich liegt hier schon ein ontogenetisch jüngerer Übergang zum späteren Kauen vor. Motorisch sehr reife Neugeborene saugen manchmal von Anfang an in dieser Form (Anamnese: Mütter geben Beißempfindung und Schmerz beim Stillen an!).

γ) Reflexe von Saugen, Schlucken und Atmung:

1. *„Mundphänomen"* (ESCHERICH[3]): Bei Beklopfen der Oberlippe oder des Mundwinkels des schlafenden Kindes Mundspitzung und Lippenvorwölbung mit manchmal nachfolgendem Saugautomatismus (propriozeptive Stimulierung des Saugzentrums).

2. *Oraler Einstellautomatismus* (GAMPER und UNTERSTEINER[4]): Berührung der Ober- oder Unterlippe führt unter Mundöffnung zu rüsselförmigem Aufwölben der jeweils berührten Lippe mit Kopfrückwärts- oder -vorwärtsbeugung bzw. Seitwärtsrotation (s. dort Abb. 9 und 10).

3. *Anblas-Reflex* (Schnapp-Schluck-Reflex, GARSCHE[5, 6], Kiefer-Zungen-Reflex mit Schluckbewegung): Auf gezieltes Anblasen (Schlauch!) der Oralregion kommt es zu einer Schnapp- und anschließend zu einer Schluckbewegung bei gleichzeitigem Atemstillstand. Bei reifen Neugeborenen sofort nach Schluckbewegung Wiedereinsetzen der rhythmischen Atmung (s. dagegen Frühgeborene, Kap. VII).

δ) Der Würgreflex: Bei Berührung von Gaumen, Rachenhinterwand, seltener hinterem Zungendrittel, kommt es zum Würgreflex. Dieser gehört in die Reihe der Aversivreflexe und ist daher wie Unlustäußerung, Weinen

[1] LASSRICH, M. A.: In: Die physiologische Entwicklung des Kindes. Hrsg. F. LINNEWEH, Springer-Verlag, Berlin-Göttingen-Heidelberg 1959.

[2] PRECHTL, H. F. R.: und W. M. SCHLEIDT: Auslösende und steuernde Mechanismen des Saugaktes. Z. vergl. Physiol. **32**, 257—262 (1950), **33**, 53—63 (1951).

[3] ESCHERICH, TH.: Münch. med. Wschr. 1888, 687.

[4] GAMPER, E. und T. R. UNTERSTEINER: Über eine komplex gebaute postencephalitische Hyperkinese und ihre möglichen Beziehungen zu dem oralen Einstellautomatismus des Säuglings. Arch. Psychiatr. **71**, 282—303 (1924).

[5] GARSCHE, R.: Über die sogenannten Such- und Saugbewegungen des Säuglings. Z. Kinderheilk. **68**, 587—600 (1950).

[6] GARSCHE, R.: Die Bedeutung der Reflexe des paläencephalen Oralsinnes für die Vitalitätsdiagnose der Frühgeborenen. Mschr. Kinderheilk. **98**, 197—199 (1950.)

und Abwendebewegungen im oralen Bereich (s. Kap. Kap. I, orale Organisation) früher als Saugen und Schlucken, die in die Gruppe der Adversivreflexe, wie Lustäußerung, Lächeln und Zuwendebewegungen, einzureihen sind. Der Würgreflex erlischt daher auch später als die Adversivreflexe, d. h. später als Saugen und Schlucken, und ist selbst bei Frühgeburten mit Trinkschwäche sowie agonal noch auslösbar (LOTH[1]).

ε) *Tonischer Handgreifreflex* (s. a. dieses Kap.): Vor dem Trinken Reflex schwach, während des Trinkens kräftig, bei eintretender Sättigung wieder schwach. Der konträre Reflex mit Öffnung der Hand bei Berührung (Druck) der Hohlhand unter gleichzeitigem Mundöffnen ist als BABKIN-Reflex bekannt (s. Kap. VII).

ζ) *Bedingter Reflex der Nahrungsaufnahme* beim Neugeborenen: Die anfangs an die Schlaf-Wach-Phasen gekoppelten Unlustgefühle des Hungers werden innerhalb von Stunden und Tagen zum ersten bedingten Reflex auf Zeit: Die noch nicht optisch gesteuerten Schlafperioden (s. Kap. II) werden an die vom Pflegepersonal gegebenen Zeitintervalle der Nahrungsaufnahme gebunden, die Wachperiode wird mit Nahrungszufuhr gekoppelt. Nach kurzer Zeit ist dieser Reflex stabil („innere Uhr"): Das Neugeborene wird unruhig zu den „gewohnten" Zeiten der Fütterung, bewegt sich oberflächlich schlafend, unruhig, bewegt Lippen, Kopf und Hände, wobei zufällige Handberührung der oralen Region Mundöffnungsreflex und Saugbewegungen induzieren.

c) Das Schmecken

(Afferent: n. glossopharyngicus, unterstützend als Tastnerv: n. hypoglossus, s. Kap. I, orale Organisation): Öffnung zur Abwehr oder zum Schluckakt: n. facialis, n. hypoglossus, n. vagus.

α) *Mimische Reaktion auf Schmecken widriger Stoffe:*

1. Allgemeines Verziehen des Gesichtes (Ausbreitungsreaktion im mimischen Bereich).
2. Zusammenkneifen der Augen.
3. Öffnen des Mundes, Verziehen des Mundes.
4. Vorstülpen von Lippen und Zunge.
5. Hypersalivation.
6. Hyperpnoe, Tachykardie, Blutdruckanstieg.
7. Bei allgemeiner Irradiation der Erregung Würgen und Erbrechen (Ausbreitungsreaktion gastrointestinal) und allgemeine motorische Körperreaktion (Ausbreitungsreaktion spinal-peripher).

β) *Reaktion auf gut schmeckende Stoffe:*

1. Fehlende mimische Reaktion (Lächeln bei Neugeborenen nicht vorhanden), Gesicht indifferent entspannt.
2. Motorische Reaktion in Form von Saugbewegungen.
3. Atmung, Puls und Blutdruck unverändert.

---

[1] LOTH, G.: Neurologische Untersuchungen an Frühgeborenen und jungen Säuglingen. Z. Kinderheilk. **72**, 42—49 (1952).

4. Prüfung von Funktionen ohne Leistungswert

Motilität und Koordination

a) Im Körperbereich

α) Allgemeine Körper- und Extremitätenhaltung

Beugesynergie, Strecksynergie („Opisthotonus", gestreckte Arme und Beine), Seitendifferenzen.

β) Spontanmotorik

„Holokinetisch", stark, gering.

1. *Augen:* Bewegungen; Strabismus (konstant, alternierend): spezielle Schielstellung (HERTWIG-MAGENDIE), Bulbusfließen, konjugiert, inkoordiniert, Nystagmus.

2. *Muskeltonus:* Dicke, Härte, Weichheit, passive Beweglichkeit der Muskulatur.

3. *Streckmöglichkeit* von Armen und Beinen.

4. *Rückkehr in Beugestellung* nach Streckung (rasch; überschießend, langsam, unvollständig; normal).

5. *Bewegungen quantitativ:* seitendifferent, Differenz von Armen und Beinen.

6. *Bewegungen qualitativ:* Der Art nach pathologische Spontanbewegungen:

a) *Athetotische oder athetoide Bewegungen:* Extension einzelner Finger bei gleichzeitiger Beugung der anderen an der gleichen Hand, Streckung oder Beugung von Armen und Beinen mit Supination und Pronation; langsamer Wechsel der athetotischen Stellungsanomalien (DD.: Paresen, Spastik). Derartige Bewegungen können auch als Unreifezeichen auftreten (s. Frühgeburt) oder in die normale holokinetische Motorik episodisch eingestreut sein.

b) *Tremor oder tremorähnliche Bewegungen:* Alle schreienden Neugeborenen zeigen ein hochfrequentes (über 6/sec) kleinamplitudiges (weniger als 3 cm) Zittern meist an allen Extremitäten. Daneben kann beim gesunden Neugeborenen bis zu den ersten vier Tagen isolierter Tremor des Unterkiefers vor dem Trinken auftreten oder ohne Schreien Tremor bevorzugt an den Armen, seltener an den Beinen, ganz selten am Rumpf. Später ist das Auftreten von tremorähnlichen Bewegungen verdächtig auf Hirnschädigung. Bei übererregbaren Kindern mit Hypermotilität, verstärktem Beugetonus, sehr lebhaften Reflexen und gesteigerter MORO-Reaktion können niederfrequente (weniger als 6/sec) und großamplitudige (mehr als 3 cm) Bewegungen erscheinen, die als Bindearmsymptom neben den anderen Symptomen einer Mittelhirnschädigung zu betrachten sind.

c) *Spontanbewegungen im Ausdrucksbereich:* Ausdrucksschablonen; mimikähnliche Spontanbewegungen der Gesichtsmuskulatur ein- oder beidseitig: „Lächeln" (als Ausdruck auf optische Erkennensleistung erst ab etwa 6. Woche vorhanden), „Grimassieren" (DD.: Ekelausdruck auf nicht gustatorisch akzeptierte Speisen), „Stirnrunzeln“: Konstante spontane Kontraktion des m. frontalis weist auf Schädigung zentral (geburtstraumatisch, s. Kap. IV) oder später auf metabolische oder Mineralhaushaltsstörungen (Pylorospasmus, Atrophie, Exsikkation). Zusammen mit Aufwerfen der Oberlippe und Bulbuselevation kann es auch einen vestibulären Reizzustand anzeigen, „Stäupchen“ (ZIPPERLING[1]), „Kinderweh“: myoklonische Zuckungen vor allem im Fazialisbereich, aber auch der Augenmuskeln (Schädigung der DEITERschen und der Augenmuskelkerne). Manchmal Eindruck des „Lächelns“, „Kind spielt mit Engeln“.

γ) *Reflexe*

1. *Reflexkombinationen* (Reflexschablonen höherer Ordnung, aus mehreren Einzelreflexen zusammengesetzt, mit wahrscheinlich phylogenetischem Leistungswert): Ihr Erhaltenbleiben weist immer auf eine schwere Schädigung, da das Erlöschen dieser Reflexschablonen Voraussetzung für den Erwerb der speziellen Bewegungsformen des Menschen ist. Entsprechend erfolgt ihre Auflösung in kranio-kaudaler und dort in zeitlicher Reihenfolge: So erlischt das Puppenkopfphänomen (Abb. 43) erst notwendigerweise mit Beginn des Fixierens (5. bis 6. Woche), während der tonische Greifreflex der Zehen (Abb. 44) noch im 10. Monat nachweisbar sein kann, da er erst um diese Zeit mit Beginn des Stehens und Gehens zu erlöschen braucht.

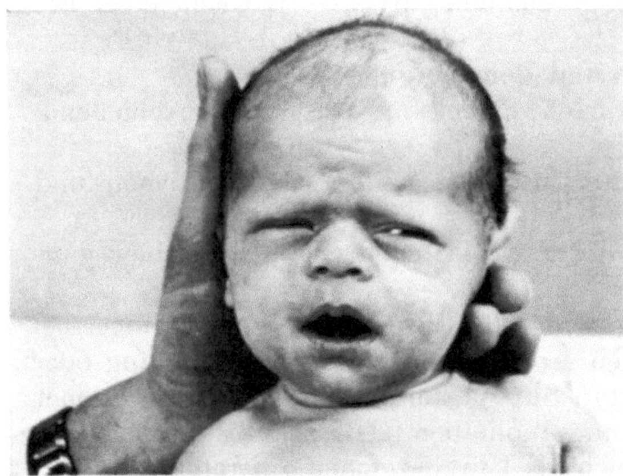

Abb. 43. *Puppenkopfphänomen:* Bei Wendung des Kopfes nach rechts bleiben die Augen in der ursprünglichen optischen Einstellung stehen und gegenüber der Kopfwendung zurück

a) Reflexe der Lage und der Bewegung:

α) MORO-Reflex[2, 3] („Head-drop“-Phänomen): Sakkulus-Symptom bei Beschleunigung des Kopfes in dorso-ventraler bzw. ventrodorsaler Richtung (HASEGAWA[4]): Schlag auf das Kissen (MOROS[2] Originalangabe, Abb. 45), Aufschlagen der den Kopf haltenden Hand auf die Unterlage, rasches Rückwärtsbeugen des Kopfes oder rasches Senken des horizontal gehaltenen Kindes (Abb. 46) führen zu einer Streckreaktion in Form einer Streckung der

---

[1] ZIPPERLING, W.: Über eine besondere Form motorischer Reizzustände bei Neugeborenen (sog. „Stäupchen“). Z. Kinderheilk. **5**, 31—40 (1913).

[2] MORO, R.: Das erste Trimenon. Münch. med. Wschr. **65**, 1147—1150 (1918).

[3] MORO, R.: Zur Persistenz des Umklammerungsreflexes bei Kindern mit zerebralen Entwicklungshemmungen. Münch. med. Wschr. **67**, 360 (1920).

[4] HASEGAWA, T.: Die Veränderungen der labyrinthären Reflexe bei zentrifugierten Meerschweinchen. Pflügers Arch. Physiol. **229**, 205—225 (1932).

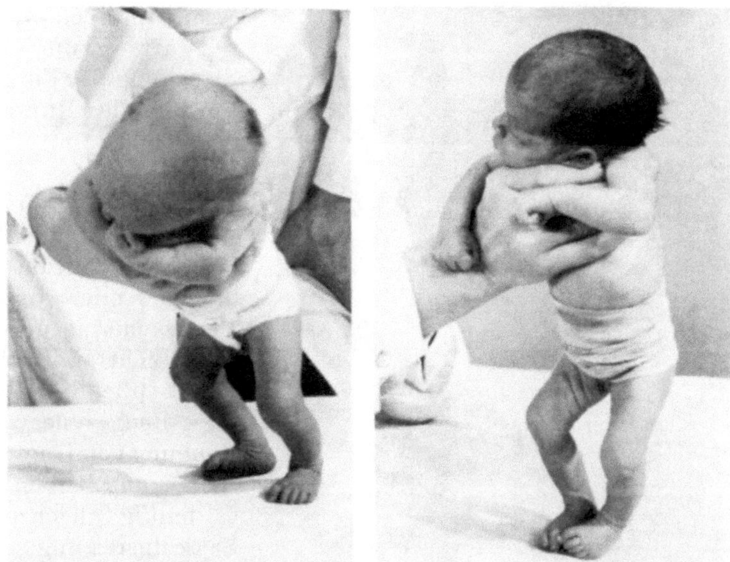

Abb. 44. *Tonischer Greifreflex der Zehen: a* Bei Gewichtsverlagerung auf das rechte Bein einseitiger tonischer Greifreflex. *b* Bei Aufstellung auf beide Füße doppelseitiger tonischer Greifreflex der Zehen

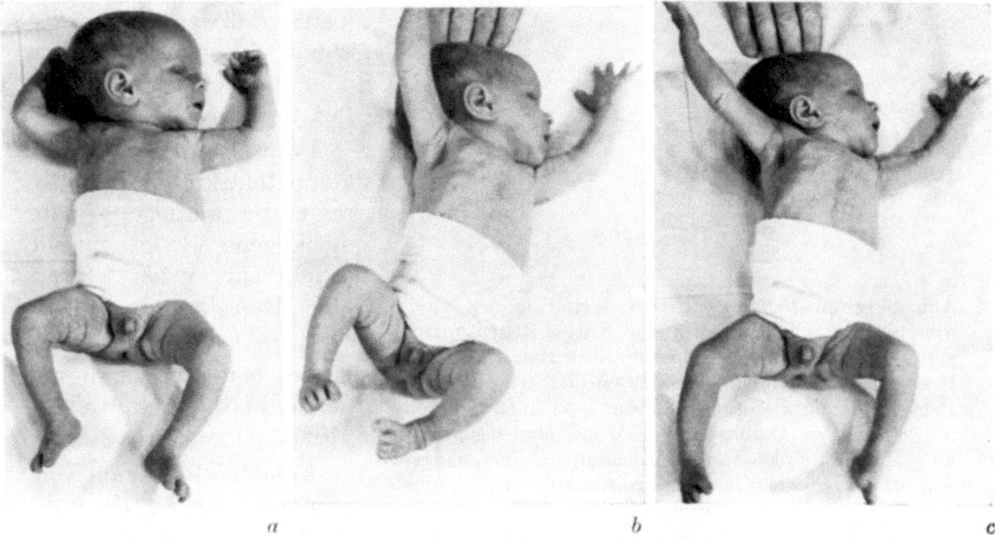

Abb. 45. MORO-*Reflex: a* Ausgangslage: Rückenlage mit totaler Beugesynergie. *b* Schlag auf die Kopfunterlage mit der Hand (MOROS Angabe im Original) löst sukzessive Reaktion, beginnend an Händen und Armen, aus. *c* Totale Reaktion jetzt auch der Beine und Füße mit noch weiter verstärkter Abduktion der Arme

Arme im rechten Winkel seitwärts zum Körper, Streckung der Finger, häufig auch des Rumpfes und des Kopfes mit Beugung der Beine.

Zu Unterscheiden vom „Zusammenfahren" („Schreckreaktion"): Audiogene oder optikogene Beugesynergie auf Schall- oder Lichtreiz (Klatschen, Knall, Blendung). Durch die Beugesynergie (mit Beugung von Rumpf, Kopf, Armen und Beinen) kommt es häufig gleichzeitg zur Sakkulusreizung, so daß auf das beugesynergistische „Zusammenfahren" ein MORO-Reflex folgt (s. a. WIESNER[1]).

Bei hypermotilen Kindern wird die Sakkulusreizung häufig durch Massenbewegungen selbst ausgelöst, so daß der Bewegungsablauf durch einen totalen oder partiellen MORO-Reflex unterbrochen wird.

Der MORO-Reflex hat keine Refraktärphase, während die audiogene oder optikogene Beugesynergie („Schreckreaktion") stets eine Refraktärphase hat.

Auftreten: Bis 4. Monat, länger bei Hirnschädigungen (bei Oligophrenen, MORO[2, 3]).

Kombination: Beim Neugeborenen in ⅔ der Fälle

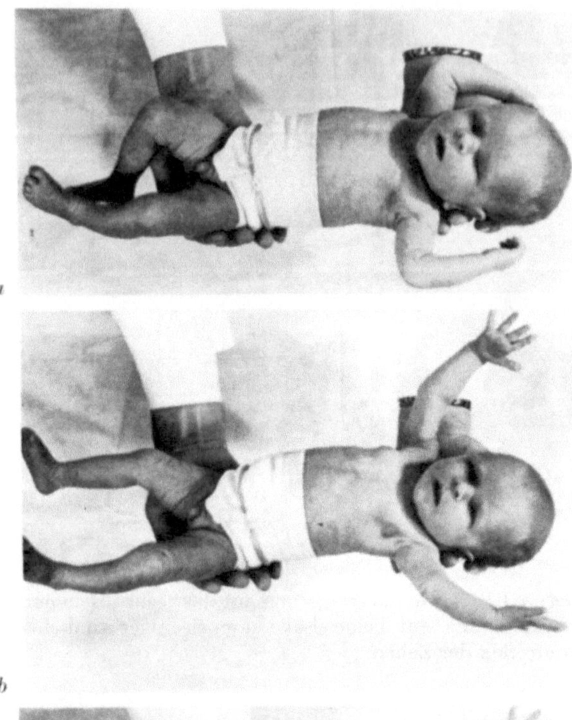

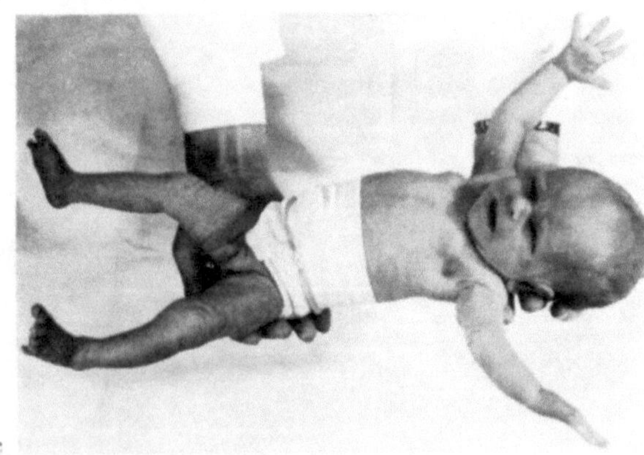

Abb. 46. MORO-*Reflex modifiziert: a* Haltung des Kindes freischwebend auf beiden Händen. Totale Beugesynergie. *b* Rasches Senken des Kindes: Gestufter Ablauf der Reaktion, beginnend an den Händen und Armen, geringe Beinbeteiligung. *c* Totale Reaktion jetzt auch der Beine mit vermehrter Abduktion der Arme. Man beachte die mitlaufende Mimik: In *a* ruhig, entspannt, geschlossene Augen, in *b* Augenöffnen, Schreckmimik, in *c* Unlustweinen

[1] WIESNER, S.: Die Bedeutung der Zeitdehneraufnahmen für die neurologische Forschung, dargestellt am Beispiel des MORO-Reflexes. Forschungsfilm **3**, 143—150 (1959).

[2] MORO, R.: Das erste Trimenon. Münch. med. Wschr. **65**, 1147—1152 (1918).

[3] MORO, R.: Zur Persistenz des Umklammerungsreflexes bei Kindern mit zerebralen Entwicklungshemmungen. Münch. med. Wschr. **67**, 360 (1920).

mit einem niederfrequenten, großamplitudigen („grobschlägigen") Tremor verbunden.

β) Rotations-Reflex: Utrikulus-Symptom bei Drehung des Körpers um seine Längsachse; der Untersucher hält das Kind hoch und dreht es um seine Achse oder dreht sich mit dem Kind. Der Kopf dreht sich dabei mit den Bulbi entgegengesetzt der Drehrichtung, bei Anhalten der Drehung wandern Kopf und Bulbi dagegen in Drehrichtung, gleichzeitig tritt Nystagmus auf. Die Prüfung soll in beiden Richtungen ausgeführt werden.

Der Reflex fehlt bei vestibulären Schäden und bei Augenmuskelparesen.

γ) Lage- und bewegungsbedingte Augenstellungen:

αα) „Puppenkopfphänomen" (Abb. 43): Langsame Drehung des Kopfes um seine Längsachse nach rechts oder links bzw. langsames Heben oder Senken bewirkt ein Stehenbleiben der Augen bzw. eine Bulbusbewegung in entgegengesetzter Richtung (s. a. Kap. II).

Auftreten: Stets während der Neugeborenenperiode; verschwindet bei Einsetzen des Fixationsvermögens, kann auch zur Diagnostik von isolierten Augenmuskellähmungen in diesem Alter verwendet werden.

ββ) Tonischer Halsreflex auf die Augen: Hält man den Kopf fest und dreht den Körper um 90° nach rechts oder links, so wandern die Bulbi mit der Körperdrehung. (Tiefstehende Reflexschablone über die Propriozeptoren der Halsmuskulatur, phylogenetisch den Wendebewegungen zuzuordnen, HASSLER[1].)

Auftreten: In den ersten beiden Lebenstagen (BARANY[2], VOSS[3]).

γγ) Elevationshemmung der Bulbi („Symptom der untergehenden Sonne", WILLI[4]): Beim raschen Lagewechsel des Kopfes aus sitzender in liegende Stellung kommt es zur Elevationshemmung der Bulbi, die für Sekunden konjugiert ein- und abwärtsgedreht werden, so daß die Iris teilweise hinter dem Unterlid verschwindet. Schädigungssymptom (Arterien der sog. Perforata-Gruppe aus der a. cerebri posterior mit Versorgungsgebiet des nucleus interstitialis, KÖRNYEY[5], SZENTÁGOTHAI[6]) oder Unreifesymptom der Vierhügelregion bzw. des nucleus interstitialis CAJAL und des DARKJEWITSCHen Kernes (MOLNÁR[7]).

Auftreten: Beim gesunden Neugeborenen selten; meist bei Unreifen sowie geburtsbedingten Schäden und Druckhydrozephalus. Bei letzterem konstant

---

[1] HASSLER, R.: Die zentralen Apparate der Wendebewegungen. Arch. Psychiat. Neurol. **194**, 456—481 (1956).

[2] BARANY, R.: Über einige Augen- und Halsmuskelreflexe bei Neugeborenen. Acta oto-laryngol. (Stockholm) **1**, 97—102 (1918).

[3] VOSS, O.: Geburtstrauma und Gehörorgan. Acta oto-laryngol. (Stockholm) **11**, 73—108 (1927).

[4] WILLI, H.: Annal. paediatr. (Basel) **174**, 87 (1950); **178**, 312 (1952).

[5] KÖRNEYEY, ST.: Blickstörungen bei vasculären Herden des mesodiencephalen Übergangsgebietes. Arch. Psychiat. Z. ges. Neurol. **198**, 535—543 (1959).

[6] SZENTÁGOTHAI, J.: Die zentrale Innervation der Augenbewegungen. Arch. Psychiat. Nervenkr. **116**, 721—760 (1943).

[7] MOLNÁR, L.: Die lokaldiagnostische Bedeutung der vertikalen Blicklähmung (Beiträge zur Symptomatologie und Faseranatomie des meso-diencephalen Übergangsgebietes). Arch. Psychiat. Z. ges. Neurol. **198**, 523—534 (1959).

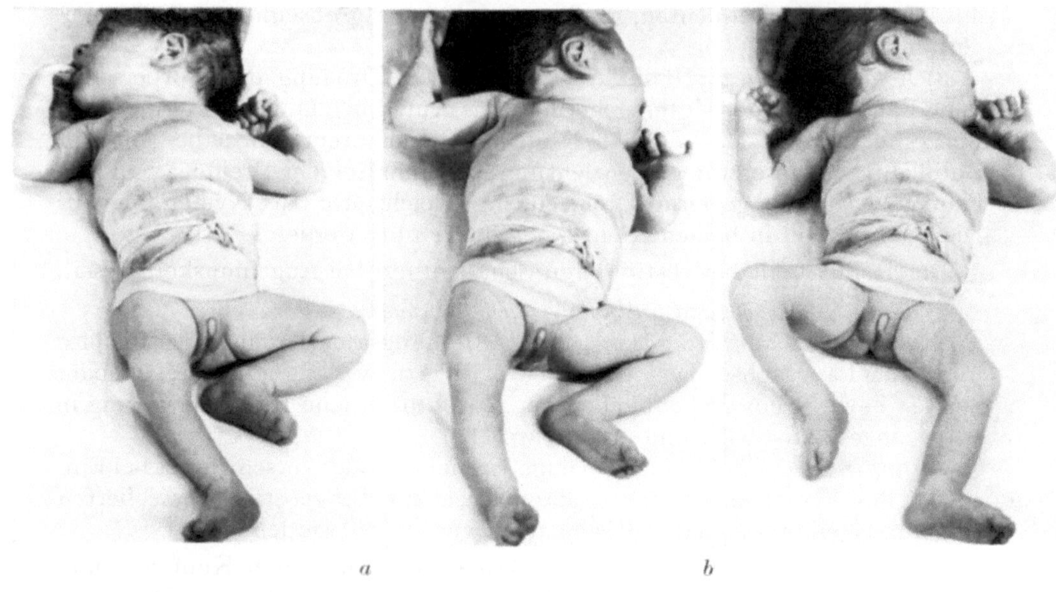

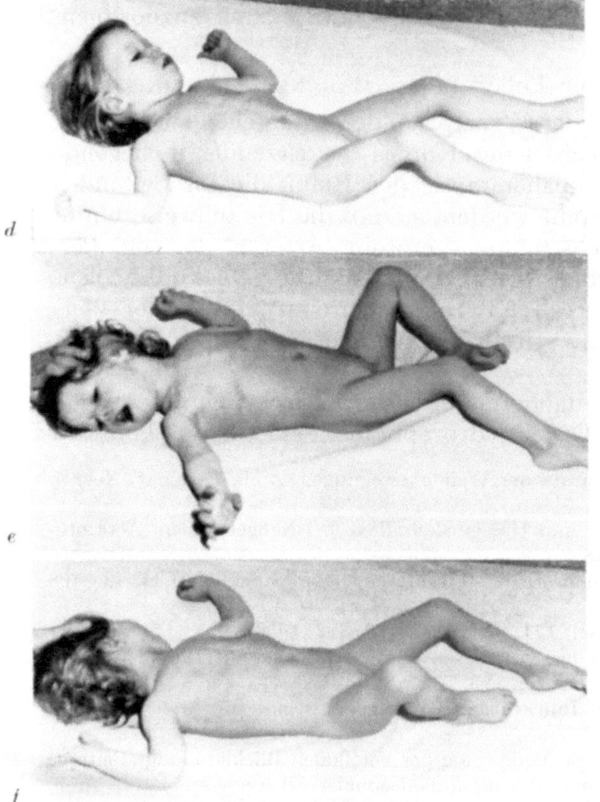

Abb. 47. *Asymmetrischer tonischer Halsre beim Neugeborenen (a—c) und pathologisch Geburtsschädigung (d—f):* Er ist für die obe Extremitäten bereits erloschen (Reifezeiche: während er für die unteren Extremitäten n voll vorhanden ist. *a* Kopfdrehung nach rec in Rückenlage. Arm bleibt unverändert gebeı Bein wird gestreckt. *b* Kopfwendung nach lin Partielle MORO-Reaktion mit Streckung Finger und Zehen als Folge der Labyrir reizung. *c* Streckung des „Kinnbeines" (lir und Beugung des rechten Beines. Arm bl unverändert auch links gebeugt. Die parti MORO-Reaktion ist abgeklungen. *d* Zum V gleich ein 14 Monate altes Mädchen mit c braler Kinderlähmung. Rechts Adduktionsk traktur des Daumens, links Daumen regelre *e* Bei Kopfwendung nach rechts rasche totale Streckung des rechten Armes mit Ha und Mundöffnung, verzögerte Streckreakt des rechten Beines (umgekehrtes Verhäl wie beim gesunden Neugeborenen). *f* Kopfw dung nach links: Arm und Bein werden gle zeitig gestreckt, keine Handöffnung links. R ter Arm und rechtes Bein werden gebeugt. Seiten- und Armbetonung rechts erlaubt ne der Grunddiagnose eine topische Diagnose die differente Reaktion

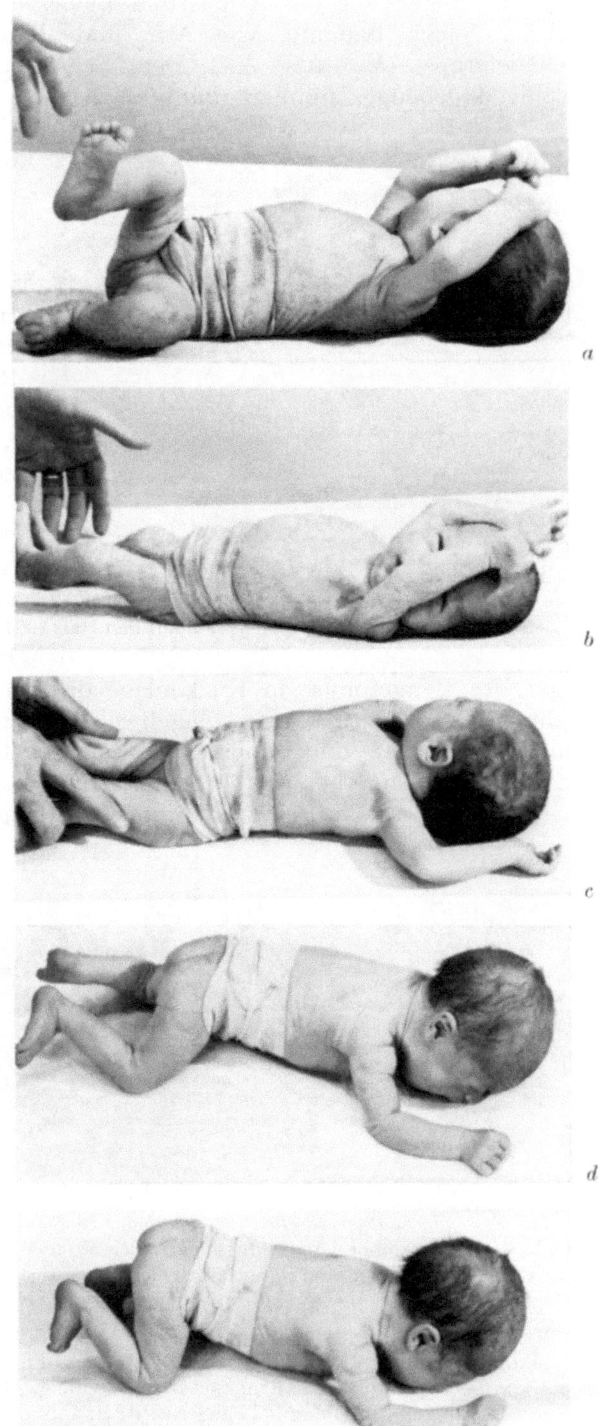

Abb. 48. *Symmetrischer tonischer Labyrinthreflex in Rücken- und Bauchlage: a* Rasches Umwälzen des Kindes aus Bauchlage. *b* Es erfolgt eine totale Streckreaktion von Armen und Beinen sowie der Hände. *c* Rasches Umwälzen aus Rückenlage. *d* Es folgt eine Beugereaktion, hier besonders deutlich an den Beinen sichtbar. *e* Totale Beugereaktion in der Endstellung: es erfolgt bereits Anhebung des Kopfes und Opisthotonusbildung. Letzteres bleibt bei der cerebralen Kinderlähmung aus (s. d.)

(STILLHART[1]), sonst vorübergehend und in wechselnder Stärke. Bei Wiederauftreten im späteren Lebensalter Teilsymptom des PARINAUD[2]-Syndroms (Tumoren in der Vierhügelregion, z. B. Pinealome).

b) Reflexe der Haltung (Prüfung der für die Körperruhehaltung notwendigen Haltereflexe):

α) *Tonischer Halsreflex auf die Extremitäten* (Propriozeptive Afferenz aus der Halsmuskulatur):

αα) *Asymmetrischer tonischer Halsreflex:* Bei langsamer (! sonst Vestibularreaktion! Abb. 47) passiver Drehung des Kopfes kommt

[1] STILLHART, H.: Über die klinische Bedeutung des sogenannten reflexartigen Phänomens der untergehenden Sonne beim Neugeborenen. Helvet. Act. paediat. **9**, 3—17 (1954).

[2] PARINAUD, H.: Paralysie de la convergence; paralysie de divergence. Ann. ocul. (Paris) **95**, 205 (1886).

es zu einer Streckung des Armes und Beines auf der Kieferseite („Kieferarm") zu einer Beugung von Arm und Bein auf der Hinterkopfseite („Schädelarm"), (MAGNUS[1, 2, 3]). Der „Schädelarm" ist mehr oder minder winkelig angebeugt, supiniert und adduziert.

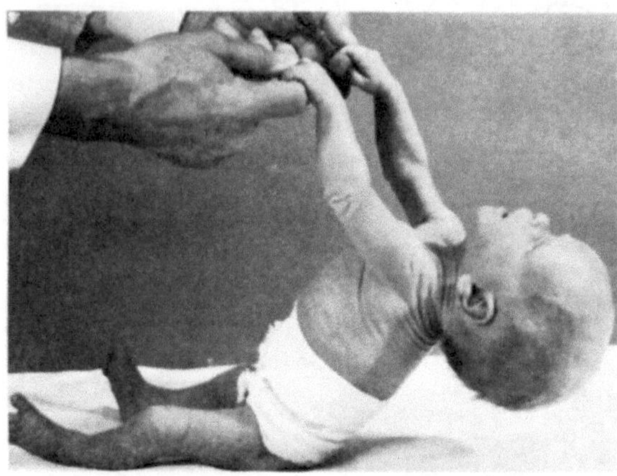

Abb. 49. *Aufziehversuch:* Das Neugeborene hält sich mit tonischem Greifreflex und kann hochgezogen werden, es fehlt jedoch noch die Haltereaktion auf den Hals

Auftreten: Bei Neugeborenen zur Hälfte der Fälle im Wachen in der ersten Lebenswoche. Stets Verdacht auf Hirnschädigung, daher Kontrolle notwendig. Im Schlafen bei seitwärts gewendetem Kopf und Rückenlage häufiger. Krankhaft bei Säuglingstoxikose („Fechterstellung"), Meningitis.

β) *Tonischer Labyrinthreflex auf die Extremitäten* (Abb. 48): Vom Utrikulus und Sakkulus ausgehende Tonusreflexe, welche in Bauchlage zu einem Überwiegen des Beugetonus, in Rückenlage des Strecktonus führen. Nur bei geschädigten Kindern konstant nachweisbar. Prüfung durch Wendung des Kindes aus Rücken- und Bauchlage und umgekehrt: In Rückenlage Retraktion der Schultern, Rückwärtsbeugen des Kopfes, abduzierte und gestreckte Arme sowie gestreckte Beine. In Bauchlage Beugung von Kopf und Rumpf

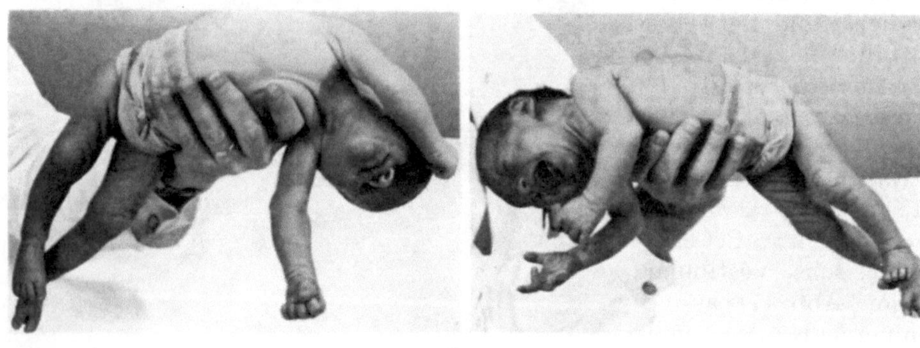

Abb. 50. *Fehlender Labyrinthreflex auf den Kopf in Seitenlage beim Neugeborenen: a* Linke Seitenlage. *b* Bei rascher Umwendung partieller MORO-Reflex an Händen und Füßen. Die später (ab 6. Monat) von dem dann positiven Labyrinthstellreflex ausgelösten Kettenreflexe fehlen, so daß Rumpf und Kopf der Schwerkraft folgen

[1] MAGNUS, R.: Körperstellung. Berlin 1924.

[2] MAGNUS, R. und A. DE KLEIJN: Pflügers Arch. Physiol. **145**, 537 (1912).

[3] MAGNUS, R. und A. DE KLEIJN: Körperstellung, Gleichgewicht und Bewegung bei Säugern. Haltung und Stellung bei Säugern. In: Handb. d. Physiologie **15**, 29 und 55. Berlin 1930.

sowie aller Extremitäten. Beim Aufziehversuch (Abb. 49) strecken sich die Arme, der Rumpf wird rückwärts gebeugt und der Kopf fällt nach hinten.

In Seithaltung ist das Neugeborene noch nicht in der Lage, Rumpf und Kopf entgegen der Schwerkraft zu stellen (Abb. 50).

Der Nachweis dieser Reflexe ist wesentlich als Ausgangssituation für die Erzielung normaler Tonusverteilung bei der zerebralen Kinderlähmung (BOBATH[1], s. a. Kap. IV, 6, 2, a).

γ) Tonischer Augenreflex auf den Hals: Bei plötzlichem Lichteinfall in das Auge Lidschluß mit tonischer Deflexion des Kopfes, häufig auch des Rumpfes. Der Reflex kann schwere Täuschungen verursachen, wenn er nicht beachtet wird. Sein störendes Auftreten wird zweckmäßig durch Anwendung diffusen Lichtes verhindert (s. dieses Kap., allgemeine Voraussetzungen).

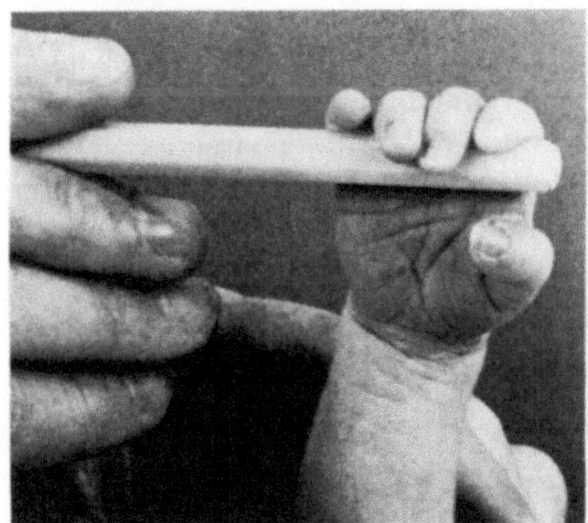

a

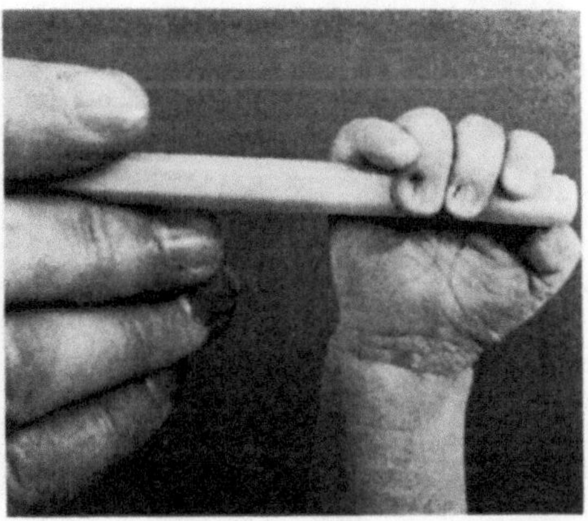

b

Abb. 51. *Tonischer Greifreflex der 4 Finger mit Beugeadduktion des Daumens: a* Das Einlegen des Holzstäbchens führt zur tonischen Beugung aller 4 Finger und zur Beugeadduktion des Daumens ohne Opposition. *b* Bei Anhebung des Kindes am Holzstäbchen verstärkt sich die Beugebewegung der 4 Finger und die Beugeadduktion des Daumens. Man erkennt, daß der Daumen in dieser Stellung der Greiffunktion eher hinderlich als dienlich ist

c) Tonischer Handgreifreflex (Robinson[2]):

Bei Einbringen eines Fingers (Holzstab weniger geeignet, STIRNIMANN[3]) in die Hohlhand des Neugeborenen schließen sich der Reihe nach Mittel-, Ring- und Kleinfinger, schließlich Zeigefinger und Daumen tonisch um den Gegenstand (HALVERSON[4]). Der Reflex wird verstärkt durch Saugbewe-

---

[1] BOBATH, H.: Die Neuropathologie der zerebralen Kinderlähmung unter besonderer Berücksichtigung der Stellung und Haltung der Wirbelsäule. In: Neurologie der Wirbelsäule und des Rückenmarkes im Kindesalter. Hrsg. DAGOBERT MÜLLER, VEB Gustav Fischer-Verlag, Jena 1964.

[2] ROBINSON, L.: Darwinism in the nursery. Nineteenth Cent, **30**, 831—842 (1891).

[3] STIRNIMANN, F.: Greifversuche mit der Hand Neugeborener. Ann. paediatr. (Basel) **157**, 17—27 (1941).

[4] HALVERSON, H. M.: Studies on the grasping responses in early infancy. J. genet. Psychol. **1**, 371—446 (1937).

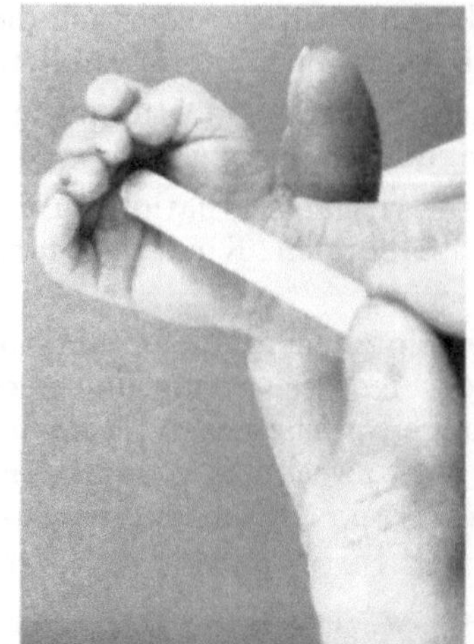

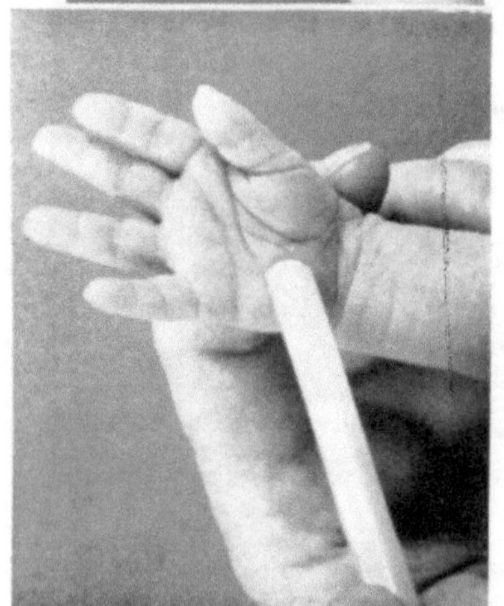

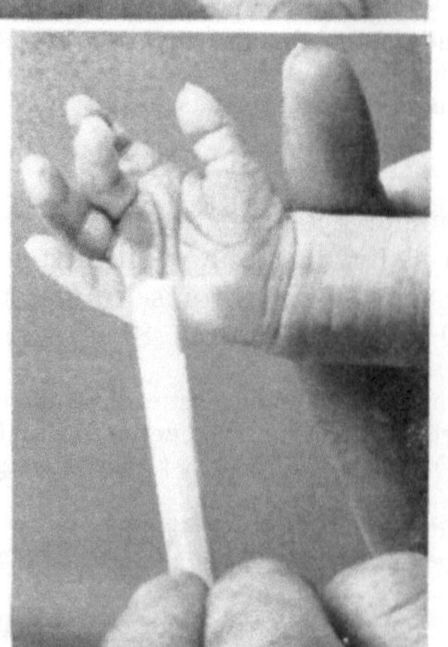

Abb. 52. *Reaktion der Hand bei Reizung differenter Hautstellen: a* Reizung der volaren Hypothenarseite. *b* Streckreaktion der Hand und der Finger. *c* Reizung der Handballenhaut: Einsetzen des Greifreflexes

gungen sowohl in funktionellem Leerlauf wie auch in der adaptierten Leistung (PRECHTL[1]), (Abb. 51, s. a. Saugen und Schlucken, dieses Kap.).

Der tonische Handgreifreflex erlischt früher als der tonische Zehengreifreflex (DIETRICH[2], 2. bis 4. Monat gegenüber 6. bis 10. Monat: Kraniokaudale Reifung). Zum Zeitpunkt des Erlöschens setzt das optisch gesteuerte und kontrollierte Greifen ein, bei welchem Daumen und Zeigefinger benutzt werden (s. a. Kap. II, Abb. 15 *a*, 52, 53). Daß es sich aber um einen vom Auge unabhängigen Reifungsvorgang handelt, erkennt man daran, daß auch bei blinden Säuglingen der tonische Handgreifreflex erlischt. Verspätet bleibt er bei hirnorganischen Schwachsinnigen.

d) Tonischer Zehengreifreflex (Abb. 44):

Bei Druck auf die Fußballen tonisches Greifen der sämtlichen Zehen, bei stärkerem Druck kombiniert mit Streckreflex des ganzen Beines. (Bei Berührung des Fußaußenrandes beugesynergistisches Fächern der Zehen mit Dorsalflexion der Großzehe = Pseudo-Babinski, bei stärkerem Reiz Beugereflex des ganzen Beines, WOLPERT[3].)

[1] PRECHTL, H. F. R.: Über die Kopplung von Saugen und Greifreflex beim Säugling. Naturwissenschaften **40**, 347 (1953).

[2] DIETRICH, A.: A longitudinal study of the Babinski and plantar grasp reflexes in infancy. Am. J. Dis. Childh. **94**, 265—271 (1957).

[3] WOLPERT, I.: Über den Fußsohlenreflex der Säuglinge. Dtsch. Z. Nervenheilk. **89**, 98—102 (1926).

Der Reflex ist normalerweise bis zum 10. Monat vorhanden und erlischt dann, weil Stehen und Laufen beginnt. Er gehört phylogenetisch zum Stemm-Greif-Klettern, wie auch die PEIPERschen „Schreitbewegungen", so daß er auch dabei zu beobachten ist (s. u.). Schreitbewegungen und tonischer Zehengreifreflex gehören also zu einer einheitlichen phylogenetischen Schablone, dem Stemm-Greif-Klettern.

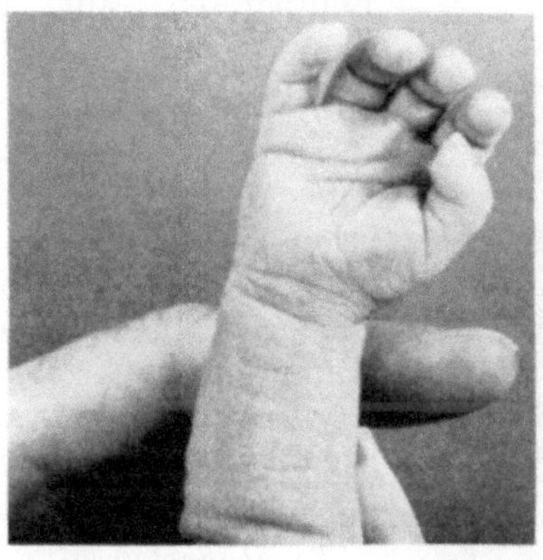

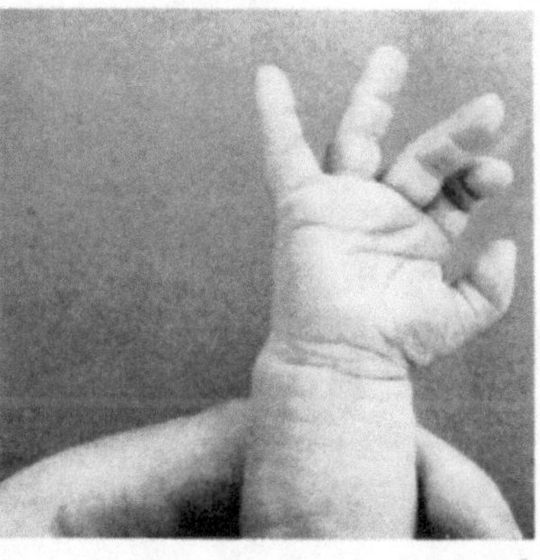

a b

Abb. 53. *Reaktion der Hand auf Streckung des Armes: a* Hand in Beugestellung. *b* Hand nach rascher Streckung des Armes: Streckung der Finger mit verzögerter Streckung der der intendierten Greifreaktion dienenden Finger (Daumen und Zeigefinger)

e) Schreitbewegungen (Peiper[1]):

Bei sanftem Berühren der Fußsohlenaußenkante werden alternierende Beinbewegungen ausgeführt, die an Schreiten erinnern; sie sind jedoch auch in Kopfhängelage und horizontal auslösbar und erweisen sich damit und in ihrem physischen Ablauf (a: Aufsetzen der Fußaußenkante — Fächerphänomen und Pseudo-Babinski; b: Gewichtsverlagerung auf das entsprechende Bein — tonischer Zehengreifreflex und Beinstreckung) als phylogenetisches Relikt des Stemm-Greif-Kletterns (KOCH[2]). Der Zerfall dieser Reflexschablone ist Voraussetzung für das spezielle Schreiten des Menschen (Abb. 54).

Der Reflex wird verstärkt bei raschem Aufstellen des Kindes aus dem Liegen.

f) Rumpf-Seitenbeuge-Reflex (GALANT-Reflex, Abb. 55):

Reizung der Haut paravertebral zwischen zwölfter Rippe und Crista iliaca führt zur homolateralen Kontraktion des m. obliquus externus und des m. erector trunci mit dem Effekt der Wirbelsäulenverkrümmung zur Gegenseite und der Beckenwendung zur gereizten Seite.

Der Reflex ist meist konstant vorhanden, fehlt bei Spinalschocksyndrom oder auch bei Bulbärhirnsyndrom mit Atonie. Bei Mittelhirnsyndrom sehr lebhaft bzw. gesteigert.

---

[1] PEIPER, A.: Die Schreitbewegungen des Neugeborenen. Mschr. Kinderheilk. **45**, 444—448 (1929).

[2] KOCH, T.: Zur Phylogenie der Wirbelsäule. In: Neurologie der Wirbelsäule und des Rückenmarkes im Kindesalter. Hrsg. DAGOBERT MÜLLER. VEB Gustav Fischer-Verlag, Jena 1964.

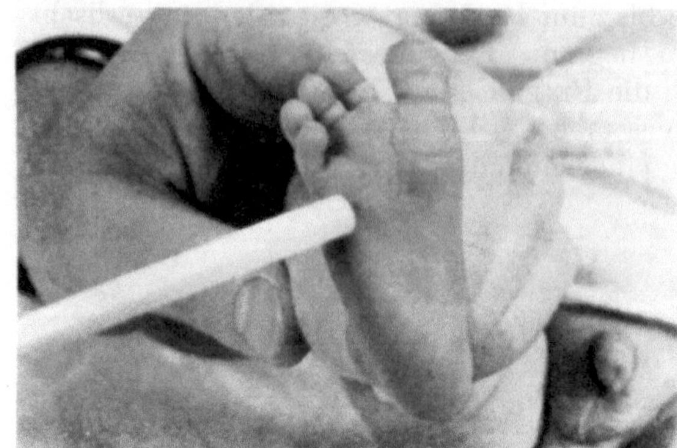
a

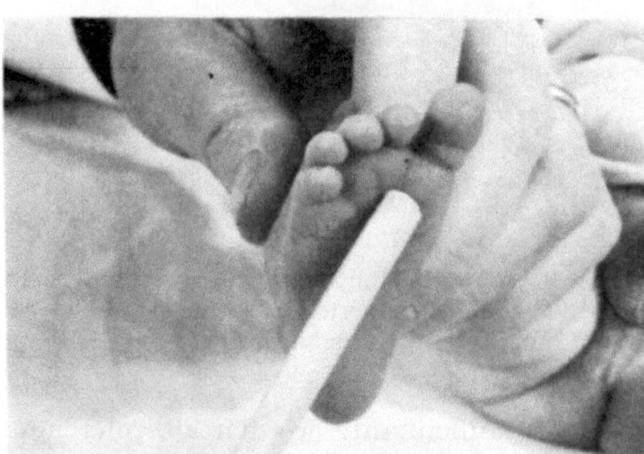
b

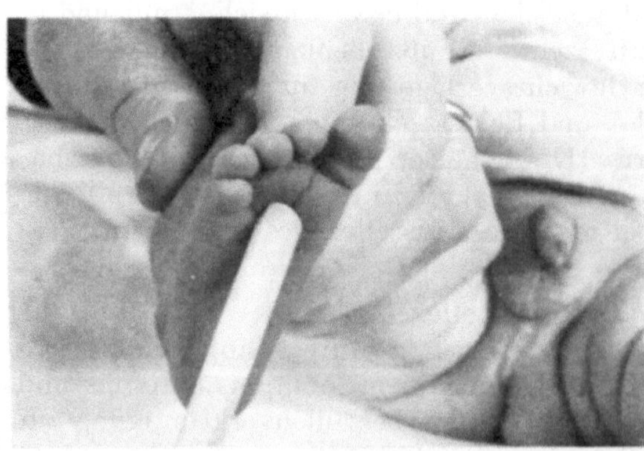
c

Abb. 54. *Auslösung verschiedener Reflexabläufe bei Reizung differenter Hautstellen: a* Reizung der plantaren Fußaußenseite: „Pseudo"-Babinski mit Streckung der Großzehe und der übrigen Zehen als Teil einer totalen Beugesynergie (bei stärkerer Reizung wird Fuß, Knie und Hüfte gebeugt). *b* Einsetzen des plantaren Greifreflexes mit Beugung aller Zehen. *c* Totaler Greifreflex mit Krümmung auch des Fußgewölbes in Quer- und Längsrichtung

Einseitiges Fehlen (meist in Kombination mit Bauchhaut- und Bauchdeckenreflexen) weist auf Halbseitensyndrom, partieller Ausfall beiderseits mit Beinparesen auf Querschnittssyndrom.

g) Streckreaktion:

Drückt man bei Bauchlage des Kindes sanft gegen die Fußsohle des Säuglings, so werden die gebeugten Beine sowie der Rumpf gestreckt und der Kopf für kurze Zeit aufgerichtet (Ausnahmen s. bei totalem Beugereflex).

h) Magnetreaktion (Abb. 56):

Sanfter Druck auf die Fußsohlen bei Rückenlage führt zu einer symmetrischen Streckreaktion. Fehlt bei Spinalschock (erste Lebenstage!), Querschnittssyndrom sowie Mittelhirnsyndrom mit Streckspastik und ist einseitig gestört bei halbseitigen Ausfällen oder Gelenkveränderungen.

i) Gekreuzter Extensorenreflex:

Bei Streckung eines der in Rückenlage gebeugten Beine des Säuglings und gleichzeitiger Reizung der Fußsohlenhaut mit Nadelstich kommt es zur Streckung und Adduktion auch des anderen Beines.

Ausfall im Spinalschock, bei Mittelhirnsyndrom mit Streckspastik oder asymmetrisch bei Halbseitensyndromen.

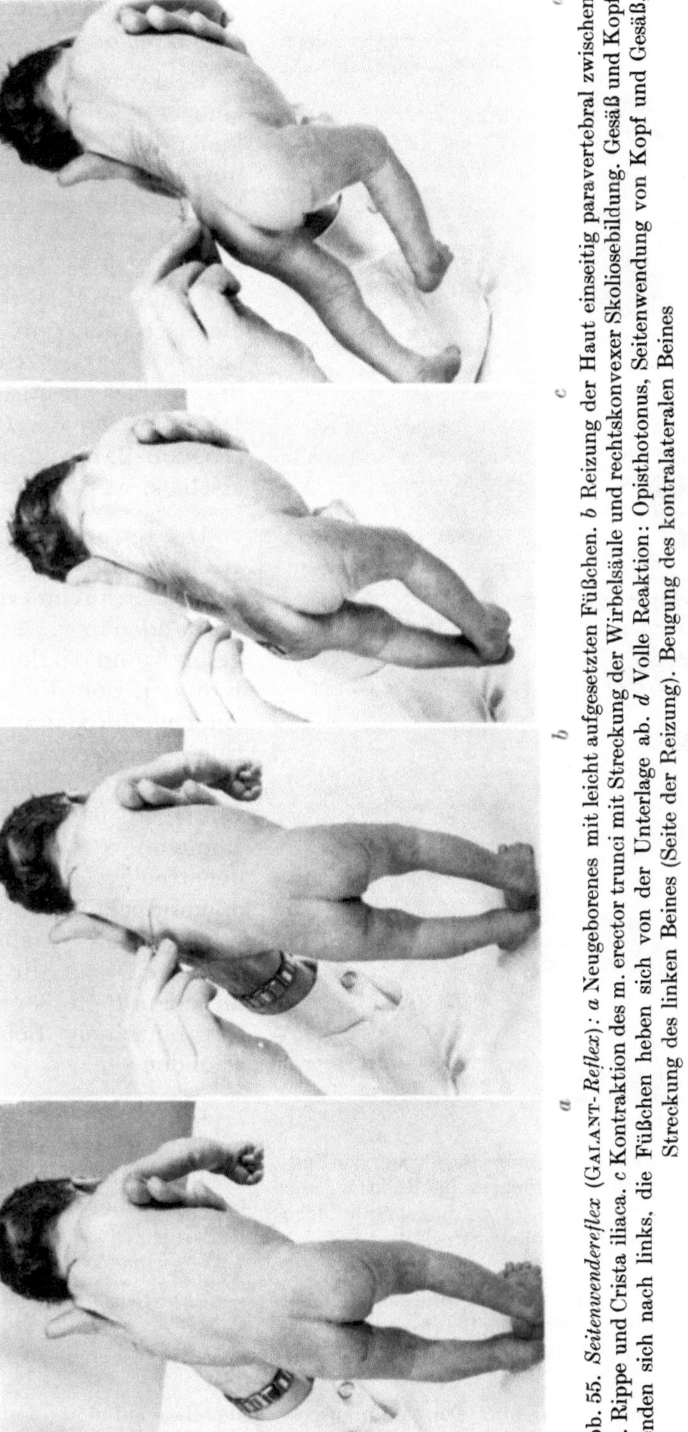

Abb. 55. *Seitenwendereflex* (GALANT-*Reflex*): *a* Neugeborenes mit leicht aufgesetzten Füßchen. *b* Reizung der Haut einseitig paravertebral zwischen 12. Rippe und Crista iliaca. *c* Kontraktion des m. erector trunci mit Streckung der Wirbelsäule und rechtskonvexer Skoliosebildung. Gesäß und Kopf wenden sich nach links, die Füßchen heben sich von der Unterlage ab. *d* Volle Reaktion: Opisthotonus, Seitenwendung von Kopf und Gesäß, Streckung des linken Beines (Seite der Reizung). Beugung des kontralateralen Beines

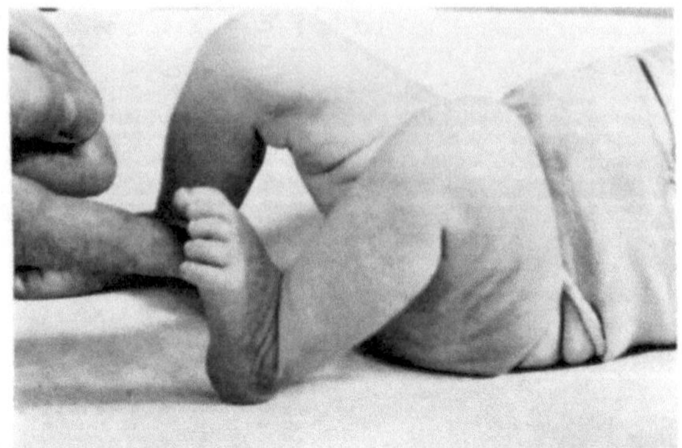
a

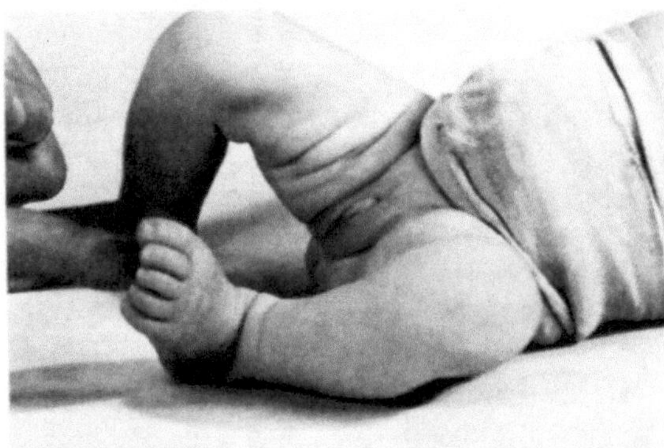
b

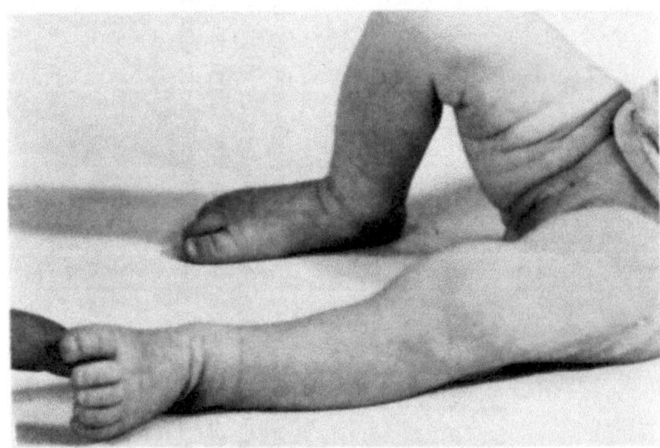
c

Abb. 56. *Magnetreaktion: a* Leichte Berührung der Fußballen und Bewegung des Fingers in Richtung der Beinstreckung. *b* Das Bein folgt dem berührenden Finger bis *c* zur vollen Streckung

j) Totaler Beugereflex (Sherrington[1]*):*

Bei kräftigem Bestreichen einer Fußsohle des in Rükkenlage liegenden Kindes mit einer Nadel kommt es zur reflektorischen symmetrischen Totalbeugung beider Beine, der Hüften, der Füße und der Großzehe. Bei schwächerem Bestreichen oder passiver Streckung des Beines resultiert eine Dorsalflexion der Großzehe (Pseudo-Babinski, physiologisch, s. a. SCHARFETTER[2]).

Der Beugereflex ist bei in Beckenendlage (Steißlage) geborenen Kindern nicht vorhanden bzw. stark herabgesetzt und es kommt bei Kratzen der Fußsohle zu einer paradoxen Streckreaktion (PRECHTL[3]). Bei einfachen Steißfußlagen und Fußlagen ist dagegen der Beugereflex verstärkt und derStreckreflex herabgesetzt oder aufgehoben. Bei unvollkommenen Steißfußlagen verhalten sich die Reflexe an jedem Bein, je nach Lage des einzelnen Beines verschieden.

DieGeburtsanamnese verhindert in derartigen Fällen Fehldeutungen (z.B. LITTLE-Syndrom bei zentraler Schädigung).

---

[1] SHERRINGTON, S. CH.: Flexion-reflex of the limb, crossed extension-reflex and reflex stepping and standing. J. Physiol. **40**, 28—121 (1910).

[2] SCHARFETTER, CHR.: Der Fußsohlenreflex des Neugeborenen. Mschr. Kinderheilk. **111**, 186—191 (1963).

[3] PRECHTL, H. und A. R. KNOL: Der Einfluß der Beckenendlage auf die Fußsohlenreflexe beim neugeborenen Kind. Arch. Psychiatr. Z. f. d. ges. Neurol. **196**, 542—553 (1958).

2. *Einzelreflexe mit einfachen Reflexbögen:*

Augenreflexe:

a) Lidreflexe:

α) *Cornealreflexe* (Abb. 40): Bei Geburt vorhanden: Berührung der Cornea mit weichem Wattehaar; schneller Lidschluß (unbedingter angeborener Reflex).

Lebhaft oder gesteigert: Lebhaft, wenn übermäßige Lidschlußreaktion auf Berührung auch außerhalb der Cornea mit spastischer Einwärtsrollung vom Ober- und Unterlid (pathologisch gesteigerter Reflex): „Blepharospasmus".

Herabgesetzt: Bei Bewußtseinsstörung, ein- oder doppelseitigen Paresen.

β) *Auro-palpebralreflex:* Bei plötzlichem Schall am Ohr (über 100 Dezibel; klinisch: Händeklatschen, Gong) kommt es zum raschen Lidschluß. Bei Neugeborenen bereits in 90% innerhalb der ersten halben Lebensstunde auslösbar (Fröding[1]). Reflexübertragung im Bereich der Formatio reticularis. Bei Schäden oberhalb dieser Ebene (z. B. der zentralen Hörbahn) bleibt der Reflex erhalten.

Ausfall bei peripheren Lähmungen des n. facialis sowie bei Verlust der Hörfähigkeit. Man beachte, daß kein Luftstrom beim Händeklatschen das Auge trifft! Rasche zentrale Hemmung des Reflexes, so daß er nach einigen Wiederholungen mittels Händeklatschens nicht mehr auslösbar ist.

γ) *Blinzelreflex:* Fehlt bei Neugeborenen, erst ab 6. Woche als bedingter (erworbener) Reflex auf Annäherung von Licht oder Gegenständen im Bereich des Gesichts- und Blickfeldes vorhanden. Fehlt daher auch bei blinden Kindern.

b) Pupillenreaktionen:

Die Pupille des Neugeborenen ist enger als die der Erwachsenen (1,5 bis 2 mm). Die Reaktionen erfolgen prompt und rasch, jedoch keinesfalls träge (pathologisch!). Die rasche Dilatation beim Erwachen fehlt noch (Großhirnreaktion?).

α) *Enge Pupillen:* Mittelhirnsyndrom (Kap. IV, C, 1, a).

β) *Weite Pupillen:* Bulbärhirnsyndrom (Kap. IV, C, 1, b). Ophthalmoplegia interna, Läsionen am Austritt des n. oculomotorius (Klivuskante; Blutungen).

γ) *Anisokorie:* Zeigt eine lokale Schädigung an, wenn die gegenseitige Pupille von normaler Weite ist (z. B. bei einseitigen Oculomotoriuslähmungen). Ist die gegenseitige Pupille sehr eng, die andere weit, so liegt ein Mittelhirnsyndrom mit Komplikation (einseitiger Blutung u. a.) vor.

Entrundete und verzogene Pupillen weisen auf Störungen im Bereich der Vierhügelregion.

Kombination mit Enophthalmus und enger Lidspalte: Horner-Syndrom.

δ) *Lichtreaktion:* Auf hellen, umschriebenen Lichteinfall reagieren die Pupillen des Neugeborenen prompt. Meist kombiniert mit Deflexion des Kopfes (Kap. IV, C, 1, a, tonischer Augenreflex auf den Kopf).

---

[1] Fröding, C.-A.: Acoustic investigation of newborn infants. Acta oto-laryng. (Stockholm) **52**, 31—40 (1960).

ε) *Sensitiv-sensorieller Pupillenreflex:* Bei Schmerzreiz, Schreck, Erregung Mydriasis, die stärker ist als die Verengung auf gleichzeitigen Lichteinfall („Erregungsmydriasis"). Beim reifen Neugeborenen stets vorhanden (SCHARFETTER[1]).

c) Nystagmus:

Bei rascher Wendung des Kopfes beim Neugeborenen Nystagmus, der sich rasch erschöpft. Permanenter Nystagmus in jedem Falle pathologisch.

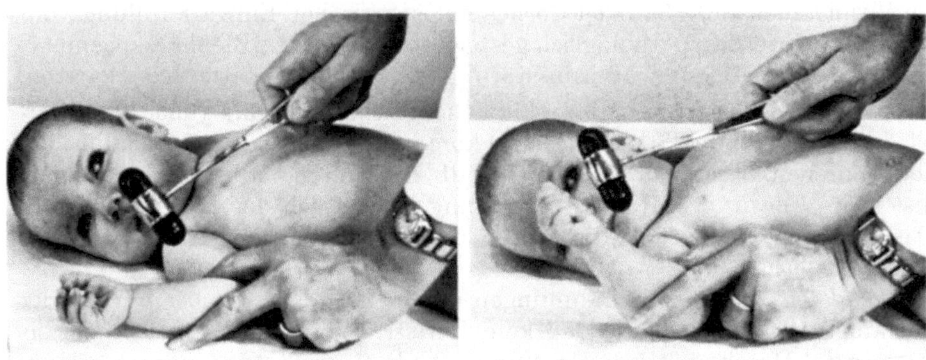

a b

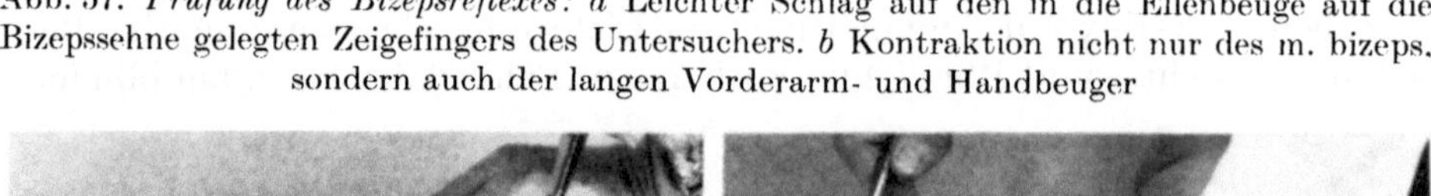

Abb. 57. *Prüfung des Bizepsreflexes: a* Leichter Schlag auf den in die Ellenbeuge auf die Bizepssehne gelegten Zeigefingers des Untersuchers. *b* Kontraktion nicht nur des m. bizeps, sondern auch der langen Vorderarm- und Handbeuger

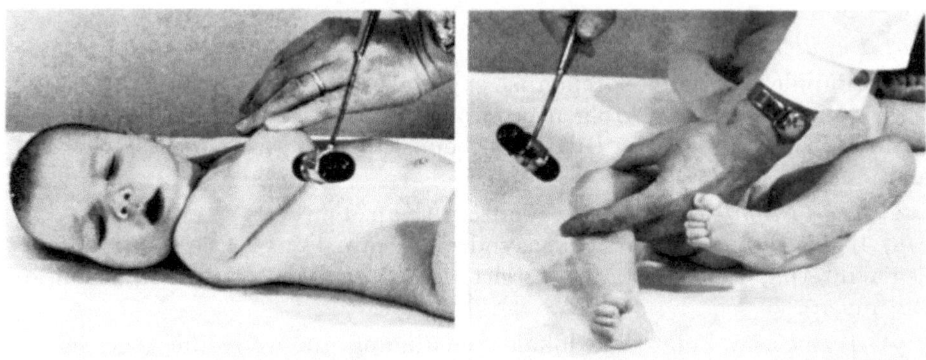

Abb. 58. Prüfung des Trizepsreflexes

Abb. 59. Prüfung des „Patellarsehnenreflexes"

3. *Sonstige Reflexe:*

a) Muskeldehnungsreflexe:

α) *Bizepsreflex* (Segment C 5/6): Konstant vorhanden (Abb. 57).

β) *Trizepsreflex* (Segment C 6/7): Physiologisch fehlend beim Neugeborenen infolge der totalen Beugesynergie mit Überwiegen des Beugetonus (Prüfung Abb. 58).

[1] SCHARFETTER, CHR.: Die Pupille des Neugeborenen. Mschr. Kinderheilk. **111**, 94—98 (1963).

γ) *Patellarsehnenreflex* (Segment L 3/4): (Abb. 59). Konstant beim Neugeborenen vorhanden, fehlend bei Spinalschock, Status dysraphicus (Spina bifida, Zehen- und Rückenmarksmißbildungen).

δ) *Achillessehnenreflex* (Segment L 5/S 1): Konstant vorhanden (Abb. 60), fehlend wie Patellarsehnenreflex.

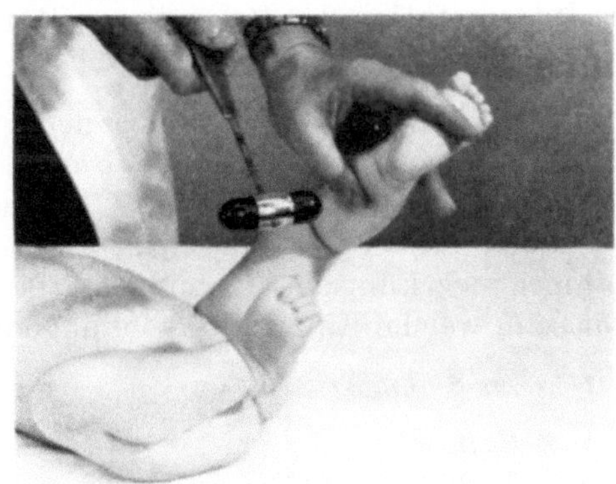

Abb. 60. Prüfung des „Achillessehnenreflexes“

ε) *Masseter-Reflex:* Beklopfen des in den sulcus mentalis gelegten eigenen Zeigefingers führt zu einer raschen Kontraktion des m. masseter (Dehnung der Propriozeptoren mit Reflexbogen über den motorischen Trigeminus). Der Reflex fehlt bei Läsionen des V. Hirnnerven sowie bei Läsionen im Bereich der Brücke. Bei suprapontinen Läsionen ist er gesteigert. Physiologisch kommt es manchmal zur Auslösung eines Unterkiefertremors.

ζ) *Bauchdeckenreflexe* (Segmente Th 8/9 bis Th 11/12):

αα) Beklopfen der unteren Rippen oder der spina iliaca anterior führt zur Kontraktion der schrägen Bauchmuskeln mit Nabelverlagerung.

ββ) Medio-pubal-Reflex: Man legt den Finger oberhalb der Symphyse auf den m. rectus abdominis und führt einen leichten Schlag mit dem Reflexhammer darauf. Es kommt normal zu einer Kontraktion des m. rectus abdominis sowie der Adduktoren. Fehlt bei Querschnittslähmungen, Spinalschock; einseitig bei Hüftgelenksluxation.

b) Fremdreflexe:

α) *Bauchhautreflex* (Segment Th 9 bis 12): Beim gesunden Neugeborenen vorhanden. Fehlen bei gespanntem Abdomen, bei Spinalschock, bei Querschnittslähmungen.

β) *Cremasterreflex* (Segment L 1/2): Bei vollständigem Descensus und nicht ödematösem Scrotum bei allen Neugeborenen vorhanden. Fehlt bei der Myatonia congenita Oppenheim.

D. Liquorologie des Neugeborenen

(s. a. Kapitel III)

Besonderheiten:

Die Blut-Liquor-Schranke hat eine „werdende Funktion“, d. h. ihre speziellen Eigenschaften reifen kurz vor und nach der Geburt. Dieser Reifungsvorgang ist etwa am Ende des 1. Lebensjahres abgeschlossen, so daß von diesem Zeitpunkt an die Permeabilitätsverhältnisse der Erwachsenen gelten. Dieser Reifungsvorgang ist von individueller Variabilität, so daß z. B. der Liquor eines Neugeborenen klar oder xanthochrom sein kann, ohne daß dem letzteren eine pathognomonische Bedeutung zukäme. Der Wert der Liquordiagnostik ist in dieser Lebenszeit daher umstritten und die Korrelation ihrer Ergebnisse mit klinischen Symptomen schwierig, so daß die Interpretation der Befunde mit Zurückhaltung erfolgen sollte.

Indikationen:

Im wesentlichen drei Indikationen:

1. Blutungen, 2. Erythroblastose, 3. Hydrozephalus.

Die Untersuchungen richten sich nach der Menge des zur Verfügung stehenden Liquors. Da diese im allgemeinen klein ist, sollte man sich im Rahmen der klinischen Symptomatik anhand der Möglichkeiten darüber klar sein, welche Einzeluntersuchungen vorrangig sind.

Untersuchungen:

1. *Zellzahl:*

0/3 bis 20/3 mm³. Erythrozyten werden häufig gefunden, da die Kleinheit der Verhältnisse leicht zu Gefäßverletzungen führt. Da nach 24 Stunden auch im Liquor die 12 Stunden nach einer Blutung auftretenden Stechapfelformen wieder normales Aussehen haben, kann die Beurteilung der Form nicht als differentialdiagnostisches Zeichen für frische (iatrogene) oder alte (intrakranielle) Blutung herangezogen werden (Wolf und Hoepfener[1]).

Hämorrhagischer Liquor in 10% der Fälle ohne sichere Pathognomonität für intrakranielle Blutung (Ullrich[2]).

2. *Pandy-Probe:*

Im allgemeinen einfach positiv +, selten negativ.

3. *Eiweißwerte:*

40 bis 80 mg % (Samson[3]), 30 bis 100 mg % (Waltz[4]), 100 bis 130 mg % (Otila[5]), bis 100 mg % (Wolf und Hoepfener[6]). Die Werte sind abhängig von der Permeabilität der Meningen und vom Zellzerfall, z. B. bei Blutungen, sowie vom direkten Eiweißeintritt in die Liquorräume (Blutung). Die nach der Methode Kafka gewonnenen Werte können nach dem heutigen Stand nicht mehr als verbindlich angesehen werden.

4. *Elektrophorese:*

Die Präalbuminfraktion ist wie bei älteren Kindern und Erwachsenen vorhanden (durchschnittlich 4%, Aly[7]). Die relative Menge von Beta-Glo-

---

[1] Wolf, H. and L. Hoepfener: The cerebrospinal fluid in the newborn and premature infant. World Neurology **2**, 871—878 (1961).

[2] Ullrich, O.: Über Häufigkeit und Prognose geburtstraumatischer Läsionen des Zentralnervensystems. Münch. med. Wschr. **76**, 487—489 (1929).

[3] Samson, K.: Die Liquordiagnostik im Kindesalter. Erg. inn. Med. und Kinderheilk. **41**, 553—788 (1931).

[4] Waltz zit. 1, S. 873.

[5] Otila, E.: Studies on the cerebrospinal fluid in premature infants. Acta paediatr. scand. **35**, Suppl. 8, 7 (1948).

[6] Wolf, H. and L. Hoepfener: The cerebrospinal fluid in the newborn and premature infant. World Neurology **2**, 871—878 (1961).

[7] Aly, F. W.: Untersuchungen über die elektrophoretisch isolierte Vorfraktion aus Liquor cerebrospinalis. Biochem. Z. **325**, 505 (1964).

bulin ist höher als im Serum (ARNHOLD und ZETTERSTRÖM[1]), während das Gamma-Globulin niedriger ist als die sowieso auch im Serum niedrigen Werte von Gamma-Globulin (KARTE[2]).

5. *Kolloidkurven:*

Normomastix- und Salzsäurekollargolkurven sind trotz Erhöhung des Gesamteiweißes und trotz relativer Beta-Globulinvermehrung normal. Bei Hirnzerstörung (Malazie, Blutung mit Abbau) dagegen „Parenchymkurve" mit tiefem, linksliegendem Ausfall und verbreiterten Schutzzonen in der Salzsäurekollargolkurve.

6. *Zuckerwerte:*

Im Rahmen der beim Neugeborenen niedrigen Blutzuckerwerte auch niedrige Liquorwerte (30 bis 60 mg %) im lumbalen Liquor. Der Ventrikelliquorwert für Zucker entspricht dagegen dem Blutzuckerwert.

7. *Bilirubinwerte:*

Im Rahmen der erhöhten Permeabilität der Blut-Liquor-Schranke erhöhte Bilirubinwerte (FRAMM[3]), besonders, wenn Icterus neonatorum vorliegt. Koppelung des Bilirubins an Albumin (KLATSKIN[4], PEDERSEN[5]). Die Bilirubinwerte im Liquor bei Erythroblastose gehen daher nicht dem Bilirubinwert im Serum parallel, sondern dem Eiweißgehalt des Liquors (STEMPFEL[6]). Wenn indirektes Bilirubin im Serum erhöht ist, ist auch das indirekte im Liquor hoch, jedoch nicht parallel dem Blutserumspiegel. Wahrscheinlich individuelle Schrankenpermeabilität. Infolge seiner Fettlöslichkeit ist das Bilirubin ein Zellgift („Kernikterus") und setzt entsprechende Schäden. Werte über 20 mg % sind als pathologisch anzusehen.

Nach CATEL[7] und LIEBE[8] ist bei intrakraniellen Blutungen der Liquorbilirubinspiegel höher als der Blutserumbilirubinspiegel. SCHMÖGER[9] begrenzt den Wert der Untersuchung, da auch bei Icterus neonatorum höhere Liquorbilirubinwerte als im Serum gefunden werden.

---

[1] ARNHOLD, R. G. and R. ZETTERSTRÖM: An electrophoretic study including hemolytic disease of the newborn. Pediatrics **21**, 279—287 (1958).

[2] KARTE, H.: Elektrophorese der Blutserumproteine im Säuglingsalter. Z. Kinderheilk. **73**, 467—486 (1953).

[3] FRAMM, W.: Beobachtungen bei Frühgeborenen. Z. Geburtshilfe **88**, 319—334 (1925).

[4] KLATSKIN, G. and L. BUNGARDS: Bilirubin-protein linkages in serum and their relationship to the von den Bergh reaction. J. clin. invest. **35**, 537 (1956).

[5] PEDERSEN, K. O. und J. WALDENSTRÖM: Studien über das Bilirubin in Blut und Galle mit Hilfe von Elektrophorese und Ultrazentrifugierung. Hoppe-Seylers Z. physiol. Chem. **245**, 152 (1937).

[6] STEMPFEL, R. and R. ZETTERSTRÖM: Concentration of bilirubin in cerebrospinal fluid in hemolytic diseases of the newborn. Pediatrics **16**, 184—195 (1955).

[7] CATEL, W.: Zur klinischen Diagnose intrakranieller Geburtsblutungen. Mschr. Kinderheilk. **52**, 1—23 (1932).

[8] LIEBE, S.: Zur Diagnose und Prognose geburtstraumatischer intrakranieller Blutungen. Mschr. Kinderheilk. **83**, 1—82 (1940).

[9] SCHMÖGER, R.: Besonderheiten des Icterus neonatorum Frühgeborener. Arch. Kinderheilk. **150**, 226—235 (1955).

E. Das EEG des Neugeborenen

1. *Grundregel:* Das Neugeborenen-EEG ist arrhythmisch, aphasisch und inkonstant (HUGHES[1]).

2. Bereits im 7. Fetalmonat treten langsame Wellen mit schnellen Rhythmen verknüpft occipital auf, die jedoch subkortikalen Ursprungs und daher wahrscheinlich keine Vorläufer der definitiven occipitalen Potentiale sind

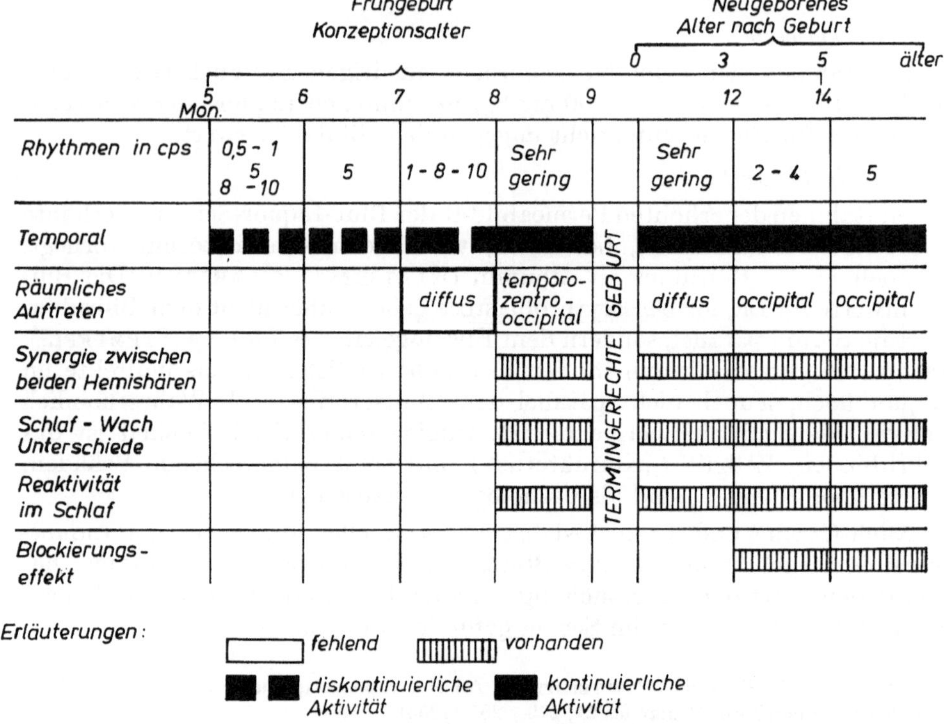

Abb. 61. Entwicklung der bioelektrischen Potentiale beim Frühgeborenen und bei termingerecht entbundenem Neugeborenen (nach DREYFUS-BRISAC)

(DREYFUS-BRISAC[2]). Im Altteil des Neokortex, der Zentralregion, sind regelmäßigere Entladungen auch beim Neugeborenen zu finden (JASPER[3]).

3. Beim Neugeborenen dominiert die Delta-Aktivität (0,5 bis 3 sec), subdominant bleiben die Theta- (4 bis 7 sec) und vereinzelt Alpha-Wellen, so daß die dominierende Aktivität mit der Grundaktivität identisch erscheint.

Die Amplitude der Delta-Wellen ist mit 5 bis 50 μV relativ niedrig. Es fehlt die Regularität einer Zuordnung zu einzelnen Hirnteilen, die Potentiale

[1] HUGHES, J., G. B. EHEMANN and U. A. BROWN: Electroencephalography of the newborn. Amer. J. Dis. Childr. (Chicago) **76**, 503—512 (1948).

[2] DREYFUS-BRISAC, C.: The electroencephalogram of the premature infant. World Neurology (Minneapolis) **3**, 5—15 (1962).

[3] JASPER, H. H.: Electroencephalography in child neurology and psychiatry. Pediatrics **3**, 783—800 (1949).

sind irregulär über das ganze Gehirn verteilt, die Maxima der Potentiale wechseln von Ort zu Ort. Ebenso unregelmäßig ist die Wellenform und die Phasenrichtung. Eine eigentliche Rhythmusbildung fehlt, wenn man nicht die von SUREAU[1] gefundenen Wellen von 5 bis 6/sec als Grundrhythmus ansehen will, die aber auch von einer schnelleren Aktivität von 12 bis 14/sec in Form von Entladungen superponiert sind. Interessant ist, daß im früh reifenden Großhirnfunktionsbereich, der Occipitalregion, diese Polymorphie weniger auffallend ist und Wellen von 1½ bis 3½/sec vorherrschen.

4. Die Depression der bioelektrischen Aktivität bis zum „Erlöschungsphänomen" ist bis etwa 8 Wochen deutlich, kann aber (nach LESNY[2]) bis zum 6. Lebensmonat eine normale Erscheinung sein.

5. *Schlaf-Wach-Zustand:* KELLAWAY[3] fand bereits in den ersten Lebenstagen Schlafspindeln, auch DREYFUS-BRISAC[4] hat eindeutig Schlafänderungen im EEG des Neugeborenen bemerkt (s. Abb. 61). Beim Übergang vom Wachen zum Schlafen präzentral transitorische, in kurzen Gruppen auftretende regelmäßige Wellen von 3 bis 4/ sec (Theta-Wellengruppen, GARSCHE[5]). KRAUSE[6] fand unklare Rhythmen niedriger Amplitude mit Frequenzen von 1 bis 2/sec und 5 bis 10/sec.

F. Neuroradiologie des Neugeborenen

1. Schädel

Der Schädel des Neugeborenen ist ein getreues Abbild der intrakraniellen Verhältnisse; er ist entsprechend dem positiv allometrischen Gehirn groß (Kopfumfang 34 cm durchschnittlich) gegenüber dem Gesichtsschädel und hat große Orbitae entsprechend dem vorauseilend gewachsenen Auge (s. Kap. I, Einführung).

Die Basis ist (entsprechend dem noch ausstehenden aufrechten Gang mit Senkung der Ebene des Foramen occipitale magnum um die Drehachse des Vestibularorgans) flach. Das Mastoid ist noch unentwickelt, die Nasenwurzel breit; die Protuberantiae parietales und frontales sind als Wachstumspunkte prominent tastbar.

---

[1] SUREAU, M., M. FISCHGOLD et C. CAPDEVILLE: EEG du nouveau-né normal et pathologique. EEG Clin. Neurophysiol. **2**, 113—114 (1950).

[2] LESNY, I.: Elektroenzephalographie im Kindesalter. VEB Verlag Volk und Gesundheit, Berlin 1962.

[3] KELLAWAY, P.: The development of sleep spindels and the arousal patterns in infants and their characteristics in normal and certain abnormal states. EEG Clin. Neurophysiol. **4**, 369 (1952).

[4] DREYFUS-BRISAC, C.: The electroencephalogram of the premature infant. World Neurology (Minneapolis) **3**, 5—15 (1962).

[5] GARSCHE, R.: Elektroenzephalographie. In: Biologische Daten für den Kinderarzt. Bd. II, S. 856—918. Hrsg. J. BROCK, Springer-Verlag, Berlin-Göttingen-Heidelberg 1954.

[6] KRAUSE, R.: The electroencephalogram in normal infants and children. EEG Clin. Neurophysiol. **5**, 127 (1953).

Die Nähte sind breit und ungezahnt, anfangs im Rahmen der Konfiguration verschieden eng und teilweise durch die Überlappung der verschobenen Knochen aufgehoben (s. Abb. 37, Kap. IV). Die konstanten 6 *Fontanellen* liegen in den 4 Ecken des Parietalknochens (Fontanella maior, Fontanella sphenoidalis, Fontanella minor, Fontanella mastoidea). Je nach dem Zustand des Gehirns oder der Füllung der Liquorräume sind sie pulsierend oder nicht pulsierend eingesunken oder vorgewölbt. *Inkonstante Nähte* sind die Sutura metopica (manchmal mit metopischer Fontanelle und auslaufend in die Fontanella glabellaris) sowie die Fissura mediana occipitalis superior.

2. Gehirn

(Hirnvolumenberechnung aus dem Röntgenbild s. Kap. III, L)

Pneumenzephalographie: Die Liquorräume sind extern und intern weit. Im Bereich des *Seitenventrikelsystems* sind die Nucleus-caudatus-Balkengrenzenwinkel gerundet und weit. Der 3. Ventrikel ist weit, besonders in seinen hinteren oberen Anteilen. Die Unterhörner sind dagegen bereits eng und stehen in auffälligem Gegensatz zu den übrigen Seitenventrikelanteilen. Der Aquädukt ist weiter als im späteren Alter, aber nicht abgeknickt, sondern sanft geschwungen. Der 4. Ventrikel ist weiter als üblich, die *Cisterna* magna ist groß, ebenso die Cisterna GALENI, die häufig in eine noch darstellbare Fissura telochorioidea übergeht. Häufiger als im späteren Alter (dort Schädigungszeichen!) Cisterna interventricularis. Basiscisternen weit, anatomische Einzelheiten (Optikus!) gut abgrenzbar, da die Basisknickung mit Verlagerung des Hypothalamus nach basal noch nicht in vollem Umfang erfolgt ist. *Subarachnoidalfurchen* weit, besonders über dem Frontalpol, häufig bei primärer Füllung der Ventrikel nicht darstellbar. Zur Klärung, ob pathologisch (Subduralhämatom, s. Kap. IV) isolierte Füllung der Subarachnoidalräume oder Angiographie notwendig.

Angiographie: Gefäße gestreckter verlaufend als später (noch in Ausbildung begriffene Gyrifikation bzw. noch nicht endgültige Größenverhältnisse), besonders im Bereich der Basis und der Fissura Sylvii (Symptome wie später bei Temporaltumor). Gute Füllungsmöglichkeit beider Carotissysteme durch Kompression an der nicht punktierten Seite.

VI. Das „übertragene" Kind und seine Neurologie

A. Definition

Die Schwierigkeit der neurologischen Diagnostik liegt in der Definition begründet, welche zwischen *übertragenen*, *überreifen* und *spätgeborenen Kindern* unterscheidet (JOSTEN[1]). Man kann danach symptomatisch unterteilen:

1. Übertragene Kinder

Solche, die sich in utero länger als normal weiterentwickelt haben und damit einen Teil der postnatalen Entwicklung vorweggenommen haben. Sie sind

eutroph,

von größerem Körpermaß (55 bis 57 cm) *und Körpergewicht* (3,5 bis 4 kg) als der Durchschnitt und haben daher

Geburtsschäden und Geburtsschwierigkeiten. Die Letalität steigt ab 58 cm Körperlänge und 4000 g Gewicht stark an (HOSEMANN[2]).

Postpartal geringerer Gewichtsverlust als bei termingerecht Geborenen und rascheres Wiedererreichen des Geburtsgewichts.

2. Überreife Kinder

Solche, die während der Schwangerschaft infolge der verlängerten Schwangerschaftsdauer durch verschiedene Umstände geschädigt wurden:

Insuffizienz der Placenta.

Abnahme der Fruchtwassermenge (vom 7. Monat an), so daß die räumlichen Verhältnisse für das übergroße Kind zu beschränkt sind.

Austrocknung der Frucht, die gegen Ende der Schwangerschaft zunehmend Fruchtwasser trinkt, das über seinen Kreislauf und die Plazenta wieder an die Mutter abgegeben wird; die Frucht zeigt daher

Dystrophie und ist

übermaßig, so daß zusätzlich geburtsbedingte Schädigungsmöglichkeiten wie bei übertragenen Kindern (Kap. VI, A, 1) vorkommen.

3. Spätgeborene Kinder
(„partus serotinus")

Solche, die *ohne* Zeichen von Überreife oder Übertragung geboren werden, dem Termin nach aber zu spät geboren sind (ab 10 Tagen nach dem Termin, rein zeitliche Diagnose).

---

[1] JOSTEN, E. A.: Das übertragene, überreife und das spätgeborene Neugeborene. Arch. Kinderheilk. **149**, 27—42 (1954).

[2] HOSEMANN, H.: Kindliche Maße und Neugeborenensterblichkeit. Naturwissenschaften **37**, 409—416 (1950).

Es ist noch denkbar, daß Früchte, die gegen Ende der Schwangerschaft untermaßig sind, im Durchschnitt später geboren werden als normalgewichtige (WIESENER[1]), so daß das Absinken des Gewichtes nur vorgetäuscht wird.

B. Die klinische Symptomatik

Die allgemeinen Symptome ohne die oben beschriebene Unterteilung haben bereits BALLANTYNE[2] und RUNGE[3] mitgeteilt:

a) Schwangerschaftsdauer von 280, oft über 300 Tagen (42 Wochen) bei erstgebärenden Müttern von über 26 Jahren.

b) Fruchtwasserverminderung mit Mekoniumbeimengung (schmierig); Haut, Nabel und besonders Fingernägel daher grünlich gefärbt.

c) Fehlende vernix caseosa bei rissiger, trockener, pergamentartiger, oft gelblich tingierter Haut.

d) Schädelknochen fester als normal.

e) Fehlende Lanugobehaarung.

f) Dünne, magere Extremitäten, an der Hand verlängerte Fingernägel.

g) Vorgereifter Gesichtsausdruck: Augen weit geöffnet, hypermotil, bewußtseinsklar. Bei hochgradiger Übertragung greisenhafter, alter und „gequälter“ Gesichtsausdruck (fortwährendes Runzeln).

h) Muskelatrophie bei Untergewicht und Überlänge.

i) Bei zentral geschädigten Früchten entweder

α) Totgeburt oder

β) „Fruchtwasseraspiration“ mit Atelektasen und hyaliner Membranbildung.

γ) Postnatal Krämpfe, Atemirregularitäten, Somnolenz bis Koma.

C. Die Ursachen der klinischen Symptomatik

Die Ursache der Übertragung wird in einer Überalterung der Plazenta mit Dysfunktion (Erschöpfung der respiratorischen und trophischen Funktionen, fetale Hypoxydose) bei Überdehnung der hypoplastischen Uterusmuskulatur alter Erstgebärender oder bei Wehenschwäche gesehen. Klärbarer ist jedoch das Auftreten der Symptome geworden: Nach SALING[4] kann bei länger dauerndem O_2-Mangel die Haut im Rahmen der Sparschaltung vom Kreislauf nur notdürftig versorgt werden und stellt als erstes die Talgproduktion ein: Es fehlt dann die Vernix caseosa. Dann kommt es zur Epidermisabschilferung, zur Rötung von Labien und Skrotum und im End-

---

[1] WIESENER, H.: (Hrsg.) Einführung in die Entwicklungsphysiologie des Kindes. Springer-Verlag, Berlin-Göttingen-Heidelberg 1964.

[2] BALLANTYNE, J. W.: Problems of postmature infants. J. Obstetr. Gynaec. Brit. Empire **2**, 512—524 (1902).

[3] RUNGE, H.: Die lang dauernde Schwangerschaft. Dtsch. med. Wschr. **65**, 541—545 (1939).

[4] SALING, E.: Diagnostik der intrauterinen Asphyxie und Azidose. In: Die Übergangsstörungen des Neugeborenen und die Bekämpfung der perinatalen Mortalität, S. 71. Hrsg. H. EWERBECK und V. FRIEDBERG, Georg Thieme-Verlag, Stuttgart 1965.

stadium zur lamellenartigen Abhebung und Abschälung der Haut; diese ist im Rahmen der schlechten O_2-Versorgung an Rumpf und Extremitäten faltig und trocken. Schließlich wird auch die Muskulatur selbst atrophisch: Die übertragenen Kinder werden häufig untergewichtig geboren.

D. Die Neurologie des übertragenen Kindes

Der Neurologe geht zweckmäßig nach folgenden Fragen vor:

1. *Liegt Übertragung, Überreifung oder Spätgeburt vor* (s. Kap. VI, A)?

2. *Ist das Kind zentral überreif und ungeschädigt?*

Symptome: Kind auffallend bewußtseinshell, manchmal bewußtseinstätig; wesentlich ist die Beobachtung und Untersuchung der Augen: Bei Überreifen kein oder herabgesetzter unbedingter Reflex auf Licht (Lidschluß), sondern Verfolgen und Festhalten der Lichtquelle mit koordinierten Augenbewegungen sowie Konvergenzreaktion der Bulbi (s. a. GUTMANN[1]), Augen weit geöffnet, häufig hypermotil im Sinne des Lebhaft-Normalen, nicht des Pathologischen (MORO-Reflex verringert, nicht gesteigert).

Koordination von Saugen, Schlucken und Atmung regelrecht und stabil; der Anblasreflex (s. Kap. V) ergibt regelrechte Verhältnisse.

3. *Ist das Kind zentral überreif und geschädigt?*

a) Durch die Geburt (geburtsmechanisch): Übliche Zeichen im Sinne der akuten Mittel- oder Bulbärhirnsymptomatik bzw. des Coma dépassé (Kap. IV), vorwiegend bei übergewichtigen und überlängigen Übertragenen, fortwährendes Runzeln des Gesichtes, „gequälter" Gesichtsausdruck.

b) Durch fetale Hypoxydose („metabolische Asphyxie"): Symptome des zentralen Funktionszusammenbruches („cerebraler Schock") bei entsprechenden klinischen Vorsymptomen (Mekoniumbeimengung im Fruchtwasser, *p*H-Erhöhung im Blut).

Beide Ursachen können sich kombinieren und sind dann nur in der Reparationsphase nach Therapie annähernd zu trennen (s. a. HAUPT[2]).

Die Untersuchung erfolgt in der bei Neugeborenen (Kap. V) angegebenen Reihenfolge unter Berücksichtigung der möglichen metabolischen oder mechanischen Geburtsschädigung (Kap. IV).

---

[1] GUTMANN, M. J.: Über die Augenbewegungen der Neugeborenen und ihre theoretische Bedeutung. Arch. ges. Psychol. **47**, 108—121 (1924), S. 116.

[2] HAUPT, H.: Frühzeichen, erscheinungsarmes Zwischenstadium und Spätschädigung nach fetaler Hypoxie. Vortr. 64. Tg. Dtsch. Ges. Kinderheilk. 5. bis 7. 9. 1966, Berlin.

VII. Das Frühgeborene und seine Neurologie

A. Definition

Die von MILLER[1] vorgeschlagene Definition der Frühgeburt nach Geburtsgewicht hat trotz begründeter Kritik v. PFAUNDLERS[2] sich durchgesetzt: Die Weltgesundheitsorganisation[3] hat 1950 festgelegt, daß eine Frühgeburt ein lebendes Kind ist, das 2500 g oder weniger wiegt. Ist das Gewicht nicht festzustellen, so werden zur Frühgeburt die lebenden Neugeborenen gezählt, die eine Schwangerschaft von weniger als 37 Wochen, gerechnet vom 1. Tag der letzten Menstruation haben. Die Körpermaße schwanken dabei zwischen 35 cm in der 28. und 47 cm in der 37. Schwangerschaftswoche.

Diese Definition benutzt, von der Praxis ausgehend, ein einziges, leicht erfaßbares Symptom ohne Rücksicht auf die Ursachen der Frühgeburt und ihr sonstiges Bild. Besonders für die Neurologie ist diese Festlegung unbrauchbar, da sie die Funktionsreife ganz außer acht läßt; von dieser hängt aber weitgehend die Überlebenschance ab, auch wenn für die Praxis die pflegerischen Voraussetzungen im Falle funktionsreifer oder funktionsunreifer Untergewichtiger die gleichen sein mögen (EWERBECK[4]). So sind termingerecht Geborene mit Untergewicht infolge „pränataler Dystrophie" („Mangelgeburt") im allgemeinen reif und bieten eine entsprechende Neurologie; von dieser zerebralen Funktionsreife hängt dann bei gleicher Ausgangssituation die weitere Entwicklung und Überlebensmöglichkeit ab, da die peripheren Voraussetzungen (Temperatur, Feuchtigkeit, Ernährung, Sauerstoffbedarf) pflegerisch zwar gedeckt werden können, bei Unreife und Versagen der zentralen Steuerungsvorgänge aber fruchtlose Bemühungen darstellen bzw. in ihrem Erfolg vom extrauterinen Nachreifen der Hirnteile und endgültigen Funktionieren letzterer abhängen. Sie hat an der zehnfachen Sterblichkeit der klinisch entbundenen Frühgeburten gegenüber Reifgeborenen (GROSS[5]) den entscheidenden Anteil.

Die *Erfassung der Frühgeburten* ist für die schließliche Beurteilung durch den Neurologen von besonderer Wichtigkeit. Nur mit einem vergleichbaren Initialstatus kann eine, die Prognose festlegende Longitudinalstudie sinnvoll sein. KEUTH[6] hat einen brauchbaren Überweisungsschein entwickelt, der die grundsätzlich zu erfassenden Fakten enthält.

---

[1] MILLER, N. TH.: Die Frühgeborenen und die Eigenthümlichkeiten ihrer Krankheiten. Jb. Kinderheilk. **25**, 179—194 (1886).

[2] PFAUNDLER, M. v.: Studien über Frühtod, Geschlechtsverhältnis und Selektion. Z. Kinderheilk. **62**, 351—482 (1941).

[3] World Health Organisation Genf: Manual of internal statistical classification of diseases injuries and causes of death 1948/49.

[4] EWERBECK, H.: Der Säugling. Springer-Verlag, Berlin-Göttingen-Heidelberg 1962.

[5] GROSS, H.: Frühschicksal Frühgeborener. Wien. med. Wschr. **70**, 608—612 (1958).

[6] KEUTH, U.: Überweisungsschein für Neu- und Frühgeborene. Mschr. Kinderheilk. **114**, 559—561 (1966).

B. Funktionsunreife und Geburtsschädigung

Bei der Frühgeburt treten die mechanischen Geburtsschäden durch Massenverschiebungen infolge der beim reifen Neugeborenen notwendigen Verformung des Kopfes („Konfiguration", Abb. 36 *a* bis *d*) zurück gegenüber den Schäden, welche durch Unreife des Gefäßsystems und dadurch hervorgerufene Blutungen unter Wehendruck entstehen (DOMINOK[1]). Treffen diese Läsionen ein noch unreifes zentrales Nervensystem, so kommt es zu den die Frühgeburt kennzeichnenden schweren Störungen (s. a. Tab. 21, Kap. V).

Wie beim übertragenen Kind ist daher die erste *Feststellung* des Neurologen bei einer den Maßen, dem Gewicht, dem Termin oder den anatomischen Merkmalen nach bestehenden „Frühgeburt" die *Funktionsreife.*

1. Bewußtseinsprüfung

Die Feststellung der Bewußtseinslage erfolgt als erstes (s. a. Kap. II und V). Dabei ist zu berücksichtigen, daß normalerweise bei Frühgeborenen die Latenz auf Reize verlängert ist, also nicht, wie beim reifen Neugeborenen, aus der verzögerten Reaktion auf Bewußtseinsstörung geschlossen werden kann. Die Reaktionen selbst erfolgen langsamer als bei reifen Kindern.

1. *Augen:* Lider geöffnet, geschlossen, Lidschlag vorhanden oder fehlend (s. u.). Cornealreflex vorhanden oder fehlend, Bulbusbewegungen, Pupillenweite und Pupillenreaktion (s. u.).

2. *Tonus:* Herabgesetzt gegenüber reifen Neugeborenen, bei Bewußtseinsstörungen Hypotonie.

3. *Reaktionen:*

a) *Schmerzreize:* Auf Stich erfolgt bei intaktem Bewußtsein Veränderung der Atemfrequenz, häufig initialer Atemstillstand mit irregulärem (periodischem, schnappendem) Wiedereinsetzen der Atmung. Gleichzeitig motorische Reaktionen in Form allgemeiner, langsamer Bewegungen und Schreien.
b) *Anblas-Reflex* (s. u.): Auf Anblasen der Mundgegend erfolgt bei intakter Bewußtseinslage Schluckbewegung.
c) *Würgreflex:* Immer vorhanden, nur bei Koma erloschen.

2. Funktionsunreife mit Störungen der autonomen Leistungen

a) Temperaturregulation

Ist das Temperaturregulationszentrum im Hypothalamus unreif, so ist die sonst sehr stabile Sollwerteinstellung der Temperatur gestört und es kommt zu einer steigenden Beeinflussung durch die Umgebungstemperatur. Das Frühgeborene ist aus drei anderen Gründen noch besonders empfindlich gegen Temperaturschwankungen nach unten:

[1] DOMINOK, G. W.: Beiträge zur Frage der Lokalisation geburtstraumatischer subependymärer Blutungen. Mschr. Kinderheilk. **113**, 52—55 (1965).

α) Die Werte für 24stündige Wärmeproduktion pro Quadratmeter Körperoberfläche (W/O) betragen (berechnet nach O_2-Verbrauch) bei kleinen Frühgeburten kurz nach der Geburt 350, in der 2. bis 4. Woche 560, in der 4. bis 8. Woche 630, in der 8. bis 12. Woche 743 Kalorien. Im Gegensatz dazu betragen die Normalwerte für reife (ausgetragene) Neugeborene 612 Kalorien, mit 12 Wochen 850 und mit 6 Monaten 1000 Kalorien. Da nur soviel Wärme physikalisch abgegeben werden kann, als chemisch gebildet wird, geht daraus hervor, daß das Frühgeborene nur ein geringes Wärmegefälle zwischen Haut und Umgebung verträgt bzw. durch zentralnervöse Steuerung ausgleichen kann.

β) Das subkutane Fettpolster, welches beim reifen Neugeborenen als schlechter Wärmeleiter die rasche und starke Wärmeabgabe verhindert, fehlt beim Frühgeborenen weitgehend, so daß sich Auskühlung rasch auf tiefere Gewebsschichten auswirkt.

γ) Das wärmetransportierende Kapillarnetz ist noch unausgereift und daher zentral nicht in vollem Umfange steuerungsfähig.

Das Versagen der Temperaturregulation ist daher die Folge zentraler und peripherer Vorgänge. Da der Kopf ganz „Wärmekern" ist (Aschoff[1]) und der Hypothalamus wiederum in diesem Kern eingeschlossen ist, ist das zentrale Regulationszentrum weitgehend geschützt. Es versagt entweder bei primärer Unreife oder bei sekundärer Schädigung. Die Symptome sind zentral gesteuerte Temperaturirregularitäten bei konstant gehaltenen Umgebungstemperaturen, wobei die subnormalen Temperaturen überwiegen.

Ob eine zentrale oder periphere Wärmeregulationsstörung vorliegt, kann neurologisch entschieden werden: Man punktiert cisternal oder transfontanellär und mißt die Liquorwärme mit einem empfindlichen elektrischen Thermometer. Liegt der Wert im Bereich der Norm (37° C), so ist bei gleichzeitig gemessener und z. B. erniedrigter Rektaltemperatur eine periphere Regulationsstörung anzunehmen.

b) Atmungsregulation

Es treten unreife Atemformen (s. d. Kap. II) mit periodischer Atmung, Schnappatmung sowie Singultus und Blockierungen des Atemzentrums durch Saugen und Schlucken mit apnoischen Anfällen auf. Auch die Frequenz der Atmung kann nicht unbegrenzt gesteigert werden, sondern beim Saugen z. B. wird sie vermindert und es kommt zur Zyanose ohne Atemstillstand („das Kind wird beim Trinken blau"). Derartige zentrale Störungen sind immer gekoppelt mit anderen Symptomen der Formatio reticularis (Pulsfrequenzänderungen z. B.), die aber klinisch schwieriger erfaßbar sind und daher im allgemeinen in der Diagnostik der topischen Schädigungsebene zurücktreten.

c) Schlaf-Wach-Regulation

Die Schlaf-Wach-Perioden des Frühgeborenen sind vermindert der Zahl nach und verlängert der Dauer nach. Die Schlaftiefe scheint vermehrt zu

[1] Aschoff, J. und R. Wever: Kern und Schale im Wärmehaushalt des Menschen. Naturwissenschaften **45**, 477—485 (1958).

sein, da Frühgeborene schwieriger erweckbar sind (kann jedoch auch Folge der heraufgesetzten, unreifen peripheren Reizschwelle und der verlängerten Latenz sein!). Frühgeborene werden aber auch spontan wach, gähnen und schreien. Die Entwicklung der Tag-und-Nacht-Rhythmik von Schlafen und Wachen ist gegenüber gleichalterigen Reifgeborenen verzögert (HELLBRÜGGE[1]). Im EEG (s. d.) sind ab 8. Fetalmonat Schlaf-Wach-Rhythmen nachweisbar (DREYFUS-BRISAC[2]).

Bei unreifer Dominanz der Schlaf-Wach-Steuerung ist selbst die Hungerempfindung nicht in der Lage, als Weckreiz zu wirken: Die Frühgeborenen schlafen nach einigen Saugbewegungen sofort wieder ein. Dieser Dominanzausfall wird durch die Sondenfütterung umgangen.

d) Mineralstoffwechselregulation

Sie kann mit anderen Unreifezeichen gekoppelt sein, wobei die Sollwerteinstellungen entfallen oder variabel werden und im Zusammenhang z. B. mit Kapillarunreife Ödeme begünstigen. Wahrscheinlich Osmorezeptorenfunktionsstörung im Hypothalamus (s. a. HUNGERLAND[3]).

e) Sekundärstörungen bei Funktionsausfällen im Bereich der autonomen Leistungen

α) *Erregungssymptome* als Zeichen der gesteigerten Erregbarkeit der zentralen Regulationsbereiche in Form von vermehrten allgemeinen motorischen Bewegungen, Tonuserhöhungen (reticulospinales System), Schreien, Urin- und Stuhlabgang.

β) *Lähmungssymptome:* Tonusverlust und allgemeine Herabsetzung der Bewegungen, Verstummen des Kindes (prognostisch ungünstig, DD. gegenüber Querschnittslähmungen bzw. Spinalschock: Dabei dann auch Zwerchfellparese und meist rascher Exitus.).

3. Funktionsunreife mit Störungen der animalen Leistungen

a) Saugfunktion

Das Saugzentrum (s. Kap. V) und seine Funktion ist phylogenetisch jünger als z. B. das Atemzentrum. Bei reifer Funktion steuert die Atmung so, daß auf eine oder zwei (seltener drei) Saugbewegungen ein Atemzug folgt. Zu dieser Steuerung ist die Reizschwellenerniedrigung des Saugzentrums durch Steuerung seitens der Hungerempfindung (hypothalamisch) notwendig. Es kommt zu einer transitorischen Dominantenbildung, so daß auch durch extraorale Reize (z. B. Fußsohlenstreichen) Saugbewegungen ausgelöst werden können. Eine Zwischenlösung kann durch periphere Afferenzstimulierung (Einbringen der Brustwarze oder des Saugers zwischen die

---

[1] HELLBRÜGGE, TH., J. LANGE und J. RUTENFRANZ: Schlafen und Wachen in der kindlichen Entwicklung. Beihefte Arch. Kinderheilk. 39. Heft, Stuttgart 1959.

[2] DREYFUS-BRISAC, C.: The electroencephalogram of the premature infant. World Neurology (Minneapolis) **3**, 5—15 (1962).

[3] HUNGERLAND, H., H. VOGTHERR und H. WEBER: Zentrale Störungen des Mineralstoffwechsels. Mschr. Kinderheilk. **104**, 147—149 (1956).

Lippen) erfolgen, wobei dann die Saugaktion mehr automatisch und nicht adaptiert erfolgt (Funktionsleerlauf ohne Leistungswert).

Ist das Saugzentrum unreif, entfällt die transitorische Dominantenbildung während der Hungerempfindung, das Atemzentrum arbeitet autonom und das Kind muß sondiert werden.

Ist die Koordinierung von Saug- und Atemzentrum und die transitorische Dominantenbildung schon zeitweilig möglich, so ist dies ein prognostisch günstiges Zeichen, unabhängig von Gewicht und Maß.

b) Schluckfunktion

Die Schluckfunktion ist phylogenetisch älter als die Saugfunktion und ist nur sekundär mit ihr gekoppelt. Schlucken kann daher ohne Saugbewegungen möglich sein (Koppelung ohne Saugen z. B. bei den Lurchen mit der Atmung: Luftschluckbewegungen). Prüfung der Schluckbewegungen daher möglich durch Einbringen einiger Tropfen auf das hintere Zungendrittel: Bei intaktem Schluckzentrum tritt Schluckbewegung mit Steuerung der Atmung ein. Bei Frühgeburten tritt nach jedem Schlucken manchmal Atemstillstand und Induktion einer periodischen Atmung auf, wie sie auch bei Geburtstrauma beobachtet wird.

Bei *Schluckstörung* beobachtet man (nach PEIPER[1]):

1. Starke zeitliche Verzögerung der Schluckbewegungen (Schluckintervalle) auf Mundfüllung, daher
2. längere Dauer der Mundfüllung,
3. stetige zeitliche Zunahme der Schluckintervalle bis zum völligen Erlöschen,
4. Abfließen der Nahrung aus dem Mund, in schweren Fällen auch aus der Nase,
5. Aspiration durch Einatmung bei gefülltem Mund.

Die Erregbarkeit des Schluckzentrums kann mittels des Anblas-Reflexes nach GARSCHE[2] geprüft werden: Bei gezieltem Anblasen (Schlauch) der Lippen kommt es zu einem Schluckreflex mit Atemstillstand. Bei reifen Frühgeborenen tritt nach dem Schlucken sofort wieder rhythmische Atmung auf, bei unreifen kommt es zu verlängerter Apnoe und zu periodischer oder Schnappatmung.

Der primäre Abwehrreflex im Bereich der Schluckmuskulatur ist der Würgereflex, der bei allen Frühgeburten, selbst agonal, vorhanden ist (LOTH[3]). Es ist dies wiederum ein Hinweis, daß die Aversionsreflexe früher vorhanden sind als die Adversionsreflexe (s. a. Kap. I, orale Organisation).

Als Unreifereflex ist meist ein BABKIN[4]-Reflex vorhanden: Bei Drücken der Hohlhand des Kindes kommt es zu einer Kopfzuwendung mit Mund-

---

[1] PEIPER, A.: Die Eigenart der kindlichen Hirntätigkeit. 3. Aufl. VEB Georg Thieme-Verlag, Leipzig 1961.

[2] GARSCHE, R.: Über die sogenannten Such- und Saugbewegungen des Säuglings. Z. Kinderheilk. **68**, 587—600 (1950).

[3] LOTH, G.: Neurologische Untersuchungen an Frühgeborenen und jungen Säuglingen. Z. Kinderheilk. **72**, 42—49 (1952).

[4] BABKIN, P. S.: Early postnatal establishment of reflex activity in man. Fiziol. Z. UdSSR **44**, 922—927 (1957).

öffnung bei gleichzeitiger Handöffnung. Er gehört zu den Primitivreflexen der Hand-Mund-Organisation im Rahmen der Nahrungsaufnahme.

c) Hust- und Niesfunktion

Frühgeburten ab 650 bis 750 g können bereits husten und niesen als Aversionsreflexe mit Schutzleistung. Die Afferenz über den n. trigeminus (Nasenschleimhaut) führt als Vorstufe des Niesens zu reflektorischem Atemstillstand, manchmal auch zu Herzstillstand.

4. Störungen der animalen Funktionen

a) Optische Funktionen

α) *Anatomische Befunde bei Frühgeborenen:* Je unreifer das Frühgeborene, um so häufiger besteht eine „Hornhauttrübung" als Symptom einer Membrana pupillaris persistens (anatomisches Unreifezeichen, kein pathologisches Symptom).

Die Iris ist schmal, blau-grau und bei Hornhautmembran nur schwierig zu erkennen.

β) *Pupillenreflexe:* Die Prüfungen erfolgen wie beim reifen Neugeborenen auf Pupillenweite, Anisokorie und Lichtreaktion.

1. Die Pupillen der Frühgeborenen sind weiter als beim reifen Neugeborenen.
2. Die Lichtreaktion ist sehr langsam und unergiebig (tonische Pupillenreaktion).
3. Die sensitiv-sensoriellen Pupillenreflexe (Erweiterung bei Hautreiz, Kneifen, Stich, „cilio-spinal-Reflex", s. d., Schall, Erregung) sind verlangsamt (SCHARFETTER[1]).

γ) *Funktionsreifung:* Infolge der Afferenzstimulierung des optischen Systems nach der Geburt kommt es bei Frühgeborenen wesentlich früher zur Normalisierung der Pupillenreaktionen, als das Normalgewicht des reifen Neugeborenen erreicht wird („funktionelle Vorreifung"). Im EEG sind dagegen keine vorgereiften Potentiale nachweisbar (DREYFUS-BRISAC[2]).

Diese Vorreifung entspricht auch der auf anderen Gebieten, z. B. der der motorischen (s. u.).

δ) *Lidschlag:* Bei Frühgeburten vermindert (1/Min. gegenüber 2/Min. bei reifen Neugeborenen).

ε) *Augenreflex auf den Hals* (PEIPER[3]): Bei Frühgeburten ausgeprägt vorhanden.

ζ) *Auro-palpebral-Reflex:* Nicht sicher auslösbar.

b) Vestibuläre Funktion

α) *Nystagmus:* Bei kalorischer Prüfung (Kaltreiz) erfolgt bei Frühgeborenen häufig Nystagmus schon bei schwachen Kältereizen als Symptom der Reizschwellenerniedrigung.

[1] SCHARFETTER, CHR.: Die Pupille des Neugeborenen. Mschr. Kinderheilk. **111**, 94—98 (1963).

[2] DREYFUS-BRISAC, C.: The electroencephalogram of the premature infant. World Neurology (Minneapolis) **3**, 5—15 (1962).

[3] PEIPER, A.: Über einen Augenreflex auf den Hals im frühen Säuglingsalter. Jb. Kinderheilk. **113**, 87—89 (1926).

β) *Puppenkopfphänomen:* Bei Frühgeburten immer vorhanden; bei Vertikalbewegungen des Kopfes Zeichen der „untergehenden Sonne" (WILLI[1]), welche wie das Puppenkopfphänomen nichts anderes als die labyrinthäre Fixierung der Blickrichtungsstellung ist.

γ) *Moro-Reflex:* Fast immer vorhanden, häufig besonders stark ausgeprägt.

c) Sonstige Reflexe

α) *Asymmetrischer tonischer Halsreflex:* Bei Frühgeborenen fast immer vorhanden.

β) *Tonischer Hand- und Zehenreflex:* Bei Frühgeburten immer nachweisbar.

γ) *Rumpf-Seitenbeuge-Reflex* (GALANT): Stets vorhanden, meist mit Beinbewegung (s. Abb. 55) kombiniert: (letzteres häufiger als beim reifen Neugeborenen!).

C. Allgemeine Funktionsreifung der Frühgeburt

Entsprechend den positiv allometrischen Hirnteilen (s. Kap. I) ist bei frühzeitiger Afferenzstimulierung infolge der zeitlichen Frühgeburt auch eine vorzeitige Funktionsreifung festzustellen. Diese tritt damit in auffälligen Kontrast zur Gewichtskurve des Frühgeborenen. Nimmt man die durch frühzeitige Afferenzstimulierung erzielten Funktionen am Tage des regelrechten Geburtstermins, so ist jetzt die Frühgeburt in vielen seiner Reaktionen reifer als das reife Neugeborene:

1. Die Pupillenreaktionen sind schneller gereift, als das Neugeborenengewicht erreicht ist.
2. Die allgemeine Beweglichkeit ist größer als beim termingerechten Neugeborenen.
3. In Bauchlage kann der Kopf leicht angehoben und zur Seite gedreht werden, um die Nasenatmung freizuhalten.
4. Seitenwendungen sind möglich, Kopfwendungen ebenso.
5. Kopfwendebewegungen zum Licht und zu einer Schallquelle hin erfolgen bereits.

Gegenüber gleichalterigen Reifgeborenen sind die Frühgeborenen im allgemeinen jedoch zurück, wie auch die bioelektrischen Potentiale zeigen (s. u.).

D. Das EEG des Frühgeborenen

Pathologische Vorgänge sind von den gleichzeitig ablaufenden Reifungsprozessen schwierig zu trennen (SCHROEDER[2], MAI[3, 4], HUGHES[5], u. a.).

[1] WILLI, H.: Annal. paediatr. (Basel) **174**, 87 (1950) und **178**, 312 (1952).

[2] SCHROEDER, C. und H. HECKEL: Zur Frage der Hirntätigkeit bei Neugeborenen. Geburtsh. Frauenheilk. **12**, 992 (1952).

[3] MAI, H. K. und G. SCHAPER: Elektroenzephalographische Untersuchungen an Frühgeborenen. Ann. paediatr. (Basel) **180**, 345—365 (1953).

[4] MAI, H. K., E. SCHÜTZ und H. W. MÜLLER: Über das Elektroenzephalogramm von Frühgeburten. Z. Kinderheilk. **69**, 251—261 (1951).

[5] HUGHES, J. G., B. C. DAVIS and M. K. BRENNAN: Electroencephalography of the newborn infant. IV: Studies on premature infants. Pediatrics **7**, 707 (1951).

DREYFUS-BRISAC[1] hat dabei gesunde Frühgeburten longitudinal untersucht. Es ergibt sich dabei folgendes:

Das EEG stellt beim unreifen Neugeborenen nur eine Vorstufe der bioelektrischen Potentiale des reifen Neugeborenen dar. Eine beschleunigte bioelektrische Reifung des Gehirns tritt extrauterin im Inkubator nicht auf.

Die wesentliche kritische Zeit scheint der 8. Fetalmonat zu sein: Zu diesem Termin erscheinen die auch vom Erwachsenen-EEG her geläufigen Kriterien der Kontinuität, der Schlaf-Wach-Veränderungen, der Reaktion auf Reize während des Schlafes sowie die Hemisphärensynergie. Die Zuordnung der bioelektrischen zu biochemischen Vorgängen erlaubt den Schluß, daß man es mit kortikalen und Prozessen der Formatio reticularis zu tun hat, während vor dem 8. Monat die bioelektrischen Potentiale mehr die subkortikalen Reifungsvorgänge anzeigen.

Bei reifen Säuglingen erfolgt Konsolidierung der kurzen Rhythmen in der Zentralregion, bei Frühgeburten Konsolidierung nicht so ausgeprägt und später auftretend.

Der zentrale Alpha-Rhythmus ist ab 4. Monat über der Zentralregion und okzipital erkennbar, jedoch nicht so deutlich wie bei gleichalterigen Reifgeborenen.

Die Gesamtvorgänge hat DREYFUS-BRISAC[2] in einem Schema zusammengefaßt (Abb. 61).

E. Der Liquor des Frühgeborenen

Mehr noch als beim Neugeborenen steht beim Frühgeborenen die Unreife der Schrankenfunktion im Vordergrund, so daß Eiweißvermehrungen (50 bis 180 mg %) und Xanthochromie die häufigsten Befunde darstellen.

Diagnostische Hinweise können daher aus dem Liquor z. Zt. kaum gewonnen werden, besonders im Hinblick auf Geburtstrauma und Blutung intrakraniell.

Die Pflegebedürftigkeit, die Unmöglichkeit, größere Liquormengen für umfassendere Untersuchungen zu gewinnen und die Gefährdung des Kindes durch die Manipulation und ihre Umstände selbst verbieten in den meisten Fällen die Liquordiagnostik als klinisches Routineverfahren.

[1] DREYFUS-BRISAC, C.: The electroencephalogram of the premature infant. World Neurology (Minneapolis) **3**, 5—15 (1962).

[2] DREYFUS-BRISAC, C.: The electroencephalogram of the premature infant. World Neurology (Minneapolis) **3**, 5—15 (1962).

VIII. Die Neurologie des Kindes im ersten Lebensjahr

Im ersten Lebensjahr vollzieht sich die schon im Kapitel I dargestellte spezielle menschliche Entwicklung des Kindes in systematischer Reihenfolge. Dabei steht im Vordergrund die Entwicklung der gnostischen Fähigkeiten und des Sprachverständnisses. Beides sind erlernbare, nicht angeborene Funktionen. Es scheint mir wichtig, daß diese beiden am Anfang der Entwicklung stehen und erst mit einem Jahr der phylogenetisch determinierte Reifungsvorgang der Lokomotion einsetzt. In der vorhergegangenen Zeit ist aber die Kommunikation bereits völlig über Auge und Ohr hergestellt, und die spätere Lokomotion steht ganz im Dienste der Erkenntnisse und Vorstellungen seitens dieser beiden Sinnesgebiete und ihrer zugehörigen Hirnteile. Ihre Inhalte und Möglichkeiten bestimmen daher jede weitere Handlung im motorischen Bereich.

Tabelle 24. *Zeitlich begrenzte Reflexe im 1. Lebensjahr*

Reflex	1. Monat	2. u. 3. Monat	4.—6. Monat	7.—9. Monat	9.—12. Monat
MORO-Reflex	+	+	+	Ø	Ø
GALANT-Reflex	+	+	+	(+)—Ø	Ø
Asymmetrischer tonischer Halsreflex	(+)	(+)—Ø	Ø	Ø	Ø
Symmetrischer tonischer Halsreflex	Ø	Ø	Ø	Ø	Ø
Halsstellreflex auf den Körper	+	++	++	+	+
Körperstellreflex auf den Kopf	Ø	+	++	+	+
Labyrinthreflex auf den Kopf	Ø	+	++	++	++
Tonischer Labyrinthreflex	Ø	(+)	Ø	Ø	Ø
Kettenreflexe	Ø	Ø—(+)	+	+	+
Wirbelsäulenreflex	Ø	Ø	(+)	+	+
Stützreflex, primitiver (primärer)	+	Ø	Ø	Ø	Ø
Stützreflex, sekundärer	Ø	Ø	(+)	+	+
LANDAU-Reflex	Ø	Ø	+	+	+
Sprungbereitschaft	Ø	Ø	(+)	+	+
Schreitbewegungen, automatische	+	(+)	Ø	Ø	Ø
Tonischer Greifreflex der Finger	+	(+)—Ø	Ø	Ø	Ø
Tonischer Greifreflex der Zehen	+	+	+	(+)	Ø

Im folgenden habe ich mich bemüht, einen kurzen Abriß dieser Funktionen und ihrer Leistungen im Zusammenhang mit Motorik und Reflexen zu geben. Läßt man sich bei der neurologischen Beurteilung von diesen zu erwartenden Leistungsstufen leiten, so ist die Orientierung leichter. Für den Gebrauch auf der Station und für die Information von Pflegepersonal und Physiotherapeuten, Hortnerinnen und anderen Helferinnen verwende ich den in Tab. 25 dargestellten Entwicklungsbogen.

A. Das erste Trimenon

1. Anatomie

Während des ersten Trimenons wächst im organischen Bereich das Gehirn auf ein Gewicht von etwa 520 g (Abb. 3), wobei Frontal- und Temporalhirn an Größe, besonders Länge zunehmen und die Inselregion vollständig von Operkulum und angrenzenden Hirnteilen gedeckt wird. Dabei steigt die Zahl der Gyri dritter Ordnung an. Das Kleinhirn ist in seinem neokortikalen Anteil noch gering entwickelt. Die Myelinisation schreitet entsprechend den positiv-allometrischen Anteilen kranio-kaudal von der Mittelhirnebene fort, im Bereich der Stammganglien und Hemisphären myelinisieren vor allem die sensorischen Anteile.

2. Funktionsordnung

a) Orales System

(S. auch Kap. I, orale Organisation.)

Im Vordergrund der Entwicklung stehen die unbedingten Reflexe von Brustsuchen, Saugen und Schlucken in ihrer Koordination mit der Atmung. Die orale Haptik und Motorik wird zunehmend differenziert. Die Steuerung erfolgt im Sinne transitorischer Dominantenbildung vom Hunger- oder Sättigungsgefühl (Thalamus/Hypothalamus), die Reflexerregbarkeit hängt von ihnen ab. Im Bereich der oralen Haptik sind daher folgende Reflexe wesentlich:

α) *Brustsuchreflex:* Kopfbewegungen in verschiedenen Richtungen bei Hunger; bei Erregung der oralen Tastsphäre (Berührung, Lufthauch) oder der Wärmerezeptoren einer beliebigen Stelle der Oral- und Perioralregion, Zuwendung des Kopfes nach dort, Verziehen und Öffnen des Mundes und Erfassen von Brustwarze oder Sauger (oraler Einstellautomatismus). Reflex erlischt bei Sättigung und schlägt in Aversionsreflex um: Der Kopf wird vom Reiz im Sinne einer „Fluchtbewegung" abgewendet.

β) *Oraler Magnetreflex:* Berührt man mit dem Sauger oder dem Finger leicht die Lippen des Säuglings, so folgt der Kopf wie einem Magneten dem Sauger oder Finger in alle dem Kopf möglichen Bewegungsrichtungen.

γ) *Saugreflex:* Bei Einbringen der Brustwarze oder des Saugers werden diese von den Lippen erfaßt und umschlossen, anschließend treten rhythmische Saugbewegungen auf.

δ) *Schluckreflex:* Bei Füllung des Mundes bis über das hintere Zungendrittel oder Einspritzen der Milch auf das hintere Zungendrittel oder an die Rachenhinterwand kommt es zum Ablauf des Schluckreflexes.

ε) *Hand-Mund-Reflexe:*

1. *Palmo-mental-Reflex* (MARINESCOU-RADOVICI[1]): Bei Bestreichen der Haut über dem Daumenballen kommt es zur Kontraktion des m. mentalis. Der Reflex wird schwächer oder erlischt nach dem ersten Trimenon. Pathologische Steigerungen mit Auslösung im Bereich des oberen Körperquadranten der jeweiligen Seite, besonders vom Brustwarzenbereich (D 4) findet man bei Geburtsläsionen in der Mittelhirnebene oder Hirnabbau bis zu dieser topischen Region aus anderen Gründen (Hydrozephalus, Enzephalitis, Mißbildungen).

2. *Hand-Mundöffnungs-Reflex* (BABKIN, s. Kap. VII): Bei Drücken der Handfläche erfolgt Mundöffnung, Lidschluß (kann fehlen!) und Kopfvorwärtsbewegung. Erlischt nach dem ersten Trimenon. Ist als gesteigert und pathologisch zu werten, wenn er einseitig auftritt (Ursachen wie bei gesteigertem Palmo-mental-Reflex).

b) Optisches System

(S. auch Kap. I, optische Organisation.)

Das optische System tritt für die ersten höheren Leistungen unter Differenzierung der Augenmotorik immer mehr in den Vordergrund: Während im Laufe des ersten Lebensmonats die Augen einem bewegten Objekt bis zu einem Winkel von etwa 50 bis 60° folgen, wird am Ende des ersten Trimenons der Kopf mitgewendet, so daß das Blickfeld zum Sehfeld von 90° im 2. Monat bis zu 180° im 3. Monat erweitert wird. Entsprechend verbessern sich das kortikale Sehen und die gnostischen Fähigkeiten. Aus den anfangs diskontinuierlichen Fixationsbewegungen der Bulbi (1. und 2. Monat) werden kontinuierliche Bewegungen und schließlich regelrechte Führungsbewegungen ab 3. Monat. Wesentliche Reflexe sind:

α) Lichtreaktion (s. o. Kap. V).

β) Fixieren eines Gegenstandes und Führungsbewegungen.

γ) Blinzelreflex als bedingter Reflex auf das Erkennen sich über eine kritische Distanz nähernder Objekte (ab 6. Woche möglich, sicher erst um die 12. Woche).

δ) Gnostisch gesteuerte Reaktionen:

1. Gesichtserkennen und Lächeln (um die 6. Woche).

2. Objekterkennen mit Verfolgungsbewegungen der Augen und des Kopfes (z. B. Verfolgung der Flasche).

c) Akustisches System

(S. auch Kap. I, akustische Organisation.)

Im Laufe des ersten Trimenons werden der einfache Reflexbogen des Auro-palpebral-Reflexes und der Schreckreflex auf lautes Geräusch als

---

[1] MARINESCOU, G. et A. RADOVICI: Contribution à l'étude des réflèxes d'automatisme des mentres supérieur. Rev. neurol. 2, Nr. 1 (1923).

Symptom der Hörfähigkeit erweitert zu Erkennensreaktionen auf menschliche Stimmen und dort auf bekannte menschliche Stimmen. Die akustische Reaktionsfähigkeit ist anfangs nur für Klänge und Geräusche vorhanden, viel weniger auf die menschliche Stimme. Diese entwickelt sich aber noch bis zum Ende des 1. Lebensmonates. Auf eine dem Säugling bekannte Stimme erfolgen bei Hunger schon um die 3. Woche Saugbewegungen, im Verlauf des 2. Monats wird auf sie mit Lächeln geantwortet. Lokalisation der Schallquelle mit Zuwendung ist um die 8. Woche möglich („akustischer Stellreflex").

Der Säugling selbst stößt im 1. Monat Töne einzeln aus, schreit in verschiedenen Formen (rhythmisch mit geringer Modulation) bei Mißempfindungen. Im 2. Monat werden einzelne vokalische Laute geformt, das Schreien wird arrhythmisch und moduliert. Im 3. Monat Lallabläufe und jauchzendes Lachen. Emotionell differenziertes Weinen.

d) Motorisches System der Körperhaltung und -bewegung

Vorherrschend ist die Einengung der motorischen Allgemeinreaktionen auf einen beliebigen Reiz an einem beliebigen Ort (Totalreflexe) zu lokalen Reflexen. Während im 1. und 2. Monat noch Massenbewegungen vorherrschen, tritt im 3. Monat eine wesentliche Verminderung ein. Wesentlich ist:

α) *Vorherrschen der Beugesynergie:* Bei Vertikalhaltung des Kindes bleiben die Beine in Hüfte und Knie gebeugt, wie auch die Arme, nachdem im 1. Monat schon primitive Stützreaktion nachweisbar war.

β) *Kopfseitwärtslage* bei Rückenlage des Säuglings im 1. und 2. Monat, *Kopfmittelstellung* bei Rückenlage im 3. Monat vorherrschend.

γ) *Entwicklung intendierter Greifbewegungen* (s. Kap. II, Dominanzproblem).

δ) *Reflexe*: s. Tab. 24.

3. Bioelektrische Hirnpotentiale

Vorherrschend sind flache Wellen niederer Amplitude von 3 bis 5/sec im Wachen. Während des Schlafes treten gut abgegrenzte Schlafspindeln auf. Die „arousal reaction" ist schwach vorhanden, die Potentiale in der Zentralregion sind desynchronisiert. Wesentlich ist die Stimulationsfähigkeit im optischen System: Auf Lichteinwirkung können evozierte Potentiale registriert werden.

B. Das zweite Trimenon

1. Anatomie

Am Ende des zweiten Trimenons ist das Hirngewicht auf etwa 650 g angestiegen, Frontal- und Temporalhirn sind weiterhin bevorzugt gewachsen, die tertiäre Gyrusbildung ist fortgeschritten und die arteriellen Gefäße haben sich von der Hirnoberfläche in die Tiefe verlagert. Die langen Assoziationsbahnen myelinisieren weitgehend. Im Bereich des Rückenmarkes ist besonders die Zervikalregion myelinisiert.

2. Funktionsordnung

a) Orales System

Es erfolgt die Umstellung der primitiven Reflex- und Steuerungsmechanismen auf Reaktionen höherer Ordnung: Die optisch bedingten Reflexe treten auch bei der Nahrungsaufnahme in den Vordergrund, die Saugreflexe werden zu Kaubewegungen erweitert, der Brustsuchreflex erlischt, ebenso wie der orale Magnetreflex, der Palmo-mental-Reflex und der Hand-Mund-öffnungs-Reflex (Babkin).

Die orale Motorik tritt immer mehr in den Dienst des akustischen Systems (s. u.).

b) Optisches System

Erweitert werden vor allem die gnostischen Fähigkeiten und das Raumerkennen: Verschiedene Objekte können unterschieden werden und räumlich erfolgen optisch gesteuerte Greifbewegungen mit der ganzen Hand und mit richtiger Schätzung der Entfernungen. Das oculomotorische System ist voll ausgereift und wird überwiegend von der Hirnrinde gesteuert, die Motorik von Hals, oberen Extremitäten und teilweise des Rumpfes kann optisch gesteuert werden.

c) Akustisches System

Im zweiten Trimenon herrschen die modulationsreichen Lallmonologe vor, Vokale werden vermehrt gebildet, um den 5. bis 6. Monat kann „m“ als Konsonant geformt werden. Die orale Motorik tritt mehr und mehr in den Dienst des akustischen Systems und es kommt im gleichen Entwicklungsvorgang auch zur intendierten und intentionalen Aussteuerung (Desynchronisation) der Atmung (s. Kap. II). Individuelle Lautbildungen als Kommunikationsmittel treten neben reflektorische Mißempfindungsäußerungen (Schreien, Weinen). Der Säugling kann fremde von bekannten Stimmen unterscheiden und reagiert entsprechend.

d) Motorisches System der Körperhaltung und -bewegung

Das Kind kann etwa ab 4. Monat mit Unterstützung sitzen und dabei den Kopf sicher halten. In Bauchlage sind die Kettenreflexe ausgeprägt (s. u.) und um den 6. Monat beginnt der Säugling zu krabbeln.

Reflexe:

Wesentlich für dieses Entwicklungsalter ist der *Labyrinthreflex auf den Kopf:* Wendet man den Säugling in Bauchlage, so hebt er den Kopf, so daß die Augen und der Mund waagrecht stehen (horizontaler Bogengang wird senkrecht zur Erdschwerkraftrichtung gestellt). Die Arme werden aufgestützt, anfangs rechtwinkelig gebeugt, später gestreckt. Beine dabei leicht gebeugt oder gestreckt als Rest der primären Beugesynergie oder der Stützreaktion (Streckung beider Beine bei Aufstellen des Neugeborenen) im Rahmen der kranio-kaudalen Reifung.

Die Prüfung kann auch freischwebend erfolgen (LANDAU[1]-Reflex): Hebt man den Säugling mit seiner Brust in der Hand des Untersuchers liegend empor, so hebt er den Kopf, überstreckt den Rumpf (Opisthotonushaltung), beugt oder streckt die Arme (je nach Alter) und streckt die Beine (Phase 1 des LANDAU-Reflexes). Drückt man jetzt den Kopf abwärts, löscht also den Labyrinthreflex, so tritt eine totale Beugesynergie mit Beugung des Rumpfes, der Arme und der Beine ein (Phase 2 des Reflexes).

Der Labyrinthstellreflex auf den Kopf (fehlend beim Neugeborenen, Abb. 49) ist Voraussetzung für jede weitere Orientierung des Rumpfes und des Kopfes im Raum und hat verschiedene Kettenreflexe der Rumpf- und Extremitätenhaltung zur Folge.

3. Bioelektrische Hirnpotentiale

Die Potentiale sind regelmäßig mit einer dominanten Frequenz von 4 bis 5/sec. Die Schlafspindeln von 12 bis 14/sec sind gut abgegrenzt und während des Einschlafens wird der dominante Rhythmus langsamer und amplitudenhöher („hypersynchrone Einschlafpotentiale"). Arousal reaction gut ausgeprägt.

C. Das dritte Trimenon

1. Anatomie

Das Gehirn erreicht um den 9. Monat ein Gewicht von etwa 750 g (Abb. 3), der Temporallappen hat bereits die späteren Proportionen, während der Frontallappen noch relativ unter der späteren Größe liegt. Die Furchenbildung schreitet weiter fort, die Myelinisation ist vor allem im Bereich der langen und kurzen Assoziationsbahnen von Frontal- und Temporallappen noch unvollständig.

2. Funktionsordnung

a) Orales System

Mit dem Einsetzen der Zahnung treten die Kaubewegungen immer mehr an die Stelle der Saugbewegungen. Die Saugbewegungen kommen andererseits als Leerlaufmechanismus unter die Steuerung durch Lustempfindungen (Lutschen, „Wonneludeln") und treten dann vor allem beim Einschlafen oder bei Ermüdung als Symptom der Aktivierung (Enthemmung) tieferer Funktionsebenen des Gehirns auf.

[1] LANDAU, A.: Über einen tonischen Lagereflex beim älteren Säugling. Klin. Wschr. 2, 1253—1255 (1923).

Die differenzierte Motorik von Zunge und Lippen dient verstärkt dem akustischen System.

b) Optisches System

Durch die bereits Ende des zweiten Trimenons wirksamen Labyrinthreflexe auf den Kopf, mit dem dadurch möglich gewordenen Krabbeln und jetzt möglichen Kriechen (s. u.) wird unter optischer Steuerung der bereits visuell erfaßte Raum auch körperlich bewältigt und der Aktionsradius des Kindes real erweitert. Die intendierten Bewegungen unter optischer Steuerung verfeinern sich und werden sicher, das Greifen erfolgt in Form des radialen Greifens, d. h. es wird nur die Radialseite der ganzen Hand benutzt.

c) Akustisches System

Die zunehmende Indienststellung der oralen Motorik für die Sprachbelange führt zu vermehrter Konsonantenbildung (b, d). Reduplikationen von Silben (ma, da). Der Säugling unterscheidet bekannte Stimmen und reagiert entsprechend; hört auf das Ticken einer Uhr an seinem Ohr.

d) Motorisches System der Körperhaltung und -bewegung

Das dritte Trimenon ist gekennzeichnet durch das freie Sitzen als höchste Ruhehaltung und durch das Kriechen als Bewegungsform („Kriechling" nach der anthropologischen Nomenklatur).

α) *Das Sitzen* besteht bei intaktem Labyrinthreflex auf den Kopf in einer kranio-kaudal fortschreitenden Haltereaktion der paravertebralen Rumpfmuskulatur. Dadurch wird die Wirbelsäule zum „Achsenorgan" und in Richtung der Erdschwerkraftwirkung eingestellt. Das Becken wird dabei gekippt und die Beine bleiben in einer noch unreifen Beuge-, Abduktions- und Auswärtsrotationsstellung. Normalerweise sind daher im Sitzen die Hals- und Lendenlordose bereits ausgeprägt und nur unter pathologischen Bedingungen (Hypotonie der Muskulatur, persistierender symmetrischer tonischer Halsreflex mit totaler Beugesynergie bei cerebraler Kinderlähmung) kommt es zu einer „Sitzkyphose" („cerebraler Rundrücken").

β) *Das Kriechen* ist die Weiterentwicklung des Krabbelns und besteht als Kettenreflex in Streckung der Arme bei erhobenem Kopf, Beugung der Beine in Hüfte und Knie und damit Abhebung des Rumpfes von der Auflagefläche. Die Fortbewegung erfolgt in „gekreuzter Koordination" (Peiper[1], S. 237) so, daß jeweils ein Arm und das gekreuzte Bein vorgeschoben werden.

Das Kriechen verbessert die reale Umwelterfassung unter optischer Steuerung gegenüber dem Krabbeln im wesentlichen zeitlich, d. h. das Kind erreicht schneller sein Ziel. Daher lassen sich manche Kinder, die im aufrechten Gang noch unsicher sind, wieder auf die vier Extremitäten fallen und kommen so schneller voran. Dies setzt Erkennen des Zeitfaktors der einzelnen Bewegungsformen beim Kind voraus.

---

[1] Peiper, A.: Die Eigenart der kindlichen Hirntätigkeit. 3. Aufl. VEB Georg Thieme-Verlag, Leipzig 1961.

γ) *Reflexe:*

1. *„Sprungbereitschaft“* (SCHALTENBRAND[1]), *„optische Stehbereitschaft“* (RADEMAKER[2]): Bewegt man das horizontal gehaltene Kind rasch auf eine Unterlage zu, so streckt es beide Arme der Unterlage entgegen. Kippt man es aus dem Stand nach vorn, so tritt die gleiche Reaktion ein. Die Reaktion fehlt bei totaler Beugesynergie im Rahmen des symmetrischen tonischen Halsreflexes bei cerebraler Kinderlähmung, aber auch bei zentralen spastischen Halbseitenparesen und bei peripheren schlaffen Lähmungen.

2. *Tonischer Greifreflex der Zehen:* Beginnt zu erlöschen.

3. *Totaler Beugereflex der Beine* („Pseudo-Babinski“): Der Reflex wird geringer, das Pseudo-Babinskische Zeichen ist nur noch inkonstant auslösbar.

3. Bioelektrische Hirnpotentiale

Auftreten des okzipitalen Alpha-Rhythmus mit einer Frequenz von 4 bis 6/sec. Die hypersynchronen Einschlafpotentiale sind gut abgegrenzt, der eigentliche Schlaf ist durch amplitudenhohe, langsame Wellen und kurze Einstreuungen von Schlafspindeln gekennzeichnet, während die arousal reaction deutlicher wird.

D. Das vierte Trimenon

1. Anatomie

Das Hirngewicht beträgt um den 12. Lebensmonat etwa 930 g (Abb. 3); das gesamte Gehirn hat bis auf relative Kleinheit des Frontalhirns völlig die Erwachsenenproportionen. Das wesentliche relative Wachstum des Gehirns geht also in den ersten 6 Lebensmonaten okzipital und parietal vor sich, vom 7. bis zum 12. Monat jedoch vorwiegend temporal und frontal. In der allgemeinen Konsistenz entspricht das Gehirn bis auf den Frontallappen biochemisch schon dem reifen Gehirn, die Myelinisation im Temporal- und Frontallappen schreitet weiter fort.

2. Funktionsordnung

a) Orales System

Bis auf die Nahrungsaufnahmezeiten tritt das orale motorische System mit seinen differenzierten Koordinationsmöglichkeiten ganz in den Dienst der sprachlichen Äußerungen. Die Zahnung und die verschiedenen Kaube-

---

[1] SCHALTENBRAND, G.: Normale Bewegungs- und Lagereaktionen bei Kindern. Dtsch. Z. Nervenheilk. **87**, 24—59 (1925).

[2] RADEMAKER, G. G. J.: Die Bedeutung der roten Kerne und des übrigen Mittelhirns für Muskeltonus, Körperstellung und Labyrinthreflexe. Monogr. d. Gesamtgeb. Neurologie u. Psychiatrie, Heft 44, Berlin 1926.

wegungen differenzieren dabei auch die motorischen Möglichkeiten zur Konsonantenbildung (s. u.).

b) Optisches System

Das System ist dominant für die gesamte Körpermotorik und steuert diese entsprechend den gnostischen Leistungen und psychischen Vorstellungen. Das Kind hilft bereits beim Ankleiden und greift dabei mit Daumen und Zeigefinger (Abb. 15). Eine der wesentlichen Leistungen des optischen Systems besteht aber in der Steuerung des aufrechten Ganges unter Nutzung des Labyrinthstellreflexes auf den Kopf mit Ausbreitung kranio-kaudal auf Becken und Beine bei relativer Fixation des Kopfes im Schwerefeld der Erde. Verbindet man einem frei stehenden Kind in diesem Alter die Augen, so setzt es sich sofort nieder. Die zweite parallellaufende Leistung ist die stetige Verfeinerung der gnostischen Funktion, so daß vor allem das Objekterkennen differenziert wird. Während im 5. und 6. Monat weiße Scheiben erst mit einem Durchmesser von etwa 10 mm erkannt werden, ist dies im 12. Monat bereits bei 4 mm der Fall. Das Kind unterscheidet Spielzeug verschiedener Form und Größe immer rascher.

c) Akustisches System

Das Kind kann im 12. Monat verschieden entfernte Geräusche lokalisieren, hört und differenziert auf Entfernungen bekannte Stimmen und Schritte, lauscht auf Musik. Es hört auf Wörter und befolgt einige Aufforderungen, die nur sprachlich (nicht gestisch!) gegeben werden. Sprachlich kann es bis zu 3 Wörtern sagen und sinnvoll im Rahmen des akustischen und optischen Erkennens anwenden („Mama", „Auto", „Dada", „Ataata").

Die orale Motorik ist mit der Zahnung auch in der Lage, entsprechend mehr Konsonanten zu bilden und den Lauterwerb zu differenzieren. Sie tritt mit der Atmung außerhalb der Nahrungsaufnahme immer mehr in den Dienst des akustischen Systems.

Das wesentliche Merkmal des 12. Monats ist aber neben dem Erwerb des aufrechten Ganges die nun stetig fortschreitende Dominanzablösung des optischen Systems (s. Kap. I): Das beherrschende Kommunikationsmittel des Kindes wird in rascher Entwicklung nun die Sprache, sowohl in ihrem sensorischen Anteil als auch in ihrem motorischen. Während im Verlauf des ersten Lebensjahres Gestik und Mimik der Umweltpersonen optisch erkannt, nachgeahmt und gestische Aufforderungen befolgt wurden (Lächeln, Arme heben: „Sooo groß ist das Kind", Drohbewegungen, Winken, u. a. m.), werden nun mehr und mehr Wörter verstanden, verbale Aufforderungen befolgt und Benennungen erlernt.

d) Motorisches System der Körperhaltung und -bewegung

α) *Das Stehen* wird in diesem Trimenon durch Hochziehen mit den Armen am Bett oder anderen Gegenständen geübt, und im Rahmen der kraniokaudalen Reifung verlieren die Beine die Beugesynergie und schließlich den plantaren tonischen Greifreflex. Stellt man jetzt ein Kind auf die Füße, so streckt es die vorher gebeugten Beine, setzt die Füße voll auf (positive

Stützreaktion) und versucht, den Rumpf mit Kopf und Armen vertikal zu halten, d. h. das infolge der Schwerpunktlage (zwischen Symphyse und Nabel) oberhalb der Unterstützungspunkte (Hüftgelenke) labile Gleichgewicht zu wahren.

β) *Das Gehen* als alternierende Beinbeuge- und Streckbewegung mit Schwerpunktverlagerung wird langsam mit Hilfsmitteln differenziert und ist wie die Stützreaktion eine phylogenetische Schablone, welche an die Hirnreifung und die kranio-kaudale Organisation gebunden ist (s. Kap. I, Wachstum der unteren Gliedmaßen postnatal positiv allometrisch). Es erfolgt unter optischer Orientierung im Raum und im Dienste der optischen Zielsetzung.

γ) *Reflexe:*

1. Positive Stützreaktion auf die Beine.
2. Fehlender tonischer Greifreflex der Zehen.
3. Reflektorische Breitstellung der Beine (Kleinhirnreflex).
4. Balancehaltung der Arme (entspricht als Kleinhirnreflex der reflektorischen Breitstellung der Beine).

3. Bioelektrische Potentiale

Der dominante Rhythmus ist frequenter (5 bis 7/sec), während des Einschlafens herrschen spannungshohe langsame Wellen vor. Im Schlaf kurze, synchron und von Hemisphäre zu Hemisphäre wechselnde Strecken mit Schlafspindeln. Die arousal reaction wird deutlicher.

Schlußbemerkungen

Ein wesentlicher Teil der Entwicklung ist mit dem Erreichen des aufrechten Ganges abgeschlossen und der Reflexstatus weitgehend stabil. Von nun an treten höhere Funktionen in Kraft, für welche die Untersuchungsschemata und Funktionsprüfungen des Kap. II (Allgemeine Untersuchungen) gelten, z. B. für das Kleinhirn und für das Großhirn. Auf die entsprechenden Altersgebundenheiten ist dort jeweils hingewiesen worden.

Im pathologischen Bereich treten die altersgebundenen Hirnreifezeichen, die Symptome formend, immer deutlicher hervor, z. B. in Form verstärkter Kleinhirnzeichen im Kleinkindesalter auch bei topisch anders lokalisierten Prozessen. Sie erschweren die Differentialdiagnose und müssen jeweils in Betracht gezogen werden.

Die dargelegten Untersuchungsmethoden und Auffassungen erlauben eine sinnvolle Interpretation der jeweils vorliegenden Veränderungen und Symptome, wobei sich der Untersucher stets bewundernd klar sein sollte, daß auf schließlich 1350 bis 1400 g zusammengedrängt im Gehirn, der gesamte Körper mit 70 bis 80 kg, seinen einzelnen Organen und ihren Funktionen repräsentiert ist, geordnet und gesteuert wird und daneben eine höhere Qualität als das Organische, nämlich das Psychische, produziert wird.

Namenverzeichnis

Sachverzeichnis